Wacker · Wacker
Basenfasten!

Die Autoren

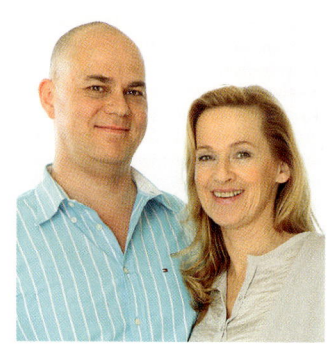

Sabine Wacker ist Heilpraktikerin mit Medizinstudium und erstem Staatsexamen. Sie hat sich auf Ernährungsberatung und Entgiftung spezialisiert. Zusammen mit ihrem Mann, Dr. med. Andreas Wacker, hat sie Basenfasten – die Wacker-Methode® entwickelt (www.basenfasten.de). Sie ist Autorin mehrerer Bücher zu den Themenkreisen Basenfasten, Entgiften und Schüßler-Salze.

Dr. med. Andreas Wacker praktiziert als homöopathischer Arzt in Mannheim (www.praxis-wacker.de). Er hält zahlreiche Fach- und Verbrauchervorträge über Homöopathie und basische Ernährung. Praxisschwerpunkte sind chronische Erkrankungen, Magen-Darm-Störungen, Allergien/Nahrungsmittelunverträglichkeiten und Ernährung.

Sabine Wacker
Dr. med. Andreas Wacker

Basenfasten!

Die Wacker-Methode®

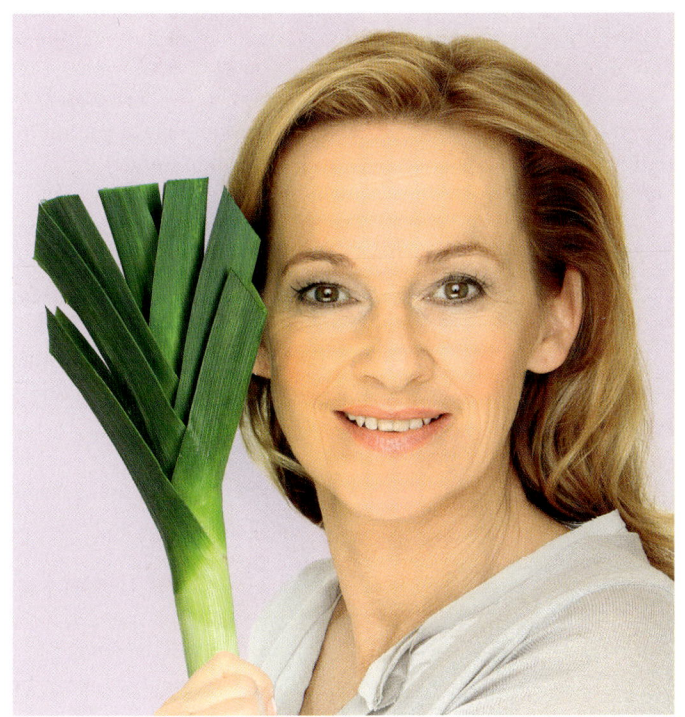

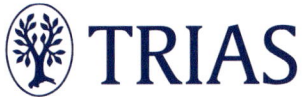

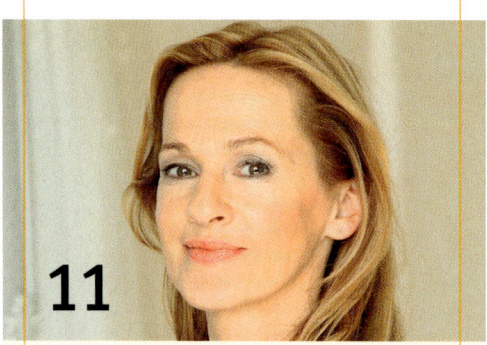

11

Basenfasten!

Basenfasten – die Wacker-Methode®
entlastet den Körper, entsäuert und
entgiftet. Das Gute daran: Sie können
so viel Gemüse und Obst essen, wie
Sie wollen. So können Sie das Fasten
ideal in den Alltag einbauen und fühlen
sich rundum wohl.

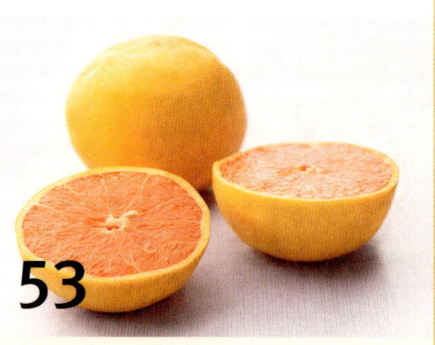

53

Die Basenfastentypen

Powertyp, Gefühlsmensch oder Nerventyp – finden Sie heraus, welcher
Basenfastentyp Sie sind und wie Sie
Ihre Basenfastenwoche typgerecht gestalten. So fällt Ihnen das Basenfasten
leichter, und Sie profitieren nachhaltig
von dem Erfolg.

8 Zu diesem Buch

11 Basenfasten –
die Wacker-Methode®

12 Was ist Basenfasten?

12 Fasten zur Reinigung und Entlastung

14 Basenfasten – Entlastung mit Genuss

15 Basenfasten entsäuert

20 Für wen ist Basenfasten geeignet?

21 Die Basenphilosophie

21 Basenbildner –
wichtig für die Gesundheit

27 Welche Lebensmittel bilden
im Körper Basen?

29 Welche Tabellen sind die richtigen?

31 Welche Lebensmittel bilden
im Körper Säuren?

32 Hoher Eiweißkonsum führt zu
Übersäuerung

39 Brauche ich eine Basenfastenkur?

42 Wie kann ich feststellen,
ob ich übersäuert bin?

43 Kann ich das nicht einfach messen?

44 So können Sie Ihre Übersäuerung messen

53 Welcher Basenfastentyp sind Sie?

54 Drei Typen – drei Veranlagungen

55 Welcher Typ sind Sie?

59 Der Powertyp –
fastet mit Lust und Genuss

62 Der Gefühlsmensch –
»der Geist ist willig …«

67 Das Nerventyp – kann besser in
stressfreier Zone fasten

75 Die meisten Menschen sind Mischtypen

76 Ändert sich mein Typ im Laufe des
Lebens?

77 Unterstützung durch Homöopathie
und Schüßler-Salze

77 Homöopathie – ideale Ergänzung
zum Basenfasten

80 Mit Schüßler-Salzen typgerecht
entsäuern

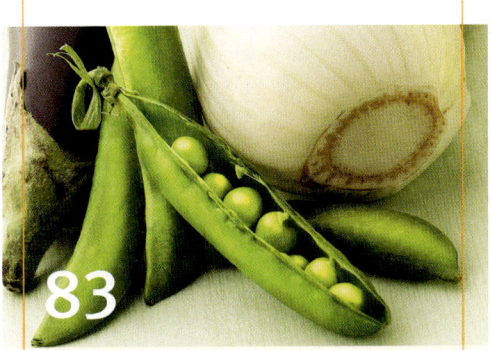

83

Typgerecht abnehmen

Basenfasten lässt die Pfunde purzeln – nutzen Sie den »Nebeneffekt« des Basenfastens und nehmen Sie bis zu 4 Kilo in einer Woche ab. Und das, ohne zu hungern. Drei verschiedene Basenfastenprogramme begleiten Sie zum Wunschgewicht.

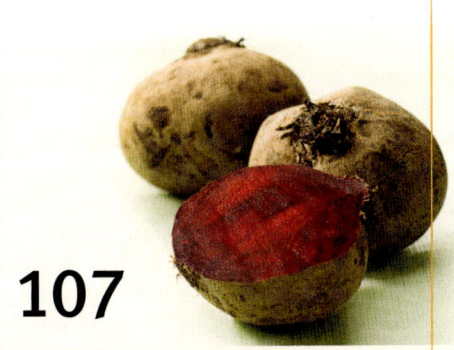

107

Vitalität und Gesundheit

Ob Allergien, Rheuma oder Beschwerden in den Wechseljahren – die meisten chronischen Erkrankungen gehen mit einer Übersäuerung des Körpers einher. Basenfasten und eine Umstellung auf basenreiche Ernährung schaffen dauerhaft Entlastung.

**83 Typgerecht abnehmen
mit Basenfasten**

**84 Idealgewicht –
der ewige Kampf um die Pfunde**

84 Übergewicht – genetisch bedingt?

86 Es ist nicht egal, was wir essen

**89 So werden Sie Ihre Pfunde
mit Basenfasten los**

89 Programm I: bis 4 kg abnehmen

92 Programm II: mehr als 4 kg abnehmen

92 Das Langzeitprogramm für mehr als 10 kg

**98 Schüßler-Salze erleichtern
das Abnehmen**

99 Abnehmprogramm für Kinder

99 Sind Ihre Kinder Gemüsemuffel?

**103 Bekomme ich mit diesem Programm
einen Eiweißmangel?**

104 Sport bei so wenig Eiweiß?

**107 Basenfasten für mehr Vitalität,
Gesundheit und Schönheit**

108 Erfahrungen mit Basenfasten

108 Rund um die Schönheit

111 Schmerzen und Entzündungen

112 Darm und Verdauung

114 Infektanfälligkeit und chronische Infekte

115 Nierenerkrankungen –
Basisches entlastet

116 Diabetes mellitus –
kein Hinderungsgrund

118 Rund um die Hormone

125 Osteoporose – ein Kalziumproblem?

129 Erhöhter Cholesterinspiegel

129 Bluthochdruck und Herzinfarkt

134 Mit Basen gegen Krebs?

**136 Allergien und Nahrungsmittel-
unverträglichkeiten**

136 Warum Basenfasten bei Allergien hilft

137 Allergien – ein Problem des Darms?

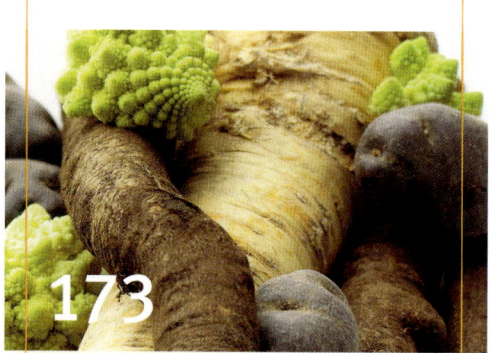

173

So funktioniert's

Jetzt geht's an die Praxis: Mit den Basenfasten-Basics stellen Sie sicher, dass die Basenfastenwoche von Anfang an ein voller Erfolg wird. Wie Sie die Fastenzeit praktisch gestalten, sagen Ihnen die 10 goldenen Wacker-Regeln. So sind Sie optimal vorbereitet.

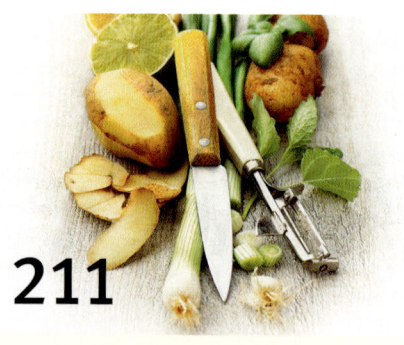

211

Basische Rezepte

Entsäuern mit Genuss – über 80 Rezepte bringen 100 % basische Köstlichkeiten auf den Tisch. Ob für das Frühstück, die kleine Zwischenmahlzeit oder ein anspruchsvolles Dinner, hier ist für jeden Geschmack etwas dabei. Natürlich immer mit frischen Zutaten der Saison.

140 Ernährung, die das Immunsystem entlastet

142 Erfahrung mit Basenfasten bei Allergien

148 Wissen Sie, ob Sie Allergiker sind?

149 Wissenswertes über Allergien

153 »Echte« Allergien – die Reaktionstypen

155 Lebensmittelallergien – ein Kapitel für sich

159 Intoleranzen – oft übersehen

164 Wenn Allergene süchtig machen

165 Allergien – »nur« ein seelisches Problem?

166 So werden Allergien und Intoleranzen festgestellt

167 **Worauf Allergiker beim Basenfasten achten sollten**

168 Sie vertragen kein Obst oder keine Rohkost?

168 Lesen Sie das Kleingedruckte

169 Bei Allergien wichtig: Darmsanierung

170 Was kann ich tun, um allergiefrei zu werden?

170 Das Basenfasten-Antiallergie-Programm

173 Basenfasten – so funktioniert's

174 **Die Basenfasten-Basics**

174 Was Sie über die Basics wissen sollten

195 **Die 10 goldenen Wacker-Regeln**

195 Regel 1: Vorsicht im Umgang mit Rohkost!

196 Regel 2: Essen Sie Obst und rohes Gemüse nur bis 14 Uhr!

196 Regel 3: Essen Sie möglichst die letzte Mahlzeit am Abend vor 18 Uhr!

198 Regel 4: Bereiten Sie die Gemüse so naturbelassen wie möglich zu!

200 Regel 5: Essen Sie so wenig wie möglich und nur so viel wie nötig!

200 Regel 6: Mischen Sie nicht zu viele Nahrungsmittel in einer Mahlzeit!

201 Regel 7: Würzen Sie nur sehr dezent!

204 Regel 8: Essen Sie keines der Gerichte, wenn Ihnen gerade nicht danach ist!

204 Regel 9: Essen Sie reifes Obst und Gemüse der Saison im Verhältnis 20:80!

205 Regel 10: Kauen Sie gründlich!

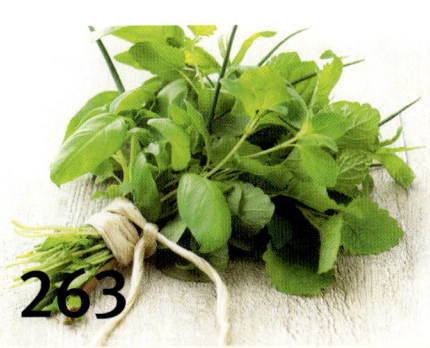

263

Die Zeit danach

Nutzen Sie den Impuls, den das Basenfasten Ihnen gegeben hat, und stellen
Sie jetzt um auf eine gesunde Ernäh-
rungs- und Lebensweise. Eine typgerechte und basenreiche Ernährung
nach der 80:20-Regel ist gut für die
Figur und schafft mehr Lebensqualität.

261 Naschen – nicht nur für Kinder

263 **Nach dem Basenfasten: Wie geht
es weiter?**

264 **So erhalten Sie sich Ihren Erfolg**

264 Die persönliche Bilanz Ihrer Basenfastenwoche

266 So viel Obst und Gemüse wie möglich

270 Wenn schon Säurebildner –
dann die guten!

273 Ein typgerechter Tag nach der
80:20-Regel

278 Tipps für alle Typen

279 Hin und wieder ein ganz basischer Tag

280 Ideal: ein- oder zweimal im Jahr
Basenfasten

282 **Service**

284 **Rezeptverzeichnis**

286 **Register**

206 **Die Vorbereitungen für Ihre
Basenfastenwoche**

206 Entsäuern Sie Ihre Küche

206 Drei Tage vor dem Basenfasten

207 Der Einkauf für das Basenfasten

209 Das Basenfastenprogramm

211 **Basische Rezepte**

212 **Essen Sie Basisches,
wie es Ihnen gefällt**

216 Rezepte fürs Frühstück

224 Zwischenmahlzeiten

224 Ideen fürs Mittagessen

242 Leckere Süppchen für mittags und
abends

246 Gemüsegerichte für mittags und abends

255 Basisches für besondere Gelegenheiten

SPECIAL

16 Wie Basenfasten entstanden ist

36 Ernährung – schon immer
mein Thema

70 Tango – für Körper, Geist
und Seele

90 Bei mir geht es ums Abnehmen

100 Und was denken die Wacker-
Kinder?

132 Suche nach dem, was wirklich
hilft

178 Lebensmittel, die während Ihrer
Basenfastenzeit erlaubt sind

192 Der richtige Zeitpunkt

214 Basisch Einkaufen

268 Unterwegs: allein unter Säuren

Zu diesem Buch

Basenfasten – die Wacker-Methode®, das ist das Fasten mit Obst und Gemüse oder auch das Fasten mit Biss. Diese von uns entwickelte Fastenmethode, die sich durch ihre besondere Alltagstauglichkeit und Effektivität auszeichnet, erfreut sich immer größerer Beliebtheit. Denn Basenfasten heißt: essen, satt werden und dabei genussvoll entsäuern. Der erfreuliche Nebeneffekt: Basenfasten lässt überflüssige Pfunde purzeln – bis zu 4 Kilo in einer Woche.

Als wir Ende der 1990er-Jahre Basenfasten entwickelten, ging es uns vor allem darum, eine alltagstaugliche Entlastungsernährung für unsere Patienten zu finden, die so effektiv wirkt wie Heilfasten. In Anlehnung an die Basenphilosophie Ragnar Bergs entstand so das Basenfasten: mit vielen von uns kreierten rein basischen Rezepten, die unsere Kursteilnehmer motivieren sollten, langfristig ihr Ernährungsbewusstsein zu verändern. Es funktionierte, und das tut es immer noch. Für viele Basenfaster hat sich der Anteil an Obst und Gemüse nach der Basenfastenzeit verdoppelt oder gar verdreifacht, was auch den Anteil an Vitalstoffen, vor allem an Zellen und Gefäße schützenden bioaktiven Stoffen erhöht – eine wichtige Voraussetzung für Gesundheit und Wohlbefinden.

Seit einigen Jahren bilden wir Therapeuten und Fastenleiter zum Basenfastenkursleiter aus – derzeit gibt es ca. 200 aktive Basenfastenkursleiter in Deutschland, Österreich und der Schweiz. Denn es ist uns wichtig, diese Methode unverfälscht weiterzugeben und den vielen an Basenfasten interessierten Menschen die Möglichkeit zu bieten, auch an ihrem Wohnort oder in einem Hotel Basenfasten nach der originalen Wacker-Methode durchzuführen.

Aber Basenfasten ist für uns keine Kur, die, einmal entwickelt, so bleibt wie sie ist. Mit den Erfahrungen, die wir seit Jahren machen, entwickelt sich die Methode immer weiter. So sind im Laufe der Jahre die drei Basenfastentypen entstanden, die wir in diesem Buch vorstellen und die Ihnen helfen zu verstehen, warum für Sie Basenfasten anders ist als für Ihren Partner oder für Ihre beste Freundin. Mithilfe der Typen können Sie Ihre Basenfastenkur individuell auf Ihren Typ abstimmen – damit wird Basenfasten leichter und erfolgreicher.

Dieses neue große Basenfastenbuch – »die Wacker-Bibel« – ist ein vertiefendes Buch für alle Basenfastenfans, aber auch ein gutes Grundlagenwerk für Therapeuten und Fastenleiter. Wir wünschen Ihnen viel Freude und Erfolg beim genussvollen Basenfasten!

Juni 2011
Sabine Wacker
Dr. med. Andreas Wacker

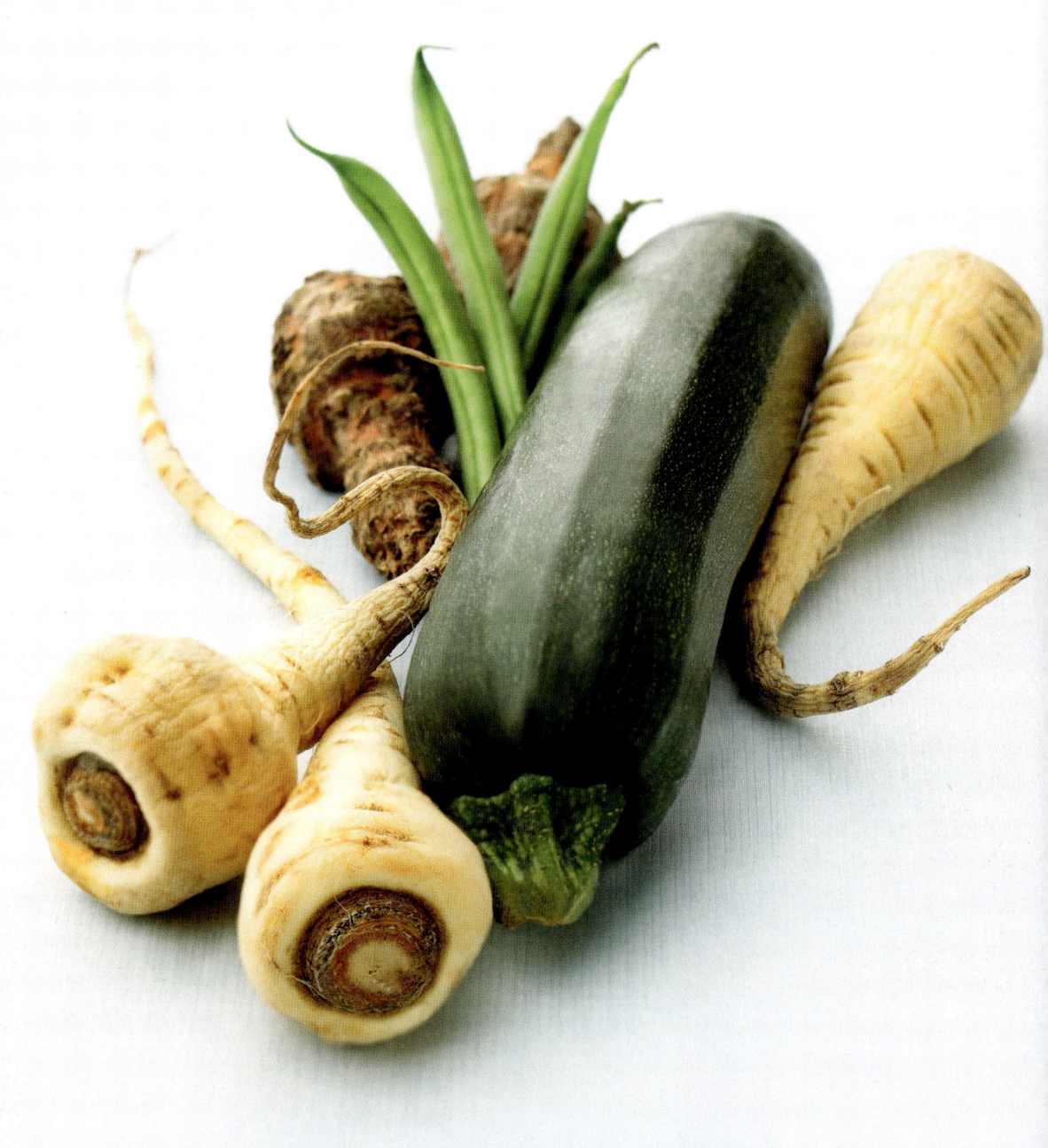

Basenfasten –
die Wacker-Methode®

Basenfasten – das Fasten mit Obst und Gemüse – ist eine besonders milde und alltagstaugliche Fastenform. Basenfasten entlastet den Organismus, entsäuert und entgiftet. Und es bietet die Chance, zu einer gesünderen Ernährungs- und Lebensweise zu starten.

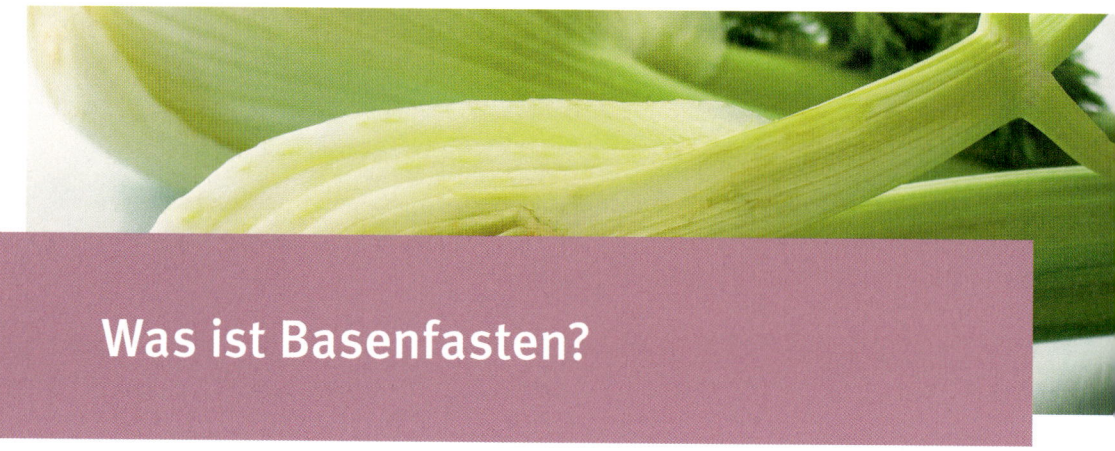

Was ist Basenfasten?

Basenfasten – die Wacker-Methode® ist der freiwillige Verzicht auf alle Säurebildner aus der Nahrung für einen begrenzten Zeitraum. Beim Basenfasten darf also gegessen werden – alles, was der Körper basisch verstoffwechseln kann. Im Wesentlichen sind das Obst, Gemüse, Kräuter und Keimlinge. Dadurch wird der Stoffwechsel entlastet.

Basenfasten ist also eine milde Form des Fastens und damit ausgesprochen alltagstauglich. Das kommt natürlich all den Fastenwilligen entgegen, die zu heftigen Heilkrisen neigen. Basenfasten wird viel besser vertragen als traditionelles Fasten und lässt sich leicht in jeden noch so stressigen Alltag einbauen. Fasten ist der freiwillige Verzicht auf Nahrungsaufnahme für einen begrenzten Zeitraum.

Fasten gehört zu den ältesten Naturheilverfahren der Menschheit.

Doch nicht nur der völlige Verzicht auf Nahrung, bereits der Verzicht auf säurebildende Nahrungsmittel führt zu Entlastung, Entsäuerung, Entgiftung und zu dem oft so sehnsüchtig gewünschten Gewichtsverlust. In all den Jahren, in denen wir zahlreiche Erfahrungen mit der Methode Basenfasten gesammelt haben, wurde deutlich, dass es genügt, für eine begrenzte Zeit alle sauer wirkenden Nahrungsmittel aus dem Speiseplan zu entfernen, um einen deutlichen Entschlackungseffekt zu erzielen. Doch fastet oder basenfastet man nur der überflüssigen Pfunde wegen?

Fasten zur Reinigung und Entlastung

In allen großen Kulturen finden wir Hinweise auf das Fasten, meist in Kombination mit Darmreinigung. Fasten hat eine lange Tradition. Bereits der Pharao als politisches und religiöses Oberhaupt im alten Ägypten fastete immer vor wichtigen Entscheidungen, um sein Urteil in Ruhe und in geistiger Klarheit zu fällen. Auch Jesus fastete 40 Tage in der Wüste. Aus nachchristlicher Zeit gibt es aber auch Hinweise auf das sogenannte Sühnefasten, um Buße zu tun. Der große Naturarzt Paracelsus (Theophrast Bombast von Hohenheim, 1493–1541) sah im Fasten den Weg, um seinem »inneren Arzt«, den Archaeus paracelsi, wieder Raum zum Tätigwerden zu geben. Fasten war für ihn eine wichtige Voraussetzung, um wieder gesund zu werden. Dieser Archaeus paracelsi ist nichts anderes, als das, was 250 Jahre später Samuel Hahnemann, der Begründer der Homöopathie, die Selbstheilungskräfte nannte. Heute sprechen wir von den Regulationskräften und meinen damit unsere Selbstheilungskräfte.

Aber wie immer wir es auch nennen, an der Bedeutung des Fastens für unsere Gesundheit hat sich seit Paracelsus' Zeiten absolut nichts geändert.

Fasten bedeutet Entlastung des Stoffwechsels und des gesamten Organismus. Im 20. Jahrhundert haben viele Therapeuten – Dr. Norman Walker, Prof. Arnold Ehret, Dr. med. F.X. Mayr und vor allem Dr. med. Otto Buchinger – dazu beigetragen, Fasten wieder gesellschaftsfähig zu machen. Die Bedeutung solcher Entlastungskuren in einer Zeit, in der chronische Krankheiten in dramatischer Weise zunehmen, kann nicht genug betont werden.

Fasten entlastet

Fasten – der freiwillige Verzicht auf Nahrungsaufnahme für einen begrenzten Zeitraum – gehört zu den bewährtesten Methoden, seine Gesundheit zu erhalten oder wiederzuerlangen. Durch den Verzicht auf Nahrung wird der Stoffwechsel entlastet, denn er muss sich nicht um die Verdauung der zugeführten Nahrung kümmern.

Der Stoffwechsel hat allerdings auch dann eine Menge Arbeit zu verrichten, wenn wir

WISSEN

Altlasten entsorgen

Wenn keine Nahrung zugeführt wird, kann der Stoffwechsel diese Zeit nutzen und »Altlasten« entsorgen – Stoffe, die aufgrund des ständigen Überangebots an Nahrung nicht abtransportiert werden konnten.

nichts essen. Alle körperlichen Vorgänge – wenn wir uns bewegen, wenn wir denken, wenn wir atmen – erfordern Stoffwechselarbeit, bei der ständig, vor allem nachts, viele Abfallprodukte anfallen. Wie neuere Forschungen belegen, handelt es sich bei den in der Nacht gebildeten Abfallstoffe des Stoffwechsels zu über 90 % um Säuren. Wenn wir über einen längeren Zeitraum zu viel – meist Säurebildner – essen, dann können nicht alle anfallenden Abfallprodukte ausgeschieden werden. Diese zurückgebliebenen Abfallprodukte werden zwischengelagert. Während des Fastens können diese Abfallprodukte wieder ausgeschieden werden, weil nicht ständig etwas Neues aus der Nahrung nachrückt.

Eine Fastenkur bildet die optimale Grundlage für den Erfolg jeder Therapie.

Dennoch rückte die Bedeutung des Fastens angesichts der modernen Apparatemedizin immer mehr in den Hintergrund. Sicher haben viele Therapeuten und Patienten gehofft, dass es bequemere Wege gibt, um gesund zu bleiben. In Zeiten zunehmender Nebenwirkungen moderner Medizin und Medikamente und der Kostenexplosion im Gesundheitswesen kann man jedenfalls davon ausgehen, dass Fasten die kostengünstigste Therapiemethode ist, die wir kennen.

So führt allein das Weglassen von Nahrung zu einer enormen Entlastung des Organismus

– zu einer Entgiftung. Besonders der Verdauungstrakt wird während einer Fastenkur entlastet. Ein entlasteter Organismus ist neuen Herausforderungen, seien sie körperlicher oder seelischer Natur, besser gewachsen.

Der schnellere Abtransport verbrauchter Stoffwechselprodukte beim Fasten kann völlig problemlos verlaufen, es kann aber auch zu einem »Zuviel« an Abtransport kommen und der Fastende bekommt sogenannte Heilreaktionen, z. B. Kopfschmerzen, Schwindel, Blutdruckabfall. Diese Reaktionen sind meist auf 1 oder 2 Tage beschränkt. Bei Menschen, die an Allergien oder an anderen chronischen Erkrankungen leiden, können diese Heilreaktionen so heftig sein, dass sie die Fastenwoche abbrechen müssen. Meist äußern sich die Heilreaktionen in einer Verstärkung der allergischen Symptome, was besonders bei Asthma sehr unangenehm ist. Nicht ohne Grund raten erfahrene Fastenärzte zu einer stationären Fastenkur, wenn man chronisch krank ist. Viele Kliniken und Kurhäuser bieten stationäre Fastenkuren an – so die Klinik Buchinger in Bad Pyrmont. Wer lieber zu Hause fasten möchte, für den ist Basenfasten eine echte Alternative.

Basenfasten – Entlastung mit Genuss

Basenfasten – die Wacker-Methode® ist eine milde Variante des klassischen Fastens. Bei dieser Fastenart ist Essen erlaubt – und zwar alles, was der Körper basisch verstoffwech- seln kann. Dadurch läuft die Stoffwechselarbeit wie gewohnt weiter. Das hat den Vorteil, dass die Ausscheidung der oben beschriebenen Altlasten wesentlich langsamer und schonender abläuft. Somit kommt es beim Basenfasten nur in Ausnahmefällen zu Heilkrisen.

Natürlich kommt es beim Basenfasten auch auf die Zusammensetzung und die Menge der Obst- und Gemüsesorten an. Ein Entlastungstag ist beim Basenfasten nicht unbedingt nötig. Auch gibt es kein Fastenbrechen. Fastenbrechen erfolgt üblicherweise mit einem Apfel, und der darf ja während der gesamten Fastenzeit gegessen werden. Den Aufbautagen und der Ernährung nach dem Fasten – einer Ernährung im Säure-Basen-Gleichgewicht – wird dafür eine größere Bedeutung beigemessen.

Beim Basenfasten wird der Organismus wesentlich weniger strapaziert als beim traditionellen Heilfasten. Basenfasten geht zwar langsamer und schonender an die Ausscheidung von Giftstoffen heran – die Entsäuerung

WISSEN

Symptome in der Fastenzeit

Nicht jede körperliche oder seelische Reaktion, die Sie während der Fasten- oder Basenfastenzeit beobachten, ist eine Heilreaktion. So kann ein Ziehen in der Nierengegend, das der Fastende für eine Entsäuerungsreaktion hält, auch eine Reizung oder Entzündung des Ischiasnervs und entsprechend behandlungsbedürftig sein. Basenfasten kann dennoch weitergeführt werden, denn die basische Kost entlastet und wirkt antientzündlich. Wenn daher während des Basenfastens Ihnen bislang unbekannte Beschwerden auftreten, raten wir immer, einen Arzt aufzusuchen.

und Entgiftung, die durch 1 oder 2 Basen-fastenwochen erreicht werden, ist jedoch genauso schnell und so effektiv wie bei einer radikaleren Methode. Basenfasten ist zudem viel leichter durchzuführen und vor allem für Allergiker und chronisch Kranke sehr gut verträglich. Denn: Sie dürfen alles essen, was im Organismus basisch verstoffwechselt wird, Sie dürfen satt werden und sich wohlfühlen.

Säurebildner sind für die Zeit des Basen-fastens tabu.

Nun, Säurebildner sind aber genau die Nahrungsmittel, die wir so lieben: Brot, Nudeln, Fleisch, Wurst, Schinken, Fisch, Käse, Süßes, Alkohol und Kaffee. Hilfe, das ist ja doch fasten – mag so mancher denken. Denn was darf man da noch essen? Klingt ja langweilig. Keineswegs: Lassen Sie sich im Rezeptteil ab Seite 216 überzeugen, dass das Weglassen der »leckeren« Säurebildner nicht dazu führt, dass Sie nur noch langweilige Gemüsegerichte essen dürfen. Basenbildner sind alles andere als langweilig, und es gibt köstliche, 100 % basische Gerichte. Dadurch, dass gegessen werden darf, entstehen diese Hungergefühle nicht, die beim Heilfasten in den ersten Tagen aufkommen können. Wer zum ersten Mal

Basenfasten macht, ist oft überrascht, wie angenehm gesättigt man von reiner Basenkost sein kann, wie lecker eine Suppe ganz ohne Rahm schmeckt, und wie wohl man sich dabei fühlt. Ein Teilnehmer meines letzten Kurses brachte es auf den Punkt: »Ich habe mich gefragt, was ich in dieser Woche vermisst habe; ich habe nichts gefunden ...« Viele meiner Fastenkursteilnehmer schwärmen so vom basischen Frühstück oder von anderen Basen-gerichten, dass sie diese nach der Fastenwoche in ihren Alltag integrieren.

Für Menschen, die an Allergien oder an Nahrungsmittelunverträglichkeiten leiden, hat das Weglassen der Säurebildner den großen Vorteil, dass die wichtigsten Nahrungsmittelallergene wie Kuhmilch, Weizen, Roggen und Zucker wegfallen und Basenfasten zudem histaminarm ist. Allein dadurch erleben viele Allergiker einen »Aha-Effekt«, denn die Entlastung, die durch das Weglassen eintritt, ist oft enorm. Da Milch, Käse, aber auch Getreide schleimbildend sind, ist vor allem für Pollenallergiker und Asthmatiker, aber auch für Menschen mit chronischer Bronchitis und chronischen Nasennebenhöhleninfekten oft eine sofortige Erleichterung durch das Basenfasten spürbar.

Basenfasten entsäuert

Während der Basenfastenzeit werden dem Körper über die Nahrung keine Säurebildner zugeführt. Allein dadurch, dass der Säure-Input für 1–2 Wochen ausbleibt, kann der Stoffwechsel aufatmen und seine Altlasten beseitigen – das nennt man »entsäuern«.

Entschlacken, entsäuern und entgiften – diese Begriffe werden oft gleichwertig verwendet und sind auch direkt miteinander verwandt.

Das ist vergleichbar mit dem »Märzen«, dem Frühjahrsputz, den viele Menschen traditionell zum Frühlingsbeginn im März machen. Doch halt – da werden Stimmen von strengen Naturwissenschaftlern laut, die sagen, der Körper braucht keinen Frühjahrsputz – er macht das ganz automatisch und ohne unsere Hilfe. Im Idealfall würde das sogar stimmen. Doch was ist ein Idealfall? Das wäre ein Mensch mit einer geringen erblichen Gesundheitsvorbelastung, der nie zu viel isst,

15

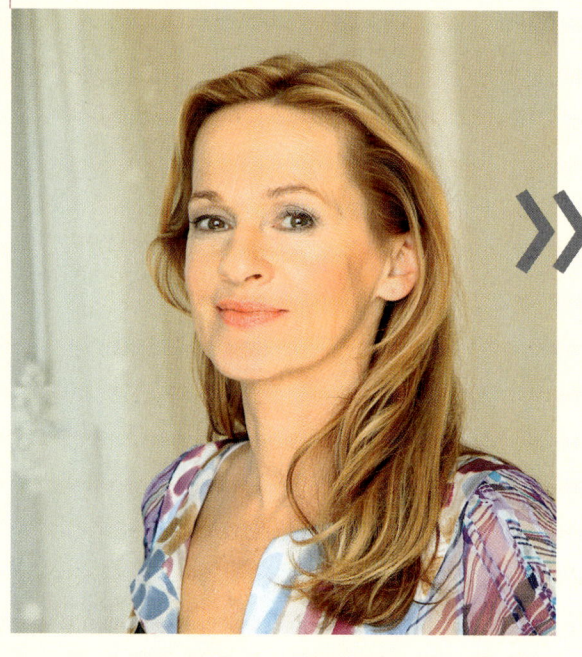

» Wie Basenfasten entstanden ist

Jahrelang habe ich mit meinem Mann, der als homöopathischer Arzt tätig ist, Fastende nach der Buchinger-Methode begleitet. Der Nutzen von 1 oder 2 Fastenwochen im Jahr ist jedoch fragwürdig, wenn man sich in den verbleibenden 50 Wochen ungesund ernährt. So war der Wunsch geboren, einen Einstieg in ein gesünderes Leben zu finden, der 100 % alltagstauglich ist.

Das traditionelle Heilfasten, ein Begriff, den Dr. Otto Buchinger geprägt hat, ist eine Form des Fastens, bei der auf Nahrungsmittel gänzlich verzichtet wird. Während dieser Kur ist es wichtig, sich Ruhe und eventuell eine berufliche Auszeit zu gönnen, da es, je nach Gesundheitszustand des Fastenden, zu leichten oder schweren Heilkrisen kommen kann. Diese Ruhezeit ist auch wichtig, um während der Fastenzeit ganz abschalten zu können.

Basenfasten als Einstieg in ein gesünderes Leben

Ich schätze diese Form des Heilfastens sehr, ebenso die Pionierarbeit, die Herr Buchinger senior leistete und die Arbeit, die sein Enkel, Dr. med. Andreas Buchinger, in seinem Sinne fortführt. Auch Otto Buchinger war es ein Anliegen, dass eine Woche Heilfasten ein Einstieg in eine neue, gesündere Lebensweise bedeuten kann. Als überzeugter Fastenarzt, dem auch der religiöse Hintergrund des Fastens sehr wichtig war, beabsichtigte er sicher nie, dass Fasten lediglich als ein einwöchiger Ausstieg aus unserem »normalen« Leben gesehen wird, sozusagen als eine Art Befreiung vom schlechten Gewissen. Denn: Welchen Gewinn haben 1 oder 2 Fastenwochen, wenn der Körper die übrigen 50 Wochen des Jahres mit Ungesundem vollgestopft wird? Genau genommen ist dies für den Körper Stress. Leider erleben wir dies in der Praxis allzu oft. Wenn wir uns während der Heilfastenwoche zum »Ernährungsabend« trafen, dem Abend, an dem vor allem über die Aufbautage und über die Ernährung nach dem Fasten gesprochen werden sollte, bekam ich von den Teilnehmern oft mit, wie sie von »Pfälzer Saumagen« (unsere Praxis ist in Mannheim!) und ähnlichen »Köstlichkeiten« schwärmten. Wenn ich dann vorschlug, den Anteil an tierischem Eiweiß, also Fleisch, Wurstwaren und Milchprodukten, in Zukunft erheblich einzuschränken, wurden schnell Proteste laut. »Was habe ich denn noch vom Leben, wenn ich nur noch

Gemüse essen soll?« – »Immer nur Gemüse – wie langweilig!« Dieses Schwarz-Weiß-Denken ist vor allem bei den notorischen Ungesundessern (den Fleischessern wie auch den Puddingvegetariern) weit verbreitet. Lange habe ich mich gefragt, woran das liegen mag, und bin in meinen Kursen intensiv auf diese Fragen der Teilnehmer eingegangen. Abgesehen davon, dass grundlegende Veränderungen in der Lebensweise vielen Menschen Angst machen (die Angst vor Neuem), habe ich festgestellt, dass es vor allem mangelnde Fantasie ist, die die Menschen davon abhält, sich kreativ mit den genussreichen Abenteuern der Gemüseküche auseinanderzusetzen. Warum muss ein Carpaccio immer ein Carpaccio aus Fleisch oder Fisch sein? Carpaccio bedeutet zunächst hauchdünne Scheiben, und wir wissen, dass hauchdünne Scheiben anders schmecken und vor allem auf dem Teller anders aussehen als dick geschnittene Klötze. Ein Carpaccio von frischen Champignons, mit dem Trüffelhobel hauchdünn geschnitten, ist ein Augen- und Gaumenschmaus bei jedem Brunch. Und: Es ist rein

basisch. Damit ist der Einstieg in eine gesündere Ernährungsweise eines der Hauptziele von Basenfasten.

Basenfasten ist 100 % alltagstauglich

Es gibt aber noch weitere Gründe, die uns auf Basenfasten gebracht haben. Nicht jeder hat die Zeit und den Mut, sich ein- bis zweimal im Jahr eine Auszeit zum Fasten zu nehmen. Ich habe in meiner Praxis viele Patienten, die in einem stressigen Berufsalltag stehen, aber dennoch gerne fasten möchten, ohne dafür ihren Urlaub opfern zu müssen. Diese Menschen bedürfen einer milderen Fastenform, damit sie auch während der Arbeitszeit etwas für ihre Gesundheit tun können. Auch gibt es viele kranke und geschwächte Menschen, für die eine reine Fastenkur zu belastend wäre, und die dennoch dringend einer Entgiftung und Entsäuerung bedürfen. Sie scheuen sich meist zu fasten, weil sie die Heilkrisen fürchten. Aus diesen Gedanken und Erfahrungen heraus habe ich mir überlegt, was genau den Entlastungseffekt beim Fasten ausmacht. Ich bin zur Überzeugung gelangt, dass es

vor allem der Verzicht auf säurebildende Nahrungsmittel ist, der den Körper zur Entschlackung führt. Demzufolge sollte auch der ausschließliche Verzehr rein basischer Kost zur Entsäuerung führen. Und so ist es auch. Es ist, wie ich im Laufe der Jahre festgestellt habe, möglich, durch eine rein basische Kost den Körper zu entsäuern.

Zahlreiche Fastengruppen, in denen sich die Teilnehmer rein basisch ernähren, haben gezeigt, dass damit schon beträchtliche gesundheitliche Erfolge erzielt werden können. Ich habe mich folglich auf die Suche nach rein basischen Rezepten gemacht und festgestellt, dass es zwar viele Säure-Basen-Kochbücher gibt, aber kein Buch mit Rezepten, die rein basisch sind. Und so ist mein erstes Basenfasten-Skript für meine Patienten mit eigens von mir erschaffenen Rezepten entstanden. Und viele haben in dieser Basenfastenwoche eine Vielzahl von Ideen und Rezepte erhalten, dass sie motiviert wurden, vieles davon in ihren Alltag zu übernehmen. **Basenfasten senkt die Hemmschwelle für eine Fastenkur – denn Sie dürfen essen und satt werden.**

17

der immer Naturbelassenes mit viel Obst und Gemüse isst, der kaum Süßigkeiten nascht, keine Fertigmahlzeiten, der kaum Alkohol trinkt, nicht raucht, sich sehr viel bewegt und der keinen Stress hat. Kennen Sie einen solchen Menschen? Ich nicht.

Die Realität ist doch klar: Wir Menschen in den Industrienationen muten unserem Körper und leider auch unserer Seele täglich mehr zu, als sie zu verarbeiten im Stande sind. Und so entstehen die »Altlasten«. Oft wird in diesem Zusammenhang der Begriff »Schlacken« verwendet, was viele Mediziner gar nicht hören können und wollen.

Was sind eigentlich Schlacken?

Der Begriff »Schlacke« bezeichnet ein Abfallprodukt, das bei der Verbrennung von Steinkohle und Koks anfällt – kein Wunder also, wenn Wissenschaftler diesen Begriff für Menschen nicht gerne anwenden. Doch auch bei der Verdauung sprechen wir von »Verbrennung« der Nahrungsmittel, bei der Abfallstoffe entstehen, die im günstigen Fall ausgeschieden werden. Statt »Schlacken" sollte man vielleicht besser Ablagerungen oder Ausscheidungsprodukte des Stoffwechsels sagen. Das sind Stoffe, die der Organismus nicht weiter verwenden kann und eigentlich ausscheiden sollte, die im Körper zurückbleiben und dort zwischen- oder abgelagert werden, beispielsweise an den Arterienwänden, was zu Arteriosklerose führt, oder Harnsäureablagerungen in den Gelenken, was die gefürchteten Gichtanfälle auslöst.

Manche dieser »Schlacken« sind Säuren, beispielsweise die genannte Harnsäure, andere bestehen aus Eiweiß-Fett-Verbindungen, wieder andere sind Salze. So ging Ragnar Berg, der Begründer der basenreichen Kost davon aus, dass das Chlorid des Kochsalzes

> ## WISSEN
> ### Schlacken im Körper
> - Amyloid (bestimmte Eiweißablagerungen im Gewebe)
> - Immunkomplexe (z. B. bei rheumatoider Arthritis)
> - AGE (Advanced Glycation Endproducts)
> - Gallen- und Nierensteine
> - Gefäßablagerungen
> - Harnsäurekristalle

(Natriumchlorid) im Bindegewebe eingelagert wird und so zur vorzeitigen Alterung der Gewebe beiträgt. Viele Wissenschaftler sind zwar der Ansicht, dass es diese Schlacken oder Ablagerungen gar nicht gibt, da der Körper sich selbst entgiften kann und dies auch immer vollständig tut, unabhängig von der Belastung. Dass dies jedoch so nicht stimmen kann, belegen die Millionen von Menschen in den Industrienationen, deren Arterien durch Ablagerungen verhärtet sind, was den Blutdruck in die Höhe und die Herzen in die Enge treibt.

AGE (Advanced Glycation Endproducts) ist ein Sammelbegriff für verschiedene chemisch veränderte Eiweiße. Sie entstehen einerseits bei normalen Stoffwechselvorgängen und vermehrt mit zunehmendem Alter. Sie entstehen aber auch in der Nahrung, und dies vor allem durch grillen, braten und frittieren. Auch das Erhitzen von Nahrung wie das Pasteurisieren lässt vermehrt AGE entstehen. AGE haben unterschiedliche Molekülgrößen. Größere Moleküle können die Niere nicht passieren, und ältere Menschen haben eine eingeschränkte Kapazität zur Ausscheidung von AGE, da die Nierenfunktion im Alter nachlässt. Auch große Mengen an AGE, die durch die falsche Zubereitung von Nahrung entstehen, kann der Körper nicht ausschei-

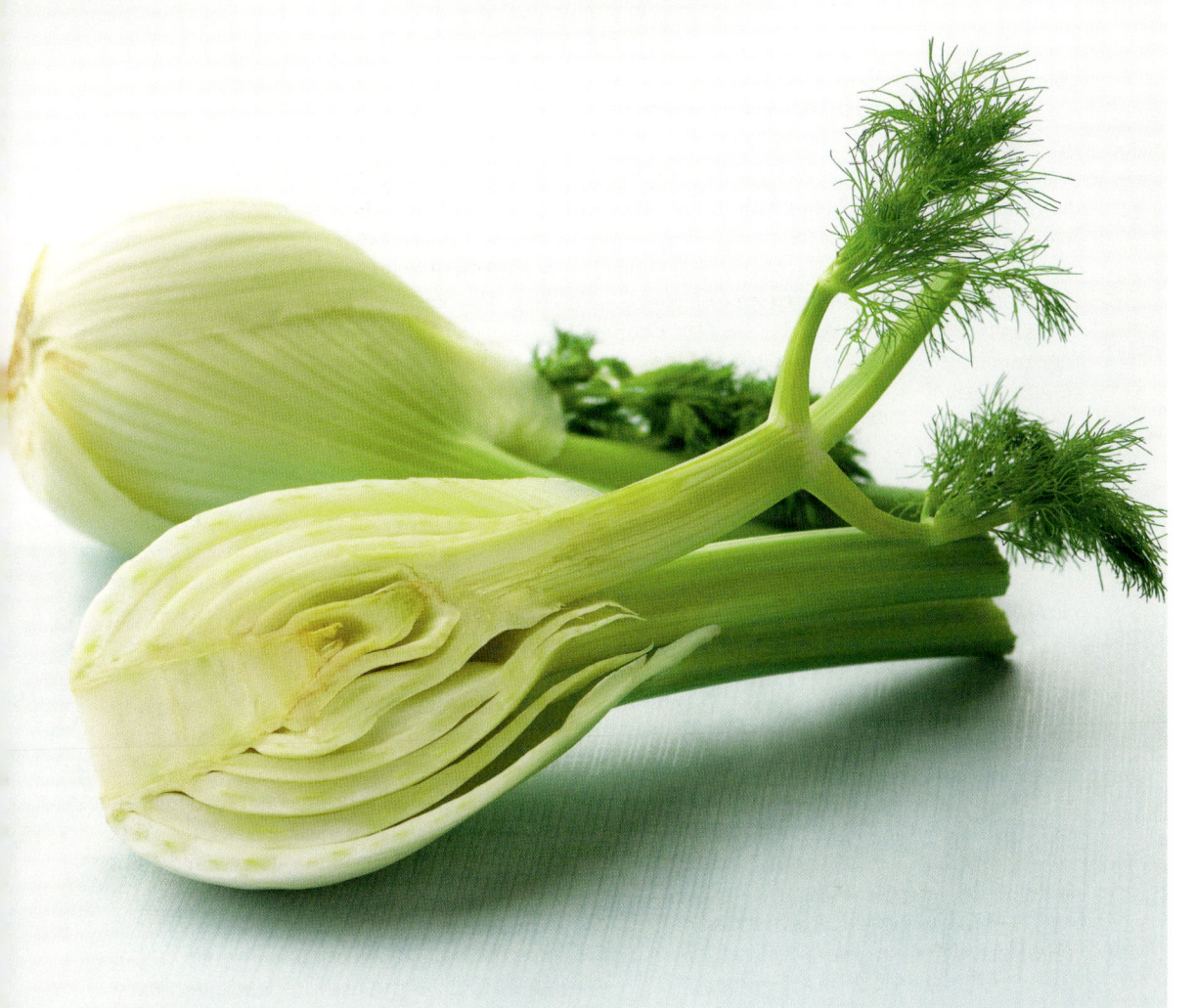

*Man sieht nur mit dem
Herzen gut. Das Wesentliche
ist für die Augen unsichtbar.*

(Antoine de Saint-Exupéry)

den. AGE sammeln sich dann im Gewebe – manche binden sich dann an bestimmte Rezeptoren, was die Entstehung von Entzündungen in bestimmten Organbereichen begünstigt. Die Spätfolgen können sein: Alzheimer-Krankheit, Herz- Kreislauferkrankungen, Schlaganfall, Katarakt (Grauer Star) und Störung muskulärer Funktionen. AGE sind damit ein wichtiger Faktor für die Entstehung der sogenannten Zivilisationskrankheiten.

AGE sind sehr trügerisch, da sie ähnlich wie Geschmacksverstärker bewirken, dass die Lebensmittel angenehm riechen und schmecken. Aber es gibt eine einfache Methode, die Bildung von AGE zu vermindern: Bereiten Sie Ihre Gerichte mit dem Dampfgarer zu und vermeiden Sie Überhitzen und zu langes Kochen. Machen Sie um Gegrilltes und Gebratenes einen großen Bogen. Und: Bei Basenfasten entstehen keine AGE.

Für wen ist Basenfasten geeignet?

Basenfasten ist prinzipiell für jeden Menschen geeignet. Wie jede Fastenkur kann das Basenfasten als reine Gesundheitsvorsorge durchgeführt werden, und zwar von jedem Erwachsenen, unter bestimmten Umständen auch von Kindern. Der Vorteil dieser Methode ist jedoch, dass auch chronisch kranke, schwache Menschen durch Basenfasten eine Entlastung und Entgiftung ihres Körpers erreichen können. Sie erhalten während der Basenfastenwoche genügend Nährstoffe und Kalorien, so dass der kranke Stoffwechsel nicht unnötig strapaziert wird.

Auch das spricht für Basenfasten: Es kann individuell an die Bedürfnisse des Fastenden angepasst werden.

Wer gerne abnehmen möchte, sollte die Essmengen beim Basenfasten so niedrig wie möglich halten. Schlanke Menschen, die

Basenfasten nur zur Entsäuerung einsetzen wollen, erhöhen einfach die Essmengen und nehmen öfter kohlenhydrathaltige Gemüse und Obstsorten wie Kartoffeln, Bananen, Trockenfrüchte, Maronen, Oliven und Mandeln zu sich.

Allergiker müssen vor der Fastenwoche genau abklären lassen, gegen welche Nahrungsmittel sie allergisch reagieren. Erschreckend viele Menschen sind gegen Getreide und Milchprodukte allergisch und wissen nichts davon. Meist leiden sie deshalb unter einem sogenannten Reizdarmsyndrom und/oder Blähungen. Da Basenfasten völlig frei von Getreide und tierischem Eiweiß ist, findet für viele dieser versteckten Allergiker schon allein deshalb eine unglaubliche Entlastung statt. Es gibt aber auch Allergien gegen manche Obst- und Gemüsesorten, die man dann natürlich beim Basenfasten meiden sollte.

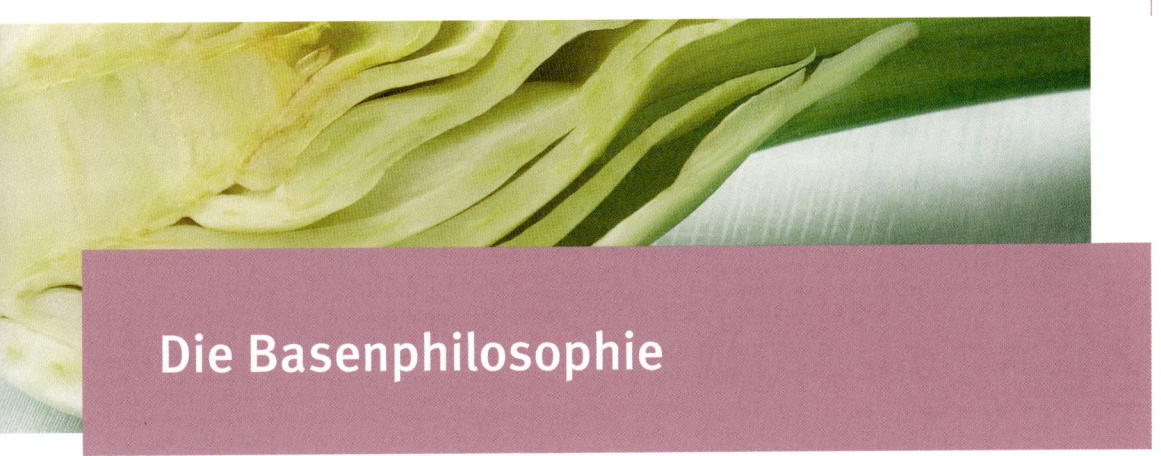

Die Basenphilosophie

Warum ist basische Ernährung so wichtig? Weil säureüberschüssige Ernährung, Stress und wenig Bewegung dazu führen, dass im Körper immer mehr Säuren angehäuft werden. Und unsere moderne Lebensweise führt genau zu dieser Situation. Das Problem: Säuren kann der Körper selbst erzeugen, bei den Basen ist er jedoch auf die Zufuhr über die Nahrung angewiesen.

Eigentlich geht es uns doch gut. Wir Westeuropäer leben in einer Wohlstandsgesellschaft und unsere Lebensqualität nimmt täglich zu. Wir führen keinen echten Existenzkampf mehr und genießen den Komfort einer modernen Zivilisationsgesellschaft. Leider haben wir bei allem Komfort auch die Schattenseiten mitgebucht. Denn die Qualität unserer Lebensmittel, unserer Lebensweise und auch unserer sozialen Kontakte nimmt in rasantem Maße ab. Das ist eine traurige Tatsache, deren Folgen sich unter anderem in einer stetigen Zunahme chronischer Erkrankungen niederschlägt.

Gehen Sie nur einmal offenen Auges durch ein »Lebensmittelgeschäft« und sehen Sie sich den Inhalt der Regale an: Konserven, Fertiggerichte, riesige Fleisch-, Wurst- und Käsetheken, Milchprodukte mit Zucker und Aromastoffen, Limonaden, gesüßte Fruchtsäfte, Alkohol, Kaffee, Süßigkeiten, Tiefkühlpizza und vieles mehr. Ernährungstechnisch gesehen sind dies alles Säurebildner. Sie erzeugen im Organismus bei ihrer Verdauung chemische Verbindungen, die sauer reagieren. Für unsere Gesundheit ist es aber von großer Bedeutung, dass wir auch in optimaler Menge Basenbildner zuführen.

Basenbildner – wichtig für die Gesundheit

Fast alle Pflanzen und pflanzlichen Produkte mit wenigen Ausnahmen reagieren im Körper basisch. Auch hochwertige, also kalt gepresste Pflanzenöle reagieren basisch. Tierische Produkte, vor allem Fleisch, Wurstwaren, Fisch und Milchprodukte, aber auch Süßigkeiten, Weißmehlprodukte, Limonaden und Alkohol werden im Körper sauer verstoffwechselt.

21

Ideal ist es, wenn etwa 80 % der Nahrungs-mittel basisch und lediglich 20 % sauer reagieren.

Woher wissen wir das?

Viele Ernährungswissenschaftler bestreiten bis heute, dass die Basen- oder Säurewirkung von Lebensmitteln einen Einfluss auf die Gesundheit hat. Dabei haben sich Ernährungsforscher schon vor rund 100 Jahren immer wieder intensiv mit diesem Thema beschäftigt, und inzwischen häufen sich Studien, die den gesundheitlichen Wert einer basenreichen Kost eindeutig belegen.

Als erster Ernährungsforscher begann sich der schwedische Chemiker Carl Gustav Ragnar Berg (1873–1956) mit der Säure- und Basenwirkung der Lebensmittel zu beschäftigen. 1911 entwickelte er seine »Basentheorie«: Er kam nach vielen Forschungen und Studien zu der Ansicht, dass alle Nährstoffe nur dann optimal ausgenutzt werden können, wenn gleichzeitig ein Basenüberschuss zugeführt wird. Er erforschte den Mineral- und Eiweißstoffwechsel und erkannte, dass die Eiweißverwertung durch Basenüberschuss in der Nahrung günstig beeinflusst wird. Eine seiner Vorgehensweisen bestand darin, dass er Nahrungsmittel verbrannte und deren Asche untersuchte. Er fand heraus, dass Pflanzenasche alkalisch (= basisch) reagiert. Daraus schloss er, dass der Körper diese Nahrungsmittel auch basisch verstoffwechselt. 1913 brachte er die ersten Tabellen zur Säure-Basen-Wertigkeit zahlreicher Lebensmittel heraus.

Die wissenschaftliche Medizin entdeckte kurz davor gerade die Bedeutung der Mineralstoffe. 1912 wurden dann die ersten Vitamine entdeckt. Man erforschte, in welchen Nahrungsmitteln welche Vitalstoffe enthalten sind. Einige Forscher beschäftigen sich auch damit, welche Auswirkungen der Säure- und Basenanteil der Nahrung auf Gesundheit und Krankheitsentstehung hat. Allein die Experimente, Untersuchungen und Selbstversuche von Ragnar Berg belegen vielfach, dass eine basenreiche Kost gesund erhaltend wirkt. Er empfahl besonders die Kartoffel nicht nur als Basenbildner sondern auch als sehr nährstoffhaltiges Grundnahrungsmittel.

Ragnar Berg wurde oft missverstanden, indem man ihm unterstellte, er empfehle eine drastische Einschränkung der Eiweißzufuhr. Im Zentrum seiner Empfehlungen stand aber der Basenüberschuss in der Nahrung, denn er ging davon aus, dass Eiweiße besser abgebaut werden, wenn die übrige Nahrung basen-überschüssig ist. Er warnte sogar vor einer »Säureangst«: Die Ernährung solle lediglich im Durchschnitt einen Basenüberschuss aufweisen, aber dieser Überschuss brauche nicht in jeder Mahlzeit, nicht einmal an jedem Tag erreicht werden. In der Regel sollten aber tierische Produkte, Getreideprodukte und Hülsenfrüchte immer nur als Beilage auf den Teller kommen. Damals wie heute verhält es sich leider oft umgekehrt.

WISSEN

Die Basentheorie

Carl Gustav Ragnar Berg – der Begründer der Basentheorie – empfahl: Mit der täglichen Nahrung 5-mal mehr Basen als Säuren zu sich zu nehmen – reichlich Obst und Gemüse, dazu als Hauptkohlenhydratlieferant Kartoffeln – und den Verzehr von Fleisch, Eiern, Getreide und Hülsenfrüchten einzuschränken. In diesem Mischungsverhältnis werden – nach Bergs Beobachtungen – die Nahrungsmittel optimal ausgenutzt.

WISSEN

Softdrinks weichen Knochen auf

So ein Artikel im American Journal of Clinical Nutrition von 2008, in dem unter anderem Prof. Dr. Thomas Remer vom Forschungsinstitut für Kinderernährung in Dortmund zu Wort kommt. Er leitet seit 1985 die sogenannte DONALD-Studie, eine Langzeitstudie über das Ernährungsverhalten von Kindern und Heranwachsenden. Im Rahmen der Studie wurden auch Knochendichtemessungen vorgenommen. Häufiger Genuss von Softdrinks, vor allem von colahaltigen Getränke konnte eindeutig in Verbindung zu einer erniedrigten Knochendichte gebracht werden. Interessanterweise war ein positiver Effekt von hohem Milchverzehr auf die Knochendichte nicht feststellbar.

Eine andere Studie belegte schon davor, dass die Knochendichte 12 Jahre alter Mädchen dann deutlich höher war, wenn diese in den ersten Lebensjahren besonders häufig Obst verzehrt hatten. In einer Vergleichsgruppe, in der die Mädchen nur wenig oder kein Obst verzehrt hatten, war die Knochendichte bereits in diesem Alter deutlich verringert. Forscher warnen daher zunehmend vor einem massiven Anstieg an Osteoporoseneuerkrankungen in den kommenden Jahren, bedingt durch eine falsche Ernährung.

Die basenüberschüssige Kost wurde in Deutschland ab etwa 1920 populär – geriet aber nach Ragnar Bergs Tod lange Zeit in Vergessenheit. Erst die Professoren Thomas Remer, Friedrich Manz und Jürgen Vormann belebten das Thema in den 1980er-Jahren wieder mit neuen Forschungen und sammelten weltweit Studien zu den Auswirkungen säure- oder basenüberschüssiger Kost. Prof. Friedrich Manz – heute im Ruhestand – erlebte in seiner Berufspraxis als Nierenfacharzt immer wieder die Bedeutung basenüberschüssiger Kost bei chronischen Nierenerkrankungen. Prof. Jürgen Vormann brachte während seiner Zeit an der Technischen Universität in Ismaning zahlreiche Wissenschaftler auf Symposien zusammen und sammelte umfangreiches Material zu Studien – besonders zu den Zusammenhängen von Osteoporose, chronischen Schmerzen und Übersäuerung. Prof. Thomas Remer ist am Forschungsinstitut für Kinderernährung in Dortmund tätig, leitete und leitet dort mehrere Studien, die Ragnar Bergs Basentheorie zunehmend bestätigen.

Die Professoren Manz und Remer stellten 1995 Tabellen zur Bewertung der Säure- und Basenwirkung von Lebensmitteln nach einer neuen Formel zusammen. In Zusammenarbeit mit dem Institut für Ernährung und Prävention in Ismaning unter der Leitung von Prof. Jürgen Vormann wurde in den vergangenen Jahren umfangreiches Material zusammengetragen, das einer obst- und gemüsebetonten Kost eine neue, zentrale Bedeutung gibt.

Betrachten wir nun unter diesem Aspekt die Gemüse- und Obstecken, die in vielen Lebensmittelgeschäften ein klägliches und verwelktes Dasein führen, dann wird schnell klar, wo das Problem liegt. Wer will sich schon überwiegend von einem blassen, welken Feldsalat ernähren, der in dem fahlen Neonlicht, das ihn beleuchtet, noch blasser erscheint? (Davon abgesehen, dass der Nährwert solcher überdüngter Produkte zu wünschen übrig lässt.) Und natürlich muss es schnell gehen – also greifen wir zu Fertigprodukten, und das Ergebnis sieht dann meist so aus:

Die moderne Zivilisationskost enthält zu 80 % Säurebildner.

Wenn wir uns lange genug so ernähren, werden wir irgendwann sauer. Mit anderen Worten: Wenn Sie sich heutzutage »normal« ernähren, sind sie automatisch übersäuert. Wenn Sie jedoch nicht übersäuert sein wollen, müssen Sie aktiv etwas dafür tun.

Faktoren für die Gesundheit

Zahlreiche Studien in den vergangenen 20 Jahren belegen, dass es im Wesentlichen 6 Faktoren gibt, die Krebs, chronische Erkrankungen und Herz-Kreislauf-Erkrankungen erfolgreich verhindern können. Diese Faktoren sind:

- eine obst- und gemüseüberschüssige Kost
- Fettreduzierung in der Nahrung
- regelmäßige körperliche Bewegung
- Verzicht auf Rauchen
- minimaler Alkoholkonsum
- Erhaltung des Idealgewichtes

Drei dieser sechs Faktoren sind durch Ernährung beeinflussbar. Fazit: Vegetarier und Nichtraucher leben am längsten.

Kann ich als Vegetarier auch übersäuert sein?

Sicher kann auch ein Vegetarier übersäuert sein. Viele Vegetarier essen anstelle von Fleisch, Wurst oder Fisch besonders viel Käse. Und Käse ist als Säurebildner auch nicht besser als Fleisch. Dazu kommt, dass zu Käse oft Brot gegessen wird, auch ein Säurebildner. Wer sich vegetarisch ernährt, verzichtet auf Fleisch und Fisch, nicht aber auf Milchprodukte und Eier. Wer sich vegan ernährt, verzichtet zwar auf alle tierischen Eiweiße (und oft auch auf Honig), erhöht dann aber meist

den Anteil an Getreide, das ebenfalls säurebildend wirkt. Da die meisten Vegetarier wie auch Veganer sich bewusster ernähre, meist auf Bio umgestiegen sind und zudem vermehrt Vollkornprodukte verwenden, ist ihre Ernährung in der Regel insgesamt gesünder. Dennoch können sie übersäuert sein – vor allem dann, wenn sie zu den »Puddingvegetariern« gehören, die zwar kein Fleisch verzehren, dafür aber jede Menge Süßigkeiten. Ein Puddingvegetarier lebt letztendlich ungesünder und vor allem säurelastiger als Menschen, die viel Obst und Gemüse und dazu maßvoll Fleisch und Fisch verzehren.

Ist Bio gesünder und basischer?

Lebensmittel aus biologischem Anbau enthalten weniger Umweltgifte und weisen einen höheren Vitalstoffgehalt auf. Dies gilt vor allem für Nahrungsmittel aus biologisch-dynamischem Anbau. Wenn Sie es nicht glauben wollen, probieren Sie es aus. Sie werden den Unterschied schmecken. Selbst mein äußerst kritischer ältester Sohn, der meinen Naturkostladen aufgrund der Preise gerne eine Apotheke nennt, muss dann jedes Mal bekennen: Dieses teure Biogemüse schmeckt einfach besser.

Spätestens nach einer Woche Basenfasten ist Ihr Geschmacksempfinden so verfeinert, dass Ihnen ein konventioneller Apfel überhaupt nicht mehr schmeckt.

Nun werden in den letzten Jahren die Rufe laut nach Nahrungsergänzungsmitteln, da doch in Obst und Gemüse nicht mehr so viele Vitamine stecken. Lebensmittelchemische Untersuchungen ergeben in der Tat einen schwindenden Mineralstoff- und Vitamingehalt pflanzlicher Lebensmittel. Da die Mineralstoffe für die basische Wirkung ausschlaggebend sind, wirkt sich das auf die

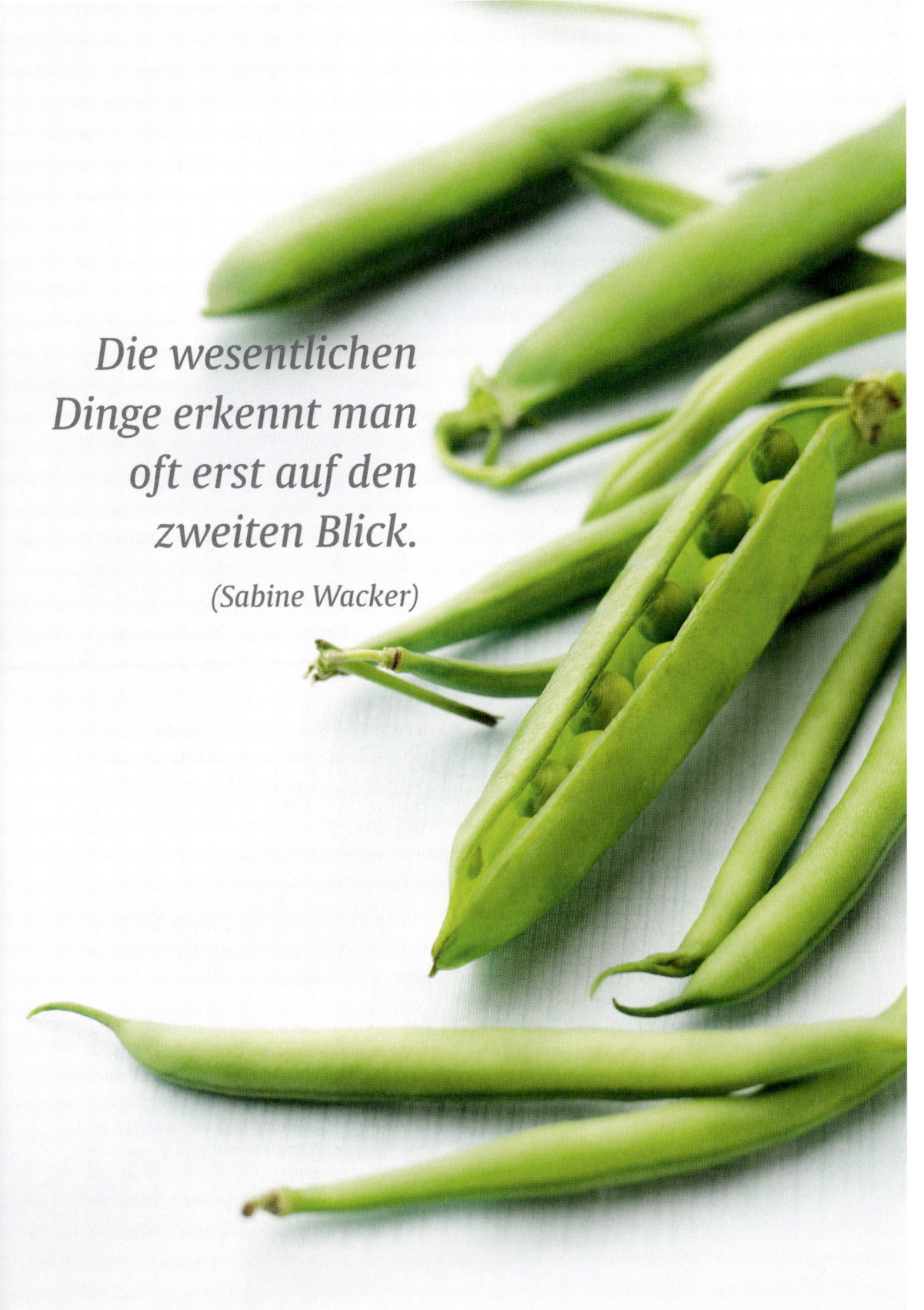

Die wesentlichen Dinge erkennt man oft erst auf den zweiten Blick.

(Sabine Wacker)

Säure-Basen-Wirkung durch die Nahrung aus. Grund für den Mineralstoffrückgang ist die Anbauweise als Monokultur, die einseitige Ausbeutung des Bodens. Tabletten und Co. können aber frisches Obst und Gemüse nicht ersetzen: Die von der Natur perfekt zusammengesetzte Gesamtheit an Vitaminen, Mineralstoffen und bioaktiven Substanzen in pflanzlichen Nahrungsmitteln ist chemisch nicht kopierbar.

Wenn Sie auf Bio setzen und reifes Obst und Gemüse aus der Region bevorzugen, am besten frisch vom Markt, brauchen Sie keine Vitamintabletten.

Und wenn Sie wirklich Angst um Ihre Vitalstoffversorgung haben, sind frische Keimlinge eine supergesunde und preiswerte Alternative zu Tabletten.

Im Dschungel der Biosiegel

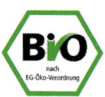 Bio ist nicht gleich Bio – die verschiedenen Biosiegel sagen aus, wie sehr bio ein Lebensmittel gewachsen ist oder produziert wurde. Hier ein kleiner Überblick über die wichtigsten Siegel.

Seit 2001 garantiert das deutsche staatliche Biosiegel eine Erzeugung nach der EU-Öko-Verordnung. Etwa 30.000 Produkte tragen dieses Siegel. Unter anderem dürfen Lebensmittel nicht ionisierenden Strahlen ausgesetzt werden, nicht gentechnisch verändert und nicht mit Pflanzenschutzmitteln behandelt werden. Auch Geschmacksverstärker, künstliche Aromen, Farbstoffe und Emulgatoren dürfen nicht enthalten sein. Tiere müssen artgerecht gehalten werden.

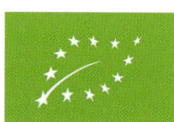 2010 wurde EU-weit das EU-Biologo eingeführt. Produkt mit diesem Siegel enthalten höchstens 0,9 % gentechnisch verändertes Material und mindestens 95 % der Inhaltsstoffe stammen aus Öko-Anbau.

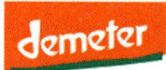 Neben den staatlichen Biosiegeln gibt es Siegel der Produktionsverbände mit strengeren Bestimmungen als in der EU-Öko-Verordnung festgelegt. Das Demeter-Zeichen garantiert eine biologisch-dynamische Wirtschaftsweise nach den sehr strengen Demeter-Richtlinien in der Tradition des Anthroposophen Rudolf Steiner. Synthetische Dünger, chemische Pflanzenschutzmittel und künstliche Zusatzstoffe in der Weiterverarbeitung sind nicht erlaubt, die Lebensprozesse im Boden und in der Nahrung sollen hingegen gefördert werden.

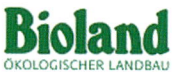 Die Richtlinien des Bioland-Anbauverbands sind ähnlich denen des Demeter-Verbandes, aber nicht ganz so streng. Auch hier gilt: keine synthetischen Düngemittel, keine chemischen Pflanzenschutzmittel, keine mit Schadstoffen belasteten Böden und regelmäßige Kontrollen.

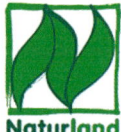 Der 1982 gegründete Verband Naturland fördert den ökologischen Landbau weltweit und ist mit über 53.000 Bauern einer der größten ökologischen Anbauverbände. Naturland engagiert sich auch in Bereichen wie ökologische Waldnutzung, Textilherstellung und Kosmetik. Lebensmittel werden nach eigenen Richtlinien und natürlich ohne Gentechnik hergestellt.

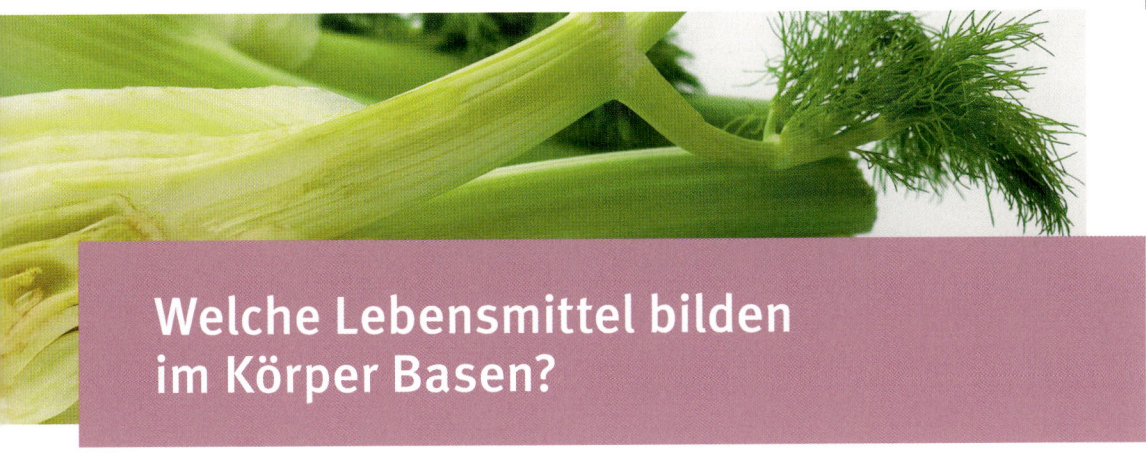

Welche Lebensmittel bilden im Körper Basen?

Was ist nun alles rein basisch? Hier stolpern wir zwangsläufig über die vielen, zum Teil widersprüchlichen Angaben in der Literatur, die ihren Ursprung in unterschiedlichen Tabellen haben. Man kann aber sagen, dass Basenbildner im Wesentlichen die Lebensmittel sind, die kein tierisches Eiweiß enthalten.

Das sind die meisten pflanzlichen Lebensmittel, vor allem Wurzeln, Blätter, Blüten und viele Früchte, Samen, frische Kräuter und frische Keimlinge. Ausnahmen bilden hier Spargel, Artischocken und Knospen wie beispielsweise Rosenkohl, die leicht Säure bilden. Basenbildner sind:
- Lebensmittel, die über einen hohen Anteil an basischen Mineralstoffen wie Kalium, Magnesium und Kalzium und deren organische Salze wie Malate und Fumarate verfügen und nur einen geringen Eiweißanteil aufweisen.
- Obst und Gemüse sowie frische Keimlinge sind die Nahrungsmittel, auf die diese Eigenschaften im Wesentlichen zu treffen, weshalb die meisten Obst- und Gemüsesorten Basenbildner sind.

Ausschlaggebend für die basische Wirkung eines Lebensmittels ist dabei vor allem sein Kaliumgehalt. Auch die Mineralstoffe Kalzium, Natrium und Magnesium fließen in die Bewertungen mit ein, haben aber weniger Basen bildende Wirkung als Kalium. Sie dürfen nun keineswegs den Fehler begehen, nur auf den Kaliumgehalt zu achten, denn es kommt auf den gesamten Mineraliengehalt an. Trotzdem ist es interessant zu sehen, welche Nahrungsmittel besonders viel Kalium enthalten.

Basenlieferanten mit viel Kalium

100 g essbarer Anteil enthalten:	Kalium
Apfelringe, getrocknet	620 mg
Aprikosen	280 mg
Aprikosen, getrocknet	1370 mg
Austernpilze	255 mg

100 g essbarer Anteil enthalten:	Kalium
Avocado	485 mg
Bananen	370 mg
Champignons	390 mg
Datteln, getrocknet	650 mg

100 g essbarer Anteil enthalten:	Kalium
Feigen	250 mg
Feigen, getrocknet	850 mg
Feldsalat	420 mg
Fenchel	395 mg
Gartenkresse	550 mg
Grünkohl	450 mg
Johannisbeeren, schwarz	305 mg
Johannisbeeren, rot	255 mg
Kartoffeln	420 mg
Kiwis	315 mg
Kürbis	305 mg
Mandeln	835 mg
Mangold	375 mg
Maronen	705 mg
Mungobohnen	130 mg
Pastinaken	525 mg

100 g essbarer Anteil enthalten:	Kalium
Petersilie	810 mg
Petersilienwurzel	400 mg
Rettich	430 mg
Portulak	390 mg
Rote Rübe	405 mg
Sellerie	415 mg
Sesamsamen	460 mg
Spinat	555 mg
Sonnenblumenkerne	725 mg
Süßkartoffeln	370 mg
Steinpilze	340 mg
Topinambur	480 mg
Walnüsse	545 mg

Quelle: »Der kleine Souci – Fachmann – Kraut«. Der Tagsbedarf an Kalium beträgt für Frauen und Männer jeweils 2000 mg pro Tag

Welche Tabellen sind die richtigen?

Die meisten Tabellen, die Sie in Büchern oder auf Webseiten finden, beziehen sich mehr oder weniger auf die Angaben von Ragnar Berg. Im Lauf der Jahre wurden die ersten Tabellen von verschiedenen Forschern verändert. Bei einigen Lebensmitteln herrscht bis heute keine Einigkeit darüber, ob sie nun basisch oder neutral verstoffwechselt werden. So waren für Ragnar Berg alle Getreidearten Säurebildner, während heute einige Therapeuten der Ansicht sind, sie wären Basenbildner. In den Tabellen von Remer und Manz finden sie sich als Säurebildner. Auch über die Wirkung von Essig gibt es unterschiedliche Auffassungen. Selbst bei der Bewertung von Kaffee gibt es neuerdings Meinungsverschiedenheiten. Da die Wirkungen von Lebensmitteln auf den Säure-Basen-Haushalt nur von wenigen Wissenschaftlern erforscht werden und es keine groß angelegte Studien gibt, konnten diese Meinungsverschiedenheiten bis heute nicht auf wissenschaftlicher Basis geklärt werden. Man ist hier weitgehend auf Erfahrungswerte angewiesen.

Leider geben die wenigsten Autoren die Quellen ihrer Säure- und Basenwerte für die genannten Nahrungsmittel an. Seit einigen Jahren gelten die Tabellen der Professoren Thomas Remer und Friedrich Manz als allgemein anerkannt. Rein chemisch gesehen sind diese Tabellen korrekt. In der Praxis kann man jedoch nie wirklich alle Inhaltsstoffe eines Nahrungsmittels bewerten – unter anderem weil man oft gar nicht alle einzelnen Inhaltsstoffe bzw. ihre Wirkung kennt. Man hat sich auf einige Stoffe wie Kalium, Magnesium, Kalzium und andere beschränkt, um die Berechnung überschaubar zu halten. So werden viele Faktoren, die ausschlaggebend für die Wirkung des Lebensmittels auf den Organismus sind, nicht berücksichtigt wie organische Säuren in Kaffee und Zucker. Sie berücksichtigen auch nicht die beim Genuss von Fleisch, Wurst, Geflügel, Bier oder Hülsenfrüchten anfallende Harnsäure, da diese nicht direkt in den Säure-Basen-Haushalt einfließt. Obwohl zwischen der Entstehung der wichtigsten Säure-Basen-Tabellen über 70 Jahre liegen und die Vorgehensweise heute moderner ist, unterschiedet sich die alte Ragnar-Berg-Tabelle nur in wenigen Punkten von der Remer-und-Manz-Tabelle.

Säure- oder Basenbildner?

Für die Säure- oder Basenwirkung eines Lebensmittels ist die Bilanz von Säuren und Basen nach ihrer Verstoffwechslung im Körper entscheidend. Die Differenz der basenbildenden und der säurebildenden Inhaltsstoffe eines Lebensmittels bestimmt, ob es ein Säure- oder ein Basenbildner ist. Seit 1985 wird diese Bilanz anhand der von Remer und Manz entwickelten PRAL-Formel ermittelt.

Diese Formel ist jedoch nicht uneingeschränkt für alle Lebensmittel anwendbar, denn sie erfasst nicht alle chemischen Verbindungen, die für die Säure- oder Basenwirkung verantwortlich sind. Es handelt sich vielmehr um eine vereinfachte Bilanzrechnung, die – von Ausnahmen abgesehen – dennoch gute Anhaltspunkte liefert.

Der PRAL-Wert gibt Auskunft über die zu erwartende Belastung der Nieren durch die aus der Nahrung anfallenden Säuren (Potential Renal Acid Load) – er ist also ein Maß für die zu erwartende Säurebelastung.

Wenn Sie die Säure- und Basenwerte in den Tabellen von Ragnar Berg und Remer und Manz mit den bei Basenfasten – die Wacker-Methode® entwickelten Listen vergleichen, werden Sie feststellen, dass einige Lebensmittel nicht erlaubt sind, die nach Berg oder Remer und Manz Basenbildner sind, und umgekehrt. Die Auswahl der Lebensmittel geht auf Erfahrungswerte von uns und Kollegen zurück. Dabei wurden die Ragnar-Berg-Tabellen und die Remer-und-Manz-Tabellen weitgehend berücksichtigt – sofern sich die Ergebnisse mit unseren Erfahrungen decken. Wir beziehen bei unserer Beurteilung auch die Gesamtlebensmittelwirkung im Organismus mit ein, etwa bei Kaffee, den wir im Rahmen einer basenüberschüssigen Ernährung oder bei Basenfasten nicht empfehlen.

Purinhaltige Lebensmittel bilden Säuren

Purinhaltige Lebensmittel bilden im Stoffwechsel Harnsäure, die über die Nieren ausgeschieden wird. Purine sind eigentlich basische organische Stickstoffverbindungen, die aber während der Verstoffwechselung zu Harnsäure abgebaut werden. Purinreiche Lebensmittel sind z.B. fettes Schweinefleisch, fette Wurst, Innereien, Erdnüsse sowie Hülsenfrüchte, auch Sojabohnen. Auch Kaffee enthält Purine, die zu Harnsäure abgebaut werden. Liefert die Nahrung über eine längere Zeit zu viele Purine, kann die Harnsäure nicht vollständig ausgeschieden werden, sie lagert sich im Körper ab und kann zu Gichtanfällen führen.

Kaffee gehört zu den Säurebildnern – das ist für jeden spürbar.

Sowohl in den Ragnar-Berg-Tabellen, als auch in den neueren Remer-Manz-Tabellen wird die Säurewirkung der purinhaltigen Lebensmittel nicht berücksichtigt. Zu Ragnar Bergs Zeiten kannte man zwar schon die Harnsäure – seit 1898 bekannt – wusste aber offensichtlich von den Purinen in der Nahrung noch zu wenig. In den Remer-Manz-Tabellen werden Purine laut Aussage der Entwickler der Tabellen nicht berücksichtigt, da man in wissenschaftlichen Kreisen die Harnsäurebelastung nicht in direktem Zusammenhang mit dem Säure-Basen-Haushalt sieht. Eine steigende Harnsäureüberlastung führt jedoch zu einer Stoffwechselstörung und stört auf Dauer sehr wohl die Säure-Basen-Bilanz. Bei Basenfasten sollten Sie purinhaltige Lebens- und Genussmittel daher meiden.

Basen-/Säureüberschuss (meq/100 g) einiger Lebensmittel

Produkt	Ragnar Berg		Remer und Manz	
	Basenüberschuss	Säureüberschuss	Basenüberschuss	Säureüberschuss
Olivenöl	Keine Angaben		0	
Äpfel	0,84–1,38		2,2	
Kirschen	4,33		3,6	
Zitronen	9,9		2,6	
Pfirsiche	5,4		2,4	
Erdnüsse		16,39		8,3
Ananas	3,59		2,7	
Rosinen	15,1		21	
Erdbeeren	1,76		2,2	
Bohnen, grün	4,2		3,1	
Linsen		17,8		3,5
Artischocken		4,31	Keine Angaben	
Karotten	9,07		4,9	
Kartoffeln	2,69–6,71		4	
Sellerie	11,33		5,2	
Spinat	5,12–28,1		14	
Rindfleisch		23,51		7,8
Schellfisch		19,52		6,8
Hühnerei		9,81		8,2
Kuhmilch	1,69			0,7
Naturjoghurt	Keine Angaben			1,5
Roggenmehl		16,49		4,4
Oliven	30,56		keine Angaben	
Haferflocken		9,98–20,71		10,7
Parmesan		2,14		34,2

Welche Lebensmittel bilden im Körper Säuren?

Während des Basenfastens wird auf alle säurebildenden Nahrungsmittel verzichtet. Schauen wir uns die Gruppe der Säurebildner an, dann wird schnell klar, dass leider alles, was uns lecker erscheint, auch säurebildend ist: Fleisch, Wurst, Käse, Schokolade, Kuchen, Eis, Kaffee, Schwarztee, Limonaden, Eier – ja sogar Milch, Milchprodukte und Brot.

Für die Säurebildung eines Lebensmittels ist in erster Linie der Gehalt an Eiweiß, vor allem an tierischem Eiweiß, verantwortlich. Auch Lebensmittel, bei denen während der Verdauung Säuren frei werden, die nicht weiter abgebaut oder durch die Lungen als Kohlendioxid abgeatmet werden können, zählen zu den Säurebildnern. Diese Eigenschaften treffen in erster Linie auf alle tierischen Produkte zu, weshalb sie alle, von Rohmilchprodukten und Butter abgesehen, Säurebildner sind. Auch ein hoher Zuckeranteil führt zur Säurebildung, zunächst im Mund, auf Dauer wird auch durch Zucker der Säure-Basen-Haushalt aus dem Gleichgewicht gebracht.

Für die Bewertung der säurebildenden Wirkung eines Lebensmittels werden das Mengenverhältnis von Chlorid, Sulfat und Phosphat herangezogen. Sie bilden daher sowohl in den Ragnar-Berg-Tabellen als auch in den Remer-Manz-Tabellen die Grundlage für die Bewertungen der dort erfassten Nahrungsmittel. Als sauer reagierende Mineralien gelten: Schwefel (im Sulfat), Chlor (im Chlorid), Phosphor (im Phosphat) sowie Fluor, Jod und Kieselsäure.

Für die säurebildende Wirkung eines Lebensmittels sind aber auch andere Stoffe verantwortlich. So ist bei vielen tierischen Lebensmitteln, aber auch bei Hülsenfrüchten, auch Soja, sowie bei Kaffee und Schwarztee der Gehalt an Purinen, die im menschlichen Organismus zu Harnsäure abgebaut werden, ausschlaggebend für die Säurewirkung. Doch sowohl die alten als auch die aktuellen Tabellen berücksichtigen dies nicht, weil Harnsäure – aus streng wissenschaftlicher Sicht – nicht unmittelbar in die Säure-Basen-Bilanz einfließt. Darüber hinaus wirkt die im Kaffee enthaltene Chlorogensäure, die unter anderem für die magenreizende Wirkung des Kaffees verantwortlich gemacht wird, ebenfalls säurebildend. Sie wird aber in keiner Tabelle und in keiner Formel berücksichtigt.

WISSEN

Säurebildner

Auf folgende Nahrungsmittel wird beim Basenfasten verzichtet:

- Alle Fleisch- und Wurstwaren, Fleischbrühe, Fisch, Schalentiere
- Ei, Eiweiß (Dotter allein reagiert basisch)
- Milchprodukte: alle Käsesorten, Quark, Jogurt, fettarme Milchprodukte, pasteurisierte Milch
- Vollkornprodukte
- alle Weißmehlprodukte; auch graue Brötchen
- Teigwaren, geschälte und polierte Getreide
- polierter Reis
- Hülsenfrüchte, Spargel, Rosenkohl, Artischocken
- Sojaprodukte
- alle Nüsse, außer Mandeln und frische Walnüsse
- Senf und Essig
- gehärtete, raffinierte Fette und Öle, gewöhnliche Margarine, billige Salatöle
- Süßigkeiten, Eis
- andere Produkte mit Fabrikzucker
- kohlensäurehaltige Getränke (auch Mineralwässer), Limonaden, Cola
- Bohnenkaffee, schwarzer, grüner und weißer Tee
- Früchtetee, Matetee
- Alkohol

Hoher Eiweißkonsum führt zu Übersäuerung

Säurebildner sind im Wesentlichen tierische Produkte. Dazu gehören neben Fleisch und Wurstwaren auch Fisch, Käse und alle anderen Milchprodukte. Lediglich Rohmilchprodukte, Sahne und Butter wirken neutral, sind aber beim Basenfasten nicht erlaubt. Das, was dabei die Säuren bildet, sind überwiegend tierische Eiweiße. Man spricht von Übereiweißung und meint damit im Grunde genommen die Übersäuerung. Bislang ging man davon aus, dass der Körper Eiweiß nicht speichern kann. Inzwischen wissen wir, dass es sehr wohl Eiweißablagerungen gibt.

Der tägliche Eiweißbedarf liegt bei maximal 70 g pro Tag. Ideal sind etwa 40 g Eiweiß pro Tag.

Betrachten wir die durchschnittliche Eiweißzufuhr des Mitteleuropäers, so kommen wir jedoch auf 120–150 g pro Tag. Von einer Eiweißunterversorgung ist der mitteleuropäische Durchschnittsmensch weit entfernt! Was passiert mit dem zu viel verzehrten Eiweiß? Es wird abgelagert – logisch. Und wohin? Überwiegend werden Eiweißüberschüsse in unserem Bindegewebe abgelagert und führen dort zu allerlei Störungen.

In den vergangenen 50 Jahren ist das Bindegewebe gründlich erforscht worden und wir wissen heute, dass das Bindegewebe eine Art Schaltzentrale des gesamten Stoffwechsels ist. Ob es sich dabei um die Blutversorgung, die Reizweiterleitung an Nerven und Muskeln oder um Immunvorgänge handelt – das Bindegewebe ist immer mit beteiligt. Wenn wir dauerhaft mehr tierisches Eiweiß zu uns nehmen, als unser Körper verwerten kann, dann stören wir durch die Eiweißablagerungen im Bindegewebe alle wichtigen körperlichen Funktionen.

Warum sind Eiweiße so säurebildend?

Beim Eiweißabbau entstehen Sulfate (Salze der Schwefelsäure) und Phosphate (Salze der Phosphorsäure). Beide sind starke Säuren und werden auch sauer verstoffwechselt. Ein weiterer Grund ist, dass die Eiweiße im Magen durch Salzsäure denaturiert, also aufgebrochen werden, bevor sie im Zwölffingerdarm weiter abgebaut werden. Salzsäure wird bei Nahrungsaufnahme normalerweise in erforderlicher Menge aus dem (sauren) Chlorid des Kochsalzes gebildet. Im gleichen Maße, wie nun Salzsäure entsteht, entsteht auch ein basisches Salz aus dem übrig bleibenden Natrium: das Natriumbikarbonat. Je höher daher der Eiweißkonsum, desto mehr Salzsäure muss zur Verdauung bereitgestellt werden. Entsprechend höher wird die Menge der Basen (Bikarbonat), die im Blut zirkulieren. Bei hohem Basenspiegel im Blut geht aber ein Teil der Basen – hier das Bikarbonat – über die Nieren verloren, da das Blut seinen pH-Wert regulieren muss. Damit verliert der Organismus Basen. Es kommt daher durch Eiweiß nicht nur zur Säurebildung, sondern zusätzlich zu einem Verlust regulierender körpereigener Basen. Nach Ansicht vieler Forscher ist es daher der Basenverlust, der das eigentliche Problem der Übersäuerung darstellt.

Übrigens sind auch Soja und Sojamilch abgesehen von ihrem Puringehalt sehr eiweißhaltig und daher leicht säurebildend.

Der Mythos von der gesunden Milch

Um noch einmal auf die Meinungsverschiedenheiten der Säure-Basen-Forscher über die Wertigkeiten der Nahrungsmittel zurückzukommen, möchte ich noch die Milch erwähnen. In vielen Tabellen finden wir die Milch als basisches Nahrungsmittel aufgeführt. Dies bezieht sich natürlich nur auf die Rohmilch, aber in der Regel kaufen wir pasteurisierte Milch. Alle pasteurisierten Produkte werden jedoch sauer verstoffwechselt. Nur Rohmilchprodukte wirken basisch.

Ein chemischer Prozess wie das Pasteurisieren verändert die Milch in ihrer Struktur, und dadurch wird sie für den Organismus wertlos. Nahezu alle Milchprodukte, die wir kaufen können, sind pasteurisierte, auch Milchprodukte aus biologisch-dynamischer Landwirtschaft. So sieht es das deutsche Lebensmittelrecht vor. Genauer betrachtet ist Milch also gar nicht so gesund. Wie, Sie meinen, weil Sie doch Frischmilch kaufen, kann die gar nicht so ungesund sein? Frischmilch ist nicht unbedingt frische Milch. Sie kann bis zu 3 Wochen haltbar sein, wenn es sich um eine sogenannte ESL-Milch handelt. Als Verbraucher erkennen Sie das nicht auf den ersten Blick, weil ESL nicht gekennzeichnet werden muss. ESL steht für »Extended Shelf Life« und ist zwischen frischer Milch und H-Milch anzusiedeln. Auch sie wird erhitzt und verliert dadurch wie die H-Milch wertvolle Vitamine.

Trotzdem: An nichts halten wir so verbissen fest wie an der Milch und deren Wert für un-

WISSEN

Milch und Milchprodukte

Beim Basenfasten sind Milch und Milchprodukte nicht erlaubt, da sie pasteurisiert sind und tierisches Eiweiß enthalten. Der bei Basenfasten gewünschte Entsäuerungseffekt tritt nur ein, wenn die Basenfastenwoche völlig frei von tierischem Eiweiß ist.

sere Gesundheit. Dabei muss einmal gesagt werden, was Milch eigentlich ist. Nur die Menschen und Säugetiere produzieren Milch, die gerade ein Baby haben, das sie ernähren müssen. Ist die Stillzeit vorbei, versiegt die Milch. Dann sind die Babys groß, haben Zähne und können etwas »Richtiges« essen. Die Natur hat das alles perfekt eingerichtet. Dass unsere Supermarktregale voll stehen mit Milchprodukten, die mit Farbstoffen, Antioxidanzien, Aromastoffen, Vitaminen, Spurenelementen, Laktobazillen und Zucker aufgemotzt sind, hat nun mit Gesundheit nicht das Geringste zu tun.

Kalzium aus der Milch? Hartnäckig hält sich das Gerücht, Milch sei unser wichtigster Kalziumlieferant und ohne Milchprodukte laufe man Gefahr, an Osteoporose zu erkran-

▼ Milch ist längst nicht der größte Kalziumlieferant.

ken. Angesichts des überaus hohen Konsums an Milchprodukten in Deutschland frage ich mich ernsthaft, warum Osteoporoseerkrankungen weiter zunehmen. Menschen, die an Osteoporose erkranken, sind vor allem eines: übersäuert! Auf diese Tatsache hat bereits Dr. med. Bruker in seinem Buch »Osteoporose – Dichtung und Wahrheit« hingewiesen. Inzwischen häufen sich die Studien, die belegen, dass eine basenreiche Ernährung in Verbindung mit viel körperlicher Bewegung die beste Vorbeugung gegen Kalziumverlust, Knochenabbau und damit gegen Osteoporose ist. Interessanterweise wurde auch nachgewiesen, dass Kalzium, wenn es zusammen mit Eiweiß aufgenommen wird, vermehrt aus dem Körper ausgeschieden wird. Und Milch ist eiweißhaltig.

Und wie bekommen wir dann unser Kalzium? Schauen Sie sich nur einmal die Lebensmitteltabellen an und Sie werden feststellen, wie viel Kalzium, Magnesium, Zink, Selen

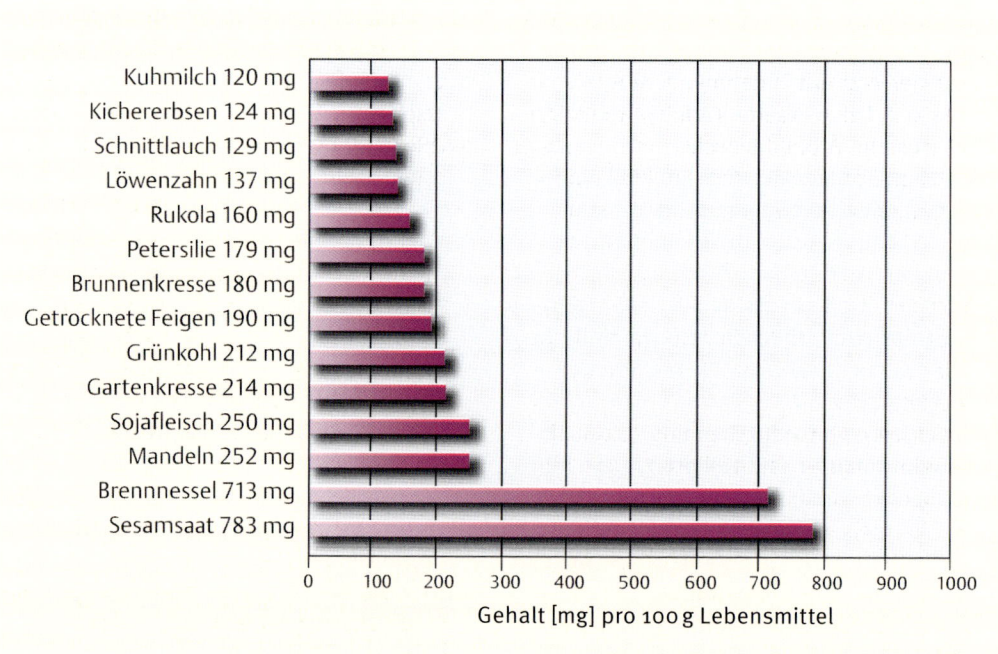

Gehalt [mg] pro 100 g Lebensmittel

Kuhmilch 120 mg
Kichererbsen 124 mg
Schnittlauch 129 mg
Löwenzahn 137 mg
Rukola 160 mg
Petersilie 179 mg
Brunnenkresse 180 mg
Getrocknete Feigen 190 mg
Grünkohl 212 mg
Gartenkresse 214 mg
Sojafleisch 250 mg
Mandeln 252 mg
Brennnessel 713 mg
Sesamsaat 783 mg

und vieles mehr in Gemüse und vor allem in Kräutern sind. Die Abbildung zeigt deutlich, dass die Milch längst nicht der wichtigste Kalziumlieferant ist.

Neuere Studien deuten darauf hin, dass Kalzium aus Gemüse und Kräutern vom Körper besser aufgenommen werden kann als aus der Milch.

Auch Getreide, vor allem Getreidesprossen, enthalten eine Menge Kalzium. Voraussetzung für eine optimale Kalziumversorgung ist eine wirklich ausgewogene, naturbelassene Kost, möglichst aus biologisch-dynamischem Anbau. Untersuchungen an Veganern haben ergeben, dass sie keineswegs Mangelerscheinungen aufweisen.

Laktoseintoleranz. Viele Menschen haben eine Milchallergie und/oder eine Laktoseintoleranz, ohne etwas davon zu wissen. Meist quälen sie sich seit Jahren mit Blähungen und Verdauungsbeschwerden und wissen nicht, dass sie durch die Milchallergie bedingt sind. Eine Laktoseintoleranz entsteht bei vielen Menschen erst mit zunehmendem Alter, da das Enzym Laktase seine Tätigkeit reduziert oder einstellt. Ältere Menschen können daher durch einen Mangel an dem Enzym Laktase Milchprodukte oft nicht mehr vertragen.

Was ist gegen die Milch vorzutragen?
- Entgegen vieler Angaben in der Literatur ist die pasteurisierte Milch, wie wir sie kaufen können, nicht basisch. Nur Rohmilch reagiert basisch.
- Milch wird von Menschen und Tieren als Säuglingsnahrungsmittel produziert. Ein Kälbchen muss in kürzerer Zeit viel mehr wachsen als ein menschlicher Säugling. Deshalb ist die Kuhmilch viel reicher an Eiweiß als die Menschenmilch. Ein Erwachsener, der viel Kuhmilchprodukte zu sich nimmt, überernährt sich automatisch.

PRAXIS

Allergien und Milch

Allergien reagieren allergisch auf Milch! Ein Mensch, der zu Allergien neigt, etwa weil er erblich vorbelastet ist, sollte deshalb weitgehend auf Kuhmilchprodukte verzichten. Kaum eine Substanz fördert die Verbreitung und die Verschlimmerung von Allergien mehr als Milch und Milchprodukte!

Leider wird die Milch auch oft als Getränk angesehen. Sie sollte als »Essen« gezählt werden.
- Kuhmilchallergie ist eine der häufigsten Nahrungsmittelallergien. Womit das zusammenhängt, ist wissenschaftlich noch nicht geklärt. Man geht aber davon aus, dass die große Menge, in denen Kuhmilch und Kuhmilchprodukte verzehrt werden, ein Hauptgrund dafür ist. Sieht man sich nur einmal die Kühlregale mit ihren Milchprodukten an – Käse, Jogurts, Puddings, Milchschnitten – dann wird schnell klar, wie viel Milchprodukte täglich auf unserem Tisch landen. Interessanterweise kommen Allergien auf Ziegen- und Schafmilch viel seltener vor.
- Milch wirkt zudem stark schleimbildend. Diese Eigenschaft kann ein Mensch, der allergischen Schnupfen, Asthma oder allergisch bedingte Nasennebenhöhlenentzündung hat, nun gar nicht gebrauchen. Da Basenfasten völlig frei von Milchprodukten ist, stellt allein das schon eine enorme Erleichterung für viele Allergiker dar.

Warum ist Kaffee so säurebildend?

Errechnet man mit der PRAL-Formel (s. Seite 29) die Wirkung von Kaffee, dann ergibt sich ein leichter Basenüberschuss, da er ei-

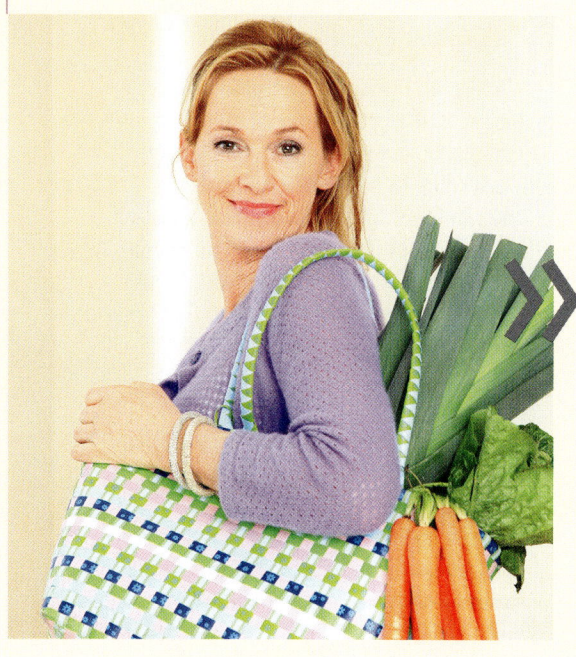

Ernährung – schon immer mein Thema

Das Thema Ernährung wurde mir sozusagen in die Wiege gelegt, denn meine Wurzeln liegen in der Gastronomie – seit Hunderten von Jahren hatten die Vorfahren mütterlicherseits Hotels. Und wir hatten einen riesigen Garten mit Apfel-, Kirsch-, Pflaumen-, Pfirsich- und Quittenbäumen.

Meine Oma erzählte uns Kindern immer stolz von den Hochzeitsfeiern adliger Gesellschaften. Bei diesen Anlässen musste sie als Kind Hunderten von Forellen die Bäckchen entnehmen, um den Gästen einen Forellenbäckchensalat als Vorspeise reichen zu können. Ich fand das als Kind schon ziemlich dekadent – wer weiß, vielleicht war das einer meiner ersten Impulse für meinen Lebensweg. Mich zog es schon als Kind in den elterlichen Garten – dahin, wo es im Sommer blühte und wo leckere Himbeeren, Stachelbeeren, Johannisbeeren, Kirschen, Pflaumen, Pfirsiche, Äpfel und Quitten um die Wette wuchsen. Angeblich verbrachte ich

dort den größten Teil meiner Kindheit. Und ich ernährte mich tagsüber im Sommer gerne davon.

Schade fand ich immer, dass meine Mutter die leckeren Beeren zu Marmelade verkochte oder als Kuchenbelag verwendete. Wenn daher die beiden Nachbarsdamen riesige Schüsseln von roten und weißen Himbeeren vorbeibrachten, aus denen meine Mutter Torten für ihre Gäste machen wollte, bot ich mich stets an, die Kuchen zu belegen.

Nicht ganz ohne Hintergedanken, denn bei dieser Arbeit steckte ich mir dann meine Extraportion Basen und Bioaktivstoffe in Form von Himbeeren in den Mund.

Basisches war eher eine Seltenheit

Am schönsten fand ich es, wenn im Sommer meine Oma väterlicherseits kam, die Taschen voll mit Rote Bete aus ihrem Garten. Die machte sie dann bei uns in Weckgläser ein – als Wintervorrat. An diesem Tag gab es dann meine Leibspeise: Rahmkartoffeln mit Rote-Bete-Salat. Wenn ich heute so darüber nachdenke, dann fällt mir dazu ein, dass das eigentlich das Basischste war, was in meiner Kindheit gekocht wurde. Heute esse ich das lieber ohne Rahm. Nun gut, die Küche in den 1960er- und 1970er-Jahren war eine gutbürgerliche – die Gäste liebten meine Mutter und ihre Köchin dafür. Aber ich stand noch nie auf Sonntagsbraten mit Spätzle.

Wie oft es bei uns frisches Gemüse gab? Nun ja, unsere Köchin sagte manchmal: »Heute gibt es feines Gemüse!« Eine Seltenheit also. Die Freude darüber hielt sich bei meiner Schwester und mir in Grenzen. Meine Schwester, schon immer für ihre scharfe Zunge bekannt, pflegte dazu zu sagen: »Oh, heute gibt es wieder holländisches Gemüse – van der Büchs oder van der Truh'«. Schauen Sie doch heute mal auf eine deutsche Speisekarte: So wirklich geändert haben sich die Zeiten nicht – oder?

Doch auch eine andere Erfahrung aus meiner Kindheit trug sicher zu meinem großen Interesse an Ernährung bei. Mein heiß geliebter Vater zog sich im Krieg eine schwere Verletzung zu, dazu eine Virushepatitis, an deren Spätfolgen er starb, als ich ein Teenie war. Die Krankheit brach in dem Jahr aus, indem ich geboren wurde. Mit eiserner Disziplin stellte mein Vater seine Ernährung so um, dass seine Leber geschont wurde. Er rührte nie einen Tropfen Alkohol an und aß sehr fett- und eiweißarm. Vor allem Gebratenes aß er nie. Die Ärzte sagten später, es sei ein medizinisches Wunder, dass er mit dieser Erkrankung 15 Jahre überleben konnte. Auch das hat mein Interesse an Medizin und an Ernährung geweckt.

Den ersten basischen Kartoffelsalat hat Matteo entwickelt

Und so sehr ich Obst und Gemüse liebe – Kartoffelsalat mochte ich nie. Woran das lag, weiß ich eigentlich selbst nicht – er schmeckte mir einfach nicht. Als ich 7 Jahre alt war, verbrachte ich einige Wochen in einem Erholungsheim für Kinder. Die dortigen Methoden der Erzieherinnen hatten mit den entwicklungsorientierten Methoden heutiger Waldorfpädagogen herzlich wenig zu tun. Schnell bemerkten die Damen, dass ich alles aß außer Kartoffelsalat, und dazu wollten sie mich zwingen. Seither war dieses Thema tabu für mich – nie wieder Kartoffelsalat.

Als ich dann für mein erstes Basenfastenbuch basische Rezepte entwickelte, entdeckte ich, dass man auch Kartoffelsalat basisch machen kann, wenn man statt einer Remoulade eine Gemüsebrühe verwendet. Ich war nur immer noch nicht in der Lage, mein Kartoffelsalat-Trauma zu überwinden, und so bat ich Matteo, ihn zu machen. Und das hat er. Erst viel später – 2010 – entwickelte ich für mein italienisches Kochbuch einen Kartoffelsalat selbst. Er kam bei der Live-Cooking-Reportage der »Für Sie« im Sommer 2010 super an und er schmeckte mir so, dass ich ihn seither im Sommer gerne zubereite und esse.

Matteos Kartoffelsalat

Zubereitungszeit: 40 Minuten, die Kochzeit für die Kartoffeln mit eingerechnet

Zutaten für 2 Personen:
8 mittelgroße, vorwiegend fest kochende Kartoffeln, 1 kleine Gemüsezwiebel, ½ l Gemüsebrühe, etwas Muskat, weißer Pfeffer, Meersalz, Herbes de Provence, 2 EL Sonnenblumenöl (auch Sesamöl ist möglich), Saft einer halben Zitrone, Kresse oder Petersilie

- Die Kartoffeln mit der Schale in Salzwasser weich kochen, das Wasser abschütten, die Kartoffeln nach dem Abkühlen schälen und mit einer Gemüsereibe in dünne Scheiben reiben.
- Während die Kartoffeln abkühlen, die Zwiebel schälen und sehr fein hacken. Aus dem Öl, dem Zitronensaft und den Gewürzen eine Salatsoße herstellen.
- Eine gekochte, geschälte Kartoffel mit der Gabel zerdrücken und mit der Gemüsebrühe vermischen. Die Kartoffel-Gemüsebrühe mit der Salatsoße vermischen, die Zwiebel dazugeben und alles unter die geriebenen Kartoffeln mischen. Mit etwas Kresse oder Petersilie verziert servieren.

nige basische Mineralien und kein Eiweiß enthält, das zu den stark sauren Schwefelsäuren oder anderen Säuren abgebaut werden muss. Insofern wäre er basisch. Kaffee enthält jedoch eine Menge Purine und Chlorogensäure, die nicht in die Berechnung mit einfließen. Für die Säurebildung des Kaffees ist dabei der Hauptwirkstoff des Kaffees, das Koffein, verantwortlich. Koffein ist ein Alkaloid, das, chemisch gesehen, zu der Stoffgruppe der Purine gehört. Die Purine selbst sind eigentlich Basen – reagieren damit basisch. Auf ihrem Weg durch den menschlichen Stoffwechsel werden sie zerlegt und in Harnsäure umgebaut. Die Chlorogensäuren dagegen reizen die Schleimhäute. Dass Kaffee schnell zu Sodbrennen führt, hängt auch damit zusammen, dass Kaffee im Magen als Säurelocker wirkt (s. Seite 29). Die Wirkung als Säurelocker führt dazu, dass man nach Kaffeegenuss eine Menge Basen im Urin hat – ein Ergebnis, das leider oft falsch gedeutet wird (s. Seite 44). Und jeder, der Kaffee trinkt, hat sicher schon einmal diese aggressive Wirkung des Kaffees auf den Magen gemerkt.

Koffein. Koffein zeichnet sich durch seine Wirkung auf Gehirn und Nervensystem aus und ist die weltweit am häufigsten genossene Droge. Die zentral erregende Wirkung des Koffeins dürfte einer der Gründe sein, weshalb so schnell eine Abhängigkeit entsteht, und das ist für viele Basenfaster in den ersten Tagen ein echtes Problem. Durch die starke Wirkung auf die Gefäße und auf den Kreislauf kann es daher zu Blutdruckabfall, zu Schwindel, zu Antriebslosigkeit und zu Kopfschmerzen führen. Dies gilt übrigens auch, wenn Sie nur 1 oder 2 Tassen Kaffee pro Tag trinken. Der Wirkungseintritt und die Abbauzeiten des Koffeins schwanken sehr und sind abhängig vom Stoffwechseltyp. Menschen mit schnellem Stoffwechsel wie Powertypen es sind, haben Koffein in 1–2 Stunden abgebaut – Menschen mit langsamem Stoffwechsel wie

Gefühlsmenschen brauchen viele Stunden dazu. Bis der Körper den Koffeinentzug überwunden hat, dauert es meist 3 Tage. Wenn Sie Basenfasten planen, sollten Sie daher sicherheitshalber schon 3 Tage davor den Kaffeekonsum einstellen. Auf diese Weise wird Basenfasten vom ersten Tag an eine echte Entlastungskur für Sie.

Kaffee aus anthroposophischer Sicht

Die im Kaffee enthaltenden Purine werden zu Harnsäure abgebaut. Der anthroposophisch orientierte Biochemiker Otto Wolff schreibt dazu: Die Harnsäure fördere das analytische Denken – das Denken in Bezug auf die tote Materie, wie er sich ausdrückt. Ein ganzheitliches Denken wird dadurch in den Hintergrund gedrängt. Es kommt daher auf die richtige Dosierung an, um die Welt in ihrer Gesamtheit wahrzunehmen. Besonders die Methylharnsäure aus dem Kaffee hat diesbezüglich eine starke Wirkung. Kaffee ist demzufolge zu empfehlen, wenn man sich auf Prüfungen vorbereitet, wissenschaftlich arbeitet und vor allem dann, wenn man in technischen Berufen arbeitet. Wie gesagt, dies ist die anthroposophische Sicht des Kaffees und erklärt ein wenig, warum der Kaffeekonsum in einer zunehmend technischeren Welt immer weiter zunimmt.

Brauche ich eine Basenfastenkur?

Diese Frage ist eigentlich einfach zu beantworten: Woher wissen Sie, dass ein Hausputz nötig ist? Wenn es chaotisch wird, wenn Sie sich nicht mehr wohlfühlen oder einfach, weil es mal wieder an der Zeit ist (»Frühjahrsputz«). Genauso verhält es sich bei unserem Organismus. Auch wir brauchen von Zeit zu Zeit einen »Hausputz«. Warum, mögen Sie fragen. Macht der Körper das nicht von ganz alleine? Das macht er schon, allerdings nicht in diesem Maß, wie wir es ihm oft abverlangen. Die heutigen Lebens- und Essgewohnheiten machen eine regelmäßige Entschlackung nötiger denn je.

Wir werden überschüttet mit Nachrichten, Informationen zu allem und jedem, mit Post, mit Detailwissen, das wir vielleicht gar nicht brauchen. Und wir müssen ständig in der Lage sein, die für uns wichtigen Informationen herauszufinden. Das geht zulasten unserer Lebensqualität, erzeugt Stress und macht sauer. Dann kommt der Punkt, an dem »alles zu viel« wird. Viele Patienten kommen zu mir und erzählen mir, dass sie das Bedürfnis haben, sich zu entschlacken und sich zu reinigen, dass sie Ballast abwerfen müssen. Wenn Sie dieses Bedürfnis nicht kennen, dann können Sie sich auch einfach an Ihrem Gesundheitszustand orientieren. Sind sie rundherum gesund und fit oder leiden Sie an Allergien, Verdauungsbeschwerden, Gastritis, Depressionen, prämenstruellem Syndrom, Rheuma, Migräne oder an Akne?

Chronische Krankheiten gehen stets mit einer Übersäuerung des Körpers einher.

Wenn Sie gesund sind, freuen Sie sich. Sie können durch eine Entsäuerungskur wie Basenfasten etwas tun, um gesund und vital zu bleiben. Warten Sie nicht, bis Sie krank werden – pflegen Sie Ihren Körper jetzt.

Nehmen Sie Ihr Ernährungsverhalten unter die Lupe

Bevor Sie mit Basenfasten beginnen, schlage ich Ihnen vor, erst einmal eine Bestandsaufnahme zu machen. Ermitteln Sie den Ist-Zustand Ihrer Ernährungsweise. Versuchen Sie, die Fragen im folgenden Test ehrlich und gewissenhaft zu beantworten. Mogeln Sie bitte nicht, denn Sie allein sind Ihrem Körper gegenüber verantwortlich. In der Auswertung können Sie selbst sehen, wie sehr oder wie wenig Sie Ihren Körper mit säureüberschüssiger Kost stressen.

Und so funktioniert der Test: Geben Sie zunächst mit Hilfe der Skala rechts an, wie oft Sie die folgenden Nahrungsmittel essen. Überlegen Sie in aller Ruhe und setzen Sie die entsprechende Ziffer hinter das Nahrungsmittel. Zum Beispiel: Wenn Sie meist abends 1 oder 2 Brote mit Käse essen, dann schreiben Sie hinter Brot und hinter Käse jeweils eine 2.

Machen Sie den Check – wie gesund sind Sie?

Folgende Erkrankungen gehen erfahrungsgemäß stets mit einer chronischen Übersäuerung einher. Schauen Sie sich die Liste an – leiden Sie an einer der folgenden gesundheitlichen Störungen?
- Allergien, auch Heuschnupfen
- Arthritis, auch rheumatoide
- Bluthochdruck
- Diabetes mellitus Typ 2 (Zuckerkrankheit)
- Durchfall

- Endometriose
- Entzündungen, auch Schleimhaut-
  entzündungen
- erhöhter Cholesterinspiegel
- Fibromyalgie
- Gicht
- Hauterkrankungen, auch allergisch bedingte
- hormonelle Störungen
- Infektanfälligkeit
- Magen-Darm-Erkrankungen (Gastritis,
  Magengeschwüre)

- Migräne
- Osteoporose
- prämenstruelles Syndrom (PMS)
- Reizdarm
- rheumatische Erkrankungen
- schmerzhafte Erkrankungen des
  Bewegungsapparates
- Schmerzen, auch Regelschmerzen
- Sklerose der Herzkranzgefäße
- Störungen der Wundheilung
- Verstopfung mit oder ohne Blähungen

Selbsttest: Wie gesund ernähre ich mich?

Lebensmittel	Punkte	Lebensmittel	Punkte
Geflügel		Brot, Brötchen	
Fleisch vom Schwein, Kalb		Kuchen und Gebäck	
Rind, Wild, Lamm, Ziege		Zucker, Süßigkeiten	
Wurst, Schinken, Pasteten		Schokolade	
Fisch		Nüsse, außer Mandeln	
Käse		Marmelade	
Milch		Mineralwasser (mit Kohlensäure)	
Andere Milchprodukte		Limonaden, Cola	
Eier		Alkohol	
Nudeln		Früchtetees	
Reis		Kaffee	

1 = mehrmals täglich
2 = einmal täglich
3 = jeden zweiten Tag
4 = zweimal pro Woche
5 = einmal pro Woche

6 = alle 10 Tage
7 = alle 2 Wochen
8 = höchstens einmal im Monat
9 = seltener als einmal im Monat
10 = nie

Auswertung

Zählen Sie nun Ihre Punkte zusammen:

- **170–210 Punkte:** Bravo, wenn Sie nicht geschummelt haben, frage ich mich, für wen Sie mein Buch lesen!
- **110–169 Punkte:** Na ja, so optimal ist das nicht. Sie essen noch zu viel säurebildende Nahrungsmittel. Je mehr Sie zu 110 Punkten tendieren, umso umstellungsbe-

dürftiger ist Ihre Ernährungsweise. Wenn Sie gerade so 110 Punkte geschafft haben, sollten Sie sich ihre Ernährungsweise noch einmal in Ruhe überdenken.

- **22–109 Punkte:** Sie sollten dringend ihre Ernährung umstellen, wenn Sie nicht krank werden wollen. Sie nehmen praktisch nur Säurebildner zu sich, was den Organismus auf Dauer nicht unbeschadet lässt.

- Wachstumsverzögerung bei Kindern
- Wechseljahresbeschwerden
- Weichteilrheumatismus
- Zyklusstörungen der Frau

Wenn Sie an einer oder an mehreren dieser Erkrankungen leiden, dann können Sie davon ausgehen, dass Sie bereits eine Gesundheitsbeeinträchtigung durch Basenmangel haben.

Wie basisch oder sauer ist Ihr Leben insgesamt?

Auch wenn die erblichen Vorbelastungen und die Ernährungsweise Ihren Säure-Basen-Haushalt und Ihre Gesundheit ganz wesentlich bestimmen: Letztlich entscheidet Ihre gesamte Lebensweise, wie krank oder wie gesund Sie sind. Und dazu gehören neben den bekannten Faktoren wie Bewegung, Schlaf, Work-Life-Balance auch die seelischen Aspekte. Welche Lebenseinstellung haben Sie? Wie bewältigen Sie Konflikte privat, wie am Arbeitsplatz? Setzen Sie sich für Ihre Ziele und Visionen ein oder geben Sie schnell auf?

Wenn Sie die Fragen im nebenstehenden Kasten mit »Ja« beantworten können – oder jedenfalls die meisten davon – dann haben Sie von den Rahmenbedingungen her eine gute Voraussetzung, Ihren Säure-Basen-Haushalt

in Balance zu halten. Je mehr »Nein-Antworten« Sie geben müssen, umso anfälliger sind Sie auch auf der gesundheitlichen Seite: Eine kleine Lebensinventur während Ihrer Basenfastenwoche ist in diesem Fall sehr hilfreich. Sie liefert neue Erkenntnisse und öffnet neue Wege.

PRAXIS

Fragen Sie sich:

- Treiben Sie genügend Sport (mindestens 3-mal die Woche)?
- Haben Sie im Normalfall mindestens 8 Stunden Schlaf pro Nacht?
- Haben Sie jeden Tag eine kleine Erholungsinsel für sich eingebaut?
- Sorgen Sie für ausreichend entspannende Momente?
- Haben Sie genügend Dinge um sich, die Ihnen Freude bereiten?
- Haben Sie genügend und zufriedenstellende soziale Kontakte?
- Versuchen Sie, Konflikte aktiv zu lösen und nicht mit sich herumzuschleppen?
- Haben Sie eine Vision, wie Ihr Leben sein sollte?
- Haben Sie das Gefühl, Ihr Leben verläuft im Großen und Ganzen so, wie Sie es sich vorstellen?

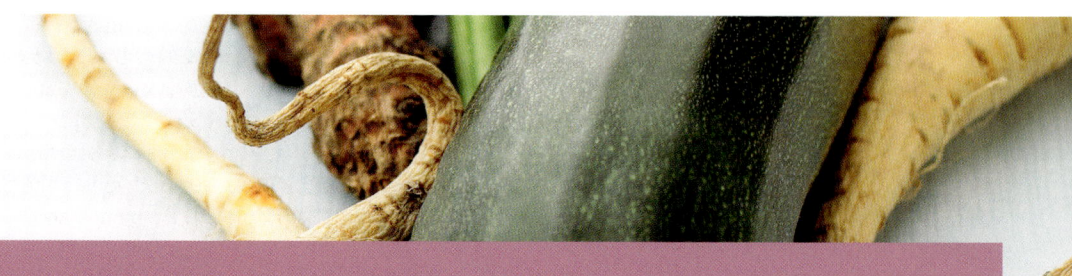

Wie kann ich feststellen, ob ich übersäuert bin?

Neben dem Ernährungsverhalten und den Krankheiten gibt es aber auch ganz einfache Anzeichen, die auf eine zunehmende Übersäuerung hinweisen. Die meisten dieser Anzeichen deuten auf vermehrte Entgiftungs- und Entsäuerungsversuche des Körpers hin, z. B. vermehrte Schweißbildung.

Je schneller Sie eine Entsäuerungskur machen, umso schneller sind Sie die Probleme wieder los. Beobachten Sie sich:

- Habe ich glänzendes schwungvolles Haar?
- Habe ich eine schöne und reine Haut?
- Sind meine Nägel glatt, glänzend, fest?
- Kann ich gut schlafen?
- Fühle ich mich nach ausreichendem Schlaf erfrischt?
- Riechen meine Körperausdünstungen neutral?
- Habe ich eine gute Verdauung?
- Steht meine Schweißbildung in einem angemessenen Verhältnis zu meinen körperlichen Aktivitäten?
- Fühle ich mich ständig gereizt und überfordert?
- Fühle ich mich im Großen und Ganzen gesund und vital?

Sind sie unsicher? Dann vertrauen Sie sich einem Therapeuten an, der die Antlitzdiagnostik beherrscht – er wird Ihnen binnen weniger Minuten sagen, ob Übersäuerung ein Problem für Sie darstellt. Meist handelt es sich bei diesen Therapeuten um naturheilkundlich arbeitende Ärzte oder Heilpraktiker, die auf jahrelange Erfahrung mit der Antlitzdiagnostik zurückgreifen können. Ausschlaggebend für die Beurteilung ist der Zustand von Haut, Haaren, Nägeln, Zähnen, Bindegewebe. Auch die Hautfarbe, die Augen, die Zunge und vieles mehr werden auf diese Weise beurteilt. Die Körperhaltung des Patienten, seine Art und Weise, wie er sich mitteilt, seine Stimme, sein Blick, die Klarheit seiner Augen und seine Konzentrationsfähigkeit geben Aufschluss über seinen Gesundheitszustand und ob er übersäuert ist oder nicht. Nicht zuletzt verrät sogar der seelische Zustand des Menschen, ob er übersäuert ist. Die Erfahrungsheilkunde beruht auf Jahrhunderte, ja teils Jahrtausende alte Erfahrung. Denn: Als es die Apparatemedizin noch nicht gab, waren Ärzte darauf angewiesen, die Ausscheidungen ihrer Patienten – Urin, Speichel, Stuhl und Auswurf, genau zu betrachten – um festzustellen, woran der Patient leidet.

Bitte beachten Sie: Die Antlitzdiagnostik ersetzt keine medizinische Diagnosestellung mit modernen Geräten. Sie ist jedoch sehr hilfreich, um schnell zu überblicken, was sich in einem Menschen abspielt und welche Organe und Funktionen damit zu tun haben. Wenn Sie, wie ab Seite 55 beschrieben, versuchen zu bestimmen, welcher Typ Sie sind, betreiben Sie damit auch schon ein wenig Antlitzdiagnose. Üben Sie es – beobachten Sie Ihre Familie, Ihre Freunde, Menschen auf der Straße und bekommen Sie allmählich ein Gefühl dafür, was man so alles im Gesicht, an der Körperhaltung, der Art der Bewegung und am Verhalten erkennen kann, auch an den Essensgelüsten.

Kann ich das nicht einfach messen?

Diese Frage beschäftigt Patient, Therapeuten und Wissenschaftler in gleichem Maße schon seit Jahrzehnten. Allerdings ist es bis heute nicht gelungen, eine zuverlässige, eine hundertprozentige Methode zu entwickeln. Man versucht dabei immer wieder, pH-Werte im Körper zu ermitteln – ein schweres Unterfangen, den die meisten pH-Werte ändern sich im Laufe des Tages – und das ist auch gut so.

Am beliebtesten ist dabei das Schnellverfahren, mit einem Teststreifen morgens den pH-Wert des Urins zu bestimmen. Vergessen Sie dieses Verfahren ganz schnell wieder – eine Messung alleine trifft keine Aussage

über Ihren Säure-Basen-Haushalt. Lediglich das Erstellen eines Tagesprofiles (s. Seite) ist sinnvoll. Auf dem Markt gibt es inzwischen auch verschiedene Geräte und Methoden, die einen mehr oder weniger guten Einblick in den Säure-Basen-Haushalt geben.

Da kein Messverfahren – auch in der streng naturwissenschaftlich orientierten Medizin – hundertprozentig ist, raten wir Ihnen dringend, zur Beurteilung Ihres Säure-Basen-Haushaltes so vorzugehen:

1. Welche äußeren Anzeichen einer Übersäuerung finde ich bei mir? Siehe Seite 42.
2. Welche gesundheitlichen Probleme weisen auf eine Übersäuerung hin? Siehe ab Seite 111.
3. Wie sieht mein Urin-pH-Tagesprofil oder ein anderes Messergebnis aus? Siehe ab Seite 44.

Und im Zweifelsfall gilt: Fühlen Sie sich übersäuert und haben Sie das Bedürfnis, Ihren Körper zu entlasten? Dann ran an die Basenfastenwoche – Sie wird Ihnen in jedem Fall gut tun.

WISSEN

Der pH-Wert

Diese von Chemikern geschaffene Messgröße gibt an, wie sauer oder basisch eine Lösung ist. Auf einer Skala von 1 bis 14 bedeuten alle Werte kleiner als 7 »sauer«; alle Werte größer als 7 bedeuten »basisch« – auch alkalisch genannt. Ein pH-Wert von 7 bedeutet »neutral«.

So können Sie Ihre Übersäuerung messen

Es gibt verschiedene Messmethoden, um den Grad der Übersäuerung festzustellen. Bekannt ist vielen Menschen die pH-Wert-Bestimmung des Morgenurins. Dabei wird ein Indikatorpapier, erhältlich in jeder Apotheke, für wenige Sekunden in den frischen Morgenurin gehalten. Nach wenigen Sekunden zeigt sich eine Farbveränderung des Papiers, die für den jeweiligen pH-Wert charakteristisch ist. Meist zeigt das Papier bei basischem Urin eine grüne bis blaue Färbung und bei saurem Urin eine hellgrüne bis braunrote Färbung (siehe Verpackung).

Die pH-Wert-Messung des Morgenurins mit einem Teststreifen lässt allein noch keine Aussage über Ihren Säure-Basen-Haushalt zu. Denn wenn Sie nur einmal den Morgenurin messen, dann können Sie daran nur ersehen, ob zum Zeitpunkt der Messung gerade Säuren ausgeschieden werden. Es handelt sich dabei also lediglich um eine »Momentaufnahme«. Und warum? Wenn Sie am Abend vor der Messung viele Säurebildner zu sich genommen haben, etwa ein Menü mit Fleisch, Käse, Nudeln und Alkohol, dann wird sich das Indikatorpapier am nächsten Morgen braunrot färben – der Urin reagiert sauer. Und das ist gut so, denn die zu viel vorhandenen Säuren müssen aus dem Körper wieder ausgeschieden werden.

Das Urin-pH-Tagesprofil

Wenn Sie Ihren Säure-Basen-Haushalt beurteilen wollen, dann sollten Sie an wenigstens 3 aufeinander folgenden Tagen Urin-pH-Wert-Tagesprofile erstellen. Dabei werden pro Tag 5–6 Messungen des Urins mit den Teststreifen durchgeführt und so das Verhalten des Urin-pH-Wertes im Tagesverlauf beobachtet.

PRAXIS

Urin-pH-Tagesprofil – so geht's

Messen Sie Ihren Urin-pH vor und nach jeder Mahlzeit mit speziellen Teststreifen, die Sie in jeder Apotheke erhalten. Reißen Sie dazu von Ihrem Indikatorblöckchen oder von der Rolle einen Streifen ab, halten Sie ihn einige Sekunden lang unter Ihren Urinstrahl und betrachten Sie unmittelbar danach die Farbveränderung. Die meisten Teststreifen sind gelborange und bleiben bei einem sauren pH-Wert in diesem Farbbereich, bei einem basischen pH-Wert verfärben sie sich blau bis blaugrün. Auf der Verpackung ist angegeben, welche Farbumschläge Ihre Streifen machen. Im Anhang des Buches finden Sie eine Vorlage, in die Sie Ihre Messwerte eintragen können. Oder Sie laden sich kostenlos einen Vordruck für das pH-Tagesprofil unter www.basenfasten.de auf unserer Website runter. Messen Sie nun an mindestens 3 aufeinander folgenden Tagen den pH-Wert Ihres Urins zu den angegebenen Zeiten und tragen Sie die Werte mit Bleistift in den Vordruck ein. Es ist wichtig, dass Sie genau notieren, was Sie gegessen haben und welche äußeren Umstände (Freude, Stress) auf Sie gewirkt haben, denn diese Ereignisse beeinflussen diesen sensiblen Wert enorm. Verbinden Sie am Ende des Tages die Messpunkte zu einer Linie und vergleichen Sie Ihre Kurve mit der bei gesunder Stoffwechsellage.

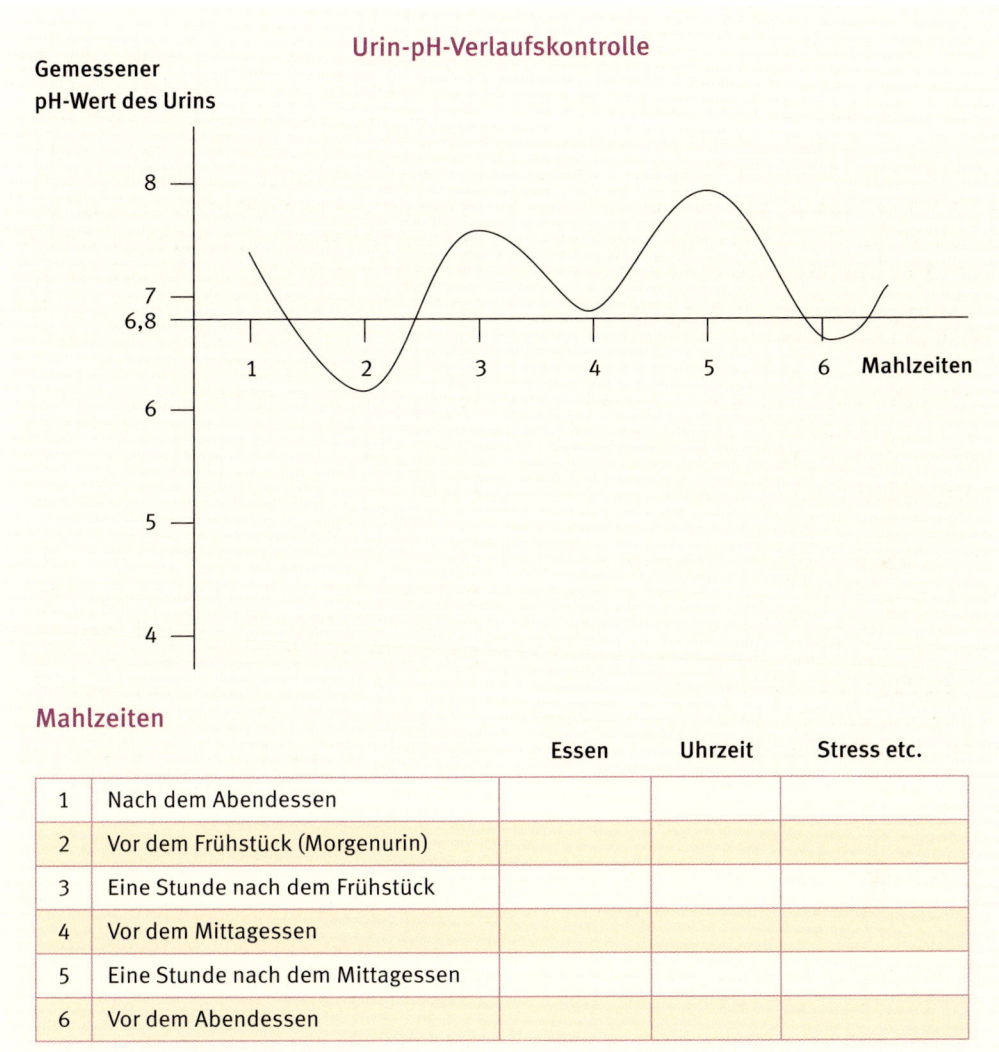

Urin-pH-Verlaufskontrolle

Gemessener
pH-Wert des Urins

Mahlzeiten

		Essen	Uhrzeit	Stress etc.
1	Nach dem Abendessen			
2	Vor dem Frühstück (Morgenurin)			
3	Eine Stunde nach dem Frühstück			
4	Vor dem Mittagessen			
5	Eine Stunde nach dem Mittagessen			
6	Vor dem Abendessen			

▲ Normales Urin-Tagesprofil

Wir Menschen sind rhythmische Wesen und unsere Stoffwechselprozesse unterliegen rhythmischen Schwankungen – auch der Säure-Basen-Haushalt. Auch der Urin-pH-Wert ist kein starrer Wert, er unterliegt tageszeitlichen Schwankungen und ergibt bei einem gesunden Menschen eine rhythmische Kurve, die 3 Säure- und 3 Basenfluten erkennen lässt.

Diese rhythmische Kurve ist unter anderem von der Nahrungsaufnahme abhängig. Nach jeder Nahrungsaufnahme kommt es während der Verdauungszeit zu den Basenfluten, die den pH-Wert des Urins für 1–3 Stunden ansteigen lassen. Wenn die Verdauung abgeschlossen ist, sinkt beim gesunden Menschen der pH-Wert wieder. Vor der nächsten Nahrungsaufnahme ist der pH-Wert des Urins wieder leicht sauer, vorausgesetzt, es liegt genügend Zeit zwischen den beiden Mahlzeiten.

45

Wenn wir von 3 Mahlzeiten am Tag ausgehen, sollte ein gesunder Mensch 3 Basenfluten am Tag haben.

Ob diese gesunden Schwankungen vorhanden sind, können Sie selbst an sich feststellen, indem Sie Ihr eigenes Tagesprofil erstellen. Kaufen Sie sich hierfür in der Apotheke Teststreifen für den Urin-pH-Wert. Sie sind von verschiedenen Firmen als Abreißblöckchen oder als Rolle in einer Dose erhältlich.

Vor dem Frühstück: Der Morgenurin sollte stets sauer sein, das heißt, sein pH-Wert sollte niedriger als 6,8 sein. Das liegt daran, dass nachts im Rahmen der normalen Stoffwechselarbeit vermehrt saure Abfallprodukte des Stoffwechsels anfallen. Zudem herrscht nachts – bedingt durch den Leberrhythmus – eine Basenebbe.

Im Falle einer ungestörten nächtlichen Stoffwechselarbeit kommt es dann in den frühen Morgenstunden zu einer Säureausscheidung mit dem Urin, was zu einem sauren Urin-pH-Wert führt. Wie sauer er ist, hängt davon ab, wie viele freie, ungebundene Säuren im Urin sind. Es wird immer ein gewisser Anteil der mit dem Urin ausgeschiedenen Säuren abgefangen – man nennt das abgepuffert, also gebunden. Säuren die gepuffert sind, reagieren im Urin nicht mehr sauer. Der pH-Wert des Urins sagt daher immer nur aus, wie viele freie Säuren gerade ausgeschieden werden. Er steht in einem direkten Zusammenhang damit, was Sie gegessen haben und wie Ihr Stoffwechsel damit klar kommt. Wenn Sie beispielsweise die Nacht in der Disco oder in der langen Nacht der Museen verbringen und dabei Wein trinken und etwas essen, dann stören Sie damit die nächtliche Stoffwechselarbeit, und es kann zu einem basischen Morgenurin kommen. Auch viele Medikamente haben einen Einfluss auf den pH-Wert des Morgenurins. Besonders Basentabletten

und -pulver verändern den pH-Wert und verfremden die Werte. Setzen Sie daher jegliche Basenpräparate ab, wenn Sie einen Urin-pH-Verlauf erstellen wollen.

Ein basischer Morgenurin weist generell darauf hin, dass, aus welchem Grund auch immer, die nächtliche Stoffwechselarbeit nicht reibungslos funktioniert hat und nun anstelle der Säuren die wertvollen Basen den Körper verlassen. Beobachten Sie das. Ist während der gesamten Basenfastenzeit der Morgenurin basisch – ohne Medikamenteneinnahme – dann sollten Sie einen Therapeuten um Rat fragen.

Ein basischer Morgenurin ist nie ein Grund zur Freude.

Nach dem Frühstück: Kommt es zu einer Basenflut, die in den darauf folgenden Stunden wieder langsam abebbt. Wie lange die Basenflut andauert und wie ausgeprägt sie ist, hängt davon ab, wie viele Säurebildner Sie gegessen haben und wie ihr Körper individuell damit umgehen kann.

Vor dem Mittagessen: Sollte der Urin-pH wieder im leicht sauren Bereich sein. Im gesunden Fall ist er nicht so sauer wie der Morgenurin, der pH-Wert sinkt aber doch leicht ab. Interessanterweise geht ein leicht abgesunkener pH-Wert einher mit einsetzendem Hunger. Leider essen heute die wenigsten Menschen, wenn sie Hunger haben. Daher geht dieses gesunde Hungergefühl verloren. Beobachten Sie Ihr Hungergefühl während der Basenfastenzeit. Wenn Sie Hunger verspüren, ist die Basenflut in der Regel vorbei.

Nach dem Mittagessen: Kommt es wieder zu einer Basenflut wie nach dem Frühstück.

Vor dem Abendessen: Sollte der Urin-pH-Wert wieder etwas niedriger sein. Erfahrungsgemäß sinkt er auch hier nicht so stark ab wie am Morgen. Ist er allerdings noch sehr basisch, dann sollten Sie Ihr Abendessen noch ein wenig nach hinten verschieben. Auch ein Spaziergang vor dem Essen oder ein kleines Workout treibt die Verdauung voran.

Nach dem Abendessen: Kommt idealerweise die dritte Basenflut des Tages. Egal, ob Sie Säurebildner oder Basenbildner verzehren – eine Basenflut gibt es immer (s. unten). Wenn Sie zu viele Säurebildner zu sich nehmen, vor allem solche mit einem hohen Eiweißanteil, dann entstehen zunächst besonders viele Basen, weil entsprechend viel Säure für die Eiweißverdauung zur Verfügung gestellt werden muss. Dieses Zuviel an Basen kann in dieser kurzen Zeit nicht neutralisiert werden, sodass es zu einem Basenverlust kommt, denn ein Teil der Basen wird immer auch über die Nieren ausgeschieden – daher der basische Urin. Die Basenflut sollte daher nicht zu groß ausfallen. Bei einer basenreichen Kost kommt es zwar auch zu einer Basenflut – allerdings mit weniger Verlust, da durch die Ernährung bereits Basen zugeführt werden.

Woher kommen die Basenfluten?

Basenfluten sind das vorübergehend erhöhte Aufkommen von Basen im Körper – nach der Nahrungsaufnahme. Sie entstehen durch die Spaltung von Kochsalz (Natriumchlorid) in den sogenannten Belegzellen des Magens. Durch die Spaltung des Kochsalzes entsteht einerseits die für die Eiweißverdauung nötige Magensäure, andererseits das für die Verdauung im Dünndarm notwendige basische Natriumbikarbonat. So können kurzfristig sehr viele Basen (Bikarbonate) im Blut zirkulieren. Erst wenn sie da sind, wird das Verdauungssekret der Bauchspeicheldrüse so alkalisch (basisch), dass die eiweiß-, fett- und kohlenhydratspaltenden Enzyme überhaupt erst aktiv werden können. Das alkalische Bauchspeicheldrüsensekret neutralisiert außerdem den

WISSEN

Kaffee, ein Säurelocker

Übrigens führt Kaffee auch zu einer Basenflut, was fälschlicherweise oft so verstanden wird, dass er basisch wirken würde. Tatsächlich ist er ein »Säurelocker«, das heißt, Koffein reizt die Belegzellen, viel Säure zu bilden, die dabei entstehenden Basen gehen dann zu einem großen Teil über den Urin verloren – die Säuren bleiben im Körper. Wer will das denn?

aus dem Magen ankommenden sauren Speisebrei – es entsteht wieder neutrales Kochsalz und die »Basenflut« ist beendet.

Die Basenflut geht also dann zurück, wenn die Verdauung im Magen beendet ist. Wie lange das dauert, hängt davon ab, ob der Magen mit Cordon bleu oder mit einem Pfirsich gefüllt wurde und wie viel Abstand zur letzten Nahrungsaufnahme bestand. Obst auf leeren Magen ist in kurzer Zeit durch, ein Käsebrot mit Butter und danach eine Schokolade dauern dagegen Stunden – so lange bleibt der Urin-pH basisch. Basenfluten führen zu einer Durchspülung des gesamten Gewebes und können so, nach Ansicht vieler Forscher, saure Stoffwechselabfallprodukte aus den Geweben ausspülen. Das bedeutet: Zu lange Basenfluten führen zu einem Basenverlust, da dadurch vermehrt Basen mit dem Urin ausgeschieden werden.

Keine Panik, wenn die Kurve nicht ideal ist

Wenn Ihre Kurve nicht den Normwerten entspricht, ist das zunächst kein Grund, in Panik auszubrechen. Der Urin-pH-Wert unterliegt derart vielen Schwankungen, dass kaum ein Mensch eine ganz gesunde Kurve hat. Die

Urin-pH-Verlaufskontrolle dient lediglich der Orientierung. Unser Säure-Basen-Haushalt ist um einiges komplizierter, als dass wir ihn so einfach mit 18 Teststreifen durchschauen könnten. Es geht bei dieser »Zuhausemessung« nur darum zu sehen, ob es zu einer oder mehreren Schwankungen kommt. Ist das der Fall, dann können Sie bereits zufrieden sein, denn es bedeutet: Ihr Stoffwechsel reagiert. Haben Sie dagegen immer nur eine gerade Linie – sei sie im basischen oder im sauren – dann sollten Sie einen Therapeuten aufsuchen, der erfahrungsmedizinisch arbeitet und chronische Übersäuerung behandelt. Fehlende Kurven deuten an, dass es mit dem Säureausscheiden nicht so richtig klappt.

Es ist schwer zu sagen, welche dieser Untersuchungen die besten Aussagen zum Säure-Basen-Haushalt machen kann. Das Problem ist, dass sich die Übersäuerung vor allem im Bindegewebe abspielt, und genau das können wir nicht messen – jedenfalls bisher noch nicht. Jede dieser Methoden »umkreist« mehr oder weniger die Situation im Bindegewebe und kann somit relativ verlässliche Aussagen machen. Für den Hausgebrauch genügt es zunächst völlig, wenn Sie sich an mehreren aufeinanderfolgenden Tagen ein Urin-pH-Tagesprofil erstellen.

Säure-Basen-Urintest nach Sander – geht etwas tiefer

Wenn Ihnen das Urin-pH-Tagesprofil zu ungenau erscheint, dann gibt es eine weitere Methode, die wir vor allem dann empfehlen, wenn Sie bereits an einer chronischen Erkrankung, besonders an einer Stoffwechselerkrankung, leiden oder wenn Sie ein chronischer Schmerzpatient sind. Mit dieser Methode werden die Pufferreserven im Körper bestimmt. Puffer sind, in Bezug auf den Säure-Basen-Haushalt chemische Verbindungen, die Säuren oder Basen an sich binden und sie damit unschädlich machen. Puffer selbst können sowohl sauer als auch basisch reagieren. Durch diese besondere Eigenschaft schützen sie in den verschiedenen Körperregionen das gesunde Milieu. Da wir mit dem Urin-pH-Wert nur die freien Säuren bestim-

---

PRAXIS

Säure-Basen-Test nach Sander – so geht's

Ob Ihre Basenreserven noch ausreichen, können Sie von einem Labor überprüfen lassen. Sie benötigen dafür ein Testset, das Sie sich vom Labor direkt zusenden lassen können (www.laborbayer.de) oder von Ihrem Arzt oder Heilpraktiker erhalten. Das Testset besteht aus 5 Röhrchen für Urin für einen Tag, die Sie im Laufe des Tages zu bestimmten Uhrzeiten füllen. Die Entnahme der Urinproben sollte – wie beim Urin-pH-Tagesprofil zu festgelegten Zeiten erfolgen:
- 6 Uhr bzw. vor dem Frühstück
- 9 Uhr bzw. nach dem Frühstück
- 12 Uhr bzw. vor dem Mittagessen
- 15 Uhr bzw. nach dem Mittagessen
- 18 Uhr bzw. vor dem Abendessen

Maßgeblich sind ihre Essenzeiten – nicht die Zeit, die auf den Röhrchen steht! Auch hier schreiben Sie bitte genau auf, was Sie zu den jeweiligen Mahlzeiten gegessen und getrunken haben und wie ruhig oder hektisch der Tag war. Das Labor schickt das Ergebnis zu einem Arzt oder Heilpraktiker Ihrer Wahl. Die Kosten für den Test liegen um die 50 € – ohne Beratungsgespräch beim Therapeuten.

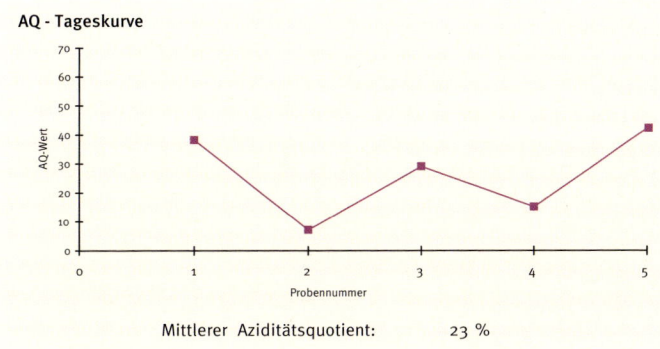

▶ AQ-Tagesprofil eines Gesunden

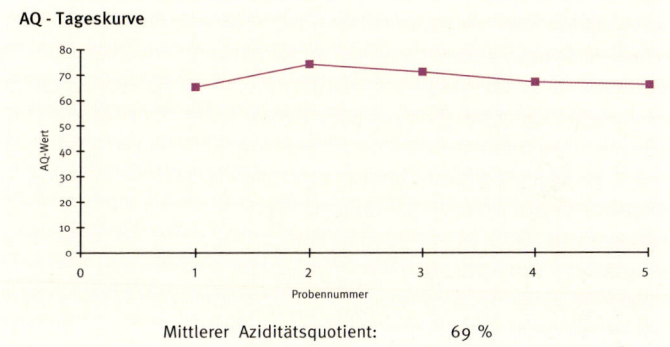

▶ AQ-Tagesprofil eines chronisch übersäuerten Menschen.

men können, ist es interessant zu sehen, wie es denn um die Basenreserven im Körper steht. Denn je mehr Säuren im Körper gebunden werden müssen, umso mehr Puffer werden dafür benötigt.

Diese Methode wurde von Friedrich Sander erstmals in seinem 1953 veröffentlichtem Buch »Der Säure-Basen-Haushalt im menschlichen Organismus« vorgestellt. Sanders Anliegen war, festzustellen, über wie viel Pufferreserven der Organismus noch verfügt. Durch ein spezielles Messverfahren (Titration der Säuren und Basen) gelang es Sander, einen Aziditätsquotienten zu bestimmen – eine Art Säuregrad, um die Pufferreserven im Organismus zu bestimmen. Bei wenig vorhandenen Pufferreserven sprach Sander von latenter Azidose (= Übersäuerung). Die Methode nach Sander wird von einigen Spezialabors in Deutschland angeboten.

Auswertung: Der Test berechnet einen Aziditätsquotienten (AQ). Ein niedriger Aziditätsquotient bedeutet, dass der Körper über genügend Pufferreserven verfügt. Das Tagesprofil zeigt dann eine lebendige Kurve. Ein hoher Aziditätsquotient bedeutet, dass die Pufferreserven vermindert oder erschöpft sind – je nach Höhe des Wertes. Das Tagesprofil zeigt dann eine flache, eine unlebendige Kurve.

Hohe Aziditätsquotienten findet man bei Menschen mit chronischen Erkrankungen wie Rheuma, Diabetes und andere Stoffwechselerkrankungen. Weicht der AQ mehr als 60 % von der Norm ab, was selten ist, liegen bereits schwere Übersäuerungen (Azidosen) vor und die Pufferreserven sind erschöpft.

Bitte beachten Sie: Maßgeblich für Ihre Gesundheit ist vor allem Ihr subjektives Befin-

49

den. Sind Ihre Pufferreserven noch top, aber Sie fühlen sich nicht so, dann wird eine Entsäuerungskur Ihr Wohlbefinden steigern.

Übersäuerung messen im Blut – eher fragwürdig

Es gibt einige Verfahren zur Bestimmung der Übersäuerung über das Blut – wir selbst wenden diese nicht mehr an, weil sie uns zu aufwendig und teils zu teuer erscheinen. Das Problem dabei ist, die Blutprobe so zu gewinnen, dass eine verlässliche Messung gemacht werden kann. Lange habe ich mit diesen Methoden experimentiert, komme aber zum Schluss, dass, gemessen an dem unsicheren Ergebnis, der Aufwand in der Praxis und die Kosten für die Patienten zu hoch sind. Einzig die Blutuntersuchung im Dunkelfeld nach Prof. Enderlein führen wir durch – allerdings ist dies keine Messung. Sie bietet einen Gesamtüberblick über den Zustand des Blutes.

Säure-Basen-Bluttest nach Jörgensen

Auch diese Methode beurteilt die Pufferkapazität – allerdings die des Blutes. Hans-Heinrich Jörgensen (geb. 1933) hat 1985 ein Messverfahren entwickelt, um die Basenpufferkapazität in den roten Blutkörperchen (Erythrozyten) zu messen. Er brachte ein Gerät namens NAM auf den Markt, das in den vergangenen Jahren von Dr. Johann van Limburg-Stirum verbessert und inzwischen einem modernen Gerät gewichen ist, was die Methode teuer gemacht hat. Hans-Heinrich Jörgensen geht davon aus, dass der Grad des Puffervermögens in den roten Blutkörperchen ein Maß für die Übersäuerung in der Zelle ist. Besondere Beachtung schenkt er dabei den Kaliumreserven in der Zelle, die, wie er meint, viel zu wenig beachtet werden und die

für den gesunden Säure-Basen-Haushalt von großer Bedeutung sind. Nur wenige Praxen führen diese Methode durch – lediglich einige alternative Kliniken. Sie eignet sich nicht zur Einsendung an Labors, da das entnommene Blut sofort untersucht werden muss.

Biologische Terrainanalyse nach Prof. Vincent

Bei dieser Methode werden Blut, Speichel und Urin gemessen und auch sie scheitert für mich daran, wie unzuverlässig die Blutwerte sind. Die Biologische Terrainanalyse, auch Bioelektronik oder BE-T-A genannt, ist ein in den 1950er-Jahren von Prof. Louis Claude Vincent entwickeltes Messverfahren. Dabei werden neben dem pH-Wert der Redoxwert zur Beurteilung von oxidativem Stress sowie der elektrische Widerstand zur Beurteilung des Mineralienzustandes mit Spezialelektroden ermittelt. Diese Werte ergeben zusammen eine von einer Software errechnete Grafik, die laut Prof. Vincent, der zusammen mit Dr. Franz Morell, dem Entwickler der Bioresonanztherapie, sehr viele Messungen durchgeführt hat, eine Aussage über den Gesundheitszustand und über den Säure-Basen-Haushalt zulassen. Auch diese Methode wird nur von wenigen Therapeuten angewandt, da sie aufwendig und teuer ist. Leider werden die Werte auch oft falsch interpretiert.

Teststift zur Beurteilung der Blutpuffer

Wenn es schon, wie ich beschrieben habe, extrem schwer ist, den Säure-Basen-Haushalt über das Blut zu beurteilen, wie soll da ein kleiner Stift, der aussieht wie ein Lippenstift innerhalb von Sekunden das können? Der Stift ist dunkelblau und färbt sich nach einer bestimmten Zeit rot. Die Zeit, die er benötigt,

WISSEN

pH-Wert des Stuhls

Vorsicht Verwechslungsgefahr! Es gibt spezielle Labors, die im Rahmen einer Stuhluntersuchung auch den pH-Wert des Stuhls angeben. Dieser sollte – bei einem gesunden Darm – zwischen 5,5 und 6,5 liegen – also leicht sauer sein. Ist der pH-Wert des Stuhls höher als 6,5, so weist dies auf das Fehlen der für eine gesunde Darmfunktion und für das Immunsystem so wichtigen Milchsäurebakterien hin.

Ein alkalisch reagierender Stuhl bedarf einer Behandlung mit Milchsäurebakterien in Form von Medikamenten oder noch besser in Form von milchsauer vergorenen Speisen oder Kanne Brottrunk und immer auch einer Ernährungsumstellung.

Beispiele für pH-Werte im Körper:
- Blut: 7,35–7,45
- Magensaft: 1,2–3,0
- Speichel: 6,5–7
- Galle: 6,2–8,5
- Sekret der Bauchspeicheldrüse: 7,4–8,5
- Darmdrüsensaft: 6,5–8,0
- Fruchtwasser: 8–9

um die Farbe zu verändern, soll anzeigen, ob der Säure-Basen-Haushalt schwach, stark oder gar nicht belastet ist. Vergessen Sie das und sparen Sie Ihr Geld.

Blutuntersuchung im Dunkelfeld

Es gibt noch einen weiteren interessanten Blickwinkel, der die Zusammenhänge von Übersäuerung, Übereiweißung und Fehlernährung aufzeigt. Prof. Dr. Günther Enderlein (1872–1968) sah in der Übereiweißung die Hauptursache für die Entstehung chronischer Krankheiten. Er erforschte jahrzehntelang gründlich das Blut und fand unter anderem heraus, dass unser Blut verklumpt, wenn wir zu viel tierisches Eiweiß essen. Diese Verklumpung der roten Blutkörperchen, die auch andere Ursachen haben kann, nannte er Geldrollenbildung. Weist das Blut Geldrollenbildung auf, dann kommt es zu einer verminderten Durchblutung und zu einer schlechteren Sauerstoffversorgung, was auf Dauer für alle Organe, besonders für das Herz, ungünstig ist.

Enderlein ging davon aus, dass es in unserem Blut Kleinstlebewesen gibt, die mit unserem Körper in Symbiose leben und sich von Eiweiß ernähren. Wenn sie zu viel Eiweiß bekommen, verklumpen sie das Blut und es kommt zu der Übereiweißung. Enderlein konnte diese Endobionten im Dunkelfeldmikroskop sichtbar machen. Er fand die Gesetzmäßigkeiten dieser Endobionten heraus und entwickelte aus diesen Erkenntnissen heraus auch Medikamente. Für Enderlein war diese Übereiweißung die einzige wirkliche Ursache chronischer Erkrankungen. Schon früh warnte er vor einer dramatischen Zunahme von Krebserkrankungen, wenn die Menschen den Konsum von tierischem Eiweiß nicht einschränken.

Die Blutuntersuchung im Dunkelfeld beschränkt sich natürlich nicht nur auf die Feststellung einer Übereiweißung. Es ist vielmehr ein umfassender Blick ins Blut, der bereits Krankheitstendenzen aufzeigt und somit auch eine Vorsorgeuntersuchung darstellt. Wir wissen, dass wir Krankheiten umso besser heilen können, je früher wir sie entdecken. Die Umstellung der Ernährungs- und Lebensweise zur Vorbeugung und zur Heilung von Krankheiten stand für Enderlein stets im Mittelpunkt.

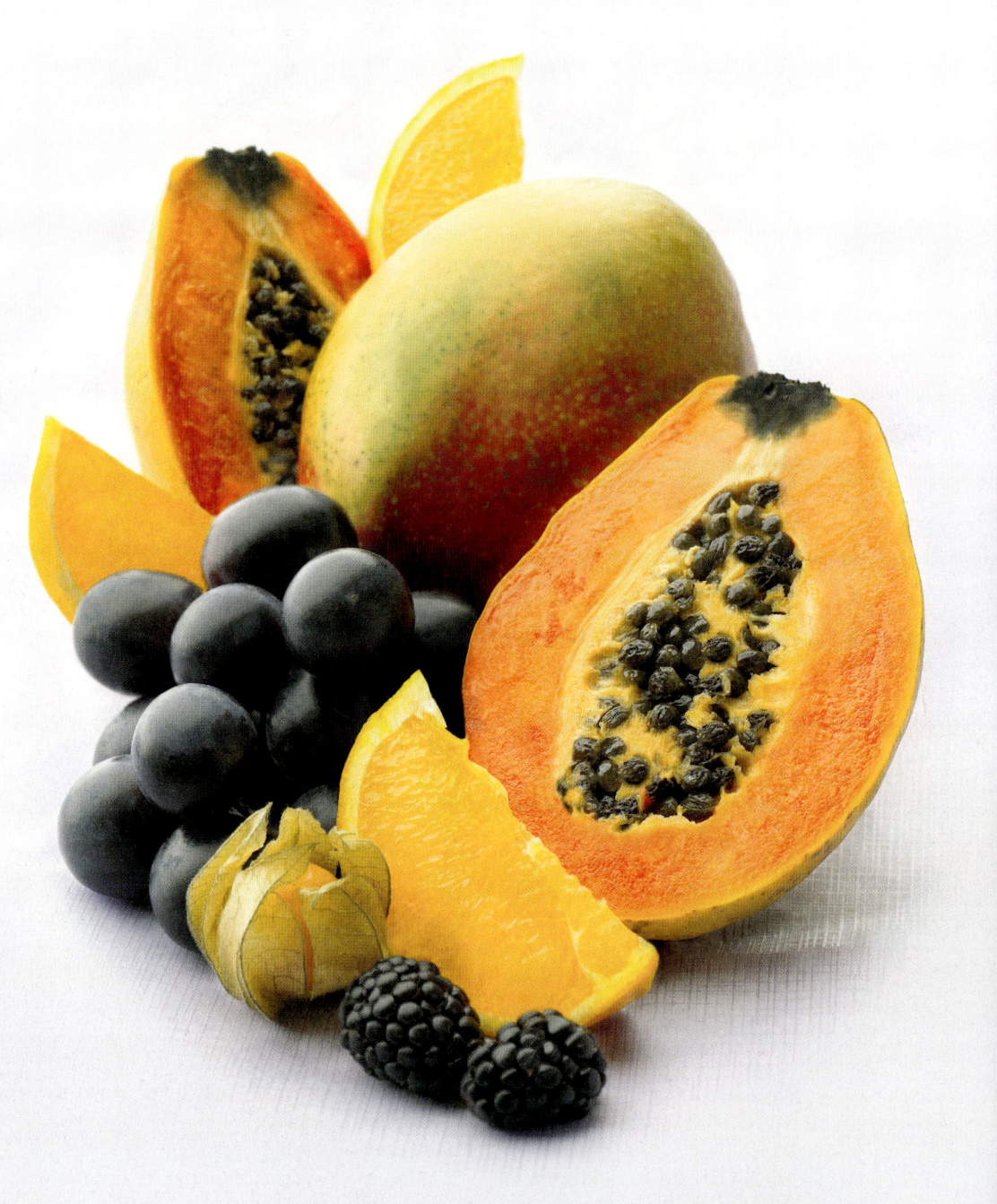

Welcher Basenfasten-typ sind Sie?

Basenfasten tut gut, Basenfasten ent-lastet und Basenfasten hilft, die Er-nährungs- und Lebensgewohnheiten in gesündere Bahnen zu lenken. Das gilt im Grunde für jeden Menschen, denn Basenfasten – die Wacker-Methode® ist für jeden Menschen geeignet. Dennoch verläuft eine Basenfastenwoche nicht für jeden Menschen gleich.

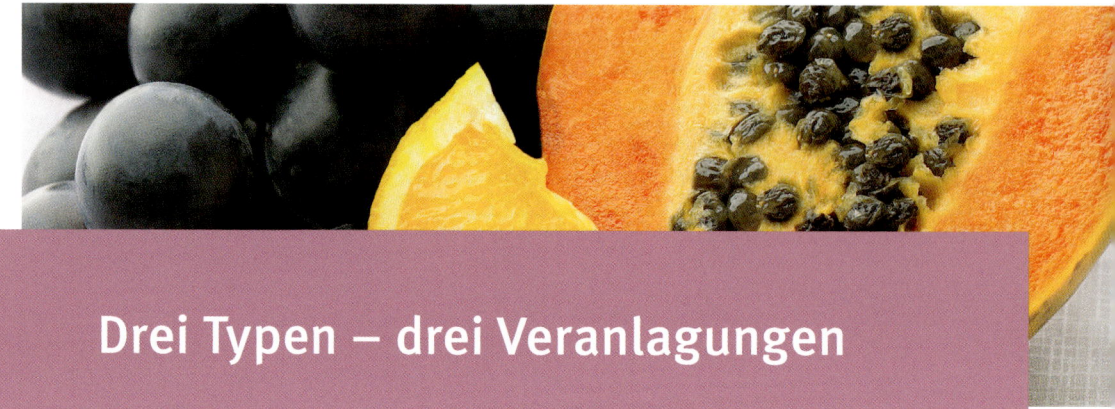

Drei Typen – drei Veranlagungen

Jeder Mensch hat eine andere Lebensgeschichte, eine andere Lebens- und Ernährungsweise und vor allem ein anderes Erbmaterial. Und das Erbmaterial entscheidet, wie gut oder schlecht die Stoffwechsellage ist. Auch das Lebensalter spielt eine Rolle, denn die Stoffwechselleistungen nehmen mit zunehmendem Alter ab, sodass auch die Toleranz von Ernährungssünden nicht mehr so hoch ist wie in der Jugend.

Sie kennen das: Ihre beste Freundin macht mit Ihnen eine Diät – Ihre Freundin nimmt 4 Kilo ab – Sie mit Ach und Krach 1 Kilo. Und das, obwohl Sie beide genau dasselbe gegessen und miteinander jeden Tag eine halbe Stunde gejoggt haben – der Frust ist groß. So was kommt auch bei Basenfasten vor. Gerade Menschen im mittleren Alter, um die Wechseljahre herum, beklagen dieses Phänomen häufig und seufzen dann: Ich habe eben einen schlechten Stoffwechsel. Und damit haben sie sogar ein wenig Recht.

Die 3 Basenfastentypen zeichnen sich in der Tat durch unterschiedliche Stoffwechselaktivitäten aus. Während der Wechseljahre kommen dann erschwerend die Hormonumstellungen dazu, die den Stoffwechsel verlangsamen. Wer dann die gleichen Mengen wie immer isst, der hat schlechte Karten – das Gewicht schnellt nach oben. So bestimmen die genetischen Veranlagungen – Ihr Basenfastentyp – und das Lebensalter, aber auch die bisherige Lebensweise, wie gut Ihr Stoffwechsel gerade arbeitet und wie gut Sie auf Basenfasten ansprechen.

Die gute Nachricht ist, dass Sie diesem Schicksal nicht hoffnungslos ausgeliefert sind. Wenn Sie nun wissen, dass Ihre Erbanlagen (Ihr Typ) mit Schuld an Ihrem Hüftgold sind, dann heißt das keineswegs, dass Sie sich dahinter verschanzen sollten. Gerade dieses Wissen kann Ihnen helfen, rechtzeitig gegen Ihre erschwerten Grundvoraussetzungen anzugehen. Was also können Sie tun? Finden Sie heraus, was für ein Basenfastentyp bzw. was für ein Mischtyp Sie sind und beachten Sie die Tipps, die Ihrem Typ helfen, die Basenfastenzeit erfolgreich zu gestalten. Drei Basenfastentypen und drei Mischtypen finden Sie hier beschrieben. Machen Sie den Test auf den folgenden Seiten. Er zeigt Ihnen, ob Sie eher ein Powertyp, ein Gefühlsmensch oder ein Nerventyp sind. Ab Seite 59 finden Sie dann Tipps für jeden dieser Typen.

Welcher Typ sind Sie?

Um herauszufinden, welcher Basenfastentyp Sie sind, habe ich folgenden Test entwickelt. Kreuzen Sie bitte jeweils das für Sie zutreffende an –»Weiß nicht« wählen Sie, wenn Sie sich nicht sicher sind oder wenn Ihnen das bislang nicht aufgefallen ist, beispielsweise bestimmte Essensvorlieben. Kreuzen Sie auch »Weiß nicht« an, wenn Sie nicht sicher sind, ob Sie die eine oder andere Krankheitsneigung haben. Kreuzen Sie »Nein« nur an, wenn Sie ganz sicher sind, dass sie beispielsweise keinen hohen Blutdruck haben, dass Ihre Verdauung ganz gut funktioniert oder dass Sie keine Allergien haben.

Sind Sie ein Powertyp?

		Ja	Nein	Weiß nicht
Augen	Braun	☐	☐	☐
	Groß	☐	☐	☐
	Können nach üppigem Essen morgens verquollen sein, vor allem am Oberlid	☐	☐	☐
Haare	Dick und kräftig	☐	☐	☐
	Dunkelbraun bis schwarz	☐	☐	☐
Haut	Hautton gelblich bis gelbbraun	☐	☐	☐
	Grobporig	☐	☐	☐
	Neigung zu Unreinheiten	☐	☐	☐
	Haut eher fettig	☐	☐	☐
(ab 40)	Wenn Falten da sind, dann sind sie tief und grob, oft zwischen den Augen	☐	☐	☐
Lippen: Auffallend groß, ausgeprägt		☐	☐	☐
Nase: Groß und ausgeprägt		☐	☐	☐
Zunge	Dick und groß	☐	☐	☐
	Belag kann gelbbraun bis grünbraun sein	☐	☐	☐
Charakter-eigenschaften	Willensstark	☐	☐	☐
	Zielstrebig	☐	☐	☐
	Durchsetzungsfähig	☐	☐	☐
	Neigung zu Aggression	☐	☐	☐
	Neigung zu Depression	☐	☐	☐
Immunsystem: stabil		☐	☐	☐

	Ja	Nein	Weiß nicht
Infektanfälligkeit: neigt nicht zu Erkältungen	☐	☐	☐
Friert wenig	☐	☐	☐
Gesundheit: robust	☐	☐	☐
Neigung zu Bluthochdruck	☐	☐	☐
Neigung zu Fettstoffwechselstörungen, erhöhte Blutfettwerte	☐	☐	☐
Neigung zu Lymphstau und Wasseransammlungen	☐	☐	☐
Essensvorlieben: deftig und vor allem gerne und viel	☐	☐	☐
Esstyp: reiner Genussmensch	☐	☐	☐
Verträglichkeit von Rohkost: gut	☐	☐	☐
Keine Allergien und Unverträglichkeiten	☐	☐	☐

Sind Sie ein Gefühlsmensch?

		Ja	Nein	Weiß nicht
Augen	Mittel- bis dunkelblau	☐	☐	☐
	Groß	☐	☐	☐
Haare	Blond bis mittelblond	☐	☐	☐
	Rötlich	☐	☐	☐
Haut	Hautton sehr hell, weiß	☐	☐	☐
	Normalporig	☐	☐	☐
	Kann trocken oder fettig sein	☐	☐	☐
(ab 40)	Keine Neigung zu Falten, Haut wirkt eher prall	☐	☐	☐
Lippen: volle Lippen, gut geformt, rosig		☐	☐	☐
Nase: normal		☐	☐	☐
Zunge: dick, blass bis rosig		☐	☐	☐
Zungenbelag: Kann glasig bis weißlich sein		☐	☐	☐
Charaktereigen- schaften	Sehr gefühlsbetont	☐	☐	☐
	Träge und nicht sehr durchsetzungsfähig	☐	☐	☐
	Fröhlich	☐	☐	☐
	Traurig	☐	☐	☐

	Ja	Nein	Weiß nicht
Immunsystem: instabil	☐	☐	☐
Infektanfälligkeit: neigt zu Erkältungen	☐	☐	☐
Gesundheit: abhängig vom Gemütszustand	☐	☐	☐
Neigung zu Bluthochdruck	☐	☐	☐
Neigung zu Wasseransammlungen	☐	☐	☐
Neigung zu Bauchspeicheldrüsenerkrankungen, Diabetes	☐	☐	☐
Neigung zu Durchblutungsstörungen	☐	☐	☐
Neigung zu Haut- und Schleimhauterkrankungen	☐	☐	☐
Essensvorlieben: salzig, gut gewürzt	☐	☐	☐
Esstyp: Frustesser	☐	☐	☐
Verträglichkeit von Rohkost: abhängig vom Gemütszustand	☐	☐	☐
Allergien und Unverträglichkeiten vorhanden	☐	☐	☐

Sind Sie ein Nerventyp?

		Ja	Nein	Weiß nicht
Augen	Hellblau bis grau	☐	☐	☐
	Kann Tränensacke haben	☐	☐	☐
Haare	Fein, dünn	☐	☐	☐
	Blond bis aschblond	☐	☐	☐
Haut	Hautton sehr hell bis weiß	☐	☐	☐
	Feinporig, T-Zone kann fettig sein	☐	☐	☐
	Kann unter Stress zu Rötungen neigen	☐	☐	☐
(ab 40)	Neigung zu vielen feinen Fältchen	☐	☐	☐
Lippen: Auffallend groß, ausgeprägt		☐	☐	☐
Nase: Groß und ausgeprägt		☐	☐	☐
Zunge	Dick und groß	☐	☐	☐
	Belag gelbbraun bis grünbraun	☐	☐	☐
Charaktereigen-schaften	Ruhelos	☐	☐	☐
	Übersensibel	☐	☐	☐
	Neigung zu Ängsten	☐	☐	☐

	Ja	Nein	Weiß nicht
Neigung zu Schlafstörungen	☐	☐	☐
Immunsystem: schwach	☐	☐	☐
Infektanfälligkeit: neigt zu Erkältungen	☐	☐	☐
Friert schnell	☐	☐	☐
Gesundheit: anhängig von der Stressbelastung, schnelle Erschöpfung	☐	☐	☐
Neigung zu niedrigem Blutdruck	☐	☐	☐
Neigung zu Schmerzen	☐	☐	☐
Neigung zu Verdauungsstörungen	☐	☐	☐
Neigung zu Nieren- und Blasenerkrankungen	☐	☐	☐
Essensvorlieben: Süßes, Kohlenhydrate	☐	☐	☐
Esstyp: Vernunftesser	☐	☐	☐
Verträglichkeit von Rohkost: schlecht oder gar nicht	☐	☐	☐
Allergien und Unverträglichkeiten vorhanden	☐	☐	☐

Auswertung

Wenn Sie nun alle Fragen beantwortet haben und feststellen, dass Sie in einer der 3 Rubriken, die unsere 3 Haupttypen beschreiben, immer oder fast immer ein »Ja« dahinter gesetzt haben, dann sind Sie dieser Typ. Je mehr Sie »Ja« angekreuzt haben, umso stärker tragen Sie die Typenmerkmale in sich. Es wird eher selten vorkommen, dass jemand bei einem Typ wirklich alles ankreuzen kann. Das liegt daran, dass wir doch alle 3 Anteile ein wenig in uns tragen. Entscheidend für die Bestimmung Ihres Typs ist, in welcher Rubrik Sie am meisten angekreuzt haben. Ein Beispiel: Sie haben von 28 Möglichkeiten 20-mal bei Gefühlsmensch angekreuzt, dann sind Sie ein fast reiner Gefühlsmensch. Wenn die übrigen 8 Kreuze auf Power entfallen sind, dann haben Sie einen entsprechenden Anteil an Power, der Ihnen helfen wird, die zu stark emotional angelegte Struktur etwas zu bremsen. In Bezug auf eine Basenfastenwoche wird dann Ihr hoher Poweranteil Ihnen dann

das notwendige Durchhaltevermögen geben. Wenn Sie dagegen 26-mal »Ja« beim Gefühlsmenschen angekreuzt haben, dann sind Sie ein 100-prozentiger Gefühlsmensch und haben es schwerer, in die Basenfastenwoche einzusteigen. Zum Glück gibt kaum 100 % reine Typen. Als Mischtyp hat man beim Basenfasten mehr »Handlungsspielraum«.

Sind Sie ein Mischtyp?

Grüne Augen bedeuten stets, dass man ein Mischtyp ist – es können aber auch alle anderen Augenfarben vorkommen. Die meisten Menschen sind Mischtypen. Von richtigen Mischtypen spricht man bei ausgewogenen Mischungsverhältnissen: Wenn Sie z.B. 12-mal Powertyp und 14-mal Nerventyp angekreuzt haben – oder Ihre »Ja« zu gleichen Teilen auf die 3 Typen aufgeteilt haben (Dreiertyp). Wenn Sie ein Zweiertyp sind, dann sollten Sie die beiden betreffenden Typenbeschreibungen lesen und, so widersprüchlich die beiden auch sind, erkennen, dass genau diese Widersprüche auch in Ihnen stecken.

Der Idealfall: ein Dreiertyp

Wenn Sie ein Dreiertyp sind, dann sind Sie so ausgewogen, dass Sie keine typspezifischen Besonderheiten beachten müssen, denn Sie schöpfen aus der Kraft aller 3 Typen – ist eigentlich ein Idealfall. Ein bis zwei Wochen Basenfasten pro Jahr mit dem dazu empfohlenen Rahmenprogramm reichen dem Dreiertyp, also dem ausgewogenen Mischtyp, in der Regel aus, sich gesund zu erhalten. Über das Basenfasten hinaus gelten natürlich die gleichen Empfehlungen wie für alle Fastentypen.

Der Powertyp – fastet mit Lust und Genuss

Reine Powertypen haben es im Leben recht leicht. Sie haben eine gute Genetik, sind wenig krankheitsanfällig und können auch extreme Lebenssituationen locker wegstecken. Eine Woche Basenfasten ist für einen Powertypen ein Kinderspiel.

Als Powertyp haben Sie durch ihre Gene viel Lebensenergie und Stärke mitbekommen, was Sie sehr resistent gegen Krankheiten macht. Wenn Sie einigermaßen vernünftig leben, dann sind Sie nur in Ausnahmefällen erkältet, denn ihr Immunsystem ist im Normalfall stabil. Ihnen ist eher zu warm als zu kalt. Ihre Haut ist unempfindlich – Sonne vertragen Sie gut und werden auch schnell braun. Reine Powertypen findet man bei Südeuropäern, bei Menschen aus arabischen Ländern und aus Südamerika. Powertypen sind sehr willensstark und können sich durchsetzen, weshalb man sie oft in Chefetagen findet. Toleranz ist allerdings nicht ihre Stärke – je mehr Powertanteil ein Mensch hat, umso überzeugter ist er, seine Meinung sei die einzig mögliche auf der Welt. Wenn Sie ein Powertyp sind, dann ist Ihre robuste Natur ist für Ihre Gesundheit ein großer Vorteil, hat aber einen Haken. Sie kennen Ihre Stärke genau und schlagen daher gerne mal über die Stränge. Sie sind ein Vollblutmensch und wollen das Leben in vollen Zügen genießen.

Powerttypen überfordern häufig Leber, Galle und Verdauungstrakt, weil sie gerne fett- und eiweißreich essen.

Schon deshalb brauchen Sie öfter mal eine Entlastungswoche mit Basenfasten. Sie ernähren sich gerne üppig und sind nicht selten bewegungsfaul. Dabei sind sie von ihrer Konstitution her für Sport bestens geeignet – ja auch zum Leistungssport – wenn sie nur wollen. Was daraus werden kann, wenn sie ihrer Lust fröhnen, sehen wir an den erschreckenden Statistiken: Mehr als 50 % Übergewichtige in Deutschland. Die Folgen sind Stoffwechselentgleisungen wie Diabetes, erhöhte Blutfettwerte, erhöhter Blutdruck und Herz-Kreislauf-Erkrankungen – die Krankheiten also, die unser Gesundheitssystem in den Ruin treiben.

Ihre Motivation zu Basenfasten entsteht meist erst durch die mahnenden Worte Ihres Arztes, über eine Veränderung Ihrer Lebens- und Essweise nachzudenken. Denn: Leben ist für Sie erst richtiges Leben, wenn Sie es in vollen Zügen genießen können, und Genuss geht vor allem über den Magen. So ganz ohne zwingenden Grund verzichten Sie daher nicht gerne auf Ihr Glas Wein am Abend und auf Ihr leckeres Steak. Doch wenn Blutfett- und Harnsäurewerte oder der Zeiger auf der Waage langsam in die Höhe klettern und Müdigkeit, Kopfschmerzen und Völlegefühl Sie plagen, spätestens dann ist es Zeit für eine Basenfastenwoche. Denn: Beim Powertyp sind vor allem Leber, Galle, Darm und Lymphe sehr beansprucht. Von den vielen Aufgaben der Leber ist die Bildung der Gallenflüssigkeit zur Fettverdauung wohl die bekannteste. Die Leber ist aber auch ein bedeutendes Stoffwechsel- und Entgiftungsorgan. So spielt sie eine zentrale Rolle im Kohlenhydrat-, Fett-, Eiweiß- und Hormonstoffwechsel. Auch ein Großteil des Cholesterins wird in der Leber gebildet. Zu hohe Cholesterinwerte oder zu hohe Triglyzeride kommen daher besonders bei Powertypen vor, die ihre Lebenslust ganz ins Zentrum ihrer Interessen stellen.

Das Lymphsystem ist neben den Arterien und Venen das größte System, das den gesamten Organismus durchzieht. Die Lymphe durchfließt den gesamten Körper und transportiert dabei sowohl nützliche als auch schädliche Stoffe. Besonders viele Lymphbahnen finden sich im Verdauungstrakt, man spricht von der Darmlymphe. Störungen des Lymphflusses äußern sich meist in Ödemen – und Powertypen neigen zu Ödemen – zu Wasseransammlungen im Gewebe.

Doch auch da helfen Ihnen Ihre genetischen Veranlagungen: Mit einer oder mehreren Wochen Basenfasten erreichen Sie bereits, dass Ihre »Zipperlein« wieder verschwinden und sowohl Ihre Blutfettwerte als auch Ihr Blutdruck sich wieder in Richtung Normwert bewegen. Dieser schnelle Erfolg ist verführerisch und verleitet viele dazu, wieder zu alten Gewohnheiten zurückzukehren – Sie wissen ja nun, wie Sie sich schnell wieder besser fühlen. So können Powertypen oft bis ins hohe Alter superfit sein – trotz erheblicher »Sünden«. Zwar lässt auch bei ihnen die Regenerationskraft mit zunehmendem Alter nach – ist aber immer noch größer als bei den übrigen Typen.

Basenfasten-Tipps für Powertypen

Suchen Sie sich für Ihre Basenfastenwoche einen Zeitraum von einer bis maximal 2 Wochen in Ihrem Kalender, in dem keine Feste oder Einladungen anstehen.

Wählen Sie die Rezepte so aus, dass Sie genügend Abwechslung haben und die Gerichte Ihnen nicht zu fad schmecken – siehe dazu die Top Ten für Powertypen im Rezeptteil (s. Seite 211). Wenn Sie beispielsweise ein sommerliches Zucchinigericht zubereiten, dann können Sie es neben den üblichen mediterranen Kräutern zusätzlich mit etwas getrockneter Peperoni würzen. Das gibt dem Gemüse den Kick, damit es interessanter schmeckt, ohne es zu überwürzen. Als Zwischenmahlzeiten helfen Oliven, schwarze oder grüne (ohne Knoblauch), das starke Bedürfnis nach Deftigem zu stillen.

Da Sie Rohkost in der Regel gut vertragen, können Sie mit den Wacker-Regeln (s. Seite 195) etwas lockerer verfahren. Wenn Sie es beispielsweise nicht schaffen, Ihren Salat vor 14 Uhr zu essen, können Sie dies auch noch um 15 Uhr tun. Sie dürfen ruhig auch ein wenig mehr Rohkost essen – viele Powertypen vertragen einen Rohkostsalat sogar noch abends.

Sollten Sie allerdings in der Basenfastenzeit Blähungen verspüren, gilt auch für Sie: Rohkost nur bis 14 Uhr. Da Sie als reiner Powertyp im Normalfall nicht unter Nahrungsmittelunverträglichkeiten leiden, können Sie aus dem reichhaltigen Obst- und Gemüseangebot der Saison alles auswählen, wonach Ihnen der Sinn steht.

Ideal für Powertypen sind Karotten als Saft oder als Salat, da sie auf die Leber entgiftend wirken. Ebenso empfehle ich Salate und Gemüse mit Bitterstoffen. Dazu gehören Löwenzahn, Chicoree, Radicchio und Endiviensalat. Auch Zwiebel und Zwiebelsprossen begünstigen die Entgiftung.

Darmreinigung ist für Sie besonders wichtig, denn sie neigen dazu, Ausscheidungsprodukte zurückzuhalten. Auch ein Leberwickel unterstützt Powertypen in der Basenfastenzeit.

Seelisches Entsäuern: Werden Sie etwas gnädiger und toleranter Ihren Mitmenschen gegenüber. Nicht alle haben ihre Power!

Das sportliche Begleitprogramm für Powertypen

Powertypen haben ein gutes Durchhaltevermögen – daher darf das Sportprogramm ein wenig intensiver sein. Sie brauchen das Gefühl, das sie durch die Basenfastenwoche etwas in Bewegung setzen, und sportlich aktiv fühlen sie sich erst, wenn der Schweiß in Strömen fließt. Daher sollten Sie täglich mindestens eine Dreiviertelstunde Jogging oder eine Stunde Rad fahren einplanen – auch 45 Minuten auf einem Crosstrainer oder auf einem Laufband geben Ihnen das Gefühl, sich bewegt zu haben. Lange Wanderungen sind ebenfalls ideal. Ein Hardcore-Segler prägte dazu mal den Spruch: »Nur die Harten kommen in den Garten …«

Wasseranwendungen für Powertypen

Wasseranwendungen, egal ob von innen (Darmspülungen) oder von außen, eignen sich hervorragend zur Unterstützung der Basenfastenzeit. Durch Wasseranwendungen wird die Ausscheidung über die Haut angeregt. Wenn Sie nur wenig Zeit haben, genügt es, sich täglich einige Minuten länger unter die

heiße Dusche zu stellen – das entstresst und entsäuert. Wenn Sie etwas mehr Zeit haben, dann gönnen Sie sich einen Tag im Römisch-Irischen Bad. Auch die klassischen Wasseranwendungen nach Kneipp wirken entgiftend.

Dauerbrausen. Bereits eine Dauerbrause von 15–60 Minuten wirkt entsäuernd – Sie können regelrecht spüren, wie alle Belastung davon fließt. Verstärkt wird dieser Effekt, wenn Sie eine Dauerbrause mit Thermalwasser machen. Die meisten Thermalbäder in Deutschland haben leider kein Thermalwasser mehr in ihren Duschanlagen, sondern nur noch in den Wasserbecken, in denen es oft mit reichlich Chlor versetzt ist. Von den Thermalbädern in meiner Region ist das Friedrichsbad in Baden-Baden eines der wenigen, das über Thermalbrausen verfügt.

Thermalbäder. Über die gesundheitsfördernde Wirkung von Thermalbädern ist viel gesprochen und geschrieben worden. Ein großer Anteil der Wirkung, vor allem in Bezug auf Gelenkerkrankungen, geht auf die entsäuernde Eigenschaft der Thermalanwendungen zurück. Leider ist es so, dass alle öffentlichen Einrichtungen aus hygienischen Gründen stark gechlort sind, was die Wirkung beträchtlich schmälert. Eine Alternative hierzu bieten die alten Kurhotels mit Thermalwasser in den Gästezimmern. Hier können Sie sich morgens oder abends ganz gemütlich Ihr privates Thermalbadewasser einlaufen lassen und sich danach noch zur Erholung einige Minuten ins Bett legen. In Baden-Baden gibt es noch 3 oder 4 solcher Hotels, einige auch zu erschwinglichen Preisen.

Eine angenehme Variante sind Römisch-Irische Bäder in vielen Kurorten Deutschlands. Es handelt sich dabei um eine Kombination von verschiedenen Thermalbadritualen wie Dampfbad, Sprudelbad und Seifenbürstenmassage.

Sauna. Dies ist wohl die am meisten verbreitete Wasser- und Wärmeanwendung in unseren Breiten, sie eignet sich für Powertypen und für Nerventypen gleichermaßen. Die entsäuernde Wirkung wird hier vor allem durch das Schwitzen hervorgerufen. Im Schweiß sind eine Menge Giftstoffe enthalten, die ausgeschieden werden. Der Schweiß eines gesunden Menschen riecht kaum und übersteigt ein bestimmtes Maß nicht. Wer schon bei der geringsten Bewegung schwitzt, hat ein Problem mit seinen Ausscheidungsorganen. Der Schweiß eines Menschen, der krank ist oder sich sehr schlecht ernährt, kann sehr unangenehm riechen. Während einer Fastenkur sind unsere Körperausdünstungen oft sehr unangenehm, da die Entgiftung durch das Fasten angeregt wird.

Der positive Effekt der Sauna ist natürlich nur gegeben, wenn man sich nicht den »urdeutschen« Saunaritualen hingibt, die da wären: hinterher noch ein, zwei Bierchen trinken und einige Zigaretten rauchen. So bitte nicht! Lieber Sauna und Basenfasten.

Kneipp-Anwendungen. Darunter verstehen wir die verschiedenen Anwendungen von Wasser, wie sie der Pfarrer Sebastian Kneipp (1821–1897) entwickelte. Sie sind auch für Ge-

PRAXIS

Leberwickel

Gönnen Sie Ihrer Leber ein- bis zweimal in der Basenfastenwoche einen Leberwickel: Umwickeln Sie dabei eine mit heißem Wasser gefüllte Wärmflasche mit einem feuchten kleinen Handtuch. Legen Sie sich auf den Rücken, die umwickelte Wärmflasche wird etwas unterhalb des rechten Rippenbogens – am Ende des Brustkorbs – auf den Bauch gelegt, hierunter befindet sich die Leber. Bedecken Sie die Wärmflasche mit einem mehrfach zusammengelegten Duschhandtuch. Ideal ist es, den Leberwickel nach dem Mittag- oder Abendessen zu machen und dabei eine halbe Stunde zu ruhen.

fühlsmenschen gut. Dazu gehören: Wassertreten, Knie- und Armgüsse, die Anwendung von heißen und kalten Güssen im Wechsel, Abreibungen, Waschungen. Kneipp-Güsse regen besonders die Durchblutung an. Die Lehre Sebastian Kneipps beschränkt sich aber keineswegs auf die Anwendungen von Wasser, Kneipp war ebenso Vertreter einer naturgemäßen Lebensweise.

WISSEN

Schüßler-Salze für Powertypen

Schüßler-Salz Nr. 6 Kalium sulfuricum D6: regt den Leberstoffwechsel an, um Eiweiße und Fette schneller abzubauen. Einnahme: mittags und abends je 2 Tabletten vor den Mahlzeiten.
Schüßler-Salz Nr. 10 Natrium sulfuricum D6: regt die Ausscheidung über den Darm an. Einnahme: mittags und abends je 2 Tabletten.
Schüßler-Salz Nr. 12 Calcium sulfuricum

D6: regt den Lymphfluss an und entlastet das Bindegewebe. Einnahme: mittags und abends je 2 Tabletten vor den Mahlzeiten.
Schüßler-Salz Nr. 9 Natrium phosphoricum D6: regt die Nieren an, überschüssige Stoffe, vor allem Säuren, auszuscheiden. Es ist immer wichtig, auch die Nierenfunktion anzuregen, um optimal zu entgiften. Einnahme: 2 Tabletten vor dem Frühstück im Mund zergehen lassen.

Der Gefühlsmensch – »der Geist ist willig ...«

Während Powertypen vor allem in Ihrer Willenswelt leben, leben Gefühlstypen in der Welt ihrer Emotionen. Sie sind ihr Lebensmotor – ihre Lebensqualität wird vor allem von ihren Gefühlen bestimmt. Ihr Leben bewegt sich zwischen Freude und Trauer, sie können sehr lebenslustig sein und jede Gesellschaft erfreuen – sie leiden aber auch schnell und machen sich mehr als andere Sorgen – um sich und um ihre Liebsten. Abschalten und Loslassen fällt ihnen schwer – so kann es sein, dass sie nachts stundenlang wach liegen und grübeln. Wenn ihr Gefühlshaushalt in Ordnung ist, sind sie meist auch gesund. Im günstigsten Fall leben sie dann mit ihren Gefühlen im Hier und Jetzt – im ungünstigen halten sie an alten Emotionen fest, die ihre Wirkungen bis ins Körperliche entfalten können.

Ist der Gefühlshaushalt nicht in Ordnung, dann sind Stauungen in Form von Wasseransammlungen (Ödeme), Bluthochdruck sowie Stauungskopfschmerzen die häufigsten Folgen. Ihr Körper, aber auch ihre Seele reagiert wie ein Schwamm und saugt alles auf – was zu den besagten Stauungen führt und Gewichtsabnahme und Entsäuerung erschwert. Es ist der Wasserhaushalt, der durch einen unausgeglichenen Gefühlshaushalt durcheinandergebracht wird – auch die weiblichen Hormone, die ihrerseits den Wasserhaushalt beeinflussen. So sind Gefühlsmenschen besonders dann ausgeprägt von prämenstruellem Syndrom, aber auch von Wechseljahresbeschwerden betroffen, wenn sie mit den Veränderungen in den Wechseljahren nicht klarkommen. Auch Entzündungen, meist im Magen-Darm-Trakt oder der Haut, sind möglich. Dem Darm kommt bei Basenfasten eine besondere Bedeutung zu, denn hier befindet sich auch ein großer Teil des Immunsystems. Gefühlsmenschen, die von Haus aus schlech-

te Loslasser sind, leiden in größerem Maße an den Folgen der Zivilisationskost. Der Darm ist neben der Leber das wichtigste Entgiftungsorgan und trägt daher mit die Hauptlast, unsere moderne und sehr gehaltvolle Zivilisationskost zu verarbeiten, die unter anderem Aromastoffe, Pflanzenschutzmittel, Stabilisatoren, Emulgatoren, Farbstoffe, Konservierungsmittel und Geschmacksverstärker enthält. Alle diese Stoffe müssen neben den üblichen Verdauungsendprodukten entsorgt, das heißt ausgeschieden werden. Sofern diese meist kompliziert gebauten chemischen Verbindungen nicht in der Leber entgiftet werden, muss der Darm mit ihnen fertig werden. Ohne Zweifel ist der Darm, insbesondere der Dickdarm, das Organ, das am meisten unter der zunehmenden »Anreicherung« der Nahrungsmittel zu leiden hat.

Kennen Sie das auch? Wenn der Frust groß ist, schmeckt es am besten. Dann gibt es keine Essbremse mehr, und im Nu sind die überflüssigen Pfunde da. Gefühlsmenschen neigen zu Übergewicht, da sie »Problemesser« sind. Sie kennen keine Essbremse, schon gar nicht, wenn es ihnen nicht gut geht. Sie essen quasi, um sich zu trösten. Diese innere Unausgeglichenheit ist nach der chinesischen Medizin dem Element Erde zugeordnet und dazu gehören Magen und Bauchspeicheldrüse. Gerade die Bauchspeicheldrüse ist bei Gefühlsmenschen genetisch bedingt schwach, und Enzymschwäche und Diabetes kommt bei ihnen häufiger vor als bei anderen Typen. Aber auch Verdauungsstörungen, Durchfall, Verstopfung und Allergien treten bei Gefühlsmenschen oft auf – vor allem Pollenallergien.

Auch bei Nerventypen findet man vermehrt Magen-Darm-Probleme und Allergien. Der Unterschied liegt aber darin, dass der Ge-

63

fühlsmensch krank wird, weil er emotional überlastet ist. Der Körper reagiert dann allergisch, weil er dringend was loswerden will – das zeigt sich dann beispielsweise im ständig fließenden Wasser aus der Nase bei Heuschnupfen. Ein Nerventyp dagegen wird krank und allergisch, weil er zu viel loslässt und zu wenig zulässt – hier wird die Nahrung nicht richtig aufgenommen und verwertet – im Stress schlechter als in der Ruhe.

Es ist gut, diese typbedingten seelischen Besonderheiten zu erkennen, denn sie zeigen, wie man sich körperlich und seelisch wieder stabilisieren kann. So ist es für Gefühlsmenschen wichtig, dass sie ihren Gefühlshaushalt in Ordnung halten und nichts »aufstauen«. Wenn Sie entdecken, dass Sie dieser Typ sind, und bei Basenfasten abnehmen wollen, haben Sie es nicht ganz leicht: »Der Geist ist willig, aber das Fleisch ist schwach«, könnte da aus Ihrem Mund kommen. Beachten Sie die Tipps – auch das Abnehmprogramm für Gefühlsmenschen auf Seite 93.

Basenfasten-Tipps für Gefühlmenschen

Als Gefühlsmensch fällt Ihnen Basenfasten nicht leicht, denn Ihr Essverhalten ist sehr stimmungsabhängig – ebenso Ihr Durchhaltevermögen. Was tun? Sie müssen sich in erster Linie seelisch wohl und vor allem geborgen fühlen, um erfolgreich zu entgiften. Wenn Sie das im Kreis ihrer Familie nicht können, weil Ihr Partner keine Lust auf Basenfasten hat, dann machen Sie die Woche mit einem Freund oder einer Freundin. Erzählen Sie nur Menschen von Ihrem Vorhaben, die Sie positiv dabei unterstützen.

- Basenfasten in der Geborgenheit einer Gruppe oder in einem Hotel ist noch idealer für Sie. Scheuen Sie sich nicht, solche Hilfestellungen in Anspruch zu nehmen.
- Essen können Sie während Basenfasten alles, worauf Sie Lust haben, sofern es basisch verstoffwechselt wird.
- Auf Seite 213 habe ich Ihnen meine Top Ten für Gefühlsmenschen zusammengestellt – die Ihnen vom Typ her liegen und gut tun.
- Spüren Sie gut in sich hinein, welche basischen Lebensmittel Sie ansprechen, und sorgen Sie dafür, dass Sie sich trotz des Fastens wohlfühlen. Entdecken Sie die Wohlfühlaspekte des Basenfastens, indem Sie die Rezepte ausprobieren, die Ihnen nicht das Gefühl von »Verzicht« vermitteln. Genuss und Basenfasten, das ist kein Widerspruch!
- Zum Wohlfühlen bei Basenfasten trägt auch ein Wellnesstag mit Massage bei. Verwöhnen Sie sich und lassen Sie sich verwöhnen – ganz ohne schlechtes Gewissen.
- Wenn Sie einen empfindlichen Darm haben, achten Sie darauf, welche der neuen basischen Gerichte ein besonders wohliges Gefühl im Bauch bewirken. Retten Sie diese in die Zeit nach Basenfasten rüber.
- Achten Sie bei Ihrer Darmreinigung darauf, dass Sie wirklich viel loslassen können. Sagen Sie sich nicht: »Ach, da kam nur wenig, da war eben wenig drin.« Wenn sich nicht viel löst, haben Sie nicht gut loslassen können. Wenn Sie es alleine nicht schaffen, gehen Sie zu einem Therapeuten zu einer Colon-Hydro-Therapie.
- Bewegung ist für Sie als Gefühlsmensch besonders wichtig, denn Bewegung verbessert Ihren Gefühlshaushalt und stabilisiert Ihren Blutzuckerspiegel, der bei Gefühlsmenschen sowohl zu hoch als auch zu niedrig sein kann. Besonders wenn Sie Diabetiker sind, sollten Sie täglich laufen – Sie senken damit den Insulinbedarf.
- Nehmen Sie sich für diese Woche vor, wenigstens einen Teil Ihrer Grübeleien und Sorgen loszulassen. Sie sind nicht für alle Missstände in Ihrer Familie und in der Welt verantwortlich.

- Das Loslassen von Gefühlen und Sorgen ist daher ein wichtiges Thema, um auch auf der körperlichen Ebene loszulassen und zu entgiften. Das gelingt Ihnen besser, wenn der Rahmen stimmt, das heißt, wenn sie sich geborgen fühlen. Versuchen Sie, sich einen solchen »Schutzraum« aufzubauen.

Ein Ziel für die Zeit nach dem Basenfasten sollte sein, dass Sie Ihren Gefühlshaushalt in Ordnung halten und nichts »aufstauen«.

Frische Luft für gute Laune

Ganz klar, frische Luft tut den Lungen gut. Frische Luft in Zusammenhang mit Bewegung fördert die Entgiftung über die Lungen. Meist ist der Aufenthalt in frischer Luft verbunden mit einem Aufenthalt in freier Natur, etwa beim Wandern, Radfahren oder Segeln. Wenn unser Blick über einen bunten Herbstwald, einen verschneiten Winterwald oder über die Wellen gleitet, die ein Boot wirft, dann hat das neben der entgiftenden Wirkung auf die Lungen auch eine entgiftende Wirkung auf die Seele – und das ist ein ideales Rahmenprogramm für Gefühlsmenschen. Indem unser Blick weg vom Computer, Fernsehgerät oder Herd in die Fülle der Natur gleitet, entstressen und entgiften wir. Was Sie an der frischen Luft tun, ist relativ egal. Auch die Arbeit im Garten kann entgiftend wirken, vorausgesetzt, sie lieben diese Arbeit.

Wenn Sie im Freien eine rhythmische Tätigkeit ausüben, wie etwa Wandern oder Radfahren, dann ist dies besonders günstig für die Atmung.

Bei kaum einer körperlichen Betätigung werden mehr Muskeln gleichzeitig beansprucht als beim Wandern. Dazu kommt, dass Wandern auch ein Erlebnis für die Sinne und für

die Lunge ist. Die Farben der Natur haben eine erholsame Wirkung auf Geist und Gemüt und entspannen auch auf die durch Computer- und Schreibtischarbeit oft sehr gereizten Augen. Ganz im Trend und wirklich empfehlenswert sind Schneewanderungen, deren Reiz die Schönheit und Ruhe verschneiter Winterlandschaften ist.

Rasul mit Ihrer Freundin

Auch dies ist wie das Hamam eine orientalische Badezeremonie, allerdings auf der Basis von Tonerdeanwendungen. Hier muss man die Massage leider selbst ausführen – am besten geht man dazu zu zweit. Daher bietet sich das Rasul für Gefühlsmenschen an, die Wellnessanwendungen am liebsten zu zweit machen. Und so funktioniert Rasul: Der Badende erhält 4 Schälchen mit Tonerde von verschiedener Körnigkeit, die er auf Gesicht, Arme, Beine, Rücken und Bauch einmassiert. Der Effekt ist der eines Peelings. Zu zweit oder zu viert sitzt man in einem wunderschön gestalteten Dampfraum und lässt die Tonerden etwa 20 Minuten einwirken. Nachdem die Tonerden abgewaschen sind, fühlt sich die Haut samtweich an. Auf der seelischen Ebene stärken Anwendungen mit dem Element Erde in Form von Tonerden, Schlamm oder Moor die Mitte, wie man in der chinesischen Medizin sagt. In der chinesischen Medizin sind Magen und Bauchspeicheldrüse dem Element Erde zugeordnet – also eine passende Unterstützung für Gefühlsmenschen.

Loslassen üben

Ob körperlich oder seelisch – Loslassen ist bei Gefühlsmenschen angesagt. Auf der körperlichen Ebene betrifft dies meist die Verdauung und das Gewicht. Auf der seelischen Ebene betrifft es die alten Glaubensmuster, die man

WISSEN

Schüßler-Salze für Gefühlsmenschen

Machen Sie eine Vier-Wochen-Kur mit folgenden Salzen:

- Schüßler-Salz Nr. 8 Natrium chloratum D6: bringt den Wasserhaushalt in Ordnung und reguliert dadurch die Verdauung, es entwässert, reguliert die Hormonproduktion und stabilisiert den Gefühlshaushalt. Einnahme: morgens und mittags je 2 Tabletten, jeweils vor den Mahlzeiten.

- Schüßler-Salz Nr. 4 Kalium chloratum D6: regeneriert die Schleimhäute (Magenschleimhäute), aber auch die Gefühlswelt und sorgt für einen gesunden Egoismus. Einnahme: morgens und mittags je 2 Tabletten, jeweils vor den Mahlzeiten.
- Schüßler-Salz Nr. 10 Natrium sulfuricum D6: regt die Ausscheidung über den Darm und über die Lymphe an. Einnahme: mittags vor dem Essen 2 Tabletten.

ungeprüft übernommen und nie kritisch durchleuchtet hat. In der Wohnung betrifft es all die vielen schönen oder weniger schönen Erbstücke und Geschenke, die man nicht gerne weg werfen will. Lesen Sie dazu Seite 171 über die Entrümpelung für Ihren Körper, Ihre Seele und Ihre Wohnung.

Vielleicht fragen Sie sich jetzt ungläubig: »Oh Gott, reicht es denn nicht, wenn ich eine Woche Basenfasten mache und alles andere so lasse, wie es ist?« Sicher reicht es, wenn Sie nicht mehr vom Leben wollen. Wenn Sie sich aber ständig überlastet fühlen, wenn Ihnen alles zu viel wird, wenn Sie keinen richtigen Überblick über Ihr Leben haben, dann wirkt eine umfassende Entrümpelung wie eine echte Therapie.

Eine umfassende Entsäuerung des Menschen ist ein vielschichtiger Prozess.

Yoga für gefühlsbetonte Menschen

Yoga stärkt die innere Mitte – der Schwachpunkt aller emotionalen Menschen. Ist die innere Mitte geschwächt, produziert die Bauchspeicheldrüse nicht genügend Verdauungssäfte. Seelisch macht sich eine Schwächung im ständigen Kreisen von Gedanken, »Nicht-abschalten-können« und »Sich-ständig-sorgen« bemerkbar. Yoga führt zu innerer Gelassenheit und besonders die Übung »der Embryo« bietet gefühlsbetonten Menschen die nötige Geborgenheit und Ruhe und stärkt die Mitte.

Der Embryo. Beginnen Sie mit einigen Minuten Yogaatmung (Seite 72) im Liegen oder Sitzen. Setzen Sie sich dann auf Ihre Fersen und atmen Sie tief in den Brustraum ein. Atmen Sie aus und versuchen Sie, alle Spannungen loszulassen. Während des nächsten Einatmens schließen Sie die Augen und lassen die Luft in den Bauch hinein fließen. Atmen Sie kräftig aus und lassen Sie alles, was Sie festhalten, ziehen. Stützen Sie dann die Hände vor den Knien ab und lassen Sie den Oberkörper langsam auf Ihre Oberschenkel sinken, indem Sie die Beine geschlossen halten. Nehmen Sie die Arme nach hinten und legen Sie sie neben ihrem Körper, dicht an den Oberschenkeln, ab. Die Handflächen zeigen dabei nach oben. Den Kopf legen Sie mit der Stirn auf den Boden. Bleiben Sie in dieser Haltung 5–6 Atemzüge lang – halten Sie die Augen geschlossen. Versuchen Sie dabei, die Atmung zu beobachten, ohne sie zu verlangsamen oder zu verstärken. Wenn Sie sich in dieser

Position wohlfühlen, können Sie die Haltung noch um einige Atemzüge verlängern. Wenn Sie das Gefühl haben, innerlich gestärkt zu sein, öffnen Sie langsam die Augen und kommen in den Fersensitz zurück.

Basenfasten ist alleine ohne zusätzliche Helfer wie Basenpulver oder Medikamente eine

erfolgreiche Methode. Wenn Sie jedoch das Gefühl haben, dass Ihr Stoffwechsel ziemlich träge ist, vielleicht weil Sie an Allergien leiden oder in den Wechseljahren sind, können Sie Ihre Basenfastenzeit mit dieser typgerechten Schüßler-Salze-Kur unterstützen.

Das Nerventyp – kann besser in stressfreier Zone fasten

Reine Nerventypen sind besonders sensibel – in jeder Hinsicht. Sie verfügen über eine gute Intuition, haben ein sehr feines Gespür für andere Menschen und finden sich daher nicht selten in therapeutischen Berufen. Allerdings nehmen sie auch schneller als andere Menschen Spannungen wahr. Wenn Sie unter Druck geraten, erkennen Sie Nerventypen oft schon daran, dass Sie bei Ihrem Erscheinen in einem Raum eine gewisse Hektik und Unruhe verbreiten, weshalb ich auch oft von Nervenbündeln spreche. Sie sind meist sehr beweglich, extrem empfindsam und reagieren schneller als andere auf Stress. Und Stress verspannt, weshalb Nerventypen oft unter Verspannung leiden. In verspanntem Zustand eine Basenfastenwoche zu machen ist nur dann ratsam, wenn Sie sich innerhalb dieser Zeit erholen können und kein zusätzlicher Stress zu befürchten ist.

Wichtig für Nerventypen:
Reduzieren Sie den Stress – wenigstens während der Basenfastenwoche.

Dennoch sollten Sie diesen Rat nicht als Ausrede nehmen, um Ihre Basenfastenwoche ständig ein wenig weiter nach hinten zu schieben. Manchmal kann es auch sinnvoll sein, mitten im Stress eine Basenfastenzeit zu beginnen – denn die entstresst die Verdauungsorgane, und das ist schon viel. Wenn Sie

sich erst einmal entschlossen haben, jetzt mit Basenfasten zu beginnen, dann stellt sich automatisch auch das Bedürfnis ein, wieder mehr auf die innere Stimme zu hören, mehr Ruhe zu haben und die momentane Lebensweise kritisch unter die Lupe zu nehmen. Das können Nerventypen besonders gut: kritisch sein. Sein Leben und das der anderen kritisch zu betrachten ist eine wichtige Eigenschaft, kann aber auch zu extrem werden. Manchen Menschen werden regelrecht misstrauisch, hinterfragen einfach alles, sind schnell verunsichert und können sich so gar nicht richtig auf etwas einlassen – auch nicht auf Basenfasten. Wenn sie sich aber auf das Erlebnis Basenfasten einlassen, dann tun sie dies mit einer bewundernswerten Disziplin.

Nerventypen sind leicht zu verunsichern

Für Nerventypen ist es schwer, einfach so eine Woche Basenfasten zu machen, nur weil ihnen das ihre Freundin erzählt. Sie wollen erst mal genau wissen, was das eigentlich ist, und erst, wenn sie sich sicher sind oder spüren, dass es für sie richtig ist, dann legen sie los. Erschwerend können hier die vielen Meinungen zu gesunder Ernährung sein, die in den Medien mehr zu Verunsicherung als zu Wissen führen. Übrigens: E-Mails von Nerventypen erkenne ich daran, dass sie voller ängstlicher und kritischer Fragen sind und, wenn ich sie beantwortet habe, gleich noch 5 Fragen im nächsten Mail folgen. Andererseits spüren sie bei Basenfasten schneller, wie gut ihnen eine reine Gemüsekost tut. Im Gegensatz dazu kommen von Powertypen Mails, die mir lediglich mitteilen wollen, dass sie dank Basenfasten 30 Kilo abgenommen haben. Gefühlstypen möchten am liebsten, dass ich Ihnen jeden Tag schreibe und sie aufmuntere.

Nerventypen sind sehr sensibel und stressanfällig

Nerventypen sehr sensibel und einfühlsam. Aber sie reagieren auch auf alles, besonders auf Stress, sofort mit körperlichen Reaktionen, weil sie keine Puffer haben. Das kann je nach Veranlagung zu Schlafstörungen, Grübeleien, Magen-Darm-Verstimmungen, zu Nervenentzündungen oder zu Rückenschmerzen führen. Überhaupt leiden Nerventypen häufiger an Schmerzen als andere Typen. Sie reagieren auf Stress und Elektrosmog empfindlich, meist mit Muskelverspannungen.

Nicht immer einfach für Nerventypen ist die optimale Aufnahme von Nährstoffen: Der gesamte Verdauungsapparat untersteht dem vegetativen Nervensystem, dem, das man nicht selbst steuern kann. Stress löst unter anderem vegetative Störungen aus – was auch die Verdauung beeinträchtigt. Das bedeutet, dass die Nährstoffe nicht optimal verwertet werden können. Besonders sensible Menschen – eben Nerventypen – bestätigen daher, dass sie unter Stress viele Speisen schlechter vertragen als in der Entspannung – im Urlaub etwa. Verstopfung, Blähungen oder Durchfall sind die Folge.

Eine unvollständige Verdauung und Verwertung der Nährstoffe stresst auch das Immunsystem, das sich zu einem großen Teil im Darm befindet. In Verbindung mit zu säurelastiger Ernährung, Zusatzstoffen in der Nahrung, Stress und anderen Faktoren kann es so auf Dauer zu Veränderungen, auch zu Entzündungen der Darmschleimhaut kommen, und es können zunehmend unbefugte Stoffe die Darmwand passieren und das Immunsystem im Darm zusätzlich strapazieren. Hält dieser Zustand lange an, wird die Darmwand geschädigt, und es kommt zu Aufnahmestörungen des Darms – eine scheinbare Nährstoffmangelsituation.

Nerventypen brauchen besonders viele Nährstoffe – reines Fasten ist daher nicht zu empfehlen.

Damit die Nährstoffe wieder besser aufgenommen werden können, gibt es für Nerventypen einiges zu beachten – auch in der Auswahl der Nahrung und im Umgang mit Stress. Entspannungstechniken wie Yoga, Meditation, Tai Chi oder Chi Gong sind daher wichtig für die Regeneration der Nerven – nicht nur während Basenfasten. Körperliche Schwachpunkte der Nerventypen sind aber auch das Blasen-Nieren-System – sie neigen zu Blasenentzündungen und Reizblase.

Wenn Sie sich nicht sicher sind, ob Sie ein Nerventyp sind oder nicht, dann achten Sie mal auf ihre Essengelüste: Wenn Sie immer oder in letzter Zeit besondere Gier nach Süßem verspüren – dann ist Ihr Nervenkostüm schwach und Sie tun gut daran, die Basenfastentipps für Nerventypen zu beachten.

Ein großer Vorteil der Sensibilität ist, dass Sie als Nerventypen Ihren Körper ganz gut kennen und genau merken, wann Sie eine Basenfastenkur und einen Rückzug aus dem Stress brauchen. Beachten Sie dabei die folgenden Tipps, dann kann es Ihnen während der Woche richtig gut gehen. Begleiterscheinungen wie Frieren, Kreislaufprobleme, undefinierbare Schmerzen oder Krämpfe, mit denen der empfindliche Nerventyp oftmals während der ersten Basenfastentage reagiert, können Sie so vermeiden.

Basenfasten-Tipps für Nerventypen

Damit Sie sich bei Ihrer Basenfastenkur rundum wohlfühlen, ist es wichtig, dass Sie die 10 goldenen Regeln des Basenfastens genau befolgen (s. Seite 195).

- Essen Sie wenig Rohkost – wenn Sie wissen oder merken, dass Ihnen Rohkost nicht gut tut, verzichten Sie ganz darauf. Essen Sie morgens gedünstetes Obst und mittags einen gekochten Salat.
- Erfahrungsgemäß wird die Verträglichkeit von rohem Obst im Laufe der Basenfastenwoche besser. Aber kauen Sie immer besonders gründlich.
- Gründliches Kauen ist die Grundvoraussetzung für eine gute Verdauung – für Sie geradezu elementar für die Verträglichkeit des Essens.
- Prinzipiell können Sie natürlich alle basischen Lebensmittel essen, die in der Liste Seite 178 aufgeführt sind – sofern sie gerade Saison haben und reif sind.
- Bevorzugen Sie dabei Winter- und Wurzelgemüse: Karotten, Petersilienwurzel, Pastinaken, Rüben in allen Variationen, Rettich, aber auch Rote Bete, Sellerie, Kartoffeln und Wintergemüse wie Wirsing, Schwarzwurzel und Kohl.
- Verzichten Sie auch im Winter weitgehend auf Zitrusfrüchte.
- Weitgehend vermeiden sollten Sie auch Tomaten, besonders außerhalb des Sommers, denn sie kühlen aus und schwächen so die Grundenergie.
- Trinken Sie mehr warme als kalte Getränke.
- Sorgen Sie unbedingt für ausreichenden Schlaf – vor allem in den ersten Tagen.

- Achten Sie unbedingt auf ein nervenstärkendes Rahmenprogramm und legen Sie sich einen Plan zurecht, wie Sie in dieser Woche dem Stress möglichst aus dem Weg gehen können.

Bewegung, die Nerventypen gut tut

Aufenthalte im Freien sind für Nerventypen eine echte Regeneration. Ausgedehnte Wanderungen, aber auch Nordic Walking sind ideal. Oder wie wäre es mit Stressabbau durch Tanzen?

Wichtig: Wärme und Erholung

Es sind die einfachen Dinge, die erstaunlich positive Wirkungen haben, aber leider oft übersehen werden. Vielleicht werden sie übersehen, weil sie so selbstverständlich sind. Eine solche Sache ist der Schlaf. Schlaf ist ein Heilmittel – besonders für Nerventypen. Nerventypen sind schnell gestresst und erschöpft – mit Wärme und ausreichendem Schlaf sind sie aber genau so schnell wieder obenauf. Sie entsprechen dem ayurvedischen Vata-Typ, der für diese Eigenschaften auch bekannt ist. Eine ayurvedische Massage mit dem passenden Öl wirkt wie eine Wiedergeburt. Wenn Ihnen das zu teuer und zu aufwendig ist, dann ist der Besuch einer Sauna oder eines Hamams auch eine gute Alternative.

Ayurvedische Massage. In allen Städten und in vielen Wellnesshotels kann man mehr oder weniger gute Ayurvedische Massagen buchen. Wenn Sie in den Genuss einer solchen Massage kommen wollen, achten Sie bitte darauf, dass Sie einen Therapeuten finden, der Sie typgerecht behandelt. Als Nerventyp brauchen Sie die für den Vatatyp bestimmten Öle, aber auch die anderen Typen profitieren von einer ayurvedischen Massage. Ich

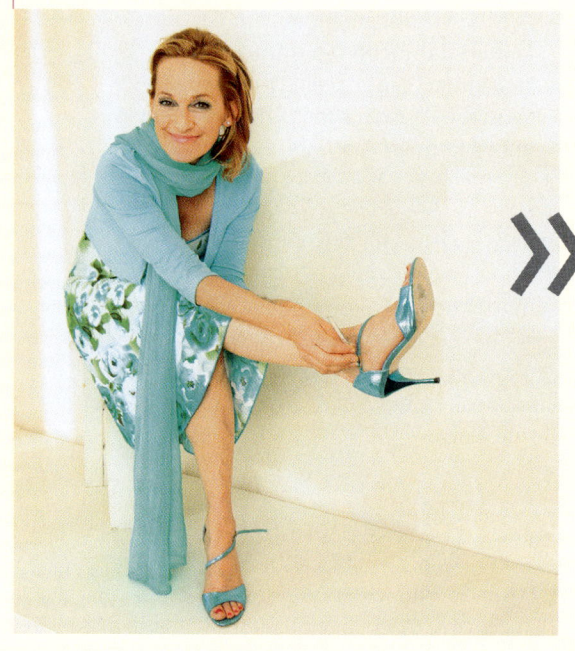

Tango – für Körper, Geist und Seele

Wer mich kennt, weiß, dass ich immer in Bewegung bin. Was liegt da näher, als zu vermuten, dass ich auch sportlich sehr aktiv bin? Das bin ich auch – allerdings auf eine eher ungewöhnliche Art und Weise. Ich gehe mindestens 3-mal in der Woche 2–3 Stunden Tango tanzen – meist mit meinem Mann zusammen.

Andere Sportarten? Nun ja – ich habe schon alles probiert und mache das teilweise heute noch: Segeln, Skifahren, Fitnesstraining, Fahrradtouren durch Südfrankreich, Wandern und Nordic Walking. Wenn ich ganz ehrlich bin, fand ich vor allem Fitnesstraining ein wenig langweilig, weil es eine rein körperliche Beschäftigung ist und mein Geist und meine Seele sich dabei gelangweilt haben.

Mein Mann und ich haben uns beim Tanzen kennengelernt – allerdings war das mehr Selbsterfahrung als Tanz, und es hat eine ganze Weile gedauert, bis wir uns im Tanz wiedergefunden haben. Mit Tango Argentino haben mein Mann und ich eine Sportart gefunden, die den ganzen Menschen bewegt: Körper, Seele und Geist. Und weniger wollten wir nicht. Tango ist für uns mehr als Bewegung, Tango ist für uns eine Leidenschaft – eine Passion. Der Weg dahin hat eine lange Zeit in Anspruch genommen. Segeln und Skifahren waren Sportarten, die mein Mann doof fand, er dagegen hat jahrelang Flamenco getanzt, was mir nicht so liegt. Dann kamen der erste Tanzkurs von Leon und sein Abschlussball, bei dem ich mit meinem Sohn drei Standardtänze machen musste. Uff! Alles vergessen aus den Tanzkursen meiner Jugend. Also beschlossen mein Mann und ich spontan, einen Standard-Crash-Kurs zu besuchen, damit ich mit Leon eine Sohle aufs Parkett legen konnte.

Das hat uns so viel Spaß gemacht, dass wir erst mal 2 Jahre Standard getanzt haben. Nun gut, Tango fanden wir schon da das Interessanteste. Wir haben dann einen Tango-Argentino-Wochenendkurs belegt, später noch einmal einen und es dann irgendwann aufgegeben, weil wir diesen Tanz zu schwer fanden – vielleicht waren wir damals noch nicht so weit, oder es waren einfach nicht die richtigen Lehrer.

Vom Tangovirus infiziert

Wären da nicht meine Freundin Eva und ihr Mann Dieter, die in den Folgejahren uns ständig fragten, ob wir nicht mal mit auf eine Milonga wollten! Ich hatte damals keine Ahnung was eine Milonga ist – gemeint ist damit ein Event, bei dem Tango Argentino getanzt wird. Heute weiß ich dass es auch Tangos gibt, die man als Milonga bezeichnet und die völlig anders getanzt werden – und Milongas tanzen mein Mann und ich inzwischen fast am liebsten. Da meine Freundin Eva nicht locker ließ, haben wir uns irgendwann entschlossen, doch noch mal einen Tangokurs zu besuchen. Und dann hat der Tangovirus uns total infiziert – seither vergehen keine 5 Tage, an denen wir nicht Tango tanzen. Wir verbringen jedes Jahr 1–2 Urlaubswochen mit unseren Lehrern Enrique und Judita – den besten Tangolehrern der Welt. Und in diesem Jahr sind wir mit ihnen zum ersten Mal nach Buenos Aires gegangen. Drei unvergessliche Wochen mit unseren Lehrern und deren Meistern, die uns fast täglich unterrichtet haben, brachten uns dem Tango und den

Menschen in Argentinien noch näher.

Meine Befürchtungen, in Buenos Aires in einem Überangebot an Rindfleisch zu übersäuern, waren übrigens unbegründet. Wir hatten 4 Biorestaurants in unmittelbarer Nähe zu unserer Wohnung, und ich konnte täglich köstliche frisch gepresste Säfte – meist einen Karotten-Orangen-Ingwersaft – genießen. Auch leckere Salate und Gemüsegerichte gab es dort. Mein Lieblingsrestaurant »Meraviglia« vermisse ich neben den Milongas am meisten. Tango ist inzwischen für Argentinien fast ein so großer Exportartikel wie Rindfleisch – unzählige Tangopaare bereisen Europa und bereichern die vielen Tangofestivals, die es überall gibt. Die Tangoszene in Berlin soll inzwischen die zweitgrößte der Welt sein. Schön an dieser Szene ist, dass man in jeder fremden Stadt auf einer Milonga, die man übers Internet schnell findet, sofort Anschluss findet. Was mir am Tango so gut gefällt? Diese Musik geht unter

die Haut, schon vom Zuhören. Der Tanz ergreift das Herz, vor allem dann, wenn man mit einem Partner tanzt, der mit seinem ganzen Herzen dabei ist – con corazón, wie unsere Freunde und Lehrer Enrique und Judita zu sagen pflegen. Tango ist eben ein Tanz für Körper, Seele und Geist. Und genau deshalb finden wir, passt er auch gut zu Basenfasten. Wir werden in diesem Jahr das erste Mal eine Tango-Basenfasten-Woche zusammen mit Enrique und Judita anbieten und hoffen, dass auch möglichst viele Menschen sich von der Idee gesunder basischer Kost und dem Tanz mit dem Herzen anstecken lassen. Infos zu Basenfasten und zu Tango auf: www.basenfasten.de und auf www.enriqueyjudita.com. Ich lese heute noch gerne eine Karte, die wir zur Hochzeit bekamen, auf der steht: »Die gemeinsamen Schritte durchs Leben sind nicht leicht. Jeder hört die Musik anders. Aber der gemeinsame Tanz ist wunderbar.« Und genau das erleben wir beim Tango.

lasse mir gerne einen Stirnölguss geben und danach eine vierhändige Massage. Ich liebe diese Massagen.

Hamam. Gönnen Sie sich einen besonderen Entspannungstag und besuchen Sie einen Hamam. Der Hamam, ein orientalisches Reinigungsbad, ist mein persönlicher Favorit. Die Baderäume für die ritualisierten Reinigungsprozeduren des Hamams, die aus dem islamischen Kulturbereich stammen, sind geschichtlich betrachtet nach den Vorbildern der römischen Thermalbäder gebaut. Hamam leitet sich vom arabischen Wort hammam ab und bedeutet sinngemäß »Wärmespender«. Im arabischen Raum gibt es überall diese Badeanstalten, in denen man sich trifft, Tee trinkt, plaudert und dabei seine Körperreinigungsrituale vollzieht. So habe ich es im türkischen Bad auf Rhodos erlebt. Ein arabischer Hamam besteht aus mehreren Räumen: einem Vorraum, einem Übergangsraum von 25–30 °C Wärme und einer Luftfeuchtigkeit von 80–90 %, einem Heißluftraum von 30 °C mit mehr als 90 % Luftfeuchtigkeit und einem Ruheraum. Im Heißluftraum befindet sich in der Mitte ein achteckiger Stein, der Nabelstein, auf dem die Massage von einem Bademeister durchgeführt wird. Nach einer Grundreinigung mit einem Handschuh aus Ziegenleder erfolgt eine 20–30 Minuten lange Massage mit Seifenschaum. Alle Körperteile, auch der Kopf, werden gereinigt und massiert. Danach begibt man sich in den Ruheraum.

Mittlerweile gibt es in Deutschland an vielen Orten einen Hamam, der meist nur aus einem Heißluftraum besteht und deutlich europäischer und teurer ist als die Originale. Dennoch ist es eine herrliche, umfassende und entsäuernde Reinigungsprozedur, die Sie den Alltag schnell vergessen lässt.

Yoga und Meditation stärken das Nervenkostüm

Yoga, täglich praktiziert, ist eine hervorragende Methode, um sich innerlich zu stabilisieren und gelassener zu werden. Wenn Sie bislang noch kein Yoga gemacht haben, dann sollten Sie sich die ersten Male unbedingt von einem Yogalehrer in einem persönlichen Coaching einweisen lassen oder einen Yogakurs besuchen. Auch Selbstlernkurse mit Anleitungen auf Video oder CD bilden einen guten Einstieg. Um von den positiven Auswirkungen des Yoga zu profitieren, reicht es nicht aus, alle 1–2 Wochen im Rahmen eines Kurses eine Stunde Yoga zu praktizieren. Wenn Sie langfristig zu innerer Gelassenheit und Ruhe kommen möchten, dann gibt es nur eines: Das tägliche Yogaprogramm. Ich selbst verbringe jeden Morgen mindestens 20 Minuten mit Yogaübungen.

Machen Sie Yoga nur in bequemer Kleidung – ein Jogginganzug oder ein Hausanzug sind ideal. Suchen Sie sich einen ruhigen Platz in Ihrer Wohnung – vielleicht einen sonnigen Balkon – und legen Sie eine kuschelige Decke oder eine Yogamatte auf den Boden. Ein wichtiger Bestandteil des Yoga ist die richtige Atmung, auch als Yogaatmung bezeichnet. Beginnen Sie Ihre Yogaübungen immer mit einigen Minuten Yogaatmung – das entspannt und Sie profitieren so besser von den Übungen. Gehen Sie folgendermaßen vor:

Yogaatmung. Legen Sie sich auf den Rücken. Schließen Sie die Augen und legen Sie eine Hand auf den Bauch unterhalb Ihres Nabels. Diesen Punkt nennt man den Chi-Punkt – der Punkt der eigenen Mitte. Legen Sie die andere Hand auf den Brustkorb und atmen Sie zunächst einige Atemzüge »normal« durch die Nase. Atmen Sie danach langsam, aber ohne Anstrengung, tief ein. Lassen Sie dabei die Atemluft in den Bauch fließen, sodass er sich

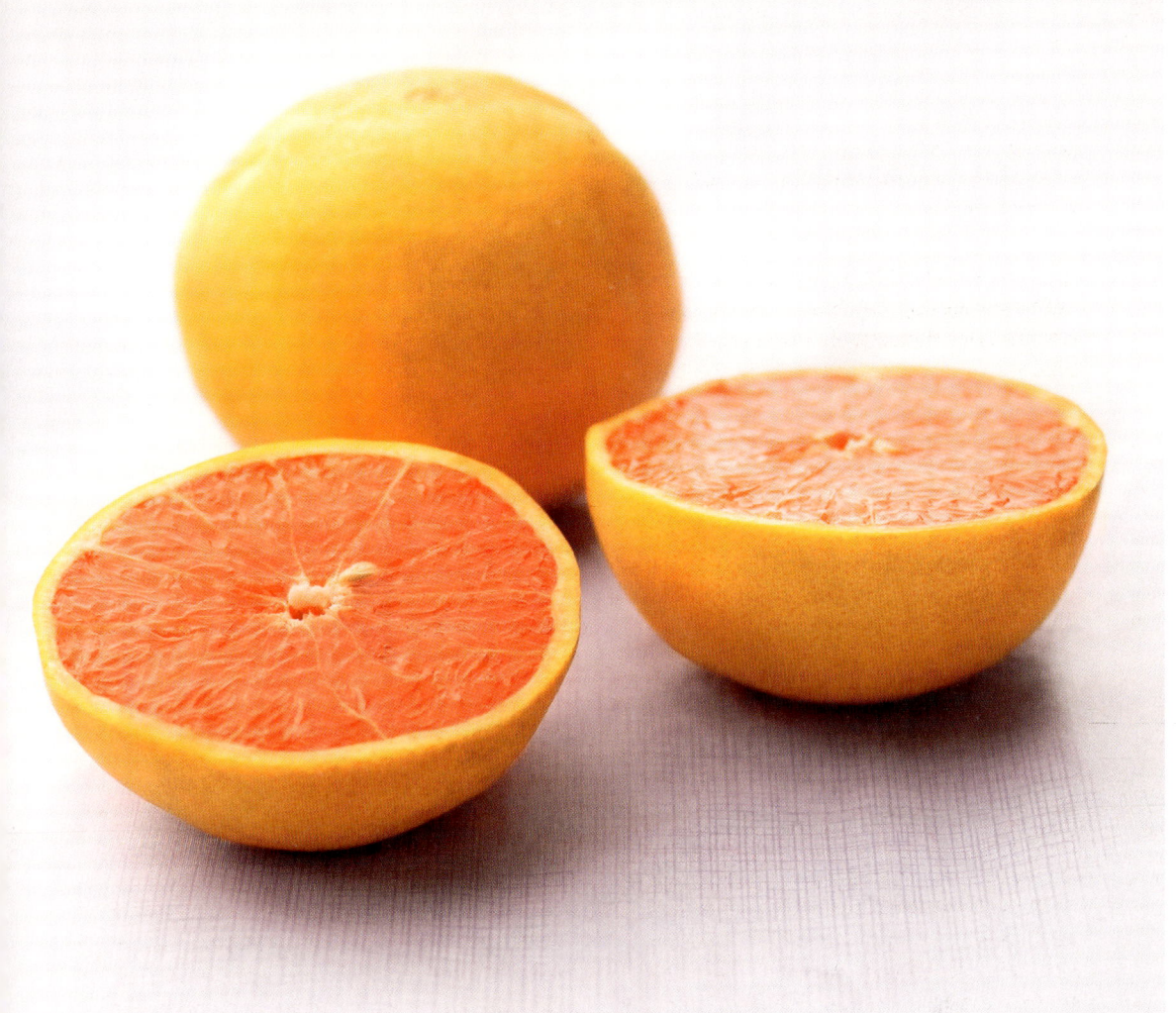

Der Kopf ist rund, damit
das Denken seine Richtung
wechseln kann.

(Francis Picabia)

PRAXIS

Stabilität im Alltag

Die Übung »der Baum« verleiht Ihnen Stabilität und hilft Ihnen, turbulente und stressige Tage besser zu bestehen. Auch vor stressigen Meetings ist sie hilfreich: Einfach kurz in der Toilette am Arbeitsplatz verschwinden und die Übung 2–3 Minuten lang machen.

aufbläht und das Zwerchfell sich absenkt. Ziehen Sie die Luft nach oben in die Lungen, halten Sie diese Position kurz an, ohne Anstrengung, und lassen Sie die Luft dann ganz sanft und langsam wieder nach unten, zum Becken hin, hinaus. Der Bauch wird dabei wieder ganz flach. Sie können durch ihre Hände das langsame Heben und Senken von Bauch und Brust während der Atmung spüren. Wiederholen Sie diese Atmung einige Minuten lang, indem Sie zwischen Aus- und erneuter Einatmung eine kleine Pause einhalten. Vorsicht: Halten Sie nicht die Luft an. Versuchen Sie, einen natürlichen Rhythmus zu finden. Nach

wenigen Atemzügen spüren Sie, wie Sie entspannter sind.

Der Baum. Diese Yogaübung verleiht Stabilität. Sie beginnt damit, dass Sie sich aufrecht stellen und die Füße dabei geschlossen halten. Arme zunächst seitlich an die Oberschenkel anlegen und dabei normal und ruhig ein- und ausatmen. Nach einigen Atemzügen führen Sie die Hände beim Einatmen vor den Brustkorb und legen Sie die Handflächen aufeinander. Atmen Sie langsam aus, strecken Sie die Arme über den Kopf und legen Sie die Handflächen wieder aneinander. Heben Sie nun zuerst das rechte Bein und winkeln Sie es langsam an, sodass Sie die Fußfläche oberhalb der Innenseite des linken Knies auflegen können. Führen Sie nun die Hände vor den Brustkorb und legen Sie die Handflächen fest aufeinander, ohne dass Sie dabei die Schultern hochziehen. Strecken Sie nun die Hände langsam über den Kopf und atmen Sie mehrere Atemzüge tief ein und aus. Stellen Sie das rechte Bein wieder auf den Boden und wiederholen Sie die Übung mit dem linken Bein.

WISSEN

Schüßler-Salze für Nerven und Nieren

- Schüßler-Salz Nr. 9 Natrium phosphoricum D6: regt den Stoffwechsel der Niere an, überschüssige Säuren auszuscheiden. Stoppt außerdem die Lust auf Süßes, die gestresste Phosphatmenschen oft haben. Einnahme: 2 Tabletten vor dem Frühstück im Mund zergehen lassen
- Schüßler-Salz Nr. 11 Silicea D12: entsäuert das Bindegewebe und verbessert Haut und Bindegewebe. Die Säuren aus dem Bindegewebe werden über die Nieren ausgeschieden. Einnahme:

- 2 Tabletten vor dem Mittagessen im Mund zergehen lassen.
- Schüßler-Salz Nr. 23 Natrium bicarbonicum D6: unterstützt die Entsäuerung auf der Zellebene. Einnahme: nachmittags 2 Tabletten im Mund zergehen lassen.
- Schüßler-Salz Nr. 7 Magnesium phosphoricum D6: stoppt die Lust auf Schokolade. Einnahme: abends 2 Tabletten im Mund zergehen lassen.
- Trinken Sie täglich mindestens 2,5 l mineralienarmes Wasser oder verdünnten Kräutertee.

Wenn Sie es anfangs nicht schaffen, ihr Gleichgewicht zu halten, dann können Sie die Übung vereinfachen. Lassen Sie dazu Ihre Arme auf Brustkorbhöhe und legen Sie die Handflächen übereinander. So können Sie das Gleichgewicht auf einem Bein leichter halten.

Meditation. Noch tiefgreifender, wenn auch ohne direkte körperliche Bewegung, ist Meditation. Sie ist nun wirklich keine Sportart, aber sicher die optimalste Art, den Geist zur Ruhe zu bringen. Wenn Sie abends kaputt nach Hause kommen, ist das die ideale Technik, um abzuschalten. Sinnvoll ist es, erst einige Minuten Yoga zu machen und danach zu meditieren. In allen Städten werden inzwischen zahlreiche Yogakurse und Meditationsgruppen angeboten, häufig auch an Volkshochschulen.

Schüßler-Salze für Nerventypen

Besonders dann, wenn Sie Basenfasten aus einer Stresszeit heraus beginnen, ist es hilfreich, begleitend dazu eine Nervenaufbaukur mit Schüßler-Salzen zu machen.

Die meisten Menschen sind Mischtypen

Die meisten Menschen sind Mischtypen, bei denen 2 Typenmerkmale besonders hervortreten: Der Power-Nerven-Mischtyp, der Gefühls-Nerventyp und der Power-Gefühlstyp. Je nach Mischungsverhältnis ist es sinnvoll, die Empfehlungen des Typenanteils zu berücksichtigen, der in der Mischung am schwächsten ist: Nerventypanteile sind am schwächsten, Poweranteile am stärksten. Daher sollten Sie, wenn Sie ein Mischtyp mit Nerventypanteil sind, die Empfehlungen für Nerventypen beachten.

Extrem: der Power-Nerven-Mischtyp

Dieser Mischtyp ist extrem – er kann die Ruhe und Überlegenheit in Person sein, kann aber auch von einer Sekunde auf die andere in Hektik ausbrechen. Welches Merkmal überwiegt, hängt von der individuellen Mischung ab. Wenn Sie eine Mischung aus Nerven- und Powertyp sind, dann hängt Ihre Motivation zu Basenfasten davon ab, ob die Poweranteile überwiegen, gleichviel oder weniger sind. Je höher der Poweranteil, umso leichter fällt Ihnen Basenfasten. Da der Nerventypanteil Ihr Schwachpunkt ist, sollten Sie die Empfehlungen für Nerventypen beachten.

Immer in Aufruhr: der Gefühls-Nerventyp

Das Leben des Gefühls-Nerventyps ist stets in Bewegung: Sorgen, Stress, Überforderung, Überreizung – dieser Mischtyp reagiert ständig auf seine Umwelt und ist selten ausgeglichen. Basenfasten kann dieser Mischtyp dann am besten machen, wenn er sich einigermaßen wohl und ausgeruht fühlt. Auch bei diesem Mischtyp ist der Nervenanteil der schwächere, und es ist gut, im Wesentlichen die Empfehlungen für Nerventypen zu beachten. Für einen Menschen, der mehr oder weniger Nerventypanteile hat, liegt der Stresstoleranzpegel extrem tief – da stressen Dinge, deren Existenz andere gar nicht bemerken – z. B. Geräusche oder Gerüche.

Das Motto des Gefühls-Nerven-Mischtyps ist: leben zwischen Loslassen und Zulassen.

Zwischen Lust und Frust: Der Power-Gefühlstyp

Power-Gefühls-Mischtypen müssen erfahrungsgemäß besonders hohe Hürden überwinden, eh sie sich zu Basenfasten entschließen. Je höher der Poweranteil ist, umso stärker die Willenskraft und Entschlussfreu-

digkeit für Basenfasten. Der Schwachpunkt liegt daher eindeutig beim Gefühlsanteil.

Der Power-Gefühlstyp schwankt zwischen Lust- und Frustessen.

Dadurch führt dieser Mischtyp ständig einen Kampf mit der Waage – er isst einfach zu gerne oder kann sich nicht bremsen, wenn es ihm nicht gut geht. Hier hilft nur eins: Bloß nicht zu viel Essbares in Sichtweite stellen! Immer nur kleine Portionen auf den Teller packen – auch beim Basenfasten.

Ändert sich mein Typ im Laufe des Lebens?

Erbanlagen sind Erbanlagen – dennoch ändert sich der Typ bzw. das Typmischungsverhältnis im Laufe des Lebens ein wenig. Zum einen bestimmt die Lebensweise, welche Erbanlagen zum Ausdruck kommen und welche nicht. Zum anderen verändert sich der Stoffwechsel mit zunehmendem Alter und verän-

dert dadurch den Typ geringfügig. Sicher, eine hellblaue Iris, die für einen hohen Nervenanteil spricht, werden Sie nie verlieren, das ist klar.

Wenn Sie aber so leben, dass Sie sich immer Ihre notwendige Extraportion Erholung und Ruhe gönnen, dann kann es schon sein, dass Ihr Nervenkostüm und Ihr Immunsystem im Laufe des Lebens stabiler werden und Sie Ihren bis dahin minimalen Poweranteil etwas vergrößern konnten. Das sind keine gravierenden Veränderungen – Sie werden nicht vom Nerventyp plötzlich zum Powertyp. Aber Sie können Ihren Typ so stärken, dass Sie nicht mehr unter den veranlagten Schwächen, wie in diesem Fall ein schwaches Immunsystem, Unruhezustände, Ängste oder Schlafstörungen, zu kämpfen haben. Sowohl die traditionelle chinesische Medizin als auch der Ayurveda aus der traditionellen indischen Medizin und viele uns weniger bekannte traditionelle Medizinsysteme lehren schon seit Jahrtausenden, dass die dem Typ entsprechende Lebensweise, die in der richtigen Ernährung, Bewegung und sonstiger Lebensführung besteht, Krankheiten verhindern kann.

WISSEN

Was Hippokrates schon wusste

Übrigens ist unsere abendländische Medizin auf der griechischen Insel Kos durch Hippokrates entstanden, der mit seiner Säftelehre auch 4 Typen unterschied. Hippokrates begründete den Begriff Diät – worunter er die gesamte Lebensführung verstand. Ernährung war nur ein Teil davon. Es ist daher egal, ob Sie sich an meine Typenlehre, an die der chinesischen Medizin oder an die ayurvedische Lehre halten – solange Sie typgerecht leben, sorgen Sie für Ihre Gesundheit und eine hohe Lebensqualität.

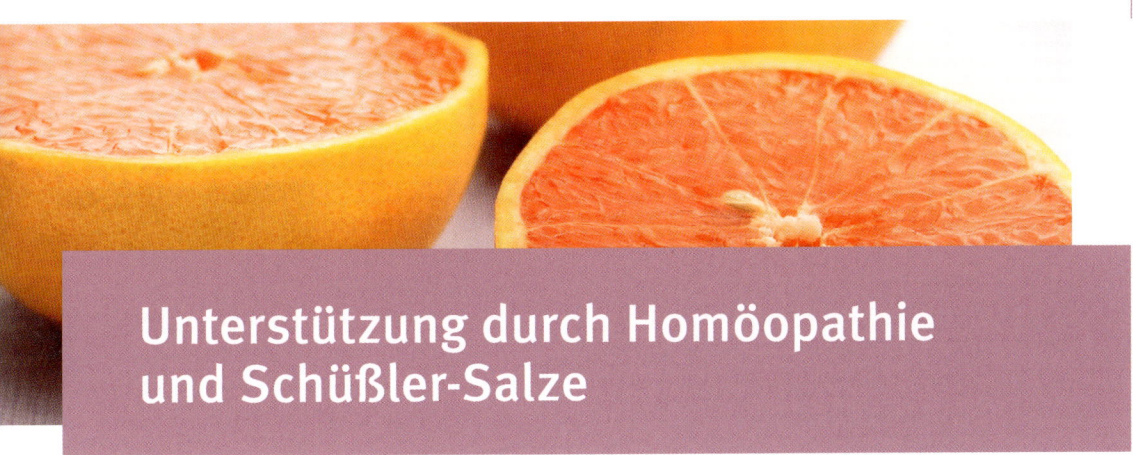

Unterstützung durch Homöopathie und Schüßler-Salze

Basenfasten – die Wacker-Methode® ist so effektiv, dass eine Basenfastenwoche auch ohne Medikamente, Nahrungsergänzungsmittel oder Basenpulver zum Erfolg führt. Es gibt aber gesundheitliche Situationen, in denen eine homöopathische Unterstützung oder der Einsatz von Schüßler-Salzen hilfreich sind.

Homöopathie – ideale Ergänzung zum Basenfasten

Die basenüberschüssige Ernährung und die über 200 Jahre alte, bewährte Heilmethode der Homöopathie ergänzen sich in idealer Weise. Samuel Hahnemann (1755–1843), der Begründer der homöopathischen Methode, wandte sich enttäuscht vom Arztberuf ab, nachdem er seine medizinische Ausbildung abgeschlossen hatte. Er war frustriert und empört über die damaligen Methoden der Schulmedizin. Viele Patienten wurden durch ärztliche Behandlungen immer kränker, da die eingesetzten Arzneien giftig waren, wie beispielsweise Quecksilber, das zur Behandlung von Hauterkrankungen verwendet wurde. Hahnemann verdiente seinen Lebensunterhalt viele Jahre lang als Übersetzer von medizinischen Texten. Bei seinen Studien stieß er auf den Bericht eines schottischen Gelehrten über den Einsatz von Chinarinde zur Behandlung von Malaria. Dadurch angeregt führte er den legendären Selbstversuch

mit Chinarinde durch und entdeckte das Ähnlichkeitsprinzip.

Das Ähnlichkeitsprinzip: Substanzen, die beim Gesunden Symptome auslösen können, können die gleichen Symptome bei einem Kranken heilen.

Dadurch motiviert begann er zu praktizieren. Mit unermüdlichem Fleiß testete er immer mehr Arzneien, die er erfolgreich zur Behandlung seiner Patienten einsetzte. Im Lauf der Jahre konnte er schließlich seine Vision verwirklichen: den Einsatz von Arzneien, die nur Wirkungen, jedoch keine schädlichen und giftigen Nebenwirkungen haben. Es war allerdings noch ein weiter Weg bis dahin. Erst nach langem Experimentieren entwickelte er das Verfahren der sogenannten Potenzierung. Er verdünnte seine Arzneien in mehreren Schritten und verschüttelte sie bei jedem

Verdünnungsschritt. Bei jeder Potenzierungsstufe führte er 10 sogenannte Schüttelschläge aus. Ohne die Verschüttelung können die Arzneien nicht ihre ganze Kraft entfalten. Durch die Erfolge seiner nebenwirkungsfreien Behandlungsmethode wurde Samuel Hahnemann sehr berühmt. Er starb im Alter von 88 Jahren in Paris, wo er die letzten 8 Jahre seines Lebens praktiziert hatte. Er war in ganz Europa bekannt geworden. Seine Schüler verbreiteten die Homöopathie auf der ganzen Welt. Heute wird die Homöopathie vor allem in Europa, Indien und Amerika gelehrt und angewandt.

Homöopathie eignet sich zur Behandlung aller Arten von akuten und chronischen Krankheiten, von der banalen Erkältung bis hin zur Krebserkrankung. Voraussetzung ist, dass sie fachgerecht unter Beachtung wesentlicher Regeln eingesetzt wird, gemäß der Aufforderung Hahnemanns: »Macht's nach, aber macht's genau nach.«

Bei leichteren akuten Erkrankungen besteht für den Laien die Möglichkeit der homöopathischen Selbstbehandlung. Sie hat hierzulande eine lange und erfolgreiche Tradition. Das dazu nötige Wissen wird in einschlägigen Ratgebern vermittelt. Es muss aber ganz klar gesagt werden, dass die Selbstbehandlung nur bei akuten Erkrankungen durchgeführt werden kann. Akut heißt, dass die Erkankung nur Stunden bis maximal einige Tage andauert. Alle Erkrankungen, die länger dauern, können nicht vom Laien selbst behandelt werden. Dies bleibt dem homöopathisch versierten Arzt oder Heilpraktiker vorbehalten.

Auch über das Verhältnis von Homöopathie und Schulmedizin gibt es einiges zu sagen. Beide Richtungen ergänzen sich sehr gut und sollten dementsprechend Hand in

WISSEN

Homöopathie und Ernährung

Durch eine basenüberschüssige Ernährung wird eine homöopathische Behandlung in idealer Weise unterstützt. Die basische Ernährung kann als Basisbehandlung gelten, auf der die Homöopathie aufbaut. Werden Homöopathie und basenüberschüssige Ernährung miteinander kombiniert, gibt es für die Herstellung und Erhaltung Ihrer Gesundheit praktisch keine Grenzen.

Hand arbeiten. Vor allem bei der Behandlung akut lebensbedrohlicher Erkrankungen und der diagnostischen Abklärung chronischer Erkrankungen hat die Schulmedizin ihren festen Platz. Durch eine homöopathische Behandlung, die zunächst parallel zur schulmedizinischen einsetzen sollte, kommt es zur Stabilisierung des Patienten. Mit zunehmender Besserung können dann schulmedizinische Medikamente eingespart werden; oft kann man nach längerer Behandlungsdauer schließlich ganz auf sie verzichten. Der Patient wird dann allein mit nebenwirkungsfreien, homöopathischen Medikamenten weiter behandelt.

Wichtig für das Gelingen einer homöopathischen Behandlung ist die Bereitschaft des Patienten zur Mitarbeit. Dies bezieht sich auf die Reduzierung von Genussmitteln und Reizstoffen wie Kaffee, Nikotin, Alkohol und anderer aggressiver Getränke und Nahrungsmittel. Ein gemäßigter Lebensrhythmus mit ausreichend Schlaf und Entspannungsphasen gehört ebenso dazu wie regelmäßige Bewegung und sportliche Aktivitäten.

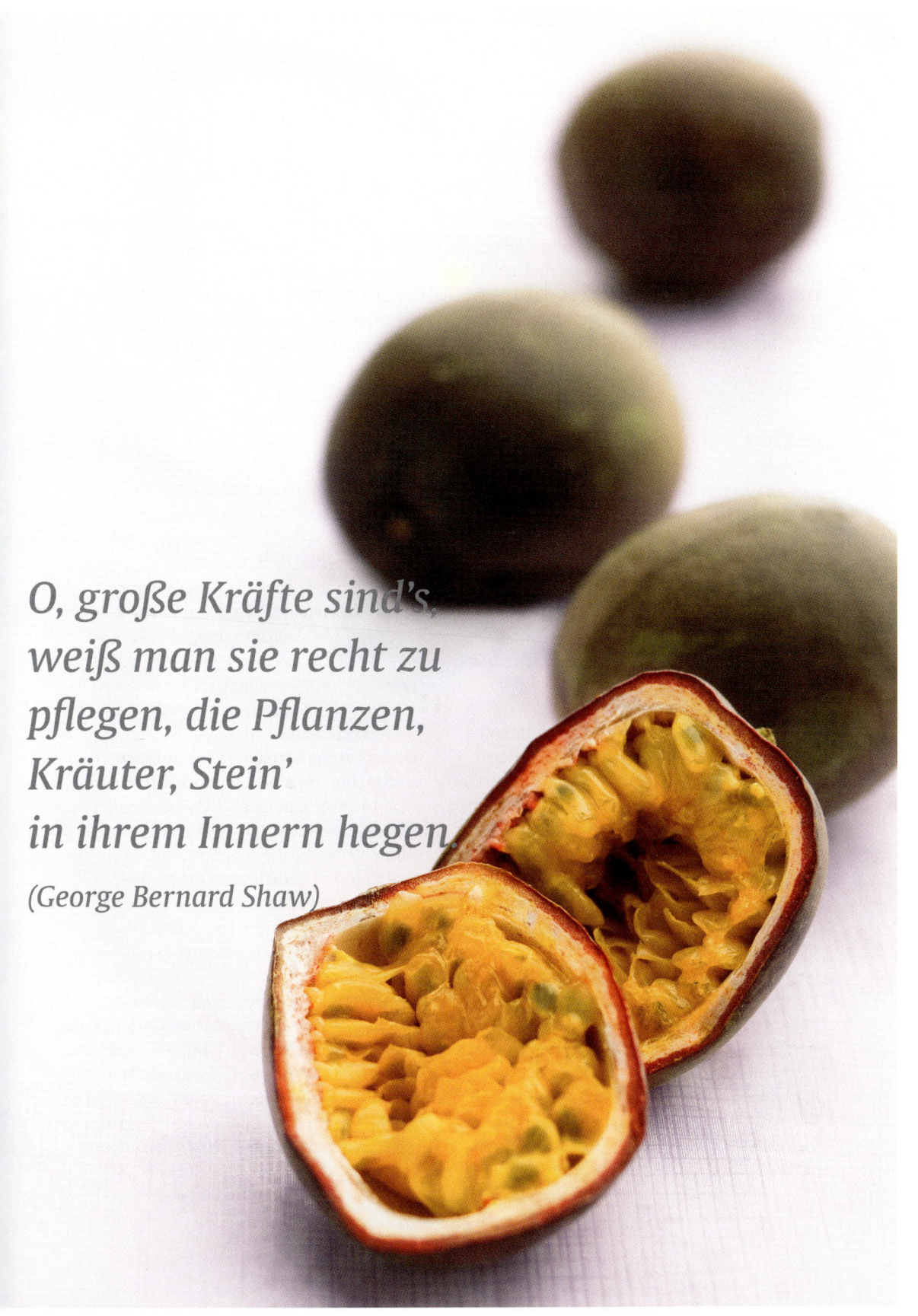

O, große Kräfte sind's,
weiß man sie recht zu
pflegen, die Pflanzen,
Kräuter, Stein'
in ihrem Innern hegen.

(George Bernard Shaw)

Mit Schüßler-Salzen typgerecht entsäuern

Therapie mit Schüßler-Salzen – das ist eine Mineralstofftherapie mit körpereigenen Mineralien, die mit wenig Aufwand den Mineralstoffwechsel ankurbelt und so den Mineralstoffhaushalt ausgleicht. Der Oldenburger Arzt Dr. Wilhelm Schüßler (1821–1898) erforschte vor etwa 135 Jahren die Bedeutung der Mineralsalze für alle lebenswichtigen Funktionen im menschlichen Organismus. Er kam zu dem Schluss, dass Krankheiten dann entstehen, wenn der Mineralstoffhaushalt der Zellen gestört ist.

WISSEN

Die 12 Salze nach Dr. Schüßler

- **Nr. 1 Calcium fluoratum D12 (Kalziumfluorid):** Für Haut, Bindegewebe und Sehnen. Stabilisiert und strafft Bindegewebe und Sehnen, beugt übermäßiger Hornhautbildung vor.
- **Nr. 2 Calcium phosphoricum D6 (Kalziumphosphat):** Das Knochensalz; verbessert den Kalziumstoffwechsel und fördert damit die Regeneration von Knochen und Knorpel. Mit Nr. 1 und Nr. 11 zusammen gute Osteoporosevorbeugung.
- **Nr. 3 Ferrum phosphoricum D12 (Eisenphosphat):** Das Akutmittel des ersten Entzündungsstadiums. Hilft bei beginnenden Infekten und Entzündungen, mit oder ohne Fieber, auch bei Sonnenbrand.
- **Nr. 4 Kalium chloratum D6 (Kaliumchlorid):** Das Mittel für verschleppte Infekte und Entzündungen, wenn Infekte drohen, chronisch zu werden. Auch bei Schleimhautentzündungen.
- **Nr. 5 Kalium phosphoricum D6 (Kaliumphosphat):** Das Nervensalz. Bei allen nervösen Beschwerden wie nervöse Magen-, Herzbeschwerden, Nervenschmerzen, Konzentrationsstörungen.
- **Nr. 6 Kalium sulfuricum D6 (Kaliumsulfat):** Bei chronischen Entzündungen. Wenn Infekte hartnäckig wiederkehren, bei Entzündungsherden. Entgiftet die Leber, regt den Hormonstoffwechsel an.
- **Nr. 7 Magnesium phosphoricum D6 (Magnesiumphosphat):** Das Krampf- und Schmerzmittel. Hilft auch bei wechseljahresbedingten Hitzewallungen, Schlafstörungen und Unruhezuständen.
- **Nr. 8 Natrium chloratum D6 (Natriumchlorid):** Reguliert den Wasserhaushalt und den Säure-Basen-Haushalt. Hilft bei Wechseljahresbeschwerden: beispielsweise bei Hitzewallungen mit verstärkter Schweißbildung und bei zu trockenen Schleimhäuten.
- **Nr. 9 Natrium phosphoricum D6 (Natriumphosphat):** Das Salz zur Entsäuerung. Bei allen säurebedingten Gelenkschmerzen, bei Akne. Fördert die Ausscheidung über die Nieren.
- **Nr. 10 Natrium sulfuricum D6 (Natriumsulfat):** Das Ausscheidungs- und Stoffwechselmittel. Verbessert das Hautbild durch Entgiftung, verbessert die Ausscheidung über den Darm und über die Leber, regt den Hormonstoffwechsel an.
- **Nr. 11 Silicea D12 (Kieselsäure):** Das Salz für Bindegewebe, Haut, Haare und Nägel. Verbessert die Bindegewebsstruktur und hilft zusammen mit Salz Nr. 1 gegen vorzeitige Hautalterung.
- **Nr. 12 Calcium sulfuricum D6 (Kalziumsulfat):** Das Salz bei eitrigen Prozessen. Lymphsalz: regt den Lymphfluss an.

Je nach Art der Störung entstehen – so Schüßler – bestimmte Krankheitssymptome und auf Dauer auch Erkrankungen. Dr. Schüßler fand 12 lebenswichtige Salze, die im Körper in bestimmten Mengen vorhanden sind und lebenswichtige Funktionen übernehmen. Ausgehend von der Homöopathie – Dr. Schüßler war jahrelang als homöopathischer Arzt tätig – entwickelte er daraus ein einfaches und überschaubares Therapieverfahren, um die Mineralienverteilung im Körper wieder ins Gleichgewicht zu bringen.

Das Schöne an dieser Therapie: Es reichen oft kleinste Einnahmemengen, um die Mineralienfunktion wieder ins Lot zu bringen. Das Geheimnis dieses Erfolges liegt in dem von Dr. Schüßler verwendeten speziellen Herstellungsverfahren. Dadurch gelang es ihm, die Mineralien so aufzuschließen, dass sie vom Körper gut aufgenommen und verwertet werden können.

Sie finden in der Aufstellung links die 12 Mineralsalze nach Dr. Schüßler mit der Angabe der von Dr. Schüßler empfohlenen Potenz (Stärke). Wenn Sie zunächst für sich selbst ein

PRAXIS

Einnahme der Schüßler-Salze

Im Allgemeinen empfehle ich die Einnahme von 3-mal täglich 1–2 Tabletten vor den Mahlzeiten oder zwischen den Mahlzeiten. Lassen Sie die Tablette auf der Zunge vergehen. Wenn Sie Milchzucker nicht vertragen (Laktoseintoleranz), dann sollten Sie die Schüßler-Salze als Kügelchen oder Tropfen einnehmen. Verlangen Sie in der Apotheke das Salz unter seinem lateinischen Namen – z. B. Ferrum phosphoricum D12 Kügelchen (Globuli) oder Tropfen (Dilution). Beide Anwendungsformen sind von der Deutschen Homöopathischen Union (DHU) erhältlich.

Schüßlersalz ausprobieren möchten, sollten Sie sich an die hier genannten Regelpotenzen halten. Ihr Therapeut wird Ihnen möglicherweise eine andere Potenz (D3 oder D12) verordnen, wenn er das für zweckmäßiger erachtet.

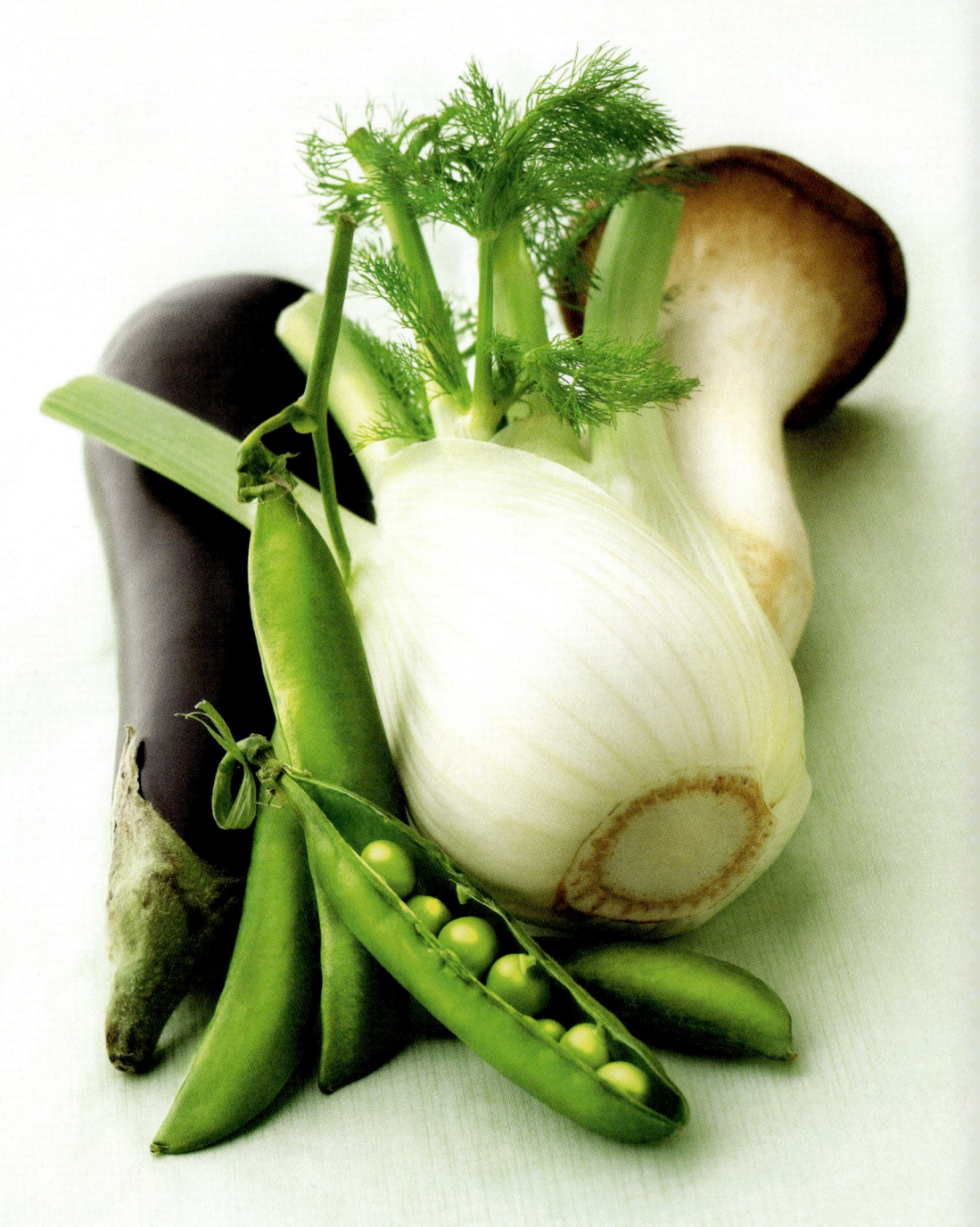

Typgerecht abnehmen mit Basenfasten

Abnehmen mit Basenfasten – das geht ganz leicht. Die meisten Menschen schaffen in einer Woche 3–4 kg. Ob Sie so viel in einer Woche abnehmen oder nicht, hängt davon ab, ob Sie das Basenfasten richtig durchgeführt haben. Aber auch andere Faktoren wie Alter, Geschlecht und der Typ spielen dabei eine Rolle.

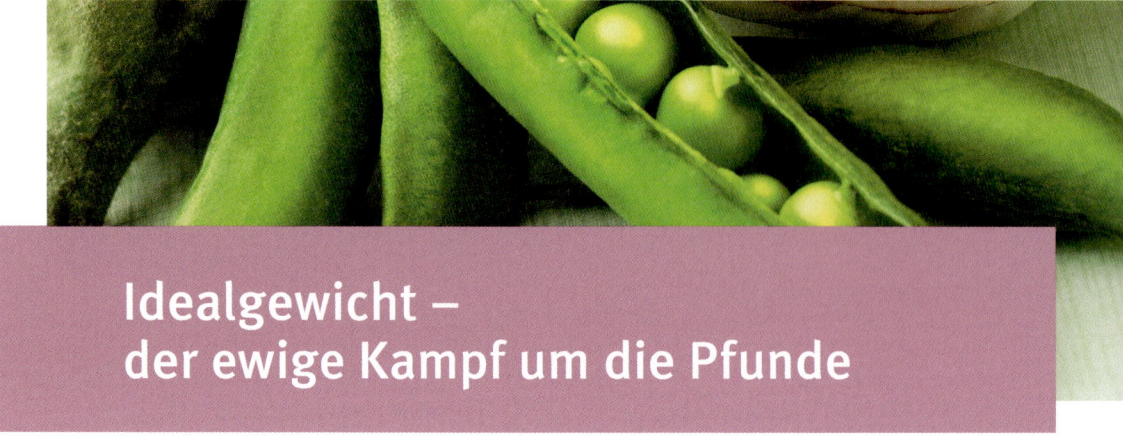

Idealgewicht – der ewige Kampf um die Pfunde

Statistisch gesehen ist kaum eine Frau mit ihrer Figur zufrieden. Das hängt sicher mehr mit den Schönheitsidealen zusammen, die in unseren Köpfen spuken, als mit der tatsächlichen Figur. Eine gute Figur ist zum einen vom Körpergewicht, zum anderen vom Muskelzustand abhängig. Wenn Sie also Ihre Idealfigur anstreben, dann gilt: Pfunde purzeln lassen durch Ernährungsumstellung und Muskeltraining.

Beide Methoden zusammen funktionieren, und zwar nur dann, wenn Sie auf langfristig setzen. Machen Sie keine schnellen Fettweg-Diäten, die Ihren Stoffwechsel stressen, um danach wieder Fastfood zu essen, dass Ihr Bindegewebe übersäuert. Und bleiben Sie dran am Sport. Nur durch regelmäßig betriebenen Sport können Sie – in Verbindung mir vitalstoffreicher Ernährung – dauerhaft die Muskulatur und das Bindegewebe festigen.

Wenn Sie wirklich zu viel Gewicht auf die Waage bringen und 10 oder gar mehr Kilo abnehmen müssen, dann ist es besonders wichtig, dass Sie auf eine gesunde, basen- und vitalstoffreiche Kost setzen. Beginnen Sie mit 2–3 Wochen Basenfasten und treiben Sie 4- bis 5-mal pro Woche Sport; behalten Sie danach eine basenüberschüssige Ernährung und regelmäßigen Sport bei. Dann gehören Ihre Figurprobleme bald der Vergangenheit an.

Übergewicht – genetisch bedingt?

Im großen Kampf der Medien um die richtige Diät und um die richtige Ernährung werden zunehmend Stimmen laut, die von genetisch bedingtem Übergewicht sprechen. Manche Wissenschaftler gehen sogar so weit, dass Sie behaupten, es sei völlig egal, was man isst, es sei alles eine Frage der Genetik. Das ist Wasser auf die Mühlen all derer, die ohne-

hin keine Lust haben, ihre Ernährung sinnvoll umzustellen. Ich finde es immer wieder erstaunlich, wie leichtfertig Wissenschaftler ihre Forschungsergebnisse als den Nabel der Welt betrachten und damit viele Menschen verunsichern oder gar auf falsche Fährten schicken. Dabei kommt es oft auf die richtige Interpretation der Forschungsergebnisse an.

Ich meine: Jeder, der behauptet, es sei egal, was wir essen, müsste doch auch denken, es sei egal, ob ich mein Auto mit Diesel, Normalbenzin oder Super betanke. Haben Sie schon einmal das falsche Benzin getankt? Mir ist das einmal passiert, als ich einen Ersatzkanister benutzte. Danach dürfen Sie das Auto abschleppen lassen. Rien ne va plus. Auch wenn unser Körper kein Auto ist, so ist er doch genauso auf Brennstoff bzw. Nahrung angewiesen wie ein Auto. Ich appelliere daher an den gesunden Menschenverstand: Es kann nicht egal sein, was wir essen, nur weil bestimmte Dinge genetisch festgelegt sind.

Ihr Typ ist Ihr genetisches Muster

Die Basenfastentypen, die ich entwickelt habe, entsprechen einem genetischen Muster. Damit haben die Wissenschaftler, die auf die genetische Bedingtheit des Übergewichts verweisen, in gewisser Weise Recht. So werden Sie so gut wie nie einen reinen Nerventyp mit Übergewicht finden. Reine Gefühlstypen neigen meist zu Übergewicht, da sie zu den Frustessern gehören, und Powertypen setzen gerne ein Wohlstandsbäuchlein an.

Power-Gefühls-Mischtypen haben es mit dem Abnehmen richtig schwer. Für sie gibt es immer einen Grund, zu essen – sei es aus Lust oder aus Frust.

Einzig die reinen Nerventypen haben in der Regel mit Übergewicht keine Probleme. Im Gegenteil, sie haben bei einer Entsäuerungskur wie Basenfasten oft ihre liebe Mühe, ihr Gewicht zu halten. So sind es vor allem die lustgesteuerten Powertypen, die launenabhängigen Gefühlsmenschen und die Mischtypen, die jeweils einen starken Power und/oder Gefühlsanteil haben, die mit zu viel Pfunden kämpfen (siehe Typenbeschreibungen ab Seite 59).

Da ich meine Antlitzdiagnose nicht nur in der Praxis, sondern unwillkürlich auch in meiner Freizeit betreibe, sehe ich Menschen oft sogar an, wie sie sich ernähren. Und das können Sie auch: Schauen Sie doch mal in die pickligen Gesichter der Horden von jungen Menschen, die sich mittags vor Fastfood-Buden tummeln, und schauen Sie mal in die Gesichter von Menschen, die seit Jahren Vegetarier sind. Ich hatte kürzlich einen jungen Mann in meinem Basenfastenkurs, den ich fragte, was er eigentlich bei mir will, denn er sei gesund und zudem schon seit Längerem Vegetarier.

Natürlich scanne ich beim Betrachten meiner Patienten, Kursteilnehmer und Mitmenschen sofort ein, mit welchem Typ ich es da zu tun habe. Das ist in meiner Freizeit manchmal ganz lustig. So habe ich kürzlich eine Talk-Show gesehen, bei der sich mal wieder Ernährungsexperten eine peinliche wissenschaftliche Überfliegerschlacht lieferten. Dabei saßen 2 Protagonistinnen in der Runde: eine sehr übergewichtige Dame, die ihrem Diätfrust Luft verschaffte und mehrfach beleidigt äußerte, dass sie eigentlich gerne so dick, wie sie isst, anerkannt werden will, es eigentlich aber auch nicht gut findet, wie sie ist. Haben Sie schon erraten, um welchen Typ es sich da handelt? Richtig – ein reiner Gefühlstyp.

Neben ihr saß eine Dame, spindeldürr, 48 kg, sah aber recht gesund und fit aus. Sie lebt schon ihr ganzes Leben sehr bewusst in Bezug auf Ernährung und Sport und ist fast ein wenig zu streng mit sich – grenzwertig fanatisch. Ein typischer Fall von Nerventyp mit einem deutlichen Einschlag Power. Lustig daran finde ich, wie sich Ernährungswissenschaftler um Kopf und Kragen reden und komplizierte biochemische Vorgänge erläutern, die doch kein Zuschauer versteht. Dabei genügt oft ein Blick, um zu sehen, wie die Genetik liegt und selbstverständlich kommen die Gesprächspartner nicht auf einen Nenner.

Es ist nicht egal, was wir essen

Auch wenn die Genetik gewisse Weichen für die Neigung zu Übergewicht stellt, wenn Übergewicht also typbedingt vermehrt auftritt, so sind Sie, wenn Sie davon betroffen sind, Ihrem Schicksal nicht hoffnungslos ausgeliefert. Im Gegenteil, zu wissen, dass Sie als Typ gefährdeter sind als andere, sollte Sie anspornen, Ihre Ernährungs- und Lebensweise so zu ändern, dass auch Sie schlank werden oder bleiben. Und im Grunde sind sich alle einig: Ernährung und Bewegung bestimmen, wie schlank oder wie dick Sie sind. Das einzige, worüber man diskutieren kann, ist, wie schlank man sein sollte. Der Body Mass Index liefert hier sicher verlässliche Hinweise, ab wann ein Gewicht nach oben wie auch nach unten gesundheitlich kritisch wird.

Idealgewicht aus gesundheitlicher Sicht

Man kann es drehen und wenden, wie man will: Übergewicht macht krank. Und: Der Anteil an Menschen, die übergewichtig sind,

nimmt stetig zu! Aus den USA wissen wir das schon lange, aber auch in Deutschland sehe ich immer mehr, auch Kinder und Jugendliche, die übergewichtig sind. Ab wann hat ein Mensch Übergewicht? Als Richtwert bietet der allgemein verwendete Body Mass Index (BMI) einen Anhaltspunkt.

Body Mass Index = Körpergewicht in kg/Körpergröße in Quadratmeter

Beispiel: Ein Mann ist 1,75 m groß und wiegt 73 kg. BMI = 73 kg/1,75 m × 1,75 m = 24

Die Gewichtskategorien nach BMI sind:
- Normalgewicht: BMI 18,5–25
- Leichtes Untergewicht: BMI 17–18,5
- Mäßiges Untergewicht: BMI 16–17
- Starkes Untergewicht: BMI unter 16
- Leichtes Übergewicht: BMI 25–30
- Übergewicht Grad I: BMI 30–35
- Übergewicht Grad II: BMI 35–40
- Übergewicht Grad III: BMI über 40

Das Normalgewicht zu erreichen, gehört zu den Gesundheitsvorsorgemaßnahmen Nummer eins. Das gilt auch für besonders schlanke Menschen, denn auch Untergewicht schadet der Gesundheit. Übergewicht stellt aber in jedem Fall eine zusätzliche Belastung für den Körper dar, insbesondere für den Stoffwechsel, das Herz-Kreislauf-System, die Gefäße und die Gelenke.

Veranlagung und körperliche Veränderungen, beispielsweise durch den Eintritt der Wechseljahre, werden allzu gerne als Ursache von Übergewicht genannt. Doch auch eine erbliche Stoffwechselbelastung muss keineswegs zum Ausbruch einer Krankheit führen. Bei günstiger Lebensführung, gesunder Ernährung und regelmäßiger Entgiftung lässt sich

WISSEN

Ernährungsbedingte oder -mitbedingte Krankheiten

- Herzinfarkt, Krebs, Bluthochdruck, erhöhte Blutfettwerte
- Magenschleimhautentzündung, Magen-, Darmgeschwür
- Reizdarm, Verstopfung, Durchfall
- Allergien, Ekzeme, Asthma, Neurodermitis
- Osteoporose
- prämenstruelles Syndrom
- Depression
- Arthrose, Arthritis, Gicht, Rheuma

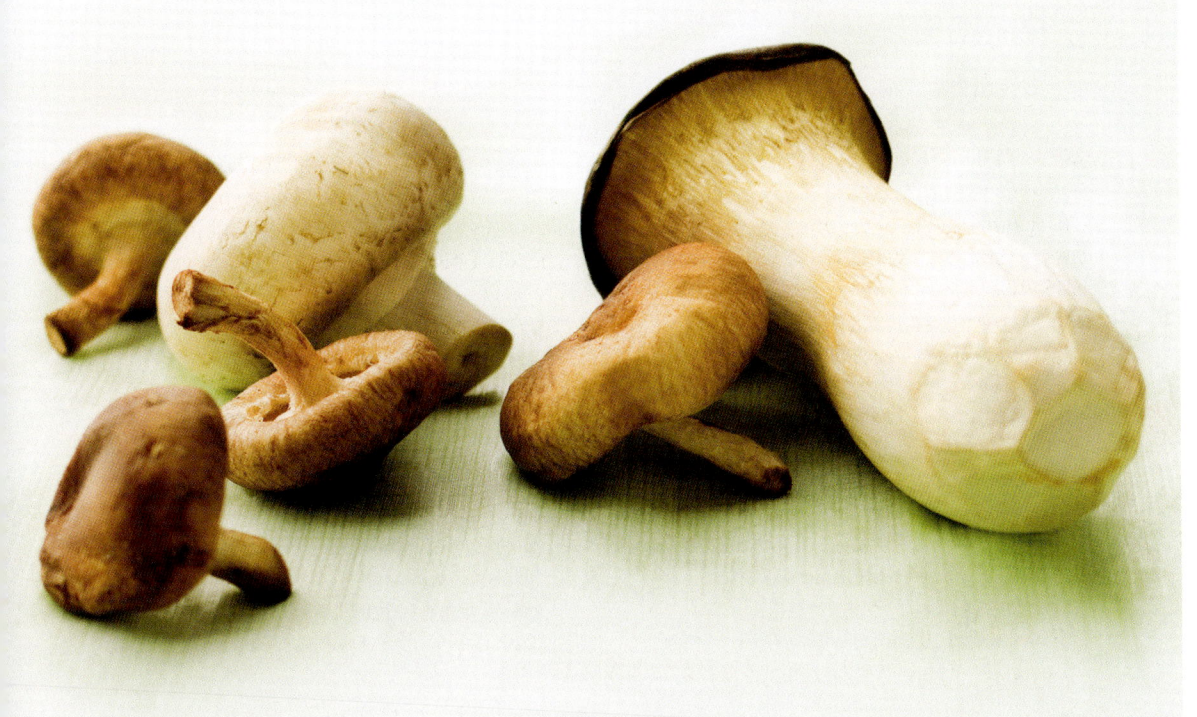

Viele Menschen haben das Essen verlernt. Sie können nur noch schlucken.

(Paul Bocuse)

WISSEN

Ursachen von Übergewicht

Falsches Essverhalten:

- Es wird zu viel gegessen.
- Es wird zu fett- und eiweißreich gegessen.
- Die Zusammenstellung der Nahrung ist ungünstig.
- Es wird ständig etwas gegessen.
- Es wird zu unregelmäßig gegessen.
- Es wird nur einmal täglich richtig viel gegessen.
- Es wird zu spät gegessen.
- Es wird aus Frust, Stress oder Langeweile gegessen.
- Es wird zu viel Alkohol getrunken.
- Es werden zu viele Süßigkeiten gegessen.
- Es wird zu wenig Wasser getrunken.

- Es wird aus Frust gegessen.
- Essen dient oft der Ersatzbefriedigung.

Bewegungsmangel, meist in Kombination mit falschem Essverhalten.

Veranlagung und Wechseljahre:

- typbedingt (Power-, Gefühls- und bestimmte Mischtypen)
- Stoffwechselstörungen
- hormonelle Störungen (z. B. durch Unterfunktion der Schilddrüse)
- durch Wechseljahre bedingte Veränderungen des Stoffwechsels und des Hormonhaushalts (d. h. wenn man bei gleich bleibendem Essverhalten zunimmt bzw. die Pfunde nicht purzeln)

das verhindern. Wir können unseren Stoffwechsel und unseren Hormonhaushalt durch Unterstützung der natürlichen Entgiftungsprozesse leistungsfähig erhalten. Hohe Essmengen in Verbindung mit der falschen Nahrungsmittelzusammensetzung sind jedoch bei den meisten Übergewichtigen entscheidende Faktoren.

Heute geht man davon aus, dass Fehlernährung und mangelnde körperliche Betätigung die Hauptursachen von Übergewicht darstellen. Das stetige Zuviel an Nahrung belastet den Stoffwechsel, denn er muss nun Überstunden machen, um alle Nahrungsmittel abzubauen und die nicht brauchbaren Endprodukte auszuscheiden. So wird durch falsche Ernährung der Organismus belastet und es entsteht ein höherer Entgiftungsbedarf. Vergegenwärtigen wir uns einmal die lange Liste der ernährungsbedingten Krankheiten, so wird schnell klar, dass es sich dabei im Wesentlichen um unsere Zivilisationskrankheiten handelt, von denen einige schon seit Jahren die Hitliste der Todesursachen in Deutschland anführen.

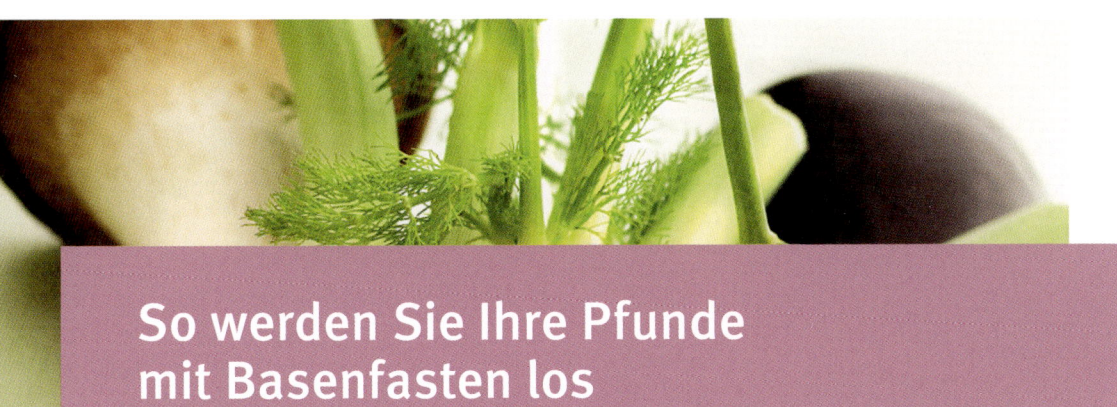

So werden Sie Ihre Pfunde mit Basenfasten los

Wenn Sie Basenfasten in erster Linie machen, um Gewicht abzunehmen, ist es besonders wichtig, dass Sie zuerst Ihren Typ ermitteln. Sich zu kennen – auch seine erblich bedingten Schwächen – ist die halbe Miete für den langfristigen Erfolg. Je nachdem, wie viel Sie abnehmen wollen, entscheiden Sie sich dann für eins der folgenden 3 Programme.

Programm I: bis 4 kg abnehmen

Wenn Sie mit 3–4 kg weniger auf der Waage wieder glücklich sind, dann sollten Sie dafür je nach Typ 1–2 Wochen Basenfasten einplanen. Als überwiegender Powertyp reicht Ihnen in der Regel eine Woche Basenfasten aus, um dieses Ziel zu erreichen. Das ist für Sie ein Kinderspiel. Basenfasten vertragen Sie gut und es führt, wenn Sie den Darm richtig reinigen, schnell zur Entlastung, Entgiftung und zur Gewichtsabnahme.

Wenn Sie als Gefühlsmensch »nur« 3–4 kg los werden wollen, dann kann es auch 2 Wochen dauern, um dieses Ziel zu erreichen. Schwer ist für Sie vor allem der Einstieg, die Entscheidung, wann Sie das nun endlich mal machen. Als Nerventyp kommen Sie selten in die Verlegenheit, abnehmen zu müssen, und wenn, dann höchsten 1–2 kg. Die hat ein Nerventyp aber auch ganz schnell wieder unten – am besten in einer stressfreien Zeit.

PRAXIS

Programm I: 1–4 kg abnehmen

Dieses Programm schaffen Sie mit 1–2 Wochen Basenfasten. Führen Sie Basenfasten so durch, wie es ab Seite 173 beschrieben ist. Ermitteln Sie zuvor, welcher Basenfastentyp Sie sind, und beachten Sie die Tipps für den jeweiligen Typen. So schaffen Sie diese Zeit leichter. Besonders für das Rahmenprogramm ist es hilfreich, wenn Sie Ihrem Typ gemäß auf ein entsprechendes Sport- und Erholungsprogramm zurückgreifen.

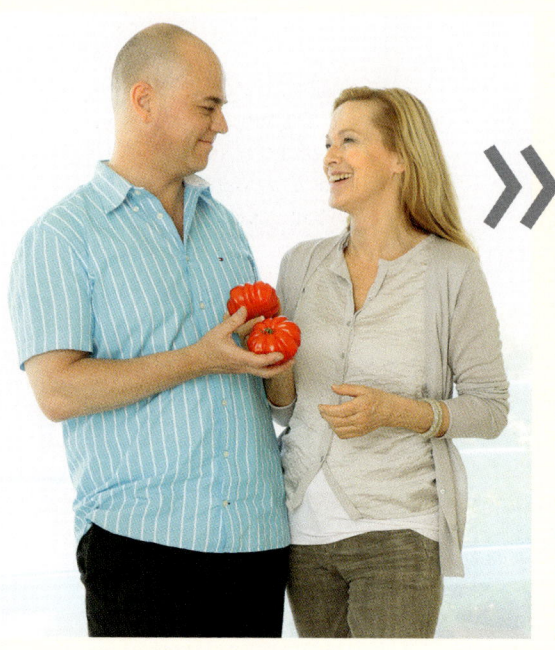

» Bei mir geht es ums Abnehmen

Dr. med. Andreas Wacker

In der Tat: Ich gehöre zu der großen Gruppe von Menschen, die Basenfasten praktizieren, um einige Kilogramm abzunehmen. Ich esse gut, gern und viel, habe immer besten Appetit und muss mich vor allem abends immer bremsen. Zu meiner Entschuldigung kann ich sagen, dass ich die Gene zur »Fülle« geerbt habe; meine Großväter waren beide sehr kräftig.

Mein Wissen über Ernährung habe ich übrigens nicht aus meinem Medizinstudium. Ich kann mich lediglich daran erinnern, dass der Physiologieprofessor sagte: »An apple a day keeps the doctor away.« Und der Alt-Assistent, der das Biochemieseminar hielt, machte wohl in jedem Semester den Witz, dass Kochen angewandte Biochemie sei. So weit so gut; mehr interessante und anwendbare Informationen gab es zum Thema Ernährung an der Uni leider nicht. Auch während meiner vierjährigen Tätigkeit in Großkrankenhäusern erweiterte sich mein Wissen über Ernährung nicht – denken Sie nur an Ihre Erfahrungen mit Krankenhausküchen …

Die wirklich wesentlichen Inhalte der Heilkunst – Homöopathie und gesunde Ernährung – lernte ich über die Jahre hinweg berufsbegleitend, in vielen Seminaren, durch das Lesen von unzähligen Büchern und natürlich durch meine Erfahrungen in meiner Praxis mit meinen Patienten. Die erste Januarwoche ist fürs Basenfasten reserviert – es würde mir gut tun, das im Lauf des Jahres noch 1- bis 2-mal zu wiederholen. Die Einsicht ist groß, aber die Lust auf Saures leider auch, und der stressige Alltag macht die Umstellung auf Basenfasten für mich nicht leichter. Nicht zuletzt deshalb haben wir uns einen gemeinsamen Traum erfüllt, indem wir ein Seminar kreiert haben,

bei dem wir Basenfasten und Tango kombinieren und eine Woche lang basisch bekocht werden.

Meine Lieblingsrezepte: Eigentlich esse ich alle Gemüsesorten gerne – wenn meine Frau sie kocht. Wenn ich basisch koche, dann mache ich das gerne auf Vorrat – einfach muss es sein und trotzdem schmecken. Eine Kürbissuppe, eine Kartoffelsuppe oder leckeres Zucchini-Gemüse ist kein Hexenwerk.

Karotten-Birnen-Salat mit Avocado
⊙ 10 Minuten

Diesen Salat habe ich improvisiert, als Enrique und Judita

uns kurzfristig zu einem privaten Asado (argentinisches Grillfest) mit anschließender Privatmilonga mitnahmen. Zwischen Stadt-Kennenlernen, Tangounterricht und Keinen-funktionierenden-Bankomat-Finden gab mir Judita im Vorbeigehen den Auftrag, aus dem Inhalt ihres Kühlschranks einen Salat zu machen. Übrigens: Das waren alles Biozutaten, denn in Buenos Aires gibt es eine aufblühende Bioszene.

Zutaten für 4 Personen:
4 große Karotten, 1 große reife Birne, 1 Handvoll Rosinen, 1 Handvoll gehackte Mandeln, 1 Handvoll gehackte Walnüsse, 1 Avocado, schwarzer Pfeffer, Kräutersalz, 4–5 EL Olivenöl, Saft einer Zitrone

- Die Karotten waschen, mit der Gemüsebürste putzen und klein raspeln.
- Die Birne waschen, entkernen, in kleine Scheiben schneiden und zu den Karotten geben.
- Die Avocado halbieren, schälen und entkernen und das Fruchtfleisch in kleine Scheiben schneiden.
- Die Avocadoscheiben, Mandel- und Walnussstücke auf die Karotten-Birnen-Mischung legen.

- Aus dem Öl, dem Zitronensaft und den Gewürzen ein Dressing bereiten und vorsichtig unter den Salat mischen.

Mein Tipp: Frische Kräuter oder Keimlinge hatte ich gerade nicht zur Hand, ich würde aber dazu frische Zitronenmelisse oder Garten- sowie Brunnenkresse empfehlen.

Übrigens: Judita und meine Frau waren sehr begeistert davon – zumal beide keine wirklichen Asadofans sind.

Cremige Suppe aus Butternutkürbis
🕐 35 Minuten

Zutaten für 2 Personen:
1 mittelgroßer Butternutkürbis, 3 Süßkartoffeln, 1 Schalotte, ½ Bund Glattpetersilie, ½ l Gemüsebrühe, frisch gemahlener Pfeffer, Muskat, Kurkuma, etwas Kräutersalz, 2 EL Kürbisöl

- Den Butternut waschen, schälen, halbieren und das Fleisch herauslösen. Die Süßkartoffeln waschen, schälen und in kleine Würfel schneiden. Die Schalotte schälen, klein schneiden und mit dem Kürbisfleisch und den Süßkartoffeln im Kürbisöl kurz andünsten.

- Die Gemüsebrühe und die Gewürze dazugeben und etwa 20 Minuten garen. Die Glattpetersilie waschen, klein schneiden und kurz vor Ende der Garzeit zur Suppe geben.

Zucchini – schnell und einfach
🕐 10 Minuten

Dieses Rezept habe ich selbst entwickelt, es eignet sich hervorragend als schnelles hochsommerliches Gericht. Und: Es ist ganz einfach zuzubereiten.

Zutaten für 2 Personen:
2 Zucchini, 1 mittlere Zwiebel, 2 EL Olivenöl, Meersalz (z.B. von Brecht), etwas weißer Pfeffer

- Zucchini waschen, den Strunk abschneiden, und die Zucchini in mittelgroße Stifte schneiden.
- Die Zwiebel schälen und fein würfeln. Das Olivenöl in einem Topf erhitzen, die Zwiebeln dazugeben und glasig dünsten.
- Die Zucchini dazugeben und kurz andünsten.
- Mit 3–4 EL Wasser ablöschen und mit weißem Pfeffer und Meersalz würzen.

Programm II: mehr als 4 kg abnehmen

Wenn Sie sich mehr als 4 kg vorgenommen haben, dann sollten sie 2–3 Wochen Basenfasten in 2 Intervallen einplanen. Wenn Sie es locker schaffen, 3 Wochen Basenfasten durchzuhalten, dann können Sie, je nach Lebensalter und Gesundheitszustand bis zu 8 kg in 3 Wochen schaffen – vor allem dann, wenn Sie ein Powertyp sind. Als Powertyp können Sie das zudem mit Ihrem starken Willen gut bewältigen. Wichtig ist, dass Sie die Zeit nach Basenfasten dann zurückhaltend mit zu vielen Säurebildnern sind, sonst gibt es einen Jo-Jo-Effekt.

Für Gefühlsmenschen gilt: 2–3 Wochen sind eine überschaubare Zeit. Wenn 2 Wochen Basenfasten Sie abschrecken, dann entschließen Sie sich zunächst für eine Woche und entscheiden Sie am Ende der Woche, ob und wie lange Sie Basenfasten verlängern wollen. Gehen Sie es lieber locker an und warten Sie ab, wie Sie sich nach einer Woche fühlen. Und: Suchen Sie die Gemeinschaft von Mitfastenden – das baut Gefühlsmenschen immer auf.

Für reine Nerventypen gilt: Ich habe noch nie erlebt, dass sie mehr als 4 Kilo abnehmen mussten. Sie meinen, bei Ihnen ist das so? Dann sind Sie ein Mischtyp mit einem entsprechenden Anteil Nerventyp. Das Gewichtsproblem kommen dann aus der Powerecke (zu viel Lust auf Genuss) oder aus der Gefühlsecke (ein Opfer der Bedürfnisse nach Essen usw.) Beachten Sie dann die Empfehlungen für die jeweiligen Typen, damit Ihr Programm erfolgreich wird.

Das Langzeitprogramm für mehr als 10 kg

Wenn es bei Ihnen 10, 20 oder gar 30 kg sein müssen, die runter sollten, wird es selbst dann, wenn Sie ein reiner Powertyp sind, für Sie eine echte Herausforderung, das Programm durchzuhalten. Die gute Nachricht ist, dass ich immer wieder Patienten und Leser habe, die wirklich 30 kg schaffen und dieses Gewicht mit der von mir empfohlenen basenreichen Ernährung auch halten.

Was Sie nun keinesfalls tun sollten ist, monatelang nur 100 % basisch zu essen. Das wird Sie früher oder später langweilen. Es bringt auch nichts, denn Sie werden nicht kontinuierlich jede Woche 3–4 kg abnehmen. Denn der Stoffwechsel braucht nach den ersten Abnehmwochen einige Zeit, um die nächsten Pfunde loszulassen. Nach 2–3, maximal nach 4 Wochen würde das reine Basenfasten zu einseitig werden. Nach dieser Zeit ist es optimal, erst mal für einige Wochen – etwa 4–8 Wochen lang – auf basenreiche Ernährung umzustellen und danach wieder 1–2 Wochen Basenfasten durchzuführen.

Ich empfehle, Basenfasten maximal 4 Wochen ohne Unterbrechung durchzuführen und dann eine mehrwöchige Pause einzulegen.

Dieses Langzeitprogramm können Sie alleine oder kombiniert mit Schüßler-Salzen (s. Seite 98) oder mit Homöopathie durchführen. Für die homöopathische Begleitung empfehle ich eine ausführliche Anamnese durch einen Homöopathen, um genau das Mittel zu finden, das Ihrer Situation entspricht. Schüßler-Salze-Kuren speziell für Ihren Typ finden

PRAXIS

Das Langzeitprogramm

Dieses Programm kann bis zu einem Jahr oder länger dauern. Vor allem dann, wenn Sie kein Powertyp sind, sollten Sie dieses Programm in vielen längeren Intervallen absolvieren:

1. 2 Wochen Basenfasten wie im Basenfastenprogramm ab Seite 173 beschrieben – unter Berücksichtigung Ihres Typs.
2. 3–4 Wochen typgerechte basenreiche Kost.

Zwischen den Basenfastenwochen bitte beachten:

- Maximal einmal pro Woche Fleisch oder Fisch
- keine Wurstwaren
- maximal einmal pro Woche Käse und Milchprodukte
- maximal einmal pro Woche Eier
- keinen Kaffee, keinen Alkohol, keine Colagetränke, keine Limonaden
- keine Süßigkeiten.
- täglich Obst und Salat und Gemüse
- Während der basenreichen Zeit sind zusätzliche Darmreinigungen nicht nötig, es sei denn, Sie leiden schon länger an Verstopfung. Dann kann eine zusätzliche Darmreinigung von Vorteil sein.

- spätestens jeden zweiten Tag ein typgerechtes Bewegungsprogramm
- einmal die Woche in die Sauna, ins Thermalbad oder zu einer Massage
- Anregungen für Rezepte finden Sie im Rezeptteil dieses Buches.

Für alle Typen gilt: Trinken Sie während der gesamten Zeit täglich 2–3 l mineralienarmes Wasser, am besten Quellwasser, oder verdünnten Kräutertee. Hohe Trinkmengen kurbeln den Energieverbrauch an – das trägt zur Gewichtsabnahme bei. Sorgen Sie für regelmäßige Ruhephasen und ausreichend Schlaf.

Sie bei den jeweiligen Typbeschreibungen. Sollten Sie damit nicht weiterkommen, dann ist auch hier eine gründliche Antlitzanalyse durch einen erfahrenen Therapeuten ratsam.

Das Abnehmprogramm für Powertypen

Wenn Sie wirklich ein reiner Powertyp sind oder ein Mensch mit einem überwiegenden Poweranteil, dann ist Abnehmen für Sie eine reine Willenssache. Es gibt nur wenig, was Sie beachten sollten, je nachdem, wie viele Pfunde Sie loswerden wollen. Wichtig für Sie, damit Sie bei der Stange bleiben, ist nur, dass Ihnen das Basische nicht zu langweilig wird. Da helfen oft schon die passenden Gewürze.

Stecken Sie sich ein realistisches Ziel und erlauben Sie sich dazwischen einige Verschnaufpausen – immer mal wieder einen »sauren« Tag zwischendurch – und genießen Sie den auch. Beachten Sie für Ihr Langzeitprogramm auch die Basenfasten-Tipps für Powertypen ab Seite 59.

Das Abnehmprogramm für Gefühlsmenschen

Als reiner Gefühlsmensch haben Sie es nicht leicht. Sie sind zu sehr Ihren Stimmungen ausgeliefert, als dass Sie, wie der Powertyp, allein mit der Kraft Ihres Willens eine Woche Basenfasten durchziehen könnten. Wenn Ihre häusliche Umgebung Ihr Vorhaben zu sehr behindert, dann sollten Sie über 1–2 Wochen Basenfasten im Hotel oder in einem Seminarhaus nachdenken. Nehmen Sie Ihren besten Freund oder Ihre beste Freundin mit und sagen Sie sich: Ich bin es mir wert.

Auch für ein Abnehmprogramm, das Sie für ein ganzes Jahr planen, ist es sinnvoll, sich mit Gleichgesinnten zusammenzutun – fragen Sie in Ihrer Walking-Gruppe, geben Sie eine Annonce auf oder fragen Sie Ihre Freunde auf Facebook. Ideal wäre es, wenn Ihr Partner mitmacht und Sie sich gegenseitig unterstützen können. Wenn er das, wie es oft ist, nicht tut, dann geben Sie nicht sofort auf – werden Sie aktiv und suchen Sie sich die Menschen, die Sie unterstützen und Ihrem emotionalen Bedürfnis Raum geben. Bleiben Sie nicht in Ihrem schlechten Gewissen gefangen, wenn Ihr Partner eigentlich auch abnehmen müsste – aber nicht will. Sie sind nicht für ihn verantwortlich – nur für sich selbst. Es ist eine schöne Erfahrung für gefühlsbetonte Menschen, auch mal den eigenen Bedürfnissen Raum zu geben. Beachten Sie auch die Empfehlungen für Ihren Typ ab Seite 63.

Loslassen – fällt Gefühlsmenschen besonders schwer

Loslassen fällt Gefühlsmenschen und Mischtypen mit einem hohen Gefühlsanteil besonders schwer – auch überflüssige Pfunde loslassen. Mehr als 10 kg abnehmen – ein so umfangreiches und langwieriges Vorhaben erfordert für Gefühlsmenschen nicht nur ein grundlegendes Umdenken in der Ernährungsweise. Auch die gesamte Lebensgestaltung und das häusliche Umfeld bedürfen hier oft einer Neugestaltung: »Feng Shui gegen das Gerümpel des Alltags« von Karen Kingston ist hier mein Buchklassiker, den ich dazu empfehle. Gefühlsmenschen werden auf diese Weise körperliches und seelisches Gerümpel los, und nur so wird ihre Kur den gewünschten Erfolg zeigen.

Das Aufräumen und Wegwerfen von lieb gewonnenen Dingen, die einem seit Jahren eigentlich nur im Weg herumstehen, ist gerade für Gefühlsmenschen eine echte Herausforderung. Bis hin zum schlechten Gewissen, weil man doch dieses Erbstück oder Geschenk von Tante Sophie nicht einfach wegwerfen kann, reichen hier die Argumente, weshalb an Dingen festgehalten wird. Wenn Sie so gestrickt sind, dass Sie sagen, dieses Erbstück hat einmal viel Geld gekostet oder ist eine Vase, die man ja noch verwenden könnte, nur ich will sie eben nicht mehr, dann bringen Sie dieses Erbstück in ein Second-Hand-Kaufhaus – ein Arbeitlosenselbsthilfeprojekt, das ich gerne unterstütze. Oder schenken Sie das gute Stück einem hilfebedürftigen Menschen.

Karen Kingston gibt hier einen guten Tipp in Ihrem Buch, mit welchem Ritual Sie gut loslassen: Nehmen Sie den betreffenden Gegenstand liebevoll in die Hand, bedanken Sie sich im Geiste noch mal bei der Tante für das Geschenk und sagen Sie schließlich: Vielen Dank liebe Tante für diese schöne Vase, sie hat mir oft den Tisch geschmückt, aber jetzt möchte ich sie einem anderen Menschen schenken, damit er daran eine Freude hat, oder ich unterstütze ein soziales Projekt damit. Was das Beste am loslassen ist? Sie lassen damit auch die Emotionen los, die Sie mit diesem Gegenstand verbinden, und damit gewinnen Sie ein Stück innere Freiheit zurück – als Nebeneffekt können Sie dann auch Pfunde loslassen.

Leben Sie nach dem Motto: »Wie zahlreich sind doch die Dinge, derer ich nicht bedarf.«

Unserer Erfahrung nach ist dieses Festhalten an Dingen, die man eigentlich nicht mehr braucht oder will, bei denen man es aber nicht schafft, hier einen Schlussstrich zu ziehen, ein ganz wesentlicher Aspekt, weshalb Gefühlsmenschen und Mischtypen mit einem

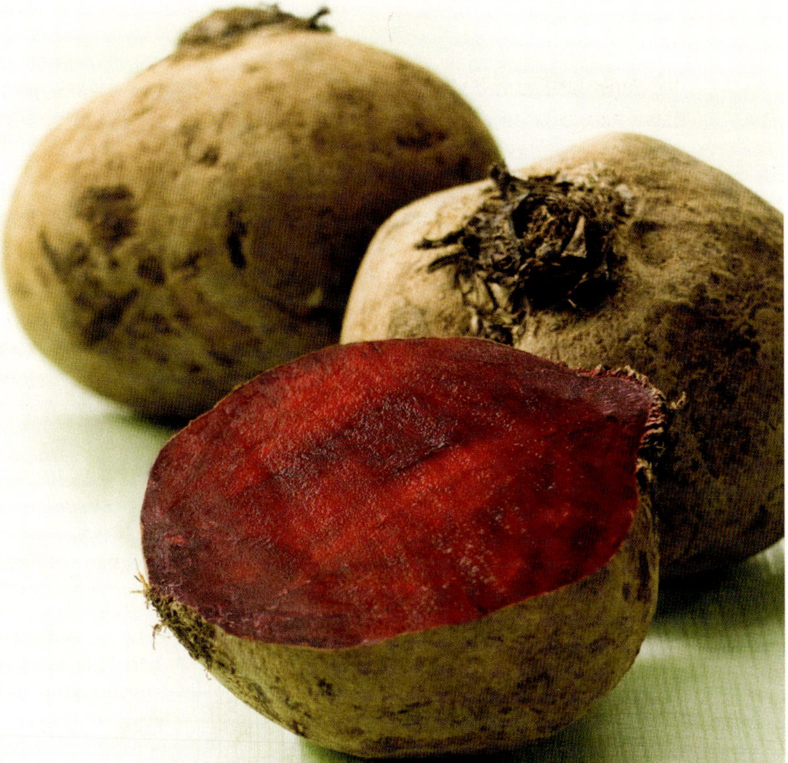

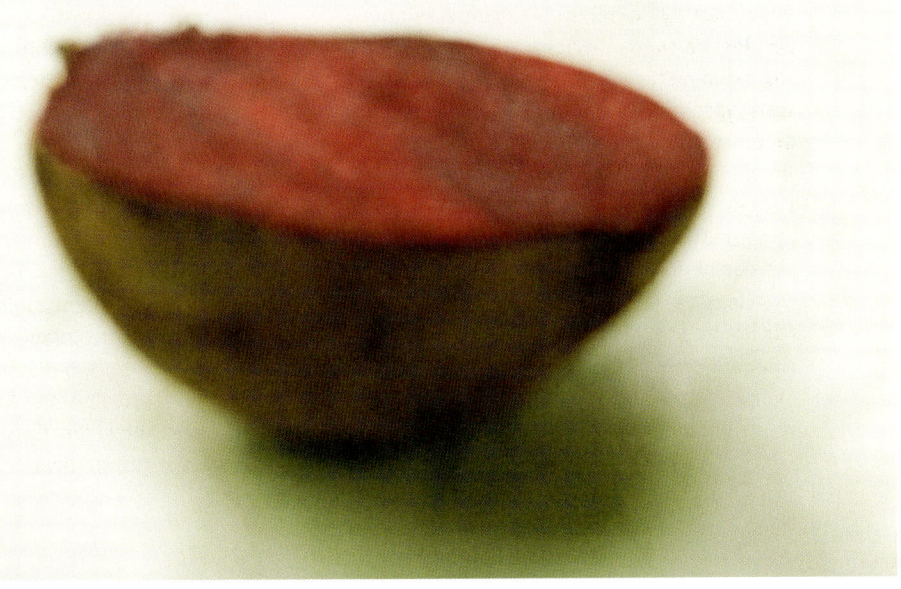

*Und jedem Anfang wohnt
ein Zauber inne.*

(Hermann Hesse)

hohen Gefühlsanteil sich so schwer tun, ihre Pfunde loszulassen und ihre Gewohnheiten so zu ändern, dass Sie sich in ihrem Körper mit ihrem Idealgewicht wohlfühlen können.

Entrümpeln Sie auch ihr Seelenleben

Basenfasten kann, wie auch andere Entgiftungstherapien, viel altes und aufgestautes Seelisches freisetzen, was Ihnen wieder neue Lebenskräfte geben kann. Dies kann jeder bestätigen, der schon gefastet hat. Dazu müssen Sie das Loslassen erst mal lernen. Als Gefühlsmensch kann dieser Prozess daher mit kleinen Wehwehchen einhergehen – lassen Sie ihn trotzdem zu. Vor allem, wenn Sie abnehmen wollen, ist es von Vorteil, wenn Sie einige alte Glaubenssätze oder Problemchen über Bord werfen. Gut möglich, dass Sie das alleine nicht schaffen und professionelle Hilfe in Anspruch nehmen sollten. Scheuen Sie sich nicht, eine Psychotherapie oder mehrere Sitzungen Familienstellen nach Hellinger zu machen. Es ist kein Zeichen von Krankheit, seinen Seelenmüll auszumisten, es ist Zeichen einer guten Psychohygiene, die Ihnen mehr Freiraum für Ihre Handlungsweisen gibt. Und es befreit Sie von Druck, Zwängen und letztlich aus von überflüssigen Pfunden.

Das Abnehmprogramm für Mischtypen

Als Mischtyp hängt ihre Motivation für eine längere Kur von Ihrem individuellen Mischungsverhältnis ab. Kurz gefasst kann man sagen: Je höher Ihr Poweranteil im Test ausgefallen ist, umso größer ist Ihr Durchhaltevermögen, denn Sie denken zwar ständig an all die für Sie so genussvollen Säurebildner, haben aber einen eisernen Willen, dass Sie ein bestimmtes Gewicht erreichen wollen. Je höher der Nerventypanteil, um so strukturierter können Sie die Abnehmzeit angehen und nehmen damit erfolgreich ab. Nerventypen haben nicht unbedingt einen starken Willen, sind aber recht diszipliniert und merken auch schnell, wie gut ihnen Basenbildner tun – weshalb reine Nerventypen nie so viele überflüssige Pfunde haben.

Nerven-Powertyp. Sie können ein Langzeitprogramm gut durchführen sollten aber bei den Basenfastenempfehlungen vor allem die des Nerventypen berücksichtigen, denn je länger Sie das Programm durchführen, umso wichtiger wird es, den schwächeren Nervenanteil durch viel warme Kost, Wurzelgemüsesuppen und heiße Getränke zu stärken. Auch energetische Behandlungen wie ayurvedische Massagen oder Shiatsu-Behandlungen stärken hier den Nervenanteil. Denn bei dieser Mischung ist der Poweranteil der stärkere.

Nerven-Gefühlstyp. Bei diesem Mischtyp ist der Nervenanteil der Anteil, der mehr Durchhaltevermögen hat. Für Sie ist es wichtig, sich

---

PRAXIS

Yogaübung »der Berg«

Diese Yogaübung stärkt Ihr Durchhaltevermögen. Der Berg bildet die Ausgangsstellung sämtlicher Yogaübungen im Stehen. Stellen Sie sich aufrecht hin, halten Sie die Füße dabei geschlossen und richten Sie die Wirbelsäule langsam auf. Atmen Sie dabei langsam und bewusst tief in den Brustkorb hinein. Atmen Sie ein, lassen Sie die Schultern und die Arme nach unten fallen und legen Sie die Hände dabei mit leichtem Druck an die Außenseite der Oberschenkel. Halten Sie den Kopf gerade und suchen Sie vor sich einen Punkt in Augenhöhe und konzentrieren Sie sich auf diesen Punkt. Atmen Sie dabei langsam aus und verharren einige Atemzüge in dieser Position.

während dieser langen Abnehmzeit gut zu beobachten. Je nach individuellem Mengenverhältnis der beiden Typen können typenspezifische Schwächen auftreten. Wenn Sie beispielsweise nach 2 Wochen Basenfasten nur noch frieren, so ist das ein Warnsignal des Nervenanteils und sie sollten dringend gegensteuern mit den Tipps, die Sie ab Seite 67 für Nerventypen finden, z. B. vermehrt warme Speisen und Getränke zu sich nehmen, öfter in die Sauna gehen oder ein heißes Bad nehmen. Auch die auf Seite 75 empfohlene Schüßler-Salze-Kur für Nerventypen stärkt den Nervenanteil zusätzlich. Wenn der Gefühlsanteil – das Nichtloslassenkönnen – in den Vordergrund tritt, dann lesen Sie noch mal Seite 65 nach, wie Loslassen leichter geht.

Power-Gefühlstyp. Am schwersten hat es der Power-Gefühlstyp. Als Power-Gefühls-Mischtyp schwanken Sie ständig zwischen Lust und Frust. Die Gefahr, während einer längeren Kur einzubrechen, ist deshalb groß, weil einmal Ihre Genusslust Ihnen in die Quere kommen könnte und zum anderen Ihr Umfeld, das Sie emotional aus der Bahn werfen kann und Sie zur Frustmahlzeit verleitet.

Je höher der Gefühlsanteil in Ihrer individuellen Mischung ist, umso schwieriger wird es. Sie sollten daher vor allem die Basenfastentipps für Gefühlsmenschen beachten, denn der Gefühlsanteil ist, was das Durchhaltevermögen angeht, der absolute Schwachpunkt jeder Kur. Wenn Sie einen dominierenden Gefühlsanteil haben, dann ist es unwahrscheinlich, dass Sie ein monatelanges Abnehmprogramm ohne fremde Hilfe schaffen. Beginnen Sie Basenfasten in einer liebevollen Umgebung, in einer Gruppe oder mit Freunden, lassen Sie sich von einem Therapeuten coachen. Seit Jahren bilden wir Therapeuten und Ernährungsberater zu Basenfastenkursleitern aus – suchen Sie einen Berater in Ihrer Nähe. Auf unserer Website finden Sie die ständig aktualisierte Liste aller von uns zertifizierten Basenfastenkursleitern – in Deutschland, Österreich und der Schweiz: www.basenfasten.de

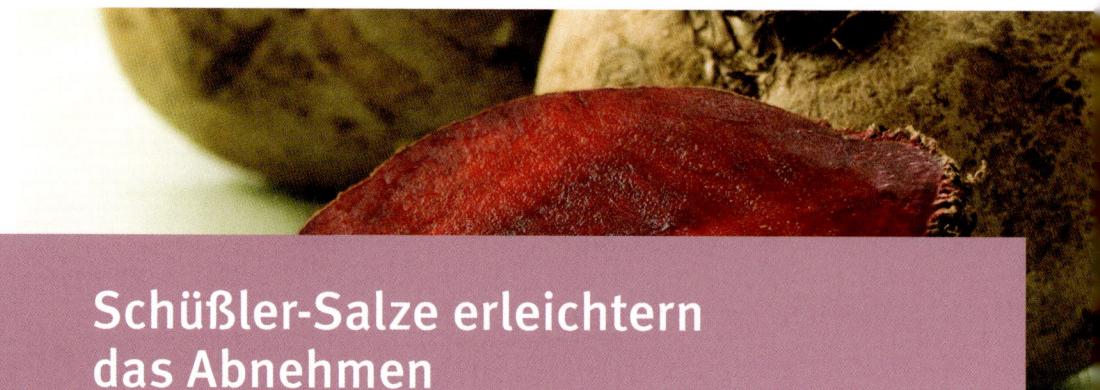

Schüßler-Salze erleichtern das Abnehmen

Wenn Basenfasten und tägliche Bewegung Sie nicht zu Ihrem Wunschgewicht bringen, dann liegt es möglicherweise daran, dass Ihr Stoffwechsel zu träge ist. Und was liegt näher als Schüßler-Salze, um den Stoffwechsel anzukurbeln? Aber einige Schüßler-Salze bewirken noch mehr: Sie regen den Stoffwechsel an, alte Giftstoffe auszuscheiden.

Wenn der Stoffwechsel zu langsam ist, dann werden im Laufe der Zeit eine Menge Stoffwechselabfallstoffe und nicht verdaute Nahrungsstoffe zurückbehalten. Probieren Sie es aus – und kurbeln Sie damit Ihren Motor an.

Sie können mit diesen Salzen eine 6- bis 8-wöchige Kur machen und wie folgt dosieren: Nehmen Sie von jedem der 4 Salze über den Tag verteilt 2 Tabletten ein. Lassen Sie die Tabletten im Mund zergehen und nehmen Sie sie nicht unmittelbar nach den Mahlzeiten ein. Wenn Sie eine längere Kur brauchen, sollten Sie nach den ersten 6–8 Wochen eine 3- bis 4-wöchige Pause einlegen und dann die Kur wiederholen. Es ist für eine langfristige Stoffwechselverbesserung von Vorteil, wenn Sie immer wieder mehrwöchige Therapiepausen einlegen.

Wenn Sie Ihren Typ herausgefunden haben, empfehle ich Ihnen, die Schüßler-Kur Ihrem Typ entsprechend zu wählen.

Schüßler-Salze während des Abnehmens

Folgende Schüßler-Salze unterstützen die Gewichtsabnahme bei allen Typen:

- **Nr. 6 Kalium sulfuricum D6:** hilft, Altlasten über die Leber auszuscheiden.
- **Nr. 9 Natrium phosphoricum D6:** regt die Nierenausscheidung an, hilft, überschüssige Säuren auszuscheiden.
- **Nr. 10 Natrium sulfuricum D6:** regt den gesamten Stoffwechsel an, Abfallstoffe auszuscheiden, verbessert die Ausscheidung über die Leber und den Darm.
- **Nr. 11 Silicea D12:** verbessert die Durchspülung und die Beschaffenheit des Bindegewebes, entlastet die Nieren.

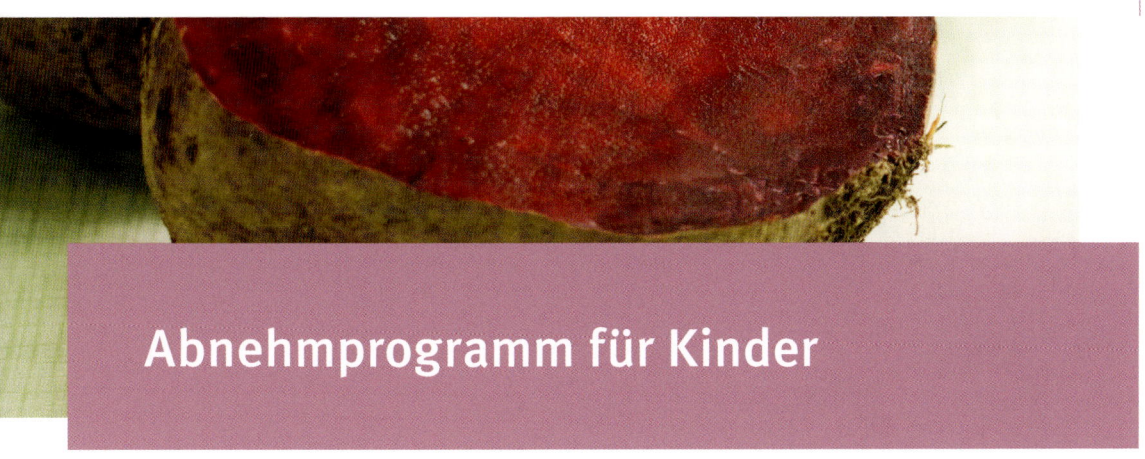

Abnehmprogramm für Kinder

Bei Kindern empfehle ich Basenfasten nur, wenn sie übergewichtig sind. Übergewicht bei Kindern ist in fast allen Fällen durch Fehlernährung und Bewegungsmangel bedingt. Selten sind angeborene Stoffwechselstörungen die Ursache dafür. Hier geht es in erster Linie um eine langfristige Umstellung der Ernährung, damit auf Dauer ein normales Körpergewicht erreicht wird.

So habe ich z.B. einem 12-jährigen Jungen, der wegen Aufmerksamkeitsdefizitsyndrom (ADS) in meine Praxis kam und »nebenbei« 30 kg Übergewicht hatte, eine Basenfastenkur verordnet. Da auch die Mutter sehr stark übergewichtig war, sollte sie die Kur ebenfalls durchführen. Nach 2 Wochen konnten beide stolz berichten, dass jeder 6 kg weniger Gewicht auf die Waage brachte.

Grundsätzlich sollten Kinder während der Wachstumszeit nur in Ausnahmefällen basenfasten.

Das eine oder andere basische Essen zwischendurch schadet Kindern jedoch auf keinen Fall. Kinder, die übergewichtig sind, können ohne Weiteres die eine oder andere Woche basenfasten. Und auch hier muss es nicht unbedingt ein 100% basisches Essen sein – überwiegend Obst und Gemüse essen und dabei Süßigkeiten und Limonaden weglassen bringt schon viel.

Überwiegend basische Ernährung wirkt gesundheitsfördernd und gewichtsregulierend. Auch für normalgewichtige Kinder sollte daher der Obst- und Gemüseanteil in der täglichen Nahrung so hoch wie möglich sein. Kinder mögen jedoch leider oft weder Salat noch Gemüse – aber es gibt da einige Tricks, mit denen Sie sie überlisten können.

Sind Ihre Kinder Gemüsemuffel?

Kinder dazu zu bringen, Obst zu essen, ist nicht so schwer. Aber Kinder zum Gemüse essen zu bewegen, gestaltet sich oft nicht so einfach – zumal auch Väter von »nur« Ge-

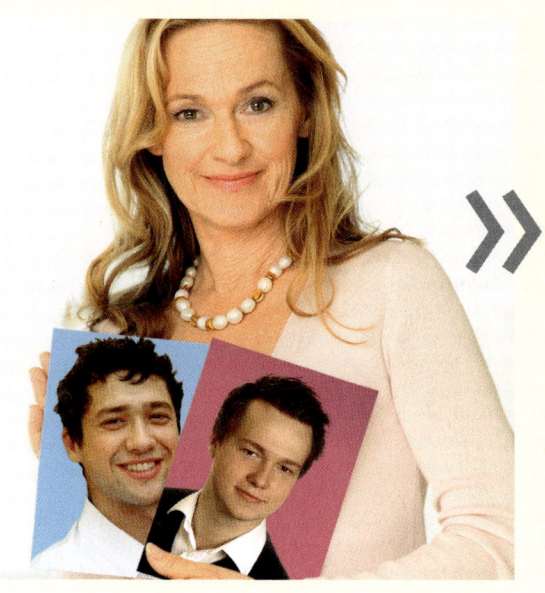

» Und was denken die Wacker-Kinder?

»In einer Familie aufzuwachsen, in der sich alles um Gesundheit, Ernährung (und Tango) dreht, ist als Kind eine echte Herausforderung. Ich bin Zeit meines Lebens um Obst, Salate und Gemüse natürlich nicht herumgekommen.« So berichtet Matteo, einer der Jungs im Hause Wacker.

»Meine Eltern haben mir aber auch nie verboten, mal Ungesundes zu essen – und Wurst, Fleisch und Käse esse ich schon sehr gerne. Da ich, meiner Mutter zufolge, ein Power-Gefühls-Mischtyp bin, esse ich immer gerne und gut – aus Lust und aus Frust. Basenfasten kenne ich schon lange, denn ich gestalte die Website Basenfasten und die Coachings und weiß genau, wie Basenfasten funktioniert.

Matteo: »Erstaunlich, dass man sich dabei satt fühlt.«

Dieses Jahr habe ich mit meiner Freundin 2-mal einige Tage Basenfasten gemacht und war dann doch erstaunt, wie wohl und sogar satt ich mich gefühlt habe. Und das Beste war: Nach fünf Tagen

waren 3 kg runter, und ich hatte keinen Leistungsknick beim Fitnesstraining. Das motiviert natürlich weiterzumachen. Aber wie das so ist als Power-Gefühlstyp: Die guten Vorsätze verschwinden schnell wieder, denn das Leben bietet zu viele leckere Dinge, die leider sauer sind.
Obwohl ich es schon hart finde, wenn man als junger Mensch für 'ne Woche oder zwei nur Obst, Salat und Gemüse essen soll, werden meine Freundin und ich wohl demnächst mal wieder einige Tage basisch kochen. Ich glaube, wir planen bald sogar mal wieder eine ganze Woche Basenfasten ein. Allerdings will ich meine eigenen Rezepte kochen – mit den Gemüsesorten, die ich mag, und mit meinen Lieblingsgewürzen. Mir

schmeckt Basisches nur, wenn ich es selber koche. Für meine Freundin war das Basenfasten noch aus einem anderen Grund natürlich schön – wenn sie abends aus der Arbeit kam, war das Essen fertig.
Ich würde mich nicht so als der Gemüsefan bezeichnen. Obst und Salat esse ich sehr gerne, Kartoffeln und Karotten auch. Meine Mutter kocht die Gemüse immer viel zu lasch – ich würze gerne mehr. So haben mir ihre Auberginen nie geschmeckt – als ich dann mal einen Auberginenauflauf auf Elba gegessen habe, wurde ich zum Auberginenfan. Allerdings schmecken sie mir nur, wenn ich sie selbst nach meinem Geschmack zubereite, Parmesan darübergebe und würze. Mein basisches Lieblingsrezept ist übrigens die Kartoffelsuppe.

Kartoffelsuppe nach Matteo's Art

Für 2 Personen

🕐 15 Min.

6 mittelgroße Kartoffeln,
1 kleine Zwiebel, ¾ Wasser,
2 Gemüsebrühwürfel

- Die Kartoffeln waschen, schälen und in Scheiben schneiden. Die Zwiebel schälen und in halbe Ringe schneiden.
- Die Gemüsebrühwürfel im Wasser auflösen, die Kartoffelscheiben und die Zwiebelringe dazugeben und bei mittlerer Hitze garen.

Man kann diese klare Suppe beliebig verändern, beispielsweise mit etwas Lauch oder indem man einen Kohlrabi, etwas Staudensellerie oder einfach nur eine Handvoll frischer Kräuter dazugeben. Diese Suppe liebe ich besonders, weil sie ohne »Schnick-Schnack« ist.

Leon: »Basenfasten – nix für mich. Aber viel Obst, Salat und Gemüse muss sein.«

»Gesunde Ernährung war für meine Eltern schon immer wichtig – privat und beruflich. In einer Familie aufzuwachsen, in der die Mutter so viele Bücher zu Basenfasten schreibt, heißt natürlich, dass es ständig frisches Obst, Salat, Gemüse gibt. Das kann einem schon ganz schön auf die Nerven gehen, vor allem dann, wenn die abartigsten Salat- und Gemüsesorten auf dem Teller liegen. Manchmal kam ich mir schon vor wie ein Kaninchen – wenn es diesen Posteleinsalat gab, der so lange Stiele hat. Und wenn man den Kühlschrank aufmacht und nach was Richtigem zu Essen sucht – wohin man blickt: Gemüse!

Dabei habe ich gar nichts gegen Obst, Salat und Gemüse. Wenn ich mal einen Tag lang nur Brot, Fleisch oder Nudeln habe, weil der Tag an der Uni lang und stressig ist, dann habe ich eine richtige Gier nach einem knackigen Salat. Und zu Fisch, den ich als Hobbyangler gerne esse, muss einfach ein leckeres frisches Gemüse dazu.

Kann schon sein, dass ich durch den Einfluss meiner ernährungsbewussten Eltern mich so sehr an Frischkost gewöhnt habe, dass ich inzwischen ein echtes Bedürfnis danach habe. Basenfasten kommt für mich trotzdem erst mal nicht infrage. Zum einen bin ich sehr schlank – meine Mutter meint, ich sei ein Power-Nerven-Typ, was unter anderem heißt, dass ich mit einem starken Willen und mit Vernunft handeln kann und daher nicht so sehr Gefahr laufe, zu viel und zu unvernünftig zu essen. Ich würde schon von mir sagen, dass mir gesunde Ernährung mit viel Obst und Gemüse wichtig ist. Außerdem mache ich regelmäßig Sport.«

Verdure miste – mal nicht italienisch

Ich war vor einiger Zeit 4 Wochen in Italien. Das war natürlich schon großartig, auch das Essen. Aber als ich wieder zu Hause war, wollte ich endlich mal wieder was richtig Gesundes essen, Gemüse oder einen ordentlichen Salat. Dafür hat meine Mutter dieses Rezept entwickelt.

Zutaten für 2 Personen:

🕐 20 Minuten

1 Stange Lauch, 2 große Kräuterseitlinge, 1 mittelgroße Karotte, 1 Handvoll junge Spinatblätter, 2 EL Olivenöl, etwas Kräutersalz, etwas gemischter Pfeffer, 1 EL Gartenkresse, 1 EL Sesamsamen

- Den Lauch waschen und in Streifen schneiden. Die Karotte waschen, mit der Gemüsebürste abreiben und in kleine Stifte schneiden. Den Spinat waschen. Den Lauch, die Karotte und den Spinat im Gemüsedämpfer in wenigen Minuten garen.
- Die Kräuterseitlinge falls nötig trocken säubern und in kleine Scheiben schneiden. Das Olivenöl – besonders gut passt ein Olivenöl mit Zitronengeschmack – in einem Topf erhitzen und die Kräuterseitlinge darin dünsten. Die Gewürze dazugeben und die Pilze unter das gedämpfte Gemüse mischen.
- Die Sesamsamen und die Gartenkresse darüber streuen und servieren.

101

müse selten begeistert sind. Da ich 2 Jungs von höchst unterschiedlicher Essensneigung habe, weiß ich, wovon ich rede. Daher mein Tipp: Bereiten Sie trotzdem gesunde Gerichte und lassen Sie ab und zu bewusst einige Säuresünden zu.

Die meisten Kinder essen sehr gerne Obst und trinken gerne Säfte. Wenn Sie Ihren Kindern morgens einen frisch gepressten Saft oder einen frischen Obstsalat anbieten, werden Sie selten eine Ablehnung erfahren. Das ist schon mal ein gesunder Start in den Tag.

Probieren Sie mit Salaten und Gemüsegerichten so lange, bis Sie herausgefunden haben, was Ihre Kinder essen. Viele mögen Kartoffeln – und damit lassen sich viele leckere Gerichte zubereiten. Wenn Sie ein neues (Gemüse-) Gericht ausprobieren, erwähnen Sie es nicht extra – je »cooler« Sie vor Ihren Kindern Ihre Ernährungsweise vertreten, umso selbstverständlicher wird sie akzeptiert.

Interessanterweise ertappe ich mich selbst immer wieder dabei, wie ich vorgefertigte Meinungen über die Ernährungsvorlieben meiner Kinder habe. So war ich vor einigen Jahren erstaunt darüber, dass mein so gerne Fleisch essender Sohn Matteo eine einfache, rein basische Kartoffelsuppe superlecker fand und sie bis heute liebt. Sobald ich allerdings etwas Petersilie dazu gebe, mag er sie nicht mehr. Neulich erklärte er, dass er immer nur eine Gemüsesorte mag – sobald mehrere Gemüse in einem Gericht sind, schmeckt es ihm nicht mehr.

Kinder mögen es, wenn Kartoffeln, Kohlrabi, Karotten oder anderes Gemüse in Form von langen Spaghetti auf dem Teller liegen. Daher sollten Sie sich die Anschaffung einer Gemüsespaghettimaschine (z. B. Lurch Spirali) überlegen. Allein schon die Zubereitung macht Kindern Spaß.

PRAXIS

Kindertypen

Machen Sie den Typentest bei Ihrem Kind und beachten Sie beim Essenangebot die typenspezifischen Vorlieben. So umgehen Sie den einen oder anderen »Ich-ess-das-nicht-Kampf«.

Wenn Sie selbst gerade basenfasten und dabei für Ihre Familie kochen müssen, dann lässt sich das prima kombinieren:

- Zum Frühstück bekommt jeder Obst; wem das nicht reicht, der kann danach ein Brot essen, und Sie bleiben eben beim Obst.
- Zu Mittag bereiten Sie für sich und die Familie einen großen Salat und ein basisches Gemüsegericht zu. Für Ihre Familie können Sie je nach Gericht Nudeln, Fisch oder Fleisch zubereiten mit dem basischen Gemüse als Beilage. Sie selbst essen das basische Gemüse als Hauptgericht. Machen Sie ruhig etwas mehr Gemüse und etwas weniger Fleisch – auf diese Weise mogeln Sie einen höheren Basenanteil ins Essen.

Und nach dem Basenfasten? Bauen Sie immer einen hohen Basenanteil in die Mahlzeiten für Sie und Ihre Familie ein. Beispiel:

- Servieren Sie als Vorspeise immer einen großen bunten Salat – der nimmt schon mal den ersten Hunger.
- Servieren Sie Fleisch mit einer großen Portion Gemüse und halten Sie die Fleischmenge in Grenzen. Das kann anfangs zu Rebellionen führen, da aber der Mensch ein Gewohnheitstier ist, legt sich der Protest erfahrungsgemäß nach einiger Zeit. Wichtig ist, dass Sie die Nerven behalten – und darin haben wir Frauen doch Übung.

Ein großer bunter Salat – mit frischen Kräutern und Keimlingen – vor jeder Mahlzeit erhöht den Basenanteil.

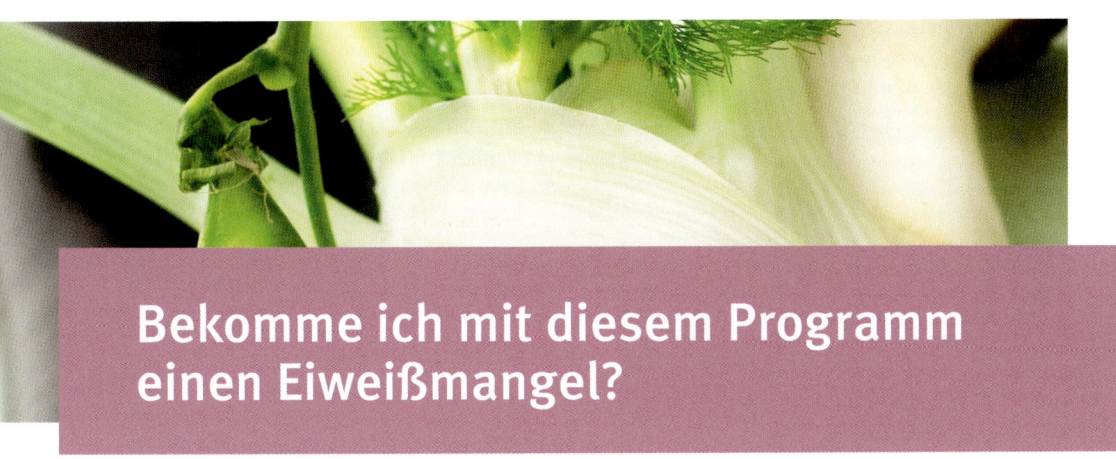

Bekomme ich mit diesem Programm einen Eiweißmangel?

Diese Frage wird sehr häufig gestellt. Die reine Basenfastenzeit ist eine eiweißarme Zeit. Sie dauert eine bis maximal vier Wochen. Ein normalgewichtiger und ein übergewichtiger Mensch wird in dieser Zeit, wenn er alle Wacker-Regeln beachtet, keinen Eiweißmangel bekommen.

Wie hoch Ihr täglicher Eiweißbedarf ist, hängt von Ihrem Alter ab und davon, ob Sie ein Mann oder eine Frau sind, denn der Stoffwechsel ist bei Mann und Frau sehr unterschiedlich. Generell benötigen Männer mehr Eiweiß als Frauen. Auch jüngere Menschen benötigen mehr Eiweiß als alte Menschen. Je älter ein Mensch wird, umso langsamer geht die Stoffwechselarbeit vor sich. Das hängt nicht zuletzt mit der Nierenfunktion zusammen, die im Laufe des Lebens nachlässt. Sicher kann man das durch basenreiche Ernährung und durch viel Bewegung etwas aufhalten – aber letztlich altert jeder Mensch irgendwann. Wie viel Eiweiß Ihr Körper verarbeiten kann, hängt aber auch von Ihrem Typ ab. Das Gros des Eiweiß stammt ja nun leider aus tierischer Herkunft – Vegetarier haben selten das Problem, dass sie zu viel Eiweiß essen, es sei denn, sie kompensieren das fehlende Fleisch mit Käse.

- **Powertypen,** vor allem die Männer unter ihnen, kommen mit den höchsten Eiweißmengen klar.
- **Gefühlsmenschen** brauchen deutlich länger zur Eiweißverstoffwechselung.
- **Nerventypen** haben oft von sich aus kein großes Verlangen nach tierischem Eiweiß – sie können es auch am schwersten verarbeiten.

Unter diesem Aspekt sind die folgenden offiziellen Empfehlungen, wie viel Eiweiß ein Mensch benötigt, denn doch etwas differenzierter zu sehen. Sie lauten:
- Ein erwachsener Mensch sollte täglich mindestens 30–50 g Eiweiß zu sich nehmen. Das entspricht einer Portion Fleisch oder Fisch von 150–200 g.
- Die Realität sieht so aus: Die tägliche Eiweißzufuhr in den westlichen Industrieländern liegt bei 80–150 g pro Person.

Sie sehen, der Durchschnittsbürger in Industrieländern isst deutlich mehr Eiweiß, als er eigentlich bräuchte. Und Eiweiße sind nun mal die größten Säurebildner. Positive Effekte auf die Gesundheit bei höherem Eiweißkonsum konnten bislang nicht gefunden werden. Die negativen Effekte sind jedoch bekannt: Langfristige Folgen überhöhten Eiweißkonsums sind Übersäuerung mit ihren gesundheitlichen Folgen.

Nun sind Eiweißdiäten recht beliebt, und kürzlich hatte ich 2 Patientinnen, die über einen längeren Zeitraum verschiedene Eiweißdiäten zur Gewichtsabnahme gemacht haben (s. Kasten).

» Beispiel aus der Praxis: Eiweißreiche Diät

Eine 29 Jahre Patientin aus den USA, die seit 5 Jahren in Deutschland lebte, kam mit Übergewicht, heftigen Schwindelattacken, Verstopfung, Müdigkeit und Energiemangel in meine Praxis. Sie hatte in den vergangenen 2 Jahren 20 kg an Gewicht zugenommen und wog zu Therapiebeginn bei mir 100 kg. Seit 7 Jahren litt sie an unerträglichen Schwindelattacken, so dass sie nicht mehr selbst Auto fahren wollte. Auf Befragen zu ihrem Ernährungsverhalten erzählte sie, dass sie in den USA eine Eiweißdiät gemacht hat. Zunächst nahm sie massiv ab, dann aber wieder zu. Dennoch ernährte sie sich seit mehreren Jahren fast nur von Fleisch. Ihr Stoffwechsel war in einem schlechten Zustand. Nach 2 Monaten Basenfasten und basenreicher Ernährung nahm sie gerade mal 2,5 kg ab, in den folgenden Monaten noch weitere 8 kg. Der Schwindel war nach den 2 Monaten völlig weg, die Verdauung besser.
Zum ersten Mal seit 7 Jahren fühlte sie sich wieder fit und energiegeladen. ▬

Sport bei so wenig Eiweiß?

Auch das scheint eines der größten Probleme der Basenfaster zu sein: Es ist fest in den Köpfen verankert, dass man nur Sport treiben kann, wenn man genügend Eiweiß zu sich nimmt. Die Werbung und der konsequente Verkauf von Eiweiß-Shakes in Sportstudios haben offensichtlich gewirkt.

Und wenn Sie dauerhaft an Gewicht abnehmen wollen, müssen Sie Sport machen, also benötigen Sie Eiweiß. Richtig? Nein, falsch. Wenn Sie sich, wie Ragnar Berg und wie auch ich es empfehle, dauerhaft basenüberschüssig ernähren wollen, dann heißt das nicht, dass Sie kein Eiweiß essen dürfen. Zu einer ausgewogenen Kost gehört selbstverständlich Eiweiß dazu. Nur eben nicht in den Mengen, in denen dies die meisten Menschen tun. In diesem Zusammenhang ist interessant,

was Ragnar Berg herausgefunden hat und was auch zahlreiche Beobachtungen bestätigen: Bei konsequent basenüberschüssiger Kost sinkt der tägliche Eiweißbedarf, da das Eiweiß zusammen mit basischen Lebensmitteln, also Obst und Gemüse, besser verwertet wird. Dies führt nicht zu dem gefürchteten Verlust von Muskelmasse.

Muskeln werden durch viel Bewegung, nicht durch viel Essen, aufgebaut.

Sogar während der Basenfastenzeit können Sie erfolgreich sportlich aktiv sein. In unseren Kursen sind immer wieder Teilnehmer, die Leistungssport betreiben und berichten, dass sie sowohl ihrer beruflichen Tätigkeit uneingeschränkt nachgehen können als auch nach der Arbeit noch fit zum Joggen sind. Kürzlich hatten wir eine Kursteilnehmerin, die während der Basenfastenzeit sehr erfolgreich einen Halbmarathon gelaufen ist.

Wenn Sie Basenfasten zum Abnehmen nutzen, müssen Sie sich ohnehin keine Gedanken über Eiweißmangel oder Verlust an Muskelmasse machen. In diesem Fall haben sie genügend »Reserven« im Körper. Lediglich Nerventypen können sich bei Basenfasten vorübergehend körperlich etwas schwächer fühlen. Wie gesagt, haben reine Nerventypen selten Gewichtsprobleme.

Leistungssportler stehen unter extremen Stoffwechselbelastungen, die weder für die Muskeln, Sehnen und Bänder noch für die Knochen gut sind.

Es gilt als gesichert, dass ein hoher Basenanteil in der Nahrung bei Leistungssport von Vorteil ist. Das heißt nicht, dass Sie kein tierisches Eiweiß mehr zu sich nehmen sollen, wenn Sie Leistungssport betreiben oder wenn Sie gerade für Ihren nächsten Marathonlauf trainieren. Sie können jedoch Ihre Stoffwechselkapazitäten auf gesunde Weise optimal ausnutzen, wenn Sie Fisch oder Fleisch immer nur mit Salat oder Gemüse, also in Kombination mit Basen, essen. So konnte die Leistungsfähigkeit von Radsportlern experimentell durch Alkalisierung (Basenzufuhr) gesteigert werden, und mittlerweile ist nach Aussage der Deutschen Gesellschaft für Ernährung (DGE) nachgewiesen, dass bei Hochleistungssportlern eine basenreiche Kost die Leistungsfähigkeit erhöht.

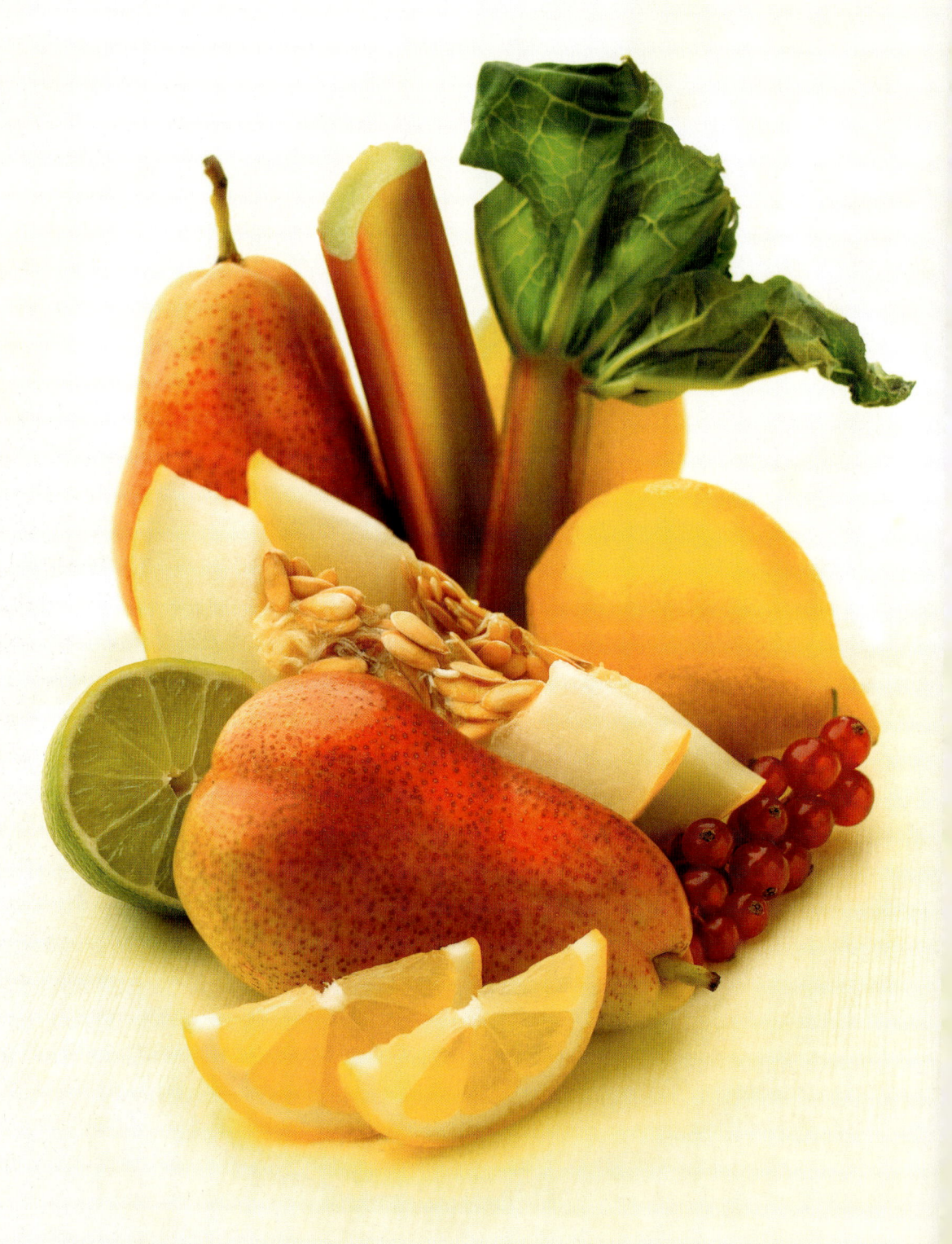

Basenfasten für mehr Vitalität, Gesundheit und Schönheit

Ob Verdauungsprobleme, Rheuma oder Allergien – die Erfahrung zeigt: Basenfasten bessert eine Vielzahl chronischer Erkrankungen oder führt zur Heilung. Für einen anhaltenden Erfolg nutzen Sie den Impuls, den das Basenfasten Ihnen gibt, und etablieren Sie eine gesunde Ernährungs- und Lebensweise.

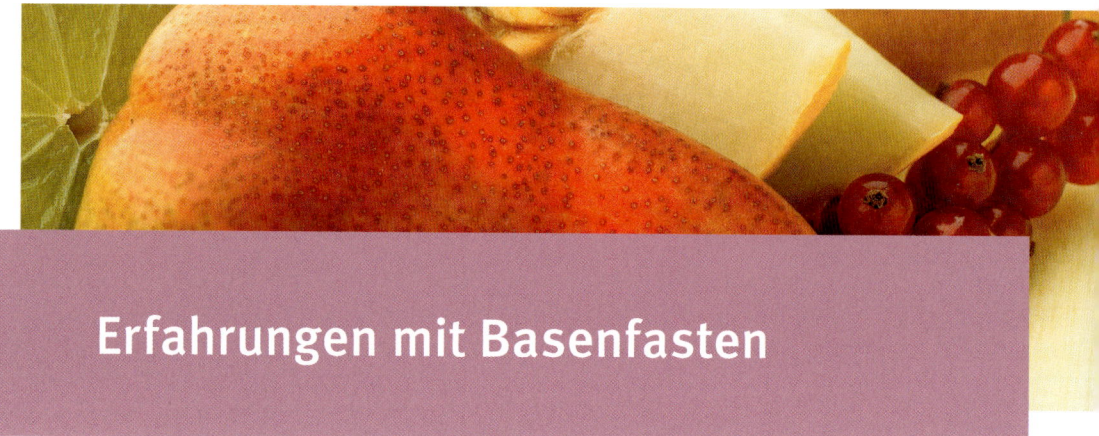

Erfahrungen mit Basenfasten

Die Ziele und Erfolge des Basenfastens sind vergleichbar mit denen des Heilfastens. Neben dem Wunsch nach Gewichtsabnahme ist eine Entlastung des Organismus und die Besserung von chronischen Erkrankungen häufig die Hauptmotivation der Fastenwilligen.

Viele Menschen haben mit Basenfasten auch sehr gute Erfolge für Ihre Gesundheit erzielt und damit ihre Lebensqualität verbessert. Damit diese Erfolge von Dauer sind, ist natürlich eine langfristige Umstellung der Ernährungs- und Lebensweise und ein regelmäßiges Bewegungsprogramm erforderlich. Die Besserung langjähriger Beschwerden durch eine ein- bis mehrwöchige Basenfastenkur ist hier in der Tat die beste Motivation, die Ernährungs- und Lebensweise auch auf lange Sicht zu ändern.

In den Jahren, in denen wir mit Basenfasten arbeiten, haben wir zahlreiche Erfahrungen sammeln können, bei welchen Beschwerdebildern Basenfasten Erleichterung bringt und die Betroffenen dadurch motiviert, sich in Zukunft von mehr Basenbildnern zu ernähren, was ja immer schon das Ziel einer Basenfastenwoche war. Auch in Tausenden von Zuschriften, die wir zu Basenfasten erhalten, finden wir solche positiven Feedbacks, die uns wiederum motivieren, damit noch mehr Menschen die Methode nahe zu bringen.

Rund um die Schönheit

Schlank, jung, vital, ein strahlender Blick, reine und rosige Haut – das ist für die meisten Menschen der Inbegriff von Schönheit und hat sich, vor allem im Bewusstsein von Frauen, aber inzwischen auch von vielen Männern, tief eingeprägt. Um dieses Ziel zu erreichen, nehmen Menschen vieles auf sich:

Sie kaufen teure Cremes, lassen sich Fett absaugen, legen sich für ihre Idealmaße unters Messer oder lassen sich mehr oder weniger gefährliche Substanzen gegen ihre Falten unter die Haut spritzen. Das sind alles Methoden, die teuer und oft nicht ungefährlich sind. Dabei gibt es ganz einfache und gesunde Methoden, um schlank und vital zu werden und eine reine Haut zu bekommen. Die richtige Ernährung und regelmäßige Bewegung sind der Schlüssel dazu.

Unreine Haut, Ausschläge und Akne

Vor allem in der Pubertät, aber auch später sind viele Menschen von unreiner Haut geplagt. Meist verschwinden die Probleme mit Ende der Pubertät von alleine. Ist dies nicht der Fall, dann verordnen Hautärzte Antibiotika und wenn es sich um junge Frauen handelt, greifen Frauenärzte zu Hormonpräparaten, um die »hormonbedingten« Hautunreinheiten in Schach zu halten. Dass eine überwiegend basische Ernährung selbst hartnäckige Akne dauerhaft beseitigt, zeigte sich anhand einer 36 Jahre alten Patientin, die seit ihrem zehnten Lebensjahr an Akne litt. Nach dem Basenfasten und wenigen Monaten ba-

senreicher Ernährung hat sie nun schon seit über 3 keine Hautprobleme mehr.

Kursteilnehmerinnen berichten immer wieder von Hautverbesserungen, die bereits nach wenigen Tagen Basenfasten sichtbar sind. Eine Kursteilnehmerin erzählte am letzten Kursabend erfreut, dass Kolleginnen sie am fünften Basenfastentag auf ihre plötzlich so glatte und strahlende Haut angesprochen hatten.

Basenfasten ist ein echtes Schönheitsmittel und macht schlank und vital auf natürliche Weise.

Bei Akne, unreiner Haut, Migräne und bei Magen-Darm-Problemen immer auch an eine mögliche Allergie oder Nahrungsmittelunverträglichkeit denken. Lassen Sie dies bei einem Arzt abklären, der dieses Thema ganzheitlich angeht.

›› Beispiel aus der Praxis: Migräne und Akne

Wie erfolgreich eine Entsäuerung bei Migräne und Akne ist, habe ich immer wieder in der Praxis erfahren dürfen. Der folgende Fall ist vor allem deshalb interessant, weil die 33-jährige Patientin schon seit ihrem fünften (!) Lebensjahr an Migräne litt und seit ihrem zehnten Lebensjahr an Akne. Die Migräne kam in einem Turnus von etwa 4 Wochen mit jeweils 1–2 »Hammertagen«, wie sie selbst diese Tage nannte, an denen sie Bettruhe benötigte. An eine Heilung glaubte sie selbst nicht mehr. Sie kam zu mir in der Hoffnung, wenigstens eine Besserung zu erfahren.

Neben einer Entgiftungskur mit homöopathischen Medikamenten nahm sie am Basenfastenkurs in meiner Praxis teil.

Daraufhin stellte sie ihre Ernährung vollständig um. Auch Monate nach dem Basenfasten ist sie nun migränefrei, nach Genuss von Schokolade und Bier treten jedoch immer wieder kleine Migräneattacken auf. Die Akne war etwas hartnäckiger und ging erst einige Wochen nach dem Basenfasten und mehreren Darmspülungen zurück. Das liegt nun schon viele Jahre zurück, die Patientin meldet sich alle 2 Jahre bei mir und ist glücklich über ihre Haut und über die Migränefreiheit.

109

Gutes Bindegewebe dank Basenfasten

Neben unreiner Haut und Fettpölsterchen ist Zellulite wohl einer der gefürchtetsten Schönheitsmakel. Bei der Zellulite handelt es sich um eine Stoffwechselstörung des Bindegewebes, in deren Verlauf es zu Fetteinlagerungen ins Unterhautgewebe kommt. Fett ist natürlicherweise immer im Unterhautgewebe enthalten, wird aber normalerweise ständig neu auf- und abgebaut. Bei Stoffwechselstörungen des Bindegewebes werden die alten Fette nicht schnell genug abgebaut, stattdessen sammeln sie sich an, werden im Lauf der Zeit zäh und verfestigen sich. So entstehen die typischen Querstreifen und Geweberisse, die das Phänomen Orangenhaut ausmachen. Fraglich ist nach wie vor, ob nicht auch Eiweißablagerungen an der Ausbildung dieser Querstreifen beteiligt sind.

Zellulite ist verbunden mit Symptomen wie Hautjucken und vermehrter Wasserbindung im Unterhautgewebe mit Spannungsgefühl. Zunehmende Zellulite führt zur Gewebeschädigung. In der Erfahrungsheilkunde weiß man seit längerer Zeit, dass die der Zellulite zugrunde liegende Stoffwechselstörung des Bindegewebes in engem Zusammenhang mit chronischer Übersäuerung steht. Und Ernährung spielt bekanntlich eine große Rolle bei der Entstehung der Übersäuerung. So ist es nicht verwunderlich, dass immer jüngere Menschen Zellulite bekommen, wenn man sich die Ernährung der Jugendlichen anschaut: Fastfood, Weißmehlprodukte, Süßigkeiten, viel tierisches Eiweiß, Softdrinks – alles Säurebildner.

Bis es zur Ausbildung von Zellulite kommt, dauert es Jahre, denn die Stoffwechselstörung des Bindegewebes verläuft lange Zeit ohne erkennbare Symptome. Deshalb können Sie nicht erwarten, dass nach einer Woche Basenfasten die Zellulite verschwunden ist. Wenn Sie allerdings nach einer Woche Basenfasten Ihre Ernährung auf überwiegend basisch umstellen, dann werden Sie feststellen, dass Ihr Bindegewebe sich deutlich verbessert. Und damit auch Ihr Stoffwechsel. Ein übersäuertes Bindegewebe ist allerdings nicht nur ein Schönheitsproblem.

Das Bindegewebe – die Basisstation der Organe

Spricht man vom Bindegewebe, denkt man immer zuerst an die gefürchtete Zellulite – auch an Venenprobleme durch zu schwaches Bindegewebe. Dabei ist den wenigsten Menschen bekannt, welche zentrale Bedeutung dem Bindegewebe für die Aufrechterhaltung zahlreicher Stoffwechselfunktionen zukommt. Man kann die Funktion des Bindegewebes mit der Funktion eines Gartenbodens für Pflanzen vergleichen. Jede Pflanze gedeiht nur in dem für sie optimalen, nährstoffreichen Boden, wenn sie ausreichend gegossen wird und gute Lichtverhältnisse hat. Ähnlich verhält es sich mit dem Bindegewebe: Es ist sozusagen unser Boden, in den die Organe eingebettet sind.

> ## WISSEN
>
> ### Ist Zellulite erblich bedingt?
>
> Es gibt Menschen, die aufgrund ihrer Erbanlagen ein schlechteres Bindegewebe haben als andere. Besonders Gefühlstypen neigen zu einem schwachen Bindegewebe. Aber auch wenn Sie eine erbliche Neigung zu Zellulite haben, können Sie etwas dagegen tun: Je eher Sie durch basenüberschüssige Ernährung und regelmäßige Bewegung der Zellulite entgegenwirken, umso schneller bekommen Sie dieses Problem in den Griff!

In den vergangenen 50 Jahren haben viele Wissenschaftler, unter anderem Anton Pischinger und Hartmut Heine, das Bindegewebe erforscht und es als »Vorniere« bezeichnet. Im Bindegewebe findet also, wie auch in den Nieren, eine Filterung von Stoffen statt. Diese Filterung entspricht einer natürlichen Entgiftung. Wichtig zu wissen ist, dass alle wichtigen Funktionen des Körpers letztlich auch über das Bindegewebe laufen, denn dort treffen sich Venen und Arterien, Nervenzellen und Muskeln, Abwehrzellen, Bindegewebszellen. Das Bindegewebe ist folglich eine Schaltzentrale des Stoffwechsels und auch eine wichtige Entgiftungs- und Entsäuerungszentrale.

Probleme können hier entstehen, wenn das Bindegewebe Abfallprodukte aus Stoffwechsel und Nahrung, die der Körper aufgrund einer Überlastung nicht verarbeiten kann, zwischenlagert. Man kann sich leicht vorstellen, welche Auswirkungen das auf die körperlichen Funktionen hat. Der Ballast wirkt wie ein Stau auf der Autobahn. So nützlich Ballaststoffe im Darm sind, im Bindegewebe verursachen sie Probleme. Durchblutungsstörungen, Krankheiten des Bewegungsapparates, Ödeme, hormonelle Störungen und vieles mehr haben hier ihre Ursachen. Halten Sie Ihr Bindegewebe daher möglichst ballastfrei. Essen Sie nicht mehr, als Ihr Körper verarbeiten kann. Lassen Sie nicht zu, dass zu viel Essen und zu viele Säurebildner Ihren Stoffwechsel und Ihr Bindegewebe in ihrer Arbeit behindern. Übrigens: Basenfasten entlastet und reinigt das Bindegewebe, räumt sozusagen das »Zwischenlager« auf.

Schmerzen und Entzündungen

Schmerzen und chronische Übersäuerung stehen in einem engen Zusammenhang. Das belegen seit einigen Jahren wissenschaftliche Studien. Daher empfehlen manche Therapeuten ihren chronischen Schmerzpatienten inzwischen die Einnahme von Basenpräparaten. Die Basenphilosophie geht aber davon aus, dass man die Übersäuerung durch eine basenreiche Ernährung eindämmen kann, und so empfehle ich 1–2 Wochen Basenfasten zum Einstieg. Migräne-Kopfschmerzen sind sehr hartnäckig und lassen sich ohne eine Ernährungsumstellung kaum nachhaltig bessern.

›› Beispiel aus der Praxis: Migräne

Eine Kursteilnehmerin wollte basenfasten, um einige Kilos abzunehmen. In den ersten Basenfastentagen hatte sie häufig Kopfschmerzen, was wir zunächst auf den Koffeinentzug zurückführten. Die Kopfschmerzen hielten länger an und wurden zu einer Migräne – worunter sie schon viele Jahre litt, wie sie später erzählte. Ich gab ihr zur Unterstützung typgerechte Schüßler-Salze (Powertyp), was die Symptome minderte, und empfahl ihr, den Darm noch einmal zu reinigen, um die Entgiftung zu beschleunigen, was bei Powertypen recht unproblematisch geht. Einige Wochen später kam sie in die Praxis und berichtete, dass ihre Migräne nur noch selten leicht aufflackert und es ihr, je länger sie sich basenreich ernährt, besser geht.

Am Ende der Basenfastenwoche ging es ihr deutlich besser und sie versprach mir, ihre Ernährung basenreicher zu gestalten.

111

Rheuma – antientzündliche Ernährung hilft

Besonders in Bezug auf entzündliche Erkrankungen wie Rheuma gibt es inzwischen neue Erkenntnisse, inwiefern Ernährung Entzündungen fördert oder eindämmt. Im Fokus der Forschung stehen hier Entzündungsstoffe, sogenannte Eicosanoide. Arachidonsäure, die Vorstufe der Eicosanoide, findet sich in vielen Lebensmitteln – vor allem in Fleisch, Schweineschmalz, Wurst, fettreichen Milchprodukten und Käsesorten. Der Hamburger Rheumatologe Prof. J. Wollenhaupt sagt dazu: Diese Lebensmittel erhöhen die Entzündungsbereitschaft im Körper – sie wirken wie »Brandbeschleuniger«. Omega-3-Fettsäuren (außer in Fischöl auch in Leinöl!) sowie Obst und Gemüse dagegen senken die Entzündungsbereitschaft – sie wirken, so Prof. Wollenhaupt, wie »Feuerlöscher« auf Entzündungsherde.

Der Berliner Rheumatologe Prof. A. Krause geht sogar so weit, geeigneten Patienten mit entzündlich-rheumatischen Erkrankungen in seiner Klinik ambulant und stationär Fasten anzubieten. Seine Beobachtung: Fasten bringt oft eine deutliche Linderung der Schmerzen und Steigerung der Beweglichkeit, da der Arachidonsäurespiegel schnell sinkt und über die Nahrung kein Nachschub geliefert wird.

Arthrose – Schmerz lass nach

Man kann generell sagen, dass Schmerzen unter Basenfasten abnehmen. So häufen sich bei uns auch Rückmeldungen sowohl per E-Mail als auch in unseren Kursen, dass bei vielen Teilnehmern die Arthroseschmerzen innerhalb einer Basenfastenwoche deutlich zurückgingen. Diese Besserung erfolgt in den meisten Fällen nach einigen Tagen reinen Basenfastens – ohne, dass zusätzlich Basenpräparate oder Medikamente eingenommen werden. Das Weglassen der Säurebildner führt hier trotz des chronischen Geschehens und des meist fortgeschrittenen Alters der Betroffenen schnell zur Entlastung und zum Beschwerderückgang.

Fibromyalgie

Auch der folgende Fall zeigt, wie folgenschwer Allergien und Übersäuerung sein können: Eine 35-jährige Patientin litt seit einigen Jahren an chronischer Müdigkeit und klagte über Muskelschmerzen, Verstopfung und Blähungen. Es wurde die Diagnose »Fibromyalgie« gestellt, aber trotz intensivster Behandlung ging es ihr nicht besser. Nach einer Woche Basenfasten war die Müdigkeit weg, inzwischen ist die Verdauung sehr gut und auch die Blähungen sind weg. Es stellte sich heraus, dass sie auf Weizen, Milch und Hühnereiweiß allergisch reagiert. Sie ernährt sich nun überwiegend basisch, bis ihr Organismus vollständig entsäuert ist und die Allergene wieder toleriert. Seit der Basenfastenwoche fühlt sie sich fit und ausgesprochen leistungsfähig.

Nahrungsmittelunverträglichkeiten können viele Gesichter haben – auch Müdigkeit gehört dazu.

Darm und Verdauung

Jahrelange Ernährung mit überwiegend Säurebildner hinterlässt auch im Darm ihre Spuren. Jeder Mensch reagiert auf ein Zuviel an Säurebildnern anders – je nach Veranlagung sind auch die Toleranzgrenzen für säurelastige Nahrung unterschiedlich, also typabhängig. Powertypen haben hier eindeutig die größten Toleranzen, Nerventypen die niedrigsten. Vor allem die Verdauung und die Verdauungsorgane sind auf eine Ernährung im Säure-Basen-Gleichgewicht angewiesen.

Schauen wir uns einmal den Verdauungsprozess an: Alle Nahrungsmittel, die wir zu uns nehmen, werden durch Verdauungsenzyme aufgeschlossen, um dann dem Körper als Nahrung zur Verfügung zu stehen. Ohne die Arbeit der Verdauungsenzyme kann der Körper die aufgenommene Nahrung nicht verwerten. Die Verdauung beginnt im Mund durch die im Speichel vorhandenen Amylasen (das sind Enzyme, die Kohlenhydrate spalten) und die Lipasen im Zungengrund und gipfelt im Dünndarm mit der Enzymarbeit der Bauchspeicheldrüse. Dabei, aber auch bei der Eiweißspaltung im Magen, kommt es vor allem auf die Leistungsfähigkeit der Verdauungsenzyme an. Was macht aber die Verdauungsenzyme leistungsfähig?

Für die Leistungsfähigkeit der Verdauungsenzyme sind 2 Faktoren wesentlich: die richtige Temperatur und der richtige pH-Wert.

Die Temperatur, bei der die Enzyme optimal arbeiten können, ist die normale Körpertemperatur. Der pH-Wert ist in den einzelnen Verdauungsabschnitten unterschiedlich. So benötigt das Pepsin im Magen einen sauren pH-Wert (etwa 2), die Amylasen, die Lipasen, das Trypsin und das Chymotrypsin der Bauchspeicheldrüse dagegen einen basischen pH-Wert (7,5–8). Nur wenn im Dünndarm ein basisches Milieu von pH 7,5–8 herrscht, können diese Enzyme die Kohlenhydrate, Fette und Eiweiße vollständig aufschließen. Bereits geringfügige pH-Wert-Verschiebungen, wie sie bei einer Übersäuerung vorliegen, ver-

mindern die Leistungsfähigkeit der Enzyme so sehr, dass ihre Leistungsfähigkeit von 100 auf 50 % oder weniger sinkt. Die Folge für den Menschen sind dramatisch. Die Nahrung wird nicht mehr vollständig aufgeschlossen und damit nicht vollständig verwertet. Dadurch werden Vitamine, Spurenelemente und andere Vitalstoffe nur ungenügend verwertet, und es kommt zu Mangelerscheinungen. Dies ist im Übrigen ein Grund, warum viele Menschen unter Mangelerscheinungen leiden: Sie nehmen zwar genügend Vitalstoffe zu sich, aber sie können sie nicht verwerten, weil ihre Verdauungsenzyme unzureichend arbeiten.

Unvollständig verdaute Nahrung führt zu Gärung und Fäulnisbildung und damit zu Blähungen und Stuhlunregelmäßigkeiten. Diese Symptome werden meist unter dem Begriff »Reizdarm« abgehandelt – eine Verlegenheitsdiagnose sozusagen. Und so nehmen die Menschen fleißig Vitamine, Spurenelemente und Bauchspeicheldrüsenenzyme zu sich und wissen nichts von dem eigentlichen Problem: der Übersäuerung.

Verdauungsprobleme – vielfältige Ursachen

Aus zahlreichen Rückmeldungen von Patienten und Lesern, die Basenfasten eine oder mehrere Wochen praktiziert haben, haben wir die Bestätigung, dass sich die Verdauung durch Basenfasten insgesamt verbessert. Bei vielen Patienten sind Blähungen deutlich weniger geworden oder ganz verschwunden. Andere berichten, dass sich ihre Stuhlmenge erhöht hat und sie nun täglich einmal, viele sogar 2-mal täglich Stuhlgang haben. Menschen, die bislang öfter Durchfälle hatten, berichten, dass sich der Stuhlgang wieder normalisiert hat und die Konsistenz fester geworden ist. Basenfasten führt also zu einer Regulierung des Stuhlgangs.

Der Grund für die verbesserte Verdauung liegt einerseits an der naturbelassenen pflanzlichen Kost, die der Organismus viel besser verarbeiten kann. Häufig ist es aber auch so, dass Menschen an Nahrungsmittelunverträglichkeiten leiden, die bislang nicht diagnostiziert wurden. So verstecken sich hinter Blähungen häufig eine Laktoseintoleranz oder eine Glutenunverträglichkeit. Durchfälle mit Blähungen sind nicht selten durch Histaminintoleranz bedingt. Besonders Nerventypen und Gefühlstypen neigen zu Unverträglichkeiten. Wenn Sie unter nicht abgeklärten Verdauungsbeschwerden leiden, lesen Sie bitte im Kapitel über Allergien (s. Seite 136) weiter.

❱❱ Beispiel aus der Praxis: Ernährung und Gefühlsleben

Eine 37 Jahre alte Patientin kam wegen Depressionen, chronischen Nagelmykosen (seit dem 7. Lebensjahr) und Verstopfung in meine Praxis. Wegen der Übersäuerung, die stets eine Mitursache für die Entstehung von Pilzerkrankungen ist, betrachtete ich mit ihr zusammen kritisch die bisherige Ernährung.

Ich riet ihr, sich mehrere Wochen lang rein basisch zu ernähren.

Etwas widerwillig trennte sie sich von ihren lieb gewordenen Gewohnheiten. Durch die Ernährungsumstellung verschwand die Depression und kehrte erstmals nach einem Exzess mit Alkohol und Fastfood wieder. Die Erfahrung hat ihr klar gezeigt, wie tief unsere Ernährungsweise nicht nur in unseren Körper, sondern auch in unsere Gefühlsebene eingreift. ▬

Infektanfälligkeit und chronische Infekte

Infektanfälligkeit und chronische Infekte, auch Nasennebenhöhlenentzündungen, hängen häufig mit Allergien und Nahrungsmittelunverträglichkeiten zusammen. Ein- bis zweimal jährlich Basenfasten und eine Umstellung auf eine obst- und gemüsereiche Ernährung vermindert Infektanfälligkeit und hilft gegen chronische Infekte, selbst wenn diese schon jahrelang bestehen, wie die folgenden Beispiele aus unserer Praxis belegen.

❱❱ Beispiel aus der Praxis: Infektanfälligkeit und Allergien

Ein Patient (38 Jahre) kam zu mir wegen Infektanfälligkeit. Er litt außerdem seit 26 Jahren unter Heuschnupfen, seit 10 Jahren hatte er Feigwarzen und seit 5 Jahren eine Hausstaubmilbenallergie. In den vergangenen 2 Jahren gesellten sich eine chronische Nebenhöhlenentzündung und Müdigkeit dazu. Als er in meine Praxis kam, klagte er über Infektanfälligkeit, die solche Ausmaße angenommen hatte, dass er kaum eine Woche infektfrei war. Er hatte schon verschiedene naturheilkundliche Therapien versucht – bislang ohne Erfolg.
Eine Entgiftungstherapie mit naturheilkundlichen Medikamenten brachte ihm eine erste Erleichterung. Im Wissen, dass es Allergien nur im übersäuerten Organismus gibt, brachte ich ihm die Bedeutung seiner Ernährungsweise beim Heilprozess nahe. So be-

gann er mit einer Woche Basenfasten mit einigen Darmspülungen und stellte erstaunt fest, wie schnell er sich wieder fit und leistungsfähig fühlte. Einen Infekt hatte er seither nicht mehr. Er ernährte sich nach der Basenfastenwoche streng nach der 80:20-Regel (s. Seite 267) und nahm als Nebeneffekt in insgesamt 4 Wochen 8 kg (!) ab, worüber er sich sehr freute. Das motivierte ihn so, dass er sich, obwohl er beruflich ständig unterwegs ist, weiterhin so ernährt.

» Beispiel aus der Praxis: Unverträglichkeiten und chronische Mandelentzündung

Ein Patient, geb. 1959, litt seit 5 Jahren an wiederkehrenden eitrigen Mandelentzündungen und klagte außerdem über einen empfindlichen Magen-Darm-Trakt, vor allem über häufige Durchfälle, konnte aber auf genaues Befragen hin nicht sagen, ob die Durchfälle mit der Nahrungsaufnahme in Verbindung standen. Auch Hautausschläge traten immer wieder auf. Er hatte schon einige naturheilkundliche Methoden, unter anderen Akupunktur, probiert, bislang mit wenig Erfolg. Dann hörte er von Basenfasten, nahm mit seiner Frau an einem Kurs in unserer Praxis teil und buchte gleich einige Darmspülungen dazu. Die fand er so toll, dass er gar nicht mehr aufhören wollte. Ein Test ergab zudem, dass er eine Knoblauch- und Glutamatunverträglichkeit (Geschmacksverstärker) hat. Während der Basenfastenwoche ging es ihm so gut, dass er danach gerne seine Ernährung auf »überwiegend basisch« umstellte. Nach wenigen Tagen hatte er keine Durchfälle mehr. Die Haut wurde allmählich besser und war schließlich frei von Ekzemen.
Ein Besuch im chinesischen Restaurant brachte den Rückfall. Die Haut rötete sich, juckte, und es entwickelte sich ein Ekzem. Nach einigen Tagen – unter Glutamatverzicht – verschwanden die Symptome wieder. Nach 2 Jahren hatte er keinerlei allergische Symptome mehr – selbst nach dem Besuch im China-Restaurant nicht. Die Mandelentzündungen sind längst kein Thema mehr. Das ist nun etliche Jahre her – er kommt seither 2-mal im Jahr zum Basenfasten und zu 6 Darmspülungen und sagt: Ich fühle mich wohl und gesund. ▬

Nierenerkrankungen – Basisches entlastet

Menschen mit chronischen Nierenerkrankungen profitieren besonders von Basenfasten. Denn: Basische Lebensmittel entlasten die Nieren. Bei chronischen Störungen der Nierenfunktion, auch bei schweren Nierenerkrankungen wie der Glomerulonephritis, hilft Basenfasten. Dafür ist nicht nur das Fehlen der Säurebildner verantwortlich. Besonders auch der Verzicht auf tierisches Eiweiß stärkt die Nierenfunktion.

Basisches statt Dialyse

Seit 9 Jahren behandele ich eine Patientin mit einer Glomerulonepritis (eine chronische Nierenerkrankung). Sie kam damals zu mir mit den typisch erhöhten Nierenwerten, erhöhtem Blutdruck, chronischem Eisenmangel und Müdigkeit. Zum Zeitpunkt ihres ersten Besuches bei mir stand das Thema Dialyse im Raum. Der Nephrologe (Nierenfacharzt) ging damals davon aus, dass sie im Laufe der kommenden Monate an die Dialyse müsste. Sie war sehr niedergeschlagen, weshalb man auch eine Depression vermutete und ihr Antidepressiva verordnen wollte. Als sie das erste Mal in die Praxis kam, sagte sie: »Das kann doch so nicht weitergehen. Es muss einen Weg geben. Ich will nicht an die Dialyse!«

Nach einer ausführlichen Anamnese mit Erfassung des Ernährungsverhaltens und nach einigen Untersuchungen, stellte sie erst einmal ihre Ernährung um und startete dieses Programm mit Basenfastenwochen, die sie immer mal wieder wiederholte. Zunächst verordnete ich ihr begleitend entgiftende Heilpflanzen, später Schüßler-Salze, die sie bis heute in wechselnder Zusammensetzung nimmt. Nach wenigen Monaten war ihre Niedergeschlagenheit weg, die Eisenwerte

verbesserten sich und sie fühlte sich wieder fitter und leistungsfähiger. Nach etwa einem Jahr nahm der Nierenfacharzt von dem Gedanken an eine Dialyse Abstand, und seit Jahren ist dieses Thema nun vom Tisch. Die Nierenwerte haben sich zunehmend verbessert und auch die Hausärztin ist inzwischen überzeugt, dass die Ernährungsumstellung auf überwiegend basisch die Patientin vor der Dialyse bewahrt hat.

Die Grundkrankheit bleibt bestehen, und sie wird immer eiweißarm und basenreich essen müssen. Das tut sie gerne, denn die Lebensqualität, die sie zurückgewonnen hat, ist es ihr wert. Eine eiweißarme und zugleich basenreiche Ernährung bei chronischen Nierenerkrankungen ist inzwischen eine Empfehlung, die auch Nierenfachärzte zunehmend ihren Patienten geben.

Diabetes mellitus – kein Hinderungsgrund

Grundsätzlich können auch Diabetiker eine Woche Basenfasten durchführen. Wir empfehlen Basenfasten dann, wenn Sie als Diabetiker gut eingestellt sind und wenn 3 Voraussetzungen erfüllt werden:

- Betreuung in einer diabetologischen Facharztpraxis
- Betreuung bei einer Diabetesberaterin/ -Assistentin
- Absolvierung einer Diabetesgruppenschulung (10 Termine)

So sind Diabetiker in der Lage, auf die geänderte Nahrungszufuhr entsprechend zu reagieren und ihren Bedarf an antidiabetischen Medikamenten selbst einzuschätzen. Die Erfahrung: Der Blutzuckerspiegel wird

unter Basenfasten schnell gesenkt. Es ist daher beim Basenfasten wichtig, dass Diabetiker eine Unterzuckerung vermeiden und ihre Insulindosis anpassen bzw. verringern.

Diabetes ist eine Stoffwechselerkrankung, die mit einer chronischen Übersäuerung einhergeht, was sich auch leicht mit der Sander-Methode (s. Seite 48) messen lässt. Ich habe immer wieder Patienten mit einem Prädiabetes Typ II (d. h. ein gerade beginnender Diabetes), die ihren Nüchternblutzuckerwert durch Basenfasten wieder in den Griff bekommen haben. Auch für Typ-1-Diabetiker ist basenreiche Ernährung zu empfehlen. Sie verbessert die Lebensqualität, wenn auch die Grundkrankheit nicht heilbar ist.

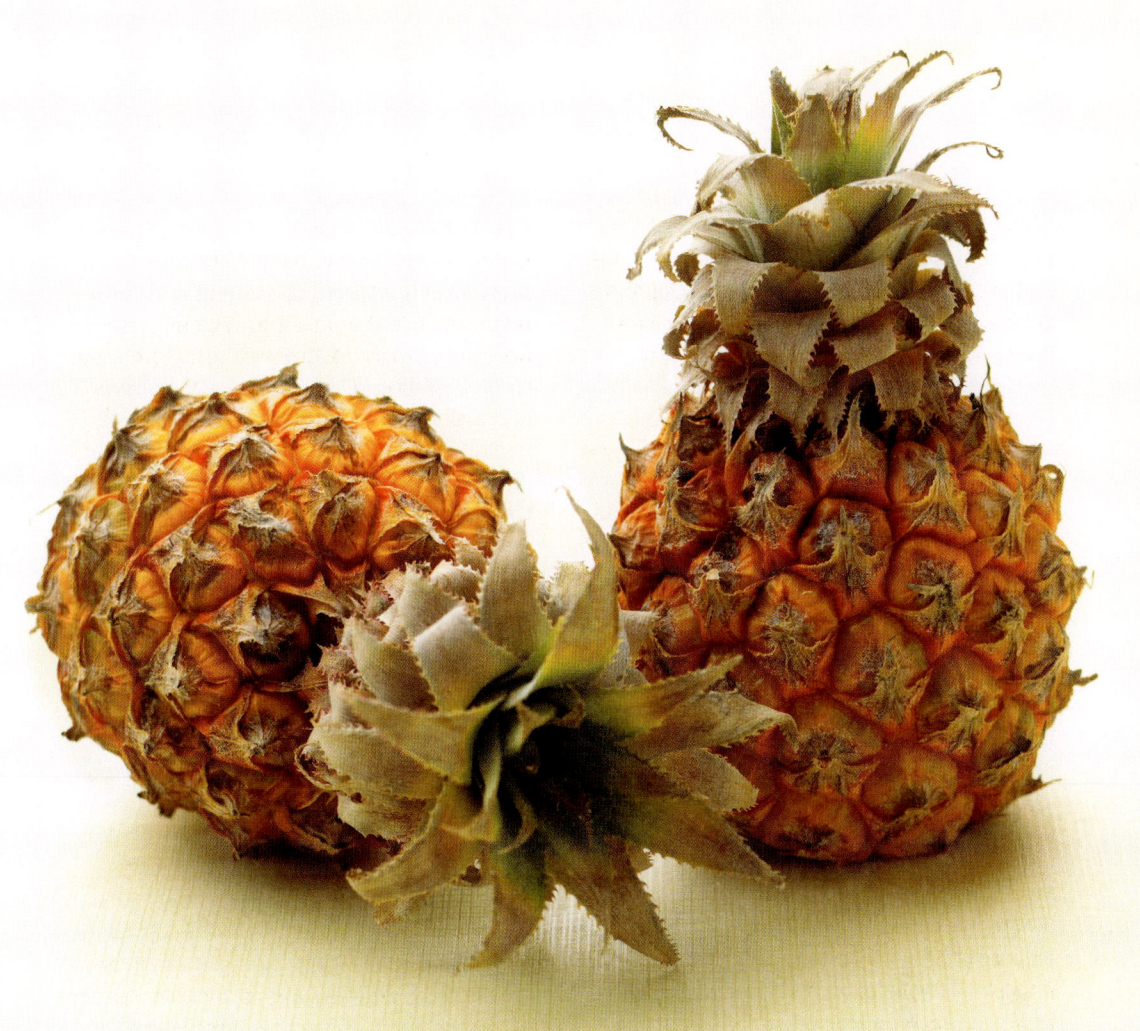

*Auch ein gesundes
Essen kann uns satt und
glücklich machen.*

(Sabine Wacker)

Rund um die Hormone

Entsäuerung durch Basenfasten greift in viele Stoffwechselgeschehen ein – auch in den Hormonstoffwechsel, weshalb viele typisch weibliche Probleme wie zu starkes Schwitzen in den Wechseljahren mit Basenfasten und einer basenreichen Ernährung weniger werden. Denn was wenige wissen: Säuren blockieren auch den Hormonstoffwechsel und bedingen so die verschiedensten hormonabhängigen Probleme. Dazu gehören Stimmungsschwankungen, Hautprobleme bis hin zur Akne, Orangenhaut, Schweißausbrüche, Schlafstörungen, depressive Verstimmungen, Kopfschmerzen, Regelschmerzen, Spannungsgefühle in den Brüsten, Wassereinlagerungen und so fort. Basenfasten macht Schluss damit. Entsäuern Sie und bringen Sie so Ihren Hormonhaushalt wieder ins Gleichgewicht.

Gehören auch Sie zu den Frauen, die sich seit Jahren mit PMS (prämenstruelles Syndrom), Regelschmerzen oder anderen hormonbedingten Beschwerden herumquälen? Sicher haben auch Sie noch nie daran gedacht, dass Ihr Hormonhaushalt irgendetwas mit Ihrer Ernährung zu tun hat. Es ist aber so: Alles, was wir essen, hat eine Wirkung im Stoffwechsel – und die Hormone gehören zu unserem Stoffwechsel. Dass Übersäuerung bei Erkrankungen im Magen-Darm-Bereich, bei Rheuma und bei Allergien eine Rolle spielt, das mag ja noch einleuchten, aber gegen Regelbeschwerden? Doch, es ist tatsächlich so, wie neuere Untersuchungen belegen. Seit wir die Methode Basenfasten vor einigen Jahren entwickelt haben, erhalten wir eine Menge Rückmeldungen über spontane Verbesserung bei Schmerzen und anderen Beschwerden rund um die Regelblutung. Und nicht nur das: Basenfasten verbessert das Hautbild, wirkt gegen Akne und gegen Wechseljahresbeschwerden. Wie ist das möglich?

Unsere Nahrung reagiert im Stoffwechsel chemisch sauer oder basisch, je nach Zusammensetzung der Lebensmittel. Der Körper braucht sowohl Säuren als auch Basen. Nur: Er benötigt mehr Basen als Säuren. Die meisten Natrium-, Kalium-, Kalzium- und Magnesiumsalze werden im Körper basisch verstoffwechselt und für viele lebenswichtige Funktionen wie Atmung, Blutbildung, Knochenbildung, Hormonstoffwechsel und Verdauung dringend benötigt. Wenn wir aber auf Dauer zu viele Säurebildner zu uns nehmen, dann verbraucht der Körper die basischen Mineralien, um Säuren abzupuffern, und so verschiebt sich allmählich das Säure-Basen-Gleichgewicht.

Dadurch werden mit der Zeit alle Stoffwechselleistungen eingeschränkt, und es kommt zu Funktionsstörungen, die sich bei einem Menschen mehr im Darm, beim anderen mehr im Hormonstoffwechsel, beim dritten woanders äußern – je nach Typ. Es sind vor allem die Gefühltypen und die Powertypen, die durch Übersäuerung hormonelle Probleme bekommen. Wenn aber der Säure-Basen-Haushalt im Gleichgewicht ist, dann funktioniert der Stoffwechsel – und damit auch der Hormonhaushalt!

Säurebildner in der Nahrung stören den Hormonstoffwechsel. Essen Sie daher nicht zu viele davon.

Vom Beginn der Pubertät bis zu den Wechseljahren spielen Hormone und Schwankungen im Hormonhaushalt eine zentrale Rolle im Leben der Frau. Oft ist davon auch ihre Umgebung betroffen. Es gibt Frauen, die leiden sehr darunter, andere spüren kaum etwas davon – je nach Typ. Wenn Sie bislang dachten, dass sei ein unveränderbares Schicksal, dem Sie höchstens mit Hormontabletten begegnen können, dann sollten Sie es mal mit Basenfasten versuchen.

Pubertät – Berg- und Talfahrt der Gefühle

Mit Ausbildung der Geschlechtsreife (Pubertät) beginnt der »Tanz der Hormone«, und das ist keine reine Frauensache. Auch Männer sind »Opfer« ihrer Hormone. Mithilfe von Hormonen – Östrogenen, Gestagenen und Androgenen – finden zwischen dem 10. und dem 15. Lebensjahr körperliche und seelische Umbauprozesse statt – die Zeit der Gebärfähigkeit bzw. der Geschlechtsreife beginnt.

Die hormonellen Umbauprozesse in dieser Zeit können zu Gewichtsproblemen und vor allem zu unreiner Haut führen. Aber Pickel und Akne sind kein unausweichliches Schicksal: Durch eine überwiegend basische Ernährung halten Sie Pickel in Schach. Leider ist die übliche Ernährungsweise von Jugendlichen alles andere als basenüberschüssig. Fastfood mit wenig Obst und Gemüse prägen das Bild der Ernährung. Schauen Sie sich nur mal das nährstoffarme Angebot am Schulkiosk an – Jugendliche werden nicht gerade dazu angeleitet, sich gesund zu ernähren. Zigaretten- und Alkoholkonsum tragen zusätzlich zur Übersäuerung und zur Verschlechterung des Hautbildes und des Bindegewebes bei. Dies ist auch der Grund, warum immer mehr junge Menschen ein schlechtes Bindegewebe haben und frühzeitig Orangenhaut entwickeln.

Auch wenn die Pubertät sich dadurch auszeichnet, dass Jugendliche prinzipiell die Vorschläge ihrer Eltern ablehnen, habe ich doch festgestellt, dass es sinnvoll ist, mit gutem Beispiel voranzugehen. Und: Wenn Obst, Salate und Gemüse auf dem Tisch sind, werden sie meist auch gegessen.

PMS – die Tage vor den Tagen

Da die Symptome des prämenstruellen Syndroms sehr vielfältig sind und auch mit Gemütsveränderungen einhergehen, werden Frauen, die darunter leiden, oft nicht ernst genommen, was den Leidensdruck nur noch verstärkt. PMS kann sich so heftig auswirken, dass allein das Wissen darum, dass »frau« alle 4 Wochen dadurch lahmgelegt wird, ausreicht, um übelste Laune zu bekommen. Schließlich sind viele Frauen berufstätig und müssen sich in einer Arbeitswelt behaupten, die durch und durch auf ständige Leistungsfähigkeit eingestellt ist. Und eine Frau, die alle 4 Wochen mit Migräneanfall oder Kreislaufabsturz zu Hause bleiben muss, ist in keinem Betrieb gerne gesehen.

Die prämenstruelle Phase beginnt ab dem Eisprung – in der Regel um den 14. Zyklustag – und endet meist mit oder kurz nach Einsetzen der Regelblutung. Während dieser Zeit leiden viele Frauen unter körperlichen und seelischen Veränderungen.

Häufige Symptome:
- Kreislaufprobleme
- Krämpfe im Unterleib oder in den Brüsten
- Neigung zu Wasseransammlung im Körper
- Spannungsgefühl in den Brüsten
- Gewichtszunahme
- Kopfschmerzen, Migräne
- Völlegefühl, Verstopfung
- Antriebsschwäche
- depressive Verstimmungen

Man geht davon aus, dass PMS durch einen Progesteronmangel ausgelöst wird, dessen Ursache unbekannt ist. Frauenärzte haben mir aber bestätigt, dass eine basenüberschüssige Ernährung die Symptome von PMS deutlich vermindert. Und genau das entspricht der Erfahrung, die wir seit Jahren mit Basenfasten machen.

Dass Basenfasten auch gegen PMS hilft, habe ich erst in meiner Basenfastenpraxis erfahren. Obwohl es mir schon lange theoretisch klar war, dass hormonelle Vorgänge im Körper wesentlich von einem ausgeglichenen Säure-Basen-Haushalt abhängen, war ich doch überrascht, wie schnell die positiven Wirkungen greifen. Denken Sie daran: Hormonelle Störungen nicht gleich mit Hormonpräparaten angehen! Eine Woche Basenfasten zur Entsäuerung kann hier eine nebenwirkungsfreie Alternative sein.

›› Beispiel aus der Praxis: PMS

Eine 34-jährige Patientin, die in den vergangenen 20 Jahren immer vor der Regel unter massiven Stauungen und Brustspannungen litt, berichtete, dass ihre prämenstruellen Symptome bereits nach einem Basenfastenkurs kaum noch vorhanden waren. Eigentlich kam sie zum Basenfasten, weil sie unter Verstopfung litt und auch gerne ein paar Pfunde abnehmen wollte.

Sie entschloss sich zu 1–2 Wochen Basenfasten und ließ sich begleitend dazu einige Darmspülungen (Colon-Hydro-Therapie) verabreichen.

Nach einer Woche Basenfasten berichtete sie hocherfreut, dass sie gerade eine Premiere erlebt habe: Zum ersten Mal seit 20 Jahren hatte sie eine schmerzfreie Regelblutung. Sie brauchte in den vergangenen 20 Jahren Büstenhalter in 2 verschiedenen Größen: eine Größe für die Zeit bis zum Eisprung sowie eine Nummer größer für die Zeit bis zum Einsetzen der Regelblutung. Die Brust war dann so gespannt, dass sie sich nicht berühren lassen konnte. Sie konnte es kaum glauben, dass dies, sozusagen als Nebeneffekt des Fastens, einfach verschwunden war. Dies hat sie natürlich motiviert, ihre Ernährung umzustellen und immer darauf zu achten, dass die tägliche Nahrung genügend Basenbildner enthält. Und der Erfolg hält an. ▬

Regelschmerzen müssen nicht sein

Für viele Frauen gehen die prämenstruellen Beschwerden nahtlos in Schmerzen während der Regelblutung über. Manche Frauen haben nur am ersten oder zweiten Tag ein Ziehen im Unterleib oder krampfartige Schmerzen. Die Schmerzen können aber auch so heftig sein, dass 1 oder 2 Tage Bettruhe nötig werden – eine höchst individuelle Sache also und typenabhängig.

Die Homöopathie leistet hier mit ihrer individuellen Mittelwahl große Dienste. Aber auch die Umstellung auf basenüberschüssige Kost entlastet den Hormonstoffwechsel: Eine Patientin, 32 Jahre alt, die seit der Pubertät unter Brustschmerzen und starken Krämpfen während der ersten 2 Regelblutungstagen litt, kam eigentlich wegen Nahrungsmittelallergien und chronischer Nasennebenhöhlenentzündung in meine Praxis. Sie war hocherfreut, dass nach dem ersten Basenfasten ihre darauf folgende Regelblutung ohne Schmerzen verlief. Sie wiederholte das Basenfasten in mehrwöchigen Abständen immer wieder für eine Woche und berichtete, dass auch die Entzündungen ihrer Nasennebenhöhlen langsam besser wurden. Nach Ablauf eines Jahres traten ihre Regelschmerzen nie mehr auf.

Unerfüllter Kinderwunsch

Die Zahl der Paare, die sich vergeblich ein Kind wünschen, wird von Jahr zu Jahr größer.

Über die Ursachen der ungewollten Kinderlosigkeit wird seit Längerem geforscht, und obwohl bislang keine Hauptursache gefunden wurde, konnten doch interessante Zusammenhänge entdeckt werden. So ist die Universitätsfrauenklinik in Heidelberg der Frage nachgegangen, wie Schadstoffbelastungen, insbesondere Schwermetalle, sich auf die Fruchtbarkeit auswirken. Und nicht nur im Rahmen dieser Forschungen, auch anderenorts hat man Zusammenhänge zwischen Schadstoffbelastungen und der Beweglichkeit der Spermien festgestellt. Man kann also davon ausgehen, dass die Spermien mit zunehmender Schadstoffbelastung des Körpers an Beweglichkeit verlieren.

Um festzustellen, bei welchem der beiden Partner der Grund für die ungewollte Kinderlosigkeit liegt, werden eine Reihe von Untersuchungen durchgeführt. Häufig finden sich hormonelle Fehlfunktionen bei der Frau, und man versucht, durch entsprechende Medikamente Abhilfe zu schaffen. Führt das nicht zum Erfolg, dann gibt es heute eine Reihe künstlicher Befruchtungsmethoden, die oft, aber nicht immer zum Erfolg führen. Was bei dieser Vorgehensweise leider übersehen wird, ist, dass die Zunahme hormoneller Störungen auch mit der Zunahme der Schadstoffbelastung einhergeht.

Und die kommt nicht nur aus den Schornsteinen der Fabriken oder aus den Auspuffrohren unserer Autos, sondern landet zunehmend auf unseren Tellern: »Aus deutschen oder europäischen Landen frisch auf den Tisch …« Immerhin füttert man die Löwen der Stuttgarter Wilhelma seit einiger Zeit nur noch mit Pferdefleisch – der hohe Hormongehalt des Rindfleisches macht sie unfruchtbar. Pferdefleisch unterliegt nicht der Massentierzucht mit Turbowachstum durch Hormongaben, Antibiotika und was sonst noch alles dazugehört.

PRAXIS

Das fördert die Fruchtbarkeit

- Ernähren Sie sich überwiegend basisch.
- Bauen Sie Stress ab und gestalten Sie Ihr Leben rhythmischer.
- Sorgen Sie für regelmäßige Entspannung und unternehmen Sie mindestens einmal pro Woche etwas Schönes mit Ihrem Partner.
- Meiden Sie Schadstoffe aus der Umwelt und der Nahrung.
- Hören Sie und auch Ihr Partner auf zu rauchen.
- Neuere Forschungsergebnisse zeigen, dass auch der übermäßige Gebrauch von Handys zu Lasten der Zeugungsfähigkeit geht.

Inwieweit andere Schadstoffe aus der täglichen Nahrung zu unserer Zeugungs- und Gebärfähigkeit beitragen, ist noch nicht erforscht, aber man kann davon ausgehen, dass in den kommenden Jahren die Liste der Mitverursacher der ungewollten Kinderlosigkeit größer wird.

Egal, für welche Therapie Sie sich entscheiden, damit Sie Mutter oder Vater werden – es lohnt sich immer, auch eine Entgiftungskur zu machen. Und ganz wichtig ist es, dass Sie darauf achten, welche Lebensmittel Sie essen. Je schadstoffärmer diese sind, umso besser für Ihren Hormonhaushalt. Und es gibt schadstoffarme Lebensmittel: aus biologisch-dynamischem Anbau.

Basenfasten ist hormonfrei und, wenn Sie biologisch angebautes Obst und Gemüse verwenden, schadstoffarm.

Basenfasten entgiftet und entsäuert dabei – das hilft, die Schadstoffe wieder loszuwerden. Schon oft habe ich erlebt, dass Patientinnen, die wegen Hautproblemen, Verstopfung oder anderen Gesundheitsstörungen zu mir zur Entgiftung und zum Basenfasten kamen, nach wenigen Monaten schwanger wurden. Sie berichten dann immer freudestrahlend, dass sie sich schon lange ein Kind wünschen, es bislang aber nicht geklappt hat. Gerade vor 2 Monaten bekam ich wieder eine Geburtsanzeige einer glücklichen Mutter, die im vergangenen Jahr Basenfasten und Colon-Hydro-Therapie gemacht hat.

Ein wichtiger Aspekt der Entgiftungstherapien ist hier auch das Loslassen. Wenn Sie entgiften und entsäuern, dann lassen Sie nicht nur die Schadstoffe und die alten Stoffwechselprodukte schneller los, Sie können auch seelisch besser loslassen. Denn häufig ist es so, dass dieser lange unerfüllte Wunsch nach einem Kind die Paare »sauer« macht. Sie stressen sich selbst, sie stressen sich gegenseitig. Besonders für Frauen ist die Situation schwierig, denn die biologische Uhr tickt. Und das ist auf Dauer kein guter Nährboden für eine Schwangerschaft.

In unserer Praxis gibt es inzwischen einige Patientinnen, die nach mehreren Basenfastenkuren endlich schwanger wurden und ihr ersehntes Kind bekommen haben. Eine Patientin hat bereits ihr zweites Kind zur Welt gebracht. Wenn es bei Ihnen mit dem Nachwuchs (noch) nicht klappt – bleiben Sie entspannt und basisch und erfreuen Sie sich an einer harmonischen Partnerschaft.

Ein anderer Aspekt, der als Ursache für Unfruchtbarkeit infrage kommt, ist eine Endometriose – das Vorkommen von Gebärmutterschleimhaut außerhalb der Gebärmutter, was mit starken Schmerzen einhergeht. Endometriose ist sehr im Zunehmen begriffen, und man geht davon aus, dass in Deutschland 2–4 Millionen Frauen darunter leiden. Es ist wahrscheinlich, dass unsere Lebensweise damit zu tun hat. Frauen mit Endometriose leiden häufig an Allergien und an Störungen der Verdauung. Möglich ist ein Zusammenhang mit fett- und fleischreicher Kost und ballaststoffarmer Ernährung.

Fehlernährung als Ursache von Endometriose und Unfruchtbarkeit? Dies ist vorläufig die Hypothese einiger Forscher, aber Versuche haben ergeben, dass bereits das Weglassen einer einzigen Fastfood-Mahlzeit zu einer deutlichen Linderung der Endometriosebeschwerden führt. Auch körperliche Bewegung und der Verzicht auf Nikotin haben in Versuchsreihen zu Besserungen geführt. Durch gesunde Lebensweise zum Wunschkind? Es sieht ganz so aus.

Entspannt und schlank durch die Wechseljahre

Die Wechseljahre der Frau sind eine natürliche Phase des Übergangs, in der die Produktion der weiblichen Hormone zurückgeht. Der Körper der Frau stellt sich auf eine Lebensphase ein, in der sie keine Kinder mehr gebären wird und von daher das monatliche Auf und Ab der Hormone nicht mehr nötig ist. So sinkt die Östrogenproduktion allmählich ab, die »Tage« kommen unregelmäßiger und bleiben schließlich ganz aus. Dies ist kein Östrogenmangel, wie die Schulmedizin fälschlicherweise meint. Es ist das natürliche Absinken des Östrogens, weil es nicht mehr benötigt wird.

Die Wechseljahre – auch Klimakterium genannt – spielen sich in einem Zeitraum von etwa 10 Jahren ab – meist zwischen dem 45. und 55. Lebensjahr. Die Zeit nach der letzten Regelblutung nennt man Menopause. Wechseljahre sind keine Krankheit, sondern ein natürlicher Umstellungsprozess des Körpers und der Seele. Dieser Prozess kann völlig reibungslos verlaufen, er kann aber auch von gesundheitlichen Störungen begleitet sein.

Biologisch und biochemisch gesehen findet während der Wechseljahre »nur« eine hormonelle Umstellung statt – seelisch bedeutet es eine immense Veränderung. Durch diesen Prozess kommt die Frau aus ihrem bisherigen Rhythmus, was viele der Wechseljahressymptome ausmacht.

Wechseljahre sind im Prinzip das Gegenteil der Pubertät, in der sich die Geschlechtsreife entwickelt. Interessanterweise befinden sich meist die Kinder gerade in der Pubertät, während die Mutter in die Wechseljahre kommt: Sohn oder Tochter sind launisch, die Skala reicht von himmelhochjauchzend bis zu Tode betrübt. Während sich im Körper des Jugendlichen ein Umbau vom Kind zum geschlechtsreifen Erwachsenen vollzieht, spielt sich im Gefühlsleben des Jugendlichen ein Chaos ab. Da er keinerlei Erfahrung mit diesem Zustand hat, kommt es zu Verunsicherungen, denn er kann seinen bisherigen Gefühlen nicht mehr trauen. Das Erlangen der Geschlechtsreife stellt aber einen Kraft gewinnenden Prozess dar – anabol nennt man das in der Medizin. Anabole Vorgänge wirken Stoffwechsel beschleunigend. Das ist einer der Gründe, weshalb Jugendliche oft Flausen im Kopf haben – sie spüren ihre Kraft.

Mit Eintritt in die Wechseljahre geschieht nun bei der Frau genau das Gegenteil. Die Geschlechtsreife wird wieder abgebaut, was ebenfalls mit hormonellen Veränderungen einhergeht – katabol nennt man diese abbauenden Prozesse. Dadurch findet eine Verlangsamung des gesamten Stoffwechsels statt, was oft als Nachlassen der Energie empfunden wird und zu körperlichen Veränderungen führt, die nach einer gewissen Zeit die Gesundheit beeinträchtigen können. Auch

WISSEN

Mögliche Wechseljahressymptome

- Hitzewallungen, Schweißausbrüche
- Stimmungsschwankungen
- depressive Verstimmungen
- Müdigkeit, Antriebslosigkeit
- Blutdruckerhöhung
- Schlafstörungen
- Herzrhythmusstörungen
- Hautalterung
- Osteoporose
- Cholesterinerhöhung

erfahren Frauen nun eine Reihe emotionaler Veränderungen, was in einer Partnerschaft zu vorübergehenden Spannungen führen kann.

Jetzt sind Entsäuerungsmaßnahmen besonders wichtig, damit Ihr Stoffwechsel wieder angekurbelt wird. Basenfasten und der Umstieg auf überwiegend basische Ernährung unterstützen Sie in dieser »Umbauphase«, sodass Blutfettwerterhöhungen, Blutdruckerhöhungen und Spätfolgen wie Osteoporose erst gar nicht auftreten.

Aber die Wechseljahre sind nicht nur von Abbauprozessen geprägt, sie stellen auch einen Neubeginn dar: Viele Frauen, die in die Wechseljahre kommen, verspüren den Wunsch, ihr Leben umzukrempeln und nochmals ganz neu anzufangen – denn es beginnt eine neue Lebensphase!

Älterwerden und die Angst vor Schönheitsverlust

Das natürliche Absinken des Östrogenspiegels geht auch mit einer Veränderung der Haut einher. Da Östrogene die Wasserspeicherung im Körper fördern, sieht die Haut der Frauen, die viel Östrogen im Körper haben, immer glatt aus. Mit Beginn der Wechseljahre ver-

WISSEN

Wechseljahre – individuell

Jede Frau erlebt ihre Wechseljahre anders. Zum einen bestimmt die Lebens- und Ernährungsweise den Zustand ihres Stoffwechsels bei Beginn der Wechseljahre, zum anderen bestimmt die Veranlagung – der Typ – wie Körper und Seele die Wechseljahre verarbeiten. Powertypen erfahren einen Leistungsknick, den sie in der Regel nicht gut verkraften, denn sie sind es gewohnt, ständig auf Hochtouren zu laufen. Das kann zu depressiven Verstimmungen führen.

Gefühlsmenschen leiden oft unter hormonbedingtem Schwitzten und Blutdruckschwankungen, während Nerventypen die Wechseljahre noch am leichtesten verkraften. Schlafstörungen können hin und wieder auftreten. Wichtig: Beobachten Sie Ihre Veränderungen gut und geben Sie Ihren neuen Bedürfnissen genügend Raum. Wechseljahre sind eine Zeit der Veränderung, in der eine Frau sich letztlich neu definiert. Und das darf sein.

---

liert der Körper durch das Absinken der Östrogene Wasser, die Haut wird schlaffer und neigt allmählich zu Faltenbildung. Hier können Sie mit Schüßler-Salzen den Stoffwechsel so ankurbeln, dass dieser Prozess deutlich verlangsamt wird (s. Seite 80).

Warum viele Frauen in den Wechseljahren zunehmen

Wenn Sie sich bereits in den Wechseljahren befinden, dann haben Sie sich vielleicht schon gewundert, warum es Ihnen plötzlich viel schwerer fällt, ein Kilo Körpergewicht loszuwerden. Oder Sie stellen fest, dass Sie bei genau gleicher Essmenge zunehmen. Das ist »ganz normal«, denn wenn der Stoffwechsel langsamer geworden ist, dann kann er logischerweise die Nahrung nicht mehr so schnell verbrennen, wie er das vorher konnte. Ist nun also das Dickwerden ein biologisch unausweichliches Schicksal? Nein, keineswegs. Die Verlangsamung des Stoffwechsels ist kein Grund, jedes Jahr eine Kleidergröße größer einzukaufen. Sie sollten lediglich auf die Veränderungen Ihres Körpers in angemessener Weise reagieren, dann können Sie Ihr Gewicht halten. Und: Älterwerden muss nicht gleichbedeutend sein mit einem Verlust an Lebensfreude.

Bevor Sie sich nun plagen und stressen, um sich die Wechseljahre nur ja nicht anmerken zu lassen, ist es sinnvoll, dass Sie sich einmal grundsätzlich Gedanken zu diesem Thema machen. Dürfen wir Frauen denn nicht älter werden? Forever young?

Das ist nicht nur Thema vieler Bücher und Berichte, es ist in den vergangenen Jahren zum Lebensstil und zum Mode- und Gesundheitsdiktat geworden. Anti-Aging ist auch in wirtschaftlich schlechten Zeiten immer ein Kaufanreiz. Zu Recht? Ja und nein. Wie ich gerade dargelegt habe, verlangsamt sich der Stoffwechsel mit dem Älterwerden – bei Männern und Frauen: Auch Männer kommen in die Wechseljahre. Älterwerden gehört zum Lebensprozess, und Sie überstehen die Wechseljahre umso besser, je eher Sie sich in dieser Phase einfach annehmen. Denn: Leben ist Veränderung – und auch das Älterwerden gehört dazu.

Älterwerden ist ein natürlicher Prozess, der mit einem seelischen Reifeprozess einhergeht, was einen zu einem erfahrenen Menschen mit entsprechender Lebensqualität machen kann – wenn man die Veränderungen annimmt.

Übrigens: Das Geheimnis fernöstlicher Gelassenheit – wie es auch im Ayurveda gelehrt wird – ist das Leben im Hier und Jetzt. Das ist etwas, das ich mit meinem Mann im Tango Argentino erlebe. Das heißt nichts anderes, als sich in allen Lebensphasen so anzunehmen, wie man eben ist. Als älter werdender Mensch haben Sie viel erlebt und viel Erfahrung gesammelt – stehen Sie dazu! Und wenn Sie sich gesund ernähren und sich regelmäßig bewegen, dann liegen schöne Jahre des Älterwerdens vor Ihnen.

Osteoporose – ein Kalziumproblem?

Osteoporose ist eine Knochenveränderung, die mit einem Verlust der Knochenstruktur und der Knochenmasse einhergeht. Die Folge dieser Strukturveränderungen ist ein erhöhtes Risiko, einen Knochenbruch zu erleiden.

Die Angst, an Osteoporose zu erkranken, ist unter Frauen mittlerweile fast so groß wie die Angst vor Krebs. Tatsächlich ist es so, dass Frauen mit Beginn der Wechseljahre ein höheres Risiko haben, an Osteoporose zu erkranken. Doch auch Männer erkranken zunehmend an Osteoporose: Zurzeit gehört Osteoporose laut Weltgesundheitsorganisation (WHO) zu den 10 Krankheiten mit den höchsten Therapiekosten. Allein in Deutschland geht man von 7 Millionen Bundesbürgern aus, die daran leiden: jede dritte Frau und jeder fünfte Mann – eine Volkskrankheit also.

Knochen unterliegen im Laufe des Lebens einem ständigen Auf- und Abbauprozess, genauso wie die Haut, die Darmschleimhaut, die Nägel, die Haare und das Blut. Dadurch wird verbrauchte Knochensubstanz entsorgt und neue nachgeliefert, damit die Knochenfunktion erhalten bleibt. So gibt es Knochen aufbauende Zellen (Osteoblasten) und Knochen abbauende Zellen (Osteoklasten). Wenn die Tätigkeit dieser gegensätzlich arbeitenden Zellen im Gleichgewicht ist, dann ist der Knochen richtig zusammengesetzt. Mit dem Älterwerden geht ein verstärkter Knochenabbau einher, das heißt, es handelt sich um einen natürlichen Alterungsprozess. Problematisch wird die Situation dann, wenn die Tätigkeit der Knochen abbauenden Zellen beschleunigt wird. Ist das längere Zeit der Fall, dann entsteht Osteoporose.

Bewegung, Sonnenlicht und Vitamin D$_3$ verlangsamen den altersbedingten Abbau der Knochendichte.

Warum es zu diesem beschleunigten Abbau kommt, ist noch nicht ganz geklärt, aber man kennt inzwischen einige Zusammenhänge. Lange Zeit glaubte man, der Abbau der Knochenmasse und der Knochenstruktur hinge allein mit einem Kalziummangel zusammen und setzte auf eine Therapie mit Kalziumtabletten und Milchprodukten. Seit einigen Jahren weiß man, dass die Zusammenhänge komplexer sind und dass vor allem dem Phosphat eine entscheidende Rolle beim verstärkten Knochenabbau zukommt. Auch der sin-

WISSEN

Osteoporose?

Osteoporose beginnt schleichend und zeigt sich meist erst, wenn es zu Knochenbrüchen kommt; oft sind Oberschenkelhals und Wirbel betroffen. Bei ausgeprägter Osteoporose kann es zur Ausbildung eines Rundrückens kommen, dem sogenannten Witwenbuckel, mit Atmungseinschränkungen und Schmerzen.

kende Östrogenspiegel in den Wechseljahren fördert den Knochenabbau.

Nach wie vor stehen Milchprodukte in den Empfehlungen gegen Osteoporose ganz vorn. Besonders in den USA wird die Milch zur Osteoporoseprophylaxe mit drastischen Methoden beworben. Dass der Verzehr von Milch und Milchprodukten die Übersäuerung des Körpers vorantreibt und zudem für Menschen mit Allergien meist nicht gut verträglich ist, habe ich bereits erwähnt. Hartnäckig halten aber immer noch viele Menschen am Glauben fest, dass das in der Milch enthaltene Kalzium unentbehrlich sei. Es gibt jedoch einen interessanten Versuch, der deutlich macht, wie wenig Kalzium mit der Brüchigkeit der Knochen zu tun hat: Wenn man einen Knochen in Essig legt, dann wird dem Knochen dadurch Kalzium entzogen. Der kalziumlose Knochen ist jedoch nicht brüchig – nein, er ist weich und biegsam. Aber natürlich spielt Kalzium für die Festigkeit des Knochens eine sehr wichtige Rolle.

Osteoporose ist jedoch mehr als nur ein Kalziumproblem. So weiß man schon lange, dass unter dem Einfluss des Vitamin D_3 Kalzium überhaupt erst in die Knochen eingebaut werden kann. Vitamin D wird teilweise unter Einfluss von UV-Strahlen unter der Haut ge-

bildet. Aber nicht nur Kalzium ist am Aufbau der Knochenstruktur beteiligt, auch andere Substanzen wie Fluor, Kupfer, Phosphor und Magnesium sind für den Aufbau und die Elastizität des Knochens wichtig. Auch Rauchen scheint die Knochendichte zu beeinflussen: So wurde festgestellt, dass Kinder rauchender Mütter etwa 10 % weniger Knochenmasse ausbilden und Raucherinnen eher an Osteoporose erkranken.

Osteoporose und Ernährung

Dass Osteoporose mit chronischer Übersäuerung des Organismus zusammenhängt, habe ich schon immer betont. Interessant ist, dass sich in Fachzeitschriften in letzter Zeit Meldungen häufen, die auf die Bedeutung basenüberschüssiger Kost hinweisen. So berichtete »Journal Med« bereits vor einigen Jahren, dass ein höherer Basengehalt in der Nahrung mit einer höheren Knochendichte einhergeht. Einer Untersuchung der University of California zufolge beugen pflanzliche Lebensmittel dem Knochenschwund besser vor als tierische. Denn pflanzliche Lebensmittel sind meist Basenbildner und wirken der Übersäuerung entgegen.

Was passiert bei der chronischen Übersäuerung? Wenn ein Mensch zu viele Säurebildner zu sich nimmt oder durch Stress zu viele Säuren bildet, dann werden die Säureüberschüsse vom Stoffwechsel abgefangen – man nennt das abpuffern – damit die Säuren keine Schäden anrichten können. Der Körper greift dabei auf seine Basendepots zurück – das größte Basendepot des Körpers befindet sich in den Knochen: Kalziumphosphat ist die basische Substanz, die den Knochen zur Abpufferung der Säureüberschüsse entzogen wird. Kalzium ist aber auch genau die Substanz, die der Knochen für seine Härtung und seine stabile Struktur braucht!

Kalzium ist im Knochen als Kalziumphosphat in Form von größeren Apatitkristallen eingelagert, die bei chronischer Übersäuerung aufgelöst werden und sowohl die Phosphate als auch das Kalzium freisetzen. Das frei gewordene Kalzium wird dann über die Nieren ausgeschieden, was erklärt, warum bei Osteoporose auch ein Kalziummangel vorliegt. Der entkalkte Knochen ist weich: Übersäuerung macht also die Knochen weich.

Vor einiger Zeit fand ich in einer medizinischen Zeitschrift einen Artikel mit dem Titel: »Wir essen uns die Knochen weich.« Hier forderte der Bonner Frauenarzt Professor Dr. Bung zur Osteoporoseprävention dringend eine kalziumreiche, überwiegend vegetarische Kost, da hoher Fleischkonsum für die Knochengesundheit von Nachteil sei. Auch die Milch ist nicht sein Favorit. Er weist darauf hin, dass der Körper nur 30 % des Kalziums aus der Milch aufnehmen kann. Also rät er zu Brokkoli, Rüben und Blattgemüse, um den Kalziumbedarf zu decken. Wie schön, so etwas aus dem Munde eines Frauenarztes zu hören. Fazit: Ein hoher Basenanteil in der Nahrung führt zu höherer Knochendichte!

Obst in der Kindheit und Jugend mach die Knochen stark

Für Kinder und Jungendliche ist eine basenreiche Ernährung besonders wichtig. Solange sie nicht zu dick sind, müssen sie nicht unbedingt Basenfasten, aber eine obst- und gemüsereiche Kost stellt die Weichen für eine gesunde Zukunft und für starke Knochen. So wurde die Knochendichte von 12 Jahre alten Mädchen in 2 Gruppen untersucht. Die Gruppe der Mädchen, die bis zu diesem Zeitpunkt besonders viel Obst verzehrt hatte, wies eine deutlich höhere Knochendichte auf als die Gruppe mit wenig Obstverzehr. Es ist erstaunlich, wie bedeutsam die Folgen der Er-

WISSEN

Harter Käse – weiche Knochen

So der Titel eines Artikels, der 2002 in Welt-online erschien. In diesem Artikel warnen Forscher vor einem dramatischen Anstieg von Osteoporoseerkrankungen in den zivilisierten Ländern. Auch Professor Thomas Remer vom Forschungsinstitut für Kinderernährung in Dortmund gehört diesem Kreis an. Für ihn steht Hartkäse auf Platz 1 der Knochenvernichter. Rosinen dagegen auf Platz 1 der Knochenerhalter – das zeigt sich in den von ihm und Prof. Manz errechneten PRAL-Werten (s. Seite 29).

nährungsweise sich schon in diesem jungen Alter zeigen. Statistisch gesehen, wird eine niedrige Knochendichte bei Frauen immer im Zusammenhang mit den Wechseljahren gesehen und ab diesem Zeitpunkt vom Arzt kontrolliert. Dass sich die Auswirkung der Ernährung auf die Knochendichte schon mit 12 Jahren zeigt, sollte für Eltern ein Ansporn sein, so viel wie möglich Obst, aber auch Gemüse anzubieten.

Hormonersatztherapie – die Lösung des Osteoporosedilemmas?

Über Jahrzehnte hat sich die Hoffnung der Schulmedizin auf die Hormonersatztherapie konzentriert. Darunter versteht man die Behandlung mit Hormonpräparaten, um die in den Wechseljahren nicht mehr genügend vorhandenen weiblichen Hormone zu ersetzen.

Doch spätestens seit der »Women's Health Initiative Study« (WHI-Studie) mit mehr als 27.000 Frauen ist man vorsichtig geworden

WISSEN

Wie wirken Östrogene?

Durch Östrogene werden die Knochen bis zu einem gewissen Grad vor Osteoporose, das Herz vor Infarkt und die Gefäße vor Verkalkung geschützt. Diese Wirkung der Östrogene ist natürlich erwünscht. Ihre Hauptwirkung entfalten Östrogene aber auf Gebärmutter und Brust – und sind dort offensichtlich an der Entstehung von Krebs beteiligt. Aus diesem Grund haben Frauen, deren Regelblutung früh eingesetzt hat und die erst spät in die Wechseljahre kommen, durch die langjährige Östrogenwirkung ein erhöhtes Risiko, an Brustkrebs zu erkranken.

mit vorschnellen Therapieempfehlungen. Diese Studie sollte ermitteln, welche Wirkungen und Nebenwirkungen mit einer langfristigen Hormonersatztherapie verbunden sind. Sie wurde aus ethischen Gründen vorzeitig abgebrochen, da sich herausstellte, dass die Risiken der Hormonersatztherapie höher sind als ihr Nutzen. Zwar scheint diese Therapie die Knochenentkalkung einzudämmen, also vor Osteoporose zu schützen, dafür steigt das Herzinfarkt-, Schlaganfall- und Brustkrebsrisiko. Auch die im August 2003 veröffentlichte britische »One million women study« zeigte deutlich ein erhöhtes Brustkrebsrisiko bei Einnahme von Sexualhormonen (hier: Östrogen- und Östrogen-Gestagen-Präparate) über mehr als ein Jahr.

Das Bundesamt für Arzneimittel und Medizinprodukte (BfArM) empfiehlt die Hormonersatztherapie inzwischen nur noch als kurzfristige Therapie bei sehr starken Wechseljahresbeschwerden. Übrigens: Wer Tango tanzt, bildet mehr Sexualhormone – das ergab eine Doktorarbeit an der Uni Frankfurt.

Mit Basen und Bewegung gegen Osteoporose

Gegen Osteoporose gibt es 2 Wundermittel: Basenbildner und Bewegung. Wer täglich viel Obst und Gemüse ist und sich viel bewegt, kann eine Osteoporose verhindern. Selbst dann, wenn Sie eine erblich bedingte Veranlagung zu Osteoporose haben, helfen diese zwei Wundermittel.

Auch wenn Kalzium alleine nicht der entscheidende Faktor zur Verhütung der Osteoporose ist, beruhigt es, genügend Kalzium in der täglichen Nahrung zu haben. Wie gesagt ist die Milch nicht der beste Kalziumlieferant, denn nicht die Menge macht's, sondern die Verwertbarkeit. Und das in der Milch enthaltene tierische Eiweiß verschlechtert sogar noch die Kalziumaufnahme. In vielen Basenbildnern wie Kräuter, Samen und vielen Gemüsesorten ist dagegen sehr viel gut verwertbares Kalzium enthalten. Beispielsweise enthält Sesam mehr als doppelt so viel Kalzium wie die vergleichbare Menge Kuhmilch!

Beispiele für kalziumhaltige basische Lebensmittel:
- Sesam
- Rukola
- Brennnessel
- Löwenzahn

PRAXIS

So schützen Sie sich vor Osteoporose

- 1–2 Wochen Basenfasten im Jahr
- Umstellung der Ernährung nach der 80:20-Regel (s. Seite 267)
- täglich oder wenigstens 5-mal wöchentlich 45 Minuten körperliche Bewegung
- Stress abbauen

- alle Kressearten
- Mandeln
- frische Sprossen von Rukola, Kresse und Sonnenblumenkernen

Bewegung ist – wie man nicht oft genug betonen kann – ein ganz entscheidender Knochen aufbauender Faktor, der leider immer noch zu wenig Beachtung findet. Auch dann, wenn Osteoporose bereits vorliegt, schafft Bewegung Besserung. Mit Beginn der Wechseljahre wird Bewegung zunehmend wichtiger:

Sport aktiviert den mit zunehmendem Alter langsamer werdenden Stoffwechsel und hält die Knochen fit. Zahlreiche Beobachtungen zeigen, dass Bewegung das Heilmittel für die Knochen überhaupt ist.

Was Sie tun, ist egal – Hauptsache Sie tun es regelmäßig. Schwimmen, Fitnesstraining, Joggen, Walken, Nordic-Walking, Laufen, Gehen, Gymnastik – am besten täglich. Und Bewegung macht gute Laune und hilft, depressive Stimmung zu vertreiben.

Erhöhter Cholesterinspiegel

Erhöhte Blutfettwerte und erhöhter Cholesterinspiegel sind besonders bei Powertypen und bei Gefühlstypen weit verbreitet. Meist gehen die Werte im mittleren Lebensalter in die Höhe – bei Frauen zu Beginn der Wechseljahre. Das hängt auch mit den Umbauprozessen im Stoffwechsel zusammen, die durch das Absinken von Östrogen bewirkt werden. Ernährungssünden können nun vom Körper nicht mehr so leicht ausgebügelt werden, sodass es bei gleicher Ernährung plötzlich zu einer Erhöhung des Gesamtcholesterins im Blut kommen kann. Grundsätzlich hat die Erhöhung des Cholesterinspiegels 4 mögliche Ursachen:
- Stress
- Fehlernährung
- Stoffwechselveränderungen während der Wechseljahre

- Stoffwechselveränderungen, die durch Fehlernährung und Wechseljahre bedingt sind – diese Ursache dürfte die häufigste sein.

Mit Basenfasten regen Sie Ihren Stoffwechsel an und erhalten Ihre Blut- und Lymphgefäße fit.

Eine Patientin (55 Jahre) hatte bei einer Blutuntersuchung im Januar 2003 einen Gesamtcholesterinwert von 268 mg/dl. Sie wollte einige Kilo los werden und fastete 10 Tage. Bei der nächsten Blutuntersuchung eine Woche nach dem Basenfasten betrug das Gesamtcholesterin nur noch 158 mg/dl, nach einigen Wochen »basenreicher Normalkost« jedoch bereits wieder 204 mg/dl. Cholesterinsenkende Medikamente nahm sie während der ganzen Zeit keine.

Bluthochdruck und Herzinfarkt

Auch Bluthochdruck kommt bevorzugt bei Power- und bei Gefühlstypen vor und wird nicht selten durch die Lebensweise und ein deutliches Zuviel an Kochsalz verursacht. Es

gibt natürlich auch eine erbliche Ursache. Die hormonell bedingten Stoffwechselveränderungen während der Wechseljahre führen bei vielen Frauen zur Blutdruckerhöhung, die sich meist durch starke Schwankungen auszeichnet und schwer einstellbar ist. Diese Art der Blutdruckerhöhung habe ich vielfach bei Basenfastenkursteilnehmern erlebt. Die meisten Teilnehmerinnen bekommen ihren Blutdruck durch Basenfasten und anschließender basenüberschüssiger Kost mit viel frischem Obst und Gemüse wieder in den Griff.

» Beispiele aus der Praxis: Übergewicht und Bluthochdruck

Eine 29 Jahre alte Patientin kam in meine Praxis, weil sie seit 2 Jahren 20 kg zugenommen und keine Diät auch nur den geringsten Erfolg hatte. Insgesamt hatte sie 30 kg Übergewicht. Vor Jahren hatte sie sich zu einer Proteindiät überreden lassen, bei der sie zunächst abnahm. Später ernährte sie sich überwiegend von tierischem Eiweiß, vor allem von viel Fleisch, und nahm dabei aber ständig zu, bis sie schließlich 30 kg Übergewicht auf der Waage hatte. Sie klagte zudem über ständige Schwindelattacken, deren Ursache nie herausgefunden wurde.

Basenfasten kann problemlos mehrere Wochen durchgeführt werden, ohne dass es zu Mangelerscheinungen kommt – vorausgesetzt, man bringt etwas Abwechslung in den Speiseplan.

Zunächst war sie von der Idee des Basenfastens nicht überzeugt, da sie schon so viele Kuren und Diäten ohne Erfolg ausprobiert hatte. Sie wollte eigentlich nur eine Colon-Hydro-Therapie bei mir durchführen lassen. Aus Erfahrung weiß ich aber, dass mit einer Colon-Hydro-Therapie ohne Ernährungsumstellung auf Dauer keine Gewichtsabnahmen zu erreichen ist. Sie nahm sich dann doch meine Anleitung zum Basenfasten mit und fing 3 Tage später damit an. Nach einer Woche hatte sie 4 kg weniger auf der Waage und nach einer weiteren Woche 5 kg weniger. Sie führte Basenfasten weitere 8 Wochen durch und hat inzwischen 14,5 kg abgenommen. Sie fühlt sich wieder wohl und fit, Schwindelattacken hat sie seither nicht mehr. Natürlich reicht in solchen Fällen eine Fastenkur von 1–2 Wochen nicht aus.

Eine andere Patientin (40 Jahre) litt seit 10 Jahren an Übergewicht, Bluthochdruck und Migräne. Sie nahm an meinem Kurs »Gesundheitserlebnis Basenfasten – eine Woche basisch genießen« teil und war so begeistert, dass sie gleich 6 Wochen Basenfasten machte. Das Ergebnis hat sie überzeugt: Sie nahm 9 kg ab, der Blutdruck normalisierte sich und ihre Migräne ist seither verschwunden. Nach 6 Wochen Basenfasten sagte sie: »Mit basischer Kost fühle ich mich viel wohler!«

Herzinfarkt – das Risiko erfolgreich senken

Ernährung, Lebensweise, Stress und Erblast – das sind die Risikofaktoren für Herzinfarkt. Frauen und Männer sind gleichermaßen betroffen. Bei Frauen ist das Risiko, einen Herzinfarkt zu erleiden, mit Beginn der Wechseljahre um ein Vielfaches erhöht. Offensichtlich ist die Abnahme des körpereigenen Östrogens – wie gesagt ein natürlicher Vorgang bei Frauen ab Mitte 40 – dafür verantwortlich. Tragischerweise äußert sich ein Infarktgeschehen bei Frauen viel unscheinbarer als bei Männern. Daher werden Herzinfarkte bei Frauen in den meisten Fällen erst zu spät erkannt. Dies ist aber kein Grund zur Panik, denn es gibt eine Menge Möglichkeiten für Frauen, ihr Herz bereits im Vorfeld zu schützen.

Auch hier gilt, was für die Osteoporoseprophylaxe gilt: Basenüberschüssige Ernährung und viel körperliche Bewegung sind das A und O des gesunden Älterwerdens. Pflanzliche Lebensmittel enthalten zudem, wie seit einigen Jahren zunehmend bekannt wird, eine Reihe an Stoffen, die für eine gesunde Herzfunktion sorgen: Bioaktive Substanzen oder sekundäre Pflanzenstoffe nennt man diese Inhaltsstoffe, die den Körper und das Herz vor dem sogenannten oxidativen Stress schützen. In frischen Kräutern, in Keimlingen und in Gemüse sind eine Menge solcher Stoffe enthalten. Vor allem Brokkoli- und Senfsprossen sind reich an Antioxidanzien (Radikalfänger). Auch die Vitamine A, C und E sind Radikalfänger – inzwischen hinreichend durch die Medien bekannt. Weniger bekannt ist, dass auch Ballaststoffe – bekannt als Verdauungshilfe – das Herz schützen.

Die übliche Zivilisationskost ist jedoch extrem ballaststoffarm: Weißmehl, Weißmehlprodukte und weißer Reis sind geschält und enthalten nur sehr wenig Ballaststoffe, da diese sich meist in der Schale der Samen und Getreidekörner befinden. Vollkorngetreide, aber auch sonstige pflanzliche Kost ist sehr ballaststoffreich.

Aber nicht nur Cholesterinspiegel und Infarktrisiko werden durch Ballaststoffe gesenkt – sie schützen auch vor Krebs, vor allem vor Dickdarmkrebs, und senken das Risiko, an Diabetes mellitus Typ 2 zu erkranken.

Ernährung ist aber nicht alles. Stress ist ein ganz entscheidender Risikofaktor für Herzinfarkt. Und wer hat den nicht? Um unter Stress zu geraten, bedarf es keines objektiven Grundes. Das heißt, Stress ist eine individuelle Angelegenheit und meist typenbedingt. Manche

WISSEN

Ballaststoffe senken das Infarktrisiko

Ballaststoffe sind Pflanzenfasern, deren Kohlenhydratanteil nicht verdaut werden kann. Dazu gehören Zellulose, Pektin und Lignin. Durch ihre Fähigkeit, sehr viel Wasser an sich zu binden, vermehren sie das Stuhlvolumen, machen den Darminhalt weicher und verbessern so die Darmleistung. Bei ihrer Passage durch den Darm nehmen sie schädigende Substanzen, teilweise auch Cholesterin, huckepack und befördern sie nach draußen, was z. B. den Cholesterinspiegel senkt.
Besonders ballaststoffreich sind die folgenden basischen Lebensmittel: Mandeln, Erdmandeln (Chufas Nüssli), Sesamsamen, Sonnenblumenkerne, Kürbiskerne, Leinsamen, Flohsamen, Äpfel, Bananen, Birnen, getrocknete Aprikosen, Sultaninen, Blumenkohl, frische Erbsen, Kartoffeln, frische Keimlinge.

Frauen geraten in Stress, wenn das Telefon einmal am Tag klingelt, andere erst, wenn es hundertmal klingelt. Wenn Sie ein stressanfälliger Mensch sind, dann sollten Sie weitere Infarktrisiken vermeiden: Übergewicht, Bluthochdruck, erhöhter Cholesterinspiegel, Bewegungsmangel.

Neben den bekannten Risikofaktoren für Herzinfarkt liefert die Überwachung des Homocysteinspiegels einen Anhaltspunkt für das Infarktrisiko. Ist er zu hoch, dann kann die Einnahme von Folsäuretabletten helfen.

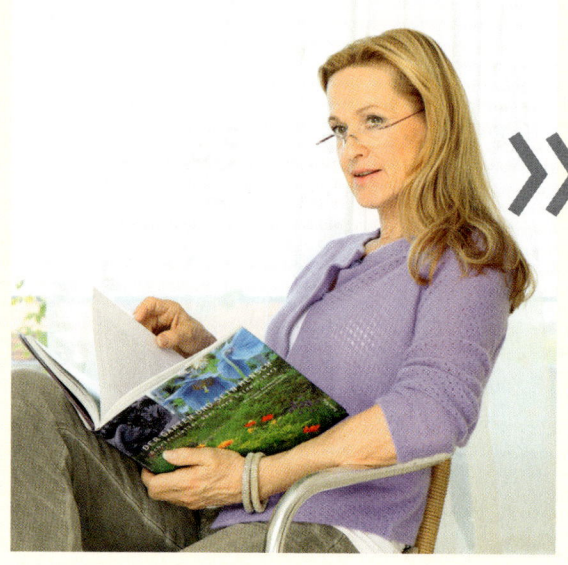

» Suche nach dem, was wirklich hilft

Nach dem frühen Tod meines Vaters habe ich mich zunehmend mit Ernährung, mit ganzheitlicher Medizin, Psychologie, Philosophie und mit Anthroposophie beschäftigt. Es dauerte eine ganze Weile, bis ich wusste, in welchem Beruf ich meine Lebensziele am besten verwirklichen kann. Klar war mir nur – ein Hotel wollte ich nicht führen.

Meine Jugend verbrachte ich vor allem mit Lesen – ich wollte herausfinden, was den Menschen ausmacht und warum Menschen krank oder gesund sind, was sie glücklich macht und was nicht. Dabei haben mich stets alle Ebenen interessiert: die körperliche, die seelische und die geistige. Und auch da kamen aus der Verwandtschaft mütterlicherseits interessante Impulse. Eine Cousine meiner Oma, Frieda Klein, baute mit ihrem Mann »Klein Pharma« auf und leitete ab 1954 die Firma – ein Unternehmen, das Naturarzeneien erforschte und das erste deutsche Johanniskrautpräparat auf den Markt brachte. Sie war mein großes Vorbild: Eine Frau, die für ihre Ziele kämpfte, auch in der Gesundheitspolitik viel be-

wegt und nebenbei sich in den 1970er-Jahren schon gegen die Abholzung der Regenwälder engagierte. Mit ihr streifte ich stundenlang durch den Wald und lernte durch sie Naturbeobachtung und viele Heilpflanzen kennen. Wie sie wollte ich Apothekerin werden und machte erst eine Ausbildung zur Apothekenhelferin und danach zur »Pharmazeutischtechnischen Assistentin«.

Ich wollte nicht nur Arzneimittel verkaufen

Hell begeistert wollte ich mit Heilpflanzen und Homöopathie den Menschen helfen. In der Apotheke lernte ich dann auch die Schüßler-Salze kennen, aber keiner in der Apotheke kannte sich mit Homöopathie oder mit Schüßler-Salzen

aus. Ich studierte alles, was ich dazu an Literatur finden konnte. Lesen war schon immer mein Hobby. Mit 18 arbeitete ich ein riesiges Chemiebuch durch, weil ich auch auf dieser Ebene wissen wollte, wie die Welt funktioniert. Bald war es so, dass mein Chef, wenn ein »exotisches Rezept« mit Schüßler-Salzen, Homöopathika oder mit anthroposophischen Medikamenten kam, mich rief und meinte, das wäre mein Spezialgebiet – ich solle mich darum kümmern. Enttäuschend war für mich, dass ich das, was ich erhoffte, in der Apotheke nicht fand. Es ging im Wesentlichen darum, Arzneimittel zu verkaufen – doch ich wollte vor allem beraten und Menschen helfen. So beschloss ich, Medizin zu studieren und nicht, wie ursprünglich geplant, Pharmazie. Nach dem ersten Staatsexamen hatte ich das Gefühl, auch hier gehe es nicht um den ganzen Menschen – es ging um den Fall mit Diabetes und darum, ob die Belegzeiten der Klinik überschritten wird, wenn der Patient noch zwei Tage länger bleiben muss. »Nicht kleckern, sondern klotzen« – war der O-Ton des Oberarztes, wenn es um die Therapie ging. Nein – diesen Weg wollte ich nicht gehen! Und da ich ohnehin schon sehr ganzheitsmedizinisch vorbelastet war, besuchte ich neben dem Studium ein Homöopathieseminar, machte eine Akupunkturausbildung und lernte zudem altchinesische Medizinphilosophie. Das war sehr interessant, aber auch da gab es ein Erlebnis, das mich wieder auf die Ernährung brachte. Der chinesische Lehrer wollte unbedingt, dass ich den Salat nicht roh esse – weil das nicht in sein Ernährungskonzept passte. Er ließ mir daraufhin den Eisbergsalat kochen – so was Unappetitliches habe ich noch nie gegessen. Sicher ist für bestimmte Typen Rohkost nicht ideal, aber dann isst man eine Suppe oder einen Karottensalat mit gegarten Karotten. Bestimmte Lebensmittel taugen einfach nicht zum Kochen. Mir war der Lehrer zu sehr in seiner festgefahrenen Wissensstruktur und nicht bei dem Menschen – was ich schade fand.

Auf der Suche

So habe ich mich dann in den Folgejahren mit ayurvedischer Medizin und Ernährung beschäftigt – um 1980, als nur ganz wenige wussten, dass es in Europa schon drei ayurvedische Kliniken gab, die die Fangemeinschaft eines Guru betrieb. Als ich meinen Mann kennenlernte, war ich gerade in der ayurvedischen Experimentierphase, und wir bereiteten uns ständig Ghee zu und kochten viele ayurvedische Rezepte für unsere Typen. Die ayurvedischen Typen und die Typen nach der Traditionellen Chinesischen Medizin kannte ich damals schon.
Interessant fand ich das ayurvedische Denken schon, während der Studienzeit hielt ich auch ein Referat darüber – im Rahmen von Medizingeschichte und Medizinethik auch eine Vorlesung über Akupunktur und Traditionelle Chinesische Medizin. Immer auf der Suche nach dem, was mich wirklich überzeugt. Auch die Erkenntnisse Ragnar Bergs und seine Basentheorie, die Erkenntnisse Hays und seine Trennkost, Makrobiotik und viele andere Ernährungsformen beschäftigten mich. Mit Anfang 20 machte ich mit befreundeten Studenten mehrwöchige Fastenexperimente – auch um die seelische Erfahrung nach einer extrem langen Fastenzeit zu machen. Ich wollte es einfach wissen.

Ein lautes, überzeugtes »Ja«

Erst als ich nach Jahren wieder die Rudolf-Steiner-Bücher in die Hand nahm, wurde mir klar, wie Recht er hat. Eine seiner Aussagen: Ideal ist es, das zu essen, was im eigenen Lebensumfeld wächst. Das heißt: einfach, regional, saisonal und vorwiegend pflanzlich – obwohl Steiner kein Vegetarier war. Im Übrigen fand ich diese Aussage dann auch bei Michio Kushi, einem der bedeutendsten Lehrer der Makrobiotik. Er hätte daher uns Europäern nie empfohlen, so viele Algen zu essen, wie es die Makrobiotik, die ja aus Japan kommt, vorsieht.
Die Aussagen von Steiner und Kushi waren die ersten, die in meinem Inneren ein lautes und überzeugtes »Ja« ertönen ließen. In Verbindung mit meinem Wissen über bestimmte Typen, aus denen ich später meine Basenfastentypen entwickelte, und der Basenphilosophie Ragnar Bergs entstand daraus das heutige Basenfastenkonzept. Und es wird sich immer weiter entwickeln, denn Veränderung gehört zum Leben einfach dazu.
So hat sich aus meinen vielen Studien, Experimenten und Erfahrungen im Laufe der Zeit das entwickelt, was mein Mann, der einen ähnlichen Weg gegangen ist, und ich heute unseren Patienten, Basenfastenkursleitern und Lesern vermitteln.

Mit Basen gegen Krebs?

Alleine durch regelmäßige körperliche Bewegung und durch gemüsereiche Kost wären jährlich 100.000 Krebsfälle vermeidbar. Zu dieser Aussage kamen Referenten am Deutschen Krebsforschungszentrum (DKFZ) in Heidelberg bei einem Seminar über Brustkrebs im Jahr 2001. Auch der Darmstädter Tumorbiologe Johannes Coy, der viele Jahre am DKFZ in Heidelberg arbeitete, ist der Ansicht, dass es eine Anti-Krebs-Ernährung gibt, die besonders reich an Obst und Gemüse ist. Er hebt dabei besonders die krebshemmenden Wirkstoffe in Tomaten, Kohl, Zwiebeln, Beeren und Zitrusfrüchten hervor – sogenante Bioaktivstoffe wie Polyphenole, die die Zellen vor aggressiven Radikalen schützen. Seine Anti-Krebs-Diät enthält auch Olivenöl – lediglich die basenbildende Kartoffel lehnt er ab, denn seine Diät ist arm an Kohlenhydraten. Insgesamt ist sie jedoch sehr basenreich.

Die offizielle Empfehlung lautet: Täglich 5–9 Portionen Obst, Salat und Gemüse und 4- bis 5-mal wöchentlich leichte bis mittlere körperliche Belastung – ein Leben lang, versteht sich. Ernährung und Bewegung sind offensichtlich 2 Grundpfeiler zur Verhütung von Krankheiten allgemein – nicht nur zur Verhütung von Krebs.

Es gibt aber noch einen dritten Grundpfeiler, und den sollte man nicht unterbewerten: die Seele. Sie ist der Motor des Menschen, und ohne sie läuft gar nichts und spricht keine Therapie an. Ich bin fest davon überzeugt, dass der ausschlaggebende Impuls für eine Erkrankung wie Krebs immer aus dem Seelischen kommt. Die genauen Gründe, warum nun ein Mensch Krebs bekommt und der andere nicht, sind jedoch viel zu komplex, als dass man sie mit einer einfachen Formeln erklären könnte.

Die »5-am-Tag-Kampagne«

Im Oktober 2001 fand am Deutschen Krebsforschungszentrum in Heidelberg ein Seminar »Homöopathische Behandlung von Brustkrebs« statt. Im Rahmen dieses Seminars wurde deutlich, wie sehr eine basenüberschüssige Ernährung in Kombination mit regelmäßiger körperlicher Aktivität vor Brustkrebs schützt. Die offizielle Empfehlung lautet daher: 5–9 faustgroße Portionen Obst und Gemüse pro Tag schützen vor Brustkrebs. Dies entspricht dem »5-a-day-for-a-better-health-programm«, das in den USA seit Mitte der 1980er-Jahre propagiert wird, und der im Jahr 2000 in Deutschland ins Leben gerufenen Kampagne: »5 am Tag – die Gesundheitskampagne mit Biss!«

Dies ist natürlich Wasser auf die Mühlen all derer, die schon seit Jahrzehnten das Credo auf eine gemüsereiche Kost singen. Allen vor-

> ## PRAXIS
>
> ### Bleiben Sie in Kontakt mit Ihrer Seele
>
> Lernen Sie (wieder), auf die leisen Signale aus Ihrem Inneren zu hören. Wenn Sie sich mit Fastfood und Säurebildnern zukleistern, dann hören Sie Ihre inneren Signale nicht mehr. Wenn Sie dagegen entsäuern und sich mit gesunder, pflanzlicher Kost ernähren, dann ist es für Sie leichter, mit sich selbst in Kontakt zu sein. Und das hilft Ihrem Seelenleben am besten – auch dann, wenn Sie bereits an Krebs erkrankt sind.

an ist hier Ragnar Berg zu nennen, ein Pionier in der Säure-Basen-Forschung. Er wird immer wieder gerne zitiert, so auch von Eduard A. Brecht in seinem Buch: »Deine Ernährung ist dein Schicksal«. Demzufolge soll Ragnar Berg den Satz geprägt haben:

»Iss 5- bis 7-mal so viel Kartoffeln, Gemüse, Salate und Obst wie alle anderen Lebensmittel zusammen.« (Ragnar Berg)

Eine alte Weisheit also, wenn man bedenkt, dass Ragnar Berg von 1873–1956 gelebt hat. Auch Eduard Brecht geht in seinen Büchern auf den Säure-Basen-Haushalt ein und fordert vor allem naturbelassene Nahrungsmittel. Sein Buch »Brecht's Kochrezepte« wird heute noch viel gelesen und bildet die Grundlage vieler Gewürze, die im Reformhaus erhältlich sind.

Es gibt aber noch einen weiteren Grund, sich überwiegend mit pflanzlicher Kost zu ernähren. Neben Vitaminen, Spurenelementen und Mineralien werden dem Organismus auch bioaktive Pflanzenstoffe zugeführt, die in hohem Maße gesundheitsfördernd wirken. Solche Stoffe sind unter anderen: Pflanzenfarbstoffe aus Blüten, Früchten und Gemüse sowie Phytoöstrogene, die inzwischen auch zur Arzneimittelherstellung verwendet werden. Das Wissen um die Bedeutung dieser bisher kaum beachteten Pflanzeninhaltsstoffe steht sicher erst am Anfang.

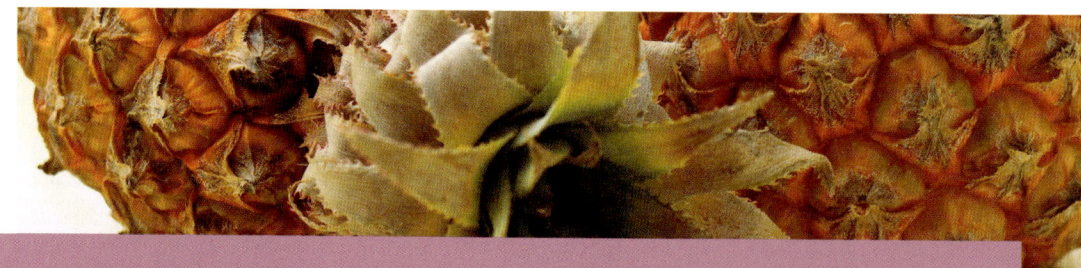

Allergien und Nahrungsmittelunverträglichkeiten

Es gibt viele Krankheiten, die mit einer Übersäuerung des Körpers einhergehen. Dazu gehören ganz besonders die Allergien. Ich habe im Laufe der Zeit viele Therapiemöglichkeiten zur Behandlung von Allergien kennengelernt – die effektivste davon ist die Entsäuerung des Körpers.

Viele Menschen fragen sich: »Darf ich auch eine Basenfastenkur durchführen, obwohl ich an Allergien leide und viele Lebensmittel gar nicht essen kann?« – »Ich vertrage so wenig Obst und Gemüse – wie soll ich da basenfasten? « So oder ähnlich lauten die Fragen, die uns ständig von Patienten gestellt werden. Allergien und Unverträglichkeitsreaktionen nehmen zu, die Verunsicherung darüber auch. Daher haben wir diesem Thema ein eigenes Kapitel gewidmet – damit Sie unbeschwert in Ihre Basenfastenwoche starten können und wissen, worauf es für Sie ankommt, egal an welcher Allergie sie leiden.

Warum Basenfasten bei Allergien hilft

Jede Allergie ist über die Ernährung positiv oder negativ zu beeinflussen. Dass der Ansatz einer Allergiebehandlung auch bei der Ernährung gefunden werden kann, ist vor allem für die Allergiker neu, die nicht explizit an einer Nahrungsmittelallergie oder an einer Nahrungsmittelunverträglichkeit leiden. Allein durch den Verzicht auf Säurebildner erleben viele Allergiker einen »Aha-Effekt«, denn die Entlastung, die durch das Weglassen eintritt, ist oft enorm. Das gilt auch für Menschen, die auf Pollen allergisch reagieren.

Es scheint, dass Allergien sich in einem übersäuerten Organismus besonders wohlfühlen.

Die Erfahrung aus langjähriger Praxis zeigt, dass die chronische Übersäuerung eine Voraussetzung für das Entstehen von Allergien ist. Davon zeugen auch die absolut überzeugenden Erfolge mit Basenfasten bei allergischen Erkrankungen. Wer sich entsäuert und seine Nahrung langfristig basischer gestaltet, hat seine Allergien im Griff.

Die durch Basenfasten in Gang gebrachte Entsäuerung bewirkt eine Entlastung des gesamten Organismus. In dem Moment, in dem die überschüssigen Säuren den Körper allmählich verlassen, können die körperlichen Stoffwechselprozesse wieder ungestörter ablaufen. Auch die Arbeit des Immunsystems ist ein Teil der täglichen Stoffwechselleistung. Es wird durch eine chronische Übersäuerung in seiner Tätigkeit behindert. Wenn der Stoffwechsel durch die Entsäuerung entlastet wird, dann wird automatisch das Immunsystem entlastet und kann wieder wirkungsvoller arbeiten.

Damit ist Basenfasten – die Wacker-Methode® für Menschen mit Unverträglichkeitsreaktionen verschiedener Herkunft bestens geeignet. Ein- oder mehrwöchige Basenfastenkuren in Verbindung mit mehreren Darmreinigungen entlasten das Immunsystem, stärken die Abwehr und wirken so dem allergischen Geschehen entgegen. So können beispielsweise Pollenallergiker in der Heuschnupfensaison durch überwiegend basische Kost deutlich abgemilderte Symptome haben. Werden während der Heuschnupfensaison überwiegend Säurebildner gegessen, verstärkt dies die Heuschnupfensymptome zusätzlich.

›› Beispiel aus der Praxis: Pollenallergien

Eine Patientin, 50 Jahre alt, litt seit dem 19. Lebensjahr an Heuschnupfen. Nachgewiesen wurde eine Allergie auf Weizen und auf verschiedene Gräser. Ihre Saison begann immer Ende April und dauerte den ganzen Sommer über an. Die Symptome wurden von Jahr zu Jahr ausgeprägter: Augenjucken, Niesen, Fließschnupfen und extreme Müdigkeit. In den letzten Jahren hatte sie auch im Winter verstärkt Nasennebenhöhleninfekte, die Nase war ständig verstopft und auch die Gehörgänge waren betroffen.

»Schon im zweiten Jahr verlief die Heuschnupfensaison ohne jegliche Symptome.«

Während eines akuten Nasennebenhöhleninfekts kam sie in meine Praxis und nahm im Frühjahr an einem Basenfastenkurs teil. Begleitend dazu ließ sie einige Darmspülungen durchführen. Nach 2 Wochen Basenfasten stellte sie ihre Ernährung weitgehend nach der 80:20-Regel um und war hoch erfreut, dass die folgende Pollensaison für sie sehr glimpflich ablief. Im Herbst nahm sie an einem weiteren Basenfastenkurs teil und berichtete, dass viele ihrer sonstigen Symptome wie Müdigkeit und Verstopfung weg sind und sie ihr Gewicht – 6 kg weniger – gut gehalten hat.

Seit dieser Zeit legt sie einmal pro Jahr eine Basenfastenwoche ein und lässt sich, wenn sie es einrichten kann, einige Darmspülungen geben. Nach der Basenfastenkur isst sie viel Obst und Gemüse und walkt regelmäßig. Es geht ihr gut, sie hatte seither keine Nasenebenhöhleninfekte mehr und den Sommer kann sie nun im Freien genießen. ▬

Allergien – ein Problem des Darms?

Ist ein Mensch chronisch übersäuert, dann kommt es im gesamten Organismus zu Verschiebungen des pH-Wertes, was viele wichtigen Stoffwechselfunktionen und auch die

Verdauung nachhaltig stört. Unter anderem verändert sich auch der Darmschleim in seinem pH-Wert und in seiner Beschaffenheit. Im einem gesunden Dünndarm bewegt sich der pH-Wert zwischen 7 und 8, ist also basisch. In einem gesunden Dickdarm bewegt sich der Wert zwischen 5 und 6, also im sauren Bereich. Bei einer chronischen Übersäuerung kehren sich diese Werte um – der Dünndarm wird saurer, der Dickdarm basischer.

In jedem dieser Darmabschnitte leben bestimmte Darmbakterienarten, die dort verschiedene Funktionen haben. Unter anderem unterstützen sie das Immunsystem bei seiner Abwehrfunktion. Die chronische Übersäuerung bietet nun anderen Bakterienarten und auch Pilzen die Möglichkeit, sich im Darmschleim anzusiedeln. Sie stören das natürliche Gleichgewicht der Bakterien – die Eubiose – im Darm. Man spricht dann von Dysbiose – der gestörten Darmflora. So wird eine wichtige Abwehrfunktion im Darm durch die Übersäuerung geschwächt.

Eine chronische Übersäuerung kann als Wegbereiter für Allergien angesehen werden.

Was wissen wir über den Darm? Er ist zuständig für die Verdauung. Richtig. Wenn wir jeden Tag aufs »Örtchen« können, geht es dem Darm und uns gut. Auch oft richtig. Was wir weniger wissen: Etwa 80 % unseres körperlichen Abwehrpotenzials befindet sich im Darm und im lymphatischen Gewebe um den Darm herum. Und: Der Darm stellt mit einer Gesamtlänge (Dick- und Dünndarm) von 6–8 m und einer Fläche von 300–500 m² die größte Grenzfläche des Körpers dar. Im Vergleich dazu: Die Haut – die sichtbare Grenze des Menschen zu seiner Umwelt – hat nur eine Gesamtfläche von 2 m².

Auch die Darmwände stellen eine Grenze zur Umwelt dar. Der Darminhalt ist somit nicht Teil des Menschen, sondern Nahrung oder Ballast. Und viele Menschen tragen viel zu viel davon mit sich herum.

Somit wird deutlich, wie wichtig der Darm für die Aufrechterhaltung unserer Gesundheit ist. Wenn nahezu 80 % unseres Abwehrpotenzials im Darm liegen, dann wird auch klar, dass der Darm bei allergischen Geschehen eine Rolle spielt.

Die Schutz- und Abwehrfunktion des Darms

Eine gesunde Darmwand besteht aus 4 Abwehrsystemen:
- Die oberste Darmzellschicht dichtet die Darmwand durch das enge Aneinanderliegen der Zellen ab.
- Der darauf liegende Schleim hat eine spezielle Zusammensetzung und einen bestimmten pH-Wert und verhindert dadurch das Eindringen unerwünschter Keime oder Giftstoffe. Er beherbergt Darmbakterien und Antikörper.
- Diese Darmbakterien erlauben nicht allen Keimen, sich auf der Darmwand einzunisten. Sie scheiden eigene Stoffwechselprodukte aus, die schädliche Keime fernhalten. Das funktioniert natürlich nur, wenn sich im Darmschleim die »richtigen« Keime befinden. Man spricht dann von einer gesunden Darmflora.
- Die Antikörper sind Teil des Immunsystems und entstehen, nachdem der Körper Kontakt mit einem bestimmten Krankheitserreger hatte. Die Antikörperbildung bewirkt eine sogenannte Immunität – das heißt, gegen diese Krankheit ist der Mensch für eine gewisse Zeit oder für immer geschützt.

Wenn alle vier Systeme intakt sind, haben Bakterien, Pilze und Viren keine Chance. Nur leider sind diese Systeme oft nicht intakt. Zu Störungen kommt es beispielsweise, wenn ein Mensch wiederholt ein Antibiotikum einnimmt, das einen Teil der Darmbakterien zerstört. Aber auch Giftstoffe, z. B. Zahnfüll-

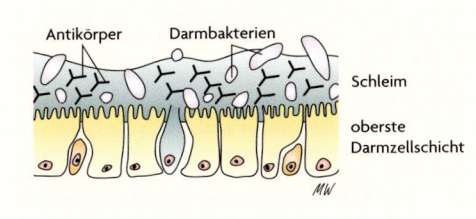

▲ Unser Abwehrsystem an der Darmwand
(© Matteo Wacker)

materialien, insbesondere Zahnmetalle wie Amalgam oder Palladium, schaden auf Dauer der Darmwand.

Ernährung und Immunsystem

Einen großen Einfluss auf den Zustand der Darmwand hat auch die Ernährung. Insbesondere der dauerhafte Verzehr von Säurebildnern wie Weißmehlprodukte, Süßigkeiten, Fleisch, Wurst, Käse, Kaffee und Alkohol verändert den Darmschleim in seiner Zusammensetzung und Funktion. Da die Übersäuerung auch die Verdauungsvorgänge an sich stört, wirkt sie sich besonders nachteilig auf den Darm und seine Funktionen aus.

Im Laufe der Zeit führt das zu solchen Verschiebungen im Darmabwehrsystem, dass ein Dauerstress für das Immunsystem entsteht. Zusätzlich kann es zu einer »Durchlässigkeit« der Darmwand kommen, wodurch Bakterien, Viren, Pilze, Schwermetalle und andere Schadstoffe die Darmwand passieren können – eine geschwächte Abwehr also. Diese Durchlässigkeit der Darmwand wird in Fachkreisen als »Leaky Gut Syndrom«, als Syndrom des durchlässigen Darms bezeichnet. Langfristig entstehen dadurch immer mehr Unverträglichkeiten, denn immer mehr unerwünschte Stoffe können ungehindert die Darmwand passieren und die Stoffwechselvorgänge stören. Als »Nebeneffekt« erhöht sich

dadurch auch die Entzündungsbereitschaft im gesamten Organismus, sodass entzündliche Darmerkrankungen, aber auch andere Entzündungen im Laufe der Zeit auftreten.

Übersäuerung schwächt das Immunsystem und fördert die Entstehung von Entzündungen.

Stärke des Immunsystems – eine Frage des Typs

Wie viel Toleranz das Immunsystem eines Menschen gegenüber einer jahrzehntelangen Säureattacke durch die Nahrung hat, hängt von seinen erblichen Vorbelastungen oder Stärken ab – von seinem Typ. Reine Powertypen verfügen über ein gutes Immunsystem und müssen schon wilde Exzesse treiben, um es in die Knie zu zwingen.

Damit ist keineswegs gesagt, dass Powertypen keine Allergien oder Unverträglichkeiten bekommen können. Erfahrungsgemäß handelt es sich bei uns in der Praxis jedoch überwiegend um Nerventypen und Gefühlsmenschen, die auf bestimmte Stoffe allergisch oder allergieartig reagieren. Auch Mischtypen haben häufiger allergische Probleme.

Überlastungsallergie bei Powertypen

Wenn reine Powertypen tatsächlich eine Allergie oder eine Intoleranz entwickeln, dann entstehen diese meist auf der Basis einer extremen Überlastung Ihres Immunsystems – ich spreche in diesem Zusammenhang von einer »Überlastungsallergie«. Eigentlich drückt sich damit auch eher ein dringender Entlastungs- und Entgiftungsbedarf aus. Schon eine Woche Basenfasten mit 2–3 Darmreinigungen zaubert hier die Symptome weg – denn Basenfasten entlastet. Powertypen haben den Vorteil, dass sie sehr schnell auf entgiftende Maßnahmen reagieren.

WISSEN

Typen und Immunsystem

- Reiner Powertyp: stabiles Immunsystem mit viel »Sündentoleranz«
- Reiner Gefühlstyp: instabile Schleimhäute, dadurch geschwächtes Immunsystem, wenig Toleranz
- Reiner Nerventyp: wechselhafte Leistungsfähigkeit des Immunsystems, da sehr stressanfällig; in Stressphasen kaum Toleranz, in Entspannungsphasen höhere Toleranz
- Mischtypen haben – je nach individuellem Mischungsverhältnis – ein mehr oder weniger instabiles Immunsystem. Es gilt: Je höher der Poweranteil, desto belastungsfähiger das Immunsystem.
- Gefühls-Nerventypen haben es am schwersten: Ihr Immunsystem weist extrem wenig Toleranzen gegenüber alltäglichem Stress und Attacken aus der Umwelt auf.

Stressallergie beim Nerventypen

Nerventypen entwickeln dagegen eine »Stressallergie« – auffallend ist, dass sie unter Stress bei gleicher Menge an unverträg-licher Substanz deutlich stärker reagieren. So berichten mir immer wieder histaminintolerante und fruktoseintolerante Patienten, dass sie in entspannter Umgebung, meist im Urlaub, deutlich mehr Rotwein, Käse oder Obst verzehren können als zu Hause im Alltag. Nerventypen laufen Gefahr, zu ängstlich vor möglichen Allergenen zu werden und sich damit immer mehr vom Leben abzugrenzen. Hier ist eine Stabilisierung des Nervenkostüms mit Entspannungsmethoden und mit entsprechenden Schüßler-Salzen sehr hilfreich, damit das Vertrauen in die Reaktionen des Körpers wieder aufgebaut wird.

Abgrenzungsstörungen bei Gefühlsmenschen

Gefühlsmenschen haben von Haus aus ein empfindliches Schleimhautsystem und müssen Zeit ihres Lebens gut für Haut und Schleimhaut sorgen. Auf der seelischen Ebenen haben Gefühlsmenschen Abgrenzungsproblematik – sie können meist nicht »nein« sagen und lassen somit zu viele Dinge an sich ran. Auch fühlen sie sich zu schnell für zu viele Dinge verantwortlich. Hier geht es darum zu klären, was gut tut und was schadet und dann danach zu leben. Darmaufbauende Bakterienpräparate können den seelischen und den körperlichen Prozess unterstützen.

Ernährung, die das Immunsystem entlastet

Wenn Sie an Allergien oder an Nahrungsmittelunverträglichkeiten leiden und über eine alternative Behandlungsmöglichkeit nachdenken, dann öffnet sich Ihnen ein Dschungel an Angeboten. Die meisten Therapien zielen auf eine Verbesserung des Immunsystems, und das ist auch richtig so. Zu den bewährtesten Methoden gehören die Darmsanierung (s. Seite 177), das Basenfasten, aber auch die Homöopathie, die Mineralstofftherapie nach Dr. Schüßler, Eigenbluttherapien, mikrobiologische Therapie und die Bioresonanztherapie.

Jeder Ansatz einer Allergiebehandlung sollte die Ernährung einbeziehen, denn jede Allergie ist über die Ernährung positiv oder negativ zu beeinflussen. Da sich etwa 80 % der körpereigenen Abwehrzellen im Darm befinden, ist auch leicht nachvollziehbar, dass es nicht egal sein kann, was wir essen. Ernährung kann das Immunsystem belasten, sie kann es aber auch entlasten.

Durch eine Überreizung des Darm-Immunsystems kommt es zu Überreaktionen auf Nahrungsmittel und Nahrungsmittelzusatzstoffe.

Dabei spielen die eigentlichen Allergene in der Nahrung meist eine untergeordnete Rolle. Vielmehr funktionieren Nahrungsmittel und Nahrungsmittelzusätze wie Farbstoffe, Aromastoffe, Geschmacksverstärker und andere als Trigger – das heißt, sie können Allergien auslösen, obwohl sie selbst keine Allergene sind. Die Ursache dafür dürfte in einer durch die Allergie bedingten Überreizung des Darm-Immunsystems liegen. Durch diese Überreizung kommt es zu Überreaktionen auf Nahrungsmittel und Nahrungsmittelzusatzstoffe. Die Symptome sind denen einer echten Allergie so ähnlich, dass es selbst für Therapeuten sehr schwer ist, eine genaue Diagnose zu stellen. So können Hautausschläge, Kreislaufschwäche, Kopfschmerzen, Bauchschmerzen, Durchfall, sogar Herzbeschwerden ein Zeichen einer solchen Überreaktion sein.

Wer ständig zu viel, zu fett, zu reichhaltig, zu oft und zu spät abends isst, der beschäftigt seine Verdauungsorgane und sein Immunsystem pausenlos. Denn: Alles was wir essen, wird auch von unserem Immunsystem im Darm – dem »Darmgrenzschutz« – kontrolliert, damit Erreger, Giftstoffe oder andere nichterwünschte Zusätze in der Nahrung, nicht in unseren Körper gelangen können. Das ist schließlich die Aufgabe des Darm-Immunsystems – und ein gesunder Organismus schafft das locker. Der »Darmgrenzschutz« ist also ständig in Bereitschaft und im Einsatz.

Bereits das Weglassen von Nahrungsmittelallergenen, soweit sie bekannt sind, führt zu einer Entlastung des Immunsystems. Aber gibt es auch eine Ernährungsweise, die das Immunsystem entlastet? Ja – es gibt sie. Wer sich überwiegend von Basenbildnern wie Obst und Gemüse ernährt, stärkt damit sein Immunsystem. Überwiegend – das heißt, die tägliche Nahrung sollte etwa 80 % Basenbildner enthalten.

Basenfasten erleichtert die Umstellung

Erfahrungsgemäß schaffen es die wenigsten Menschen, ihre Ernährung einfach so umzustellen und die Säurebildner auf 20 % zu reduzieren. So ganz aus dem vollen – aus dem sauren – Leben heraus ist das schwer und eigentlich nur für echte willensstarke Powertypen machbar. Alle anderen Typen werden sich damit schwer tun. In der Praxis hören wir immer wieder gute Vorsätze wie: »Ich reduziere jetzt ein bisschen die Säurebildner.« Wenn ich genauer nachfrage, ist das meistens wirklich nur »ein bisschen«. Ein guter Einstieg in eine 80 % basische Ernährungsweise, die das Immunsystem entlastet, sind 1 oder 2 Wo-

---

WISSEN

Wirkungen des Basenfastens

- Entlastung durch Entsäuerung
- Entlastung durch Weglassen der Allergene
- Entlastung und Regeneration der Darmschleimhaut

Basenfasten ist:

- 100 % basisch
- laktosefrei
- glutenfrei
- frei von Milchprodukten
- frei von Säurebildnern
- histaminarm

chen Basenfasten. Beim Basenfasten essen Sie eine ganze Woche oder auch 2 Wochen 100 % basisch – Während dieser Säurepause kann sich Ihr Stoffwechsel und Ihr Immunsystem wieder erholen und aufatmen. Danach fällt der Umstieg auf 80 % Basenbildner ganz leicht. Und sobald Sie die Erfahrung gemacht haben, wie wohl Sie und Ihr Bauch sich nach einer Basenfastenwoche fühlen, wollen Sie dieses Gefühl erhalten.

Erfahrung mit Basenfasten bei Allergien

Prinzipiell kann ein Allergiker genauso Basenfasten praktizieren wie ein gesunder Mensch. Erfahrungsgemäß reagieren Allergiker, auch solche, die nicht an einer Lebensmittelallergie leiden, häufig gleichzeitig mit Unverträglichkeiten auf Lebensmittel. Diese Unverträglichkeiten können sich im Laufe der Zeit ändern, sodass die wenigsten Allergiker ganz genau wissen, was sie nun gerade vertragen und was nicht.

Für Allergiker gilt: Machen Sie während des Basenfastens keine Experimente! Essen Sie nur Lebensmittel, von denen Sie sicher sind, dass Sie diese auch vertragen. So gesund basisch verstoffwechselbare Lebensmittel auch sind – wer an Allergien leidet, sollte mit Neuem immer etwas behutsam umgehen. Selbst wenn Sie nicht an einer Lebensmittelallergie leiden, sondern »nur« an Heuschnupfen oder Hausstaubmilbenallergie – beachten Sie bitte einige Vorsichtsmaßnahmen. Halten Sie sich an die 10 goldenen Wacker-Regeln (s. Seite 195). Wenn Sie feststellen, dass Sie Basenfasten unter Einhaltung dieser Regeln vertra-

gen, dann können Sie gerne etwas weniger streng – aber bitte basisch – verfahren.

Nicht selten kommt es vor, dass Basenfastende nach 2 oder 3 Wochen Basenfasten erstaunt feststellen, dass sie plötzlich wieder Gemüsesorten vertragen, die sie bislang nicht einmal anfassen konnten. Das hat damit zu tun, dass die Entsäuerung und damit die allgemeine Entlastung, die durch das Basenfasten eintritt, die Toleranz im Organismus erhöht. Das ist besonders dann der Fall, wenn keine echte Lebensmittelallergie, sondern eine Unverträglichkeit vorliegt. Doch auch bei echten Allergien sind die Ergebnisse oft sehr erfreulich, wie das Beispiel aus unserer Praxis zeigt. Solche Erfahrungen habe ich bei Entsäuerungstherapien immer wieder gemacht. Einer meiner Lehrer, der Salzburger Kinderarzt Dr. Konrad Werthmann, sagte einmal zu mir: »Im basischen Milieu gibt es keine Allergien.« Allein das Weglassen säurebildender Nahrungsmittel reduziert Allergien und Unverträglichkeitsreaktionen. Basenfasten verstärkt diesen Effekt.

》 Beispiel aus der Praxis: Nahrungsmittelallergien

Eine 52-jährige Patientin (Power-Gefühlstyp) litt seit ihrer Kindheit an schweren chronischen Krankheiten, wie Neurodermitis, Bronchialasthma, Pollenallergien, begleitet von Hausstaubmilbenallergien und schweren Nahrungsmittelallergien – an sogenannten Kreuzallergien. Die Allergien waren so stark, dass sie rohe Karotten und Äpfel noch nicht einmal anfassen konnte, geschweige denn essen. Sie sagte, sie vertrage nur Fleisch.

»Ich vertrage kein Obst und Gemüse.«

Ich wollte das einfach nicht glauben und ermunterte sie, während der Basenfastenwoche nur die Obst- und Gemüsesorten zu essen, die sie vertrug. Das tat sie dann auch und ließ während des Fastens Darmspülungen mittels Colon-Hydro-Therapie durchführen. Der Effekt war überwältigend. Zunächst hatte sie eine kleine Heilkrise in Form von Müdigkeit, nach wenigen Tagen fühlte sie sich jedoch wieder fit, und nach einer Woche konnte sie bereits Karotten und Äpfel anfassen. ▬

Pollenallergie – die häufigste Allergieform

Pollenallergie, Heuschnupfen, allergischer Schnupfen, Rhinitis allergica – hinter diesen Namen verbirgt sich die häufigste Allergieform in Deutschland. Derzeit geht man davon aus, dass 10–15 % der Bevölkerung, meist Jugendliche und Erwachsene, darunter leiden. Der Name Heuschnupfen rührt daher, dass die Symptome erstmals in England zur Zeit der Heuernte um 1819 herum auftraten. Interessanterweise waren aber nicht die Bauern, sondern die in den Städten lebenden Menschen davon betroffen. Dennoch nannte man es »hay fever« – Heufieber. Noch um 1920 gab es an der Berliner Charité – eine der größten Krankenanstalten ihrer Zeit – nicht einen diagnostizierten Fall von Heuschnupfen. Seit der Zeit nach 1945 ist eine deutliche Zunahme aller Allergien zu verzeichnen – auch des Heuschnupfens. Symptome einer Pollenallergie sind:

- Juckreiz in Augen, Hals, Rachen und Nase
- Augentränen
- Niesanfälle
- wässriger Fließschnupfen
- verstopfte Nase
- heftiges Räuspern
- vermehrte Schleimbildung in Hals, Rachen oder Atemwegen oder extreme Trockenheit in diesen Bereichen
- evtl. Bronchienbeteiligung (Husten, Atemnot, Asthma)
- im Winter häufig Nasennebenhöhleninfekte (Sinusitis)

Die offiziellen Empfehlungen für Betroffene lauten: Symptome bekämpfen mit Antihistaminika und Cromoglicinsäure als Nasensprays und Tabletten, die recht schnell wirken, aber ständig genommen werden müssen, solange die Saison andauert.

Dass eine Entsäuerung Heuschnupfensymptome zum Verschwinden bringen kann, ist eine von vielen positiven Erfahrungen, die ich in den vergangenen Jahren mit Basenfasten im Praxisalltag machen konnte.

❯❯ Bericht aus der Praxis: Heuschnupfen

Eine junge Frau (33 Jahre, Nerven-Gefühlstyp) hatte von Basenfasten gehört und nahm an einem meiner Kurse teil, um einige Pfunde loszuwerden. Überrascht stellte sie nach Ende der Kurswoche fest, dass die bereits aufgetretenen Heuschnupfensymptome verschwunden waren. Auf genaueres Befragen hin erzählte sie, dass sie seit ihrem fünften Lebensjahr an Allergien litt. Begonnen hatte es damals mit Katzenhaar- und Hausstaubmilbenallergie. Im Alter von 6 Jahren wurde bei einem Allergietest festgestellt, dass sie zusätzlich auch auf Pappeln und verschiedene Gräser allergisch reagierte. Es wurde eine Desensibilisierung durchgeführt, die im Laufe der Zeit zu einer Besserung der Katzenhaar- und Hausstaubmilbenallergie führte. Die Pollenallergie führte weiterhin zu starken Symptomen wie Augenjucken und Augentränen, Juckreiz im äußeren Gehörgang, Juckreiz im Rachen, Niesen und geschwollene Nasen- und Rachenschleimhäute. Auch bronchiale Beschwerden in Form von Atemnot traten immer häufiger auf. Als sie mit Basenfasten begann, wusste ich nichts von ihren Allergien, da sie als Fastengrund lediglich ihre Gewichtsprobleme angab. Am Ende der Kurswoche teilte sie mir hocherfreut mit, dass ihre Heuschnupfensymptome während dieser Woche verschwunden waren – und das mitten in ihrer Hochsaison. Daraufhin verlängerte sie das Basenfasten um 2 Wochen und war auch in dieser Zeit symptomfrei. ▬

»Die Symptome besserten sich schon nach kurzer Zeit.«

Oft bestehen mehrere Allergien gleichzeitig und das schon seit langer Zeit. Eine Heilung ist dann natürlich nicht nach 2–3 Wochen zu erwarten. Aber die rasche Besserung der Symptome ist für die meisten allergiegeplagten Menschen Grund genug, mit Basenfasten auch mitten in der Pollensaison zu beginnen. Für einen langfristigen Erfolg ist es dann sinnvoll, etwas mehr Zeit einzuplanen und die Ernährung dauerhaft umzustellen.

Erkrankungen (atopia = griech. das Ungewöhnliche, das Sonderbare). Da es sich um 3 Krankheiten handelt, spricht man von der atopischen Trias. Diese Erkrankungen stehen in einem gewissen Zusammenhang: So kann ein Kleinkind an Neurodermitis leiden, im Jugendalter wird dies dann von Heuschnupfen abgelöst; im Erwachsenenalter kann sich noch Asthma dazugesellen. Die Neurodermitis kann zwar nach Auftreten des Asthmas verschwinden, es können aber auch Asthma, Heuschnupfen und Neurodermitis gleichzeitig auftreten.

Neurodermitis – Schluss mit Juckreiz!

Neurodermitis gehört wie die Pollenallergie und Asthma bronchiale zu den atopischen

---

❯❯ Beispiel aus der Praxis: Neurodermitis

Eine Patientin, 36 Jahre alt (Gefühls-Nerventyp), litt seit dem 18. Lebensjahr an Neurodermitis. Neben der Pollenallergie bestanden Pseudoallergien auf Weizen, Zucker, Mandeln, Pistazien, Kirschen, Nektarinen und Äpfel. Seit einem Jahr verschlechterte sich das Hautbild extrem. Die Patientin kam während eines schweren Neurodermitisschubs und sollte zunächst die getesteten Allergene für 6–8 Wochen ganz meiden sowie 1–2 Wochen Basenfasten machen, um die durch die Allergene gereizte Darmschleimhaut zu entlasten. Bereits nach 4 Wochen besserten sich die Haut und die Verdauung – ganz ohne Medizin. Weitere 4 Wochen später hatte sie keine Hautprobleme mehr und war überglücklich. Inzwischen isst sie wieder alles, vermeidet aber, die ursprünglich getesteten Allergene in großen Mengen zu essen. Sie ernährt sich nach der 80:20-Regel und erlebt hin und wieder kleine Rückfälle, wenn sie sich zu lange zu sauer ernährt hat. Diese Rückfälle machen ihr im Gegensatz zu früher keine Angst mehr, denn sie weiß nun, wie sie ihre Haut ganz ohne Kortison wieder schnell »in den Griff« bekommt. ▬

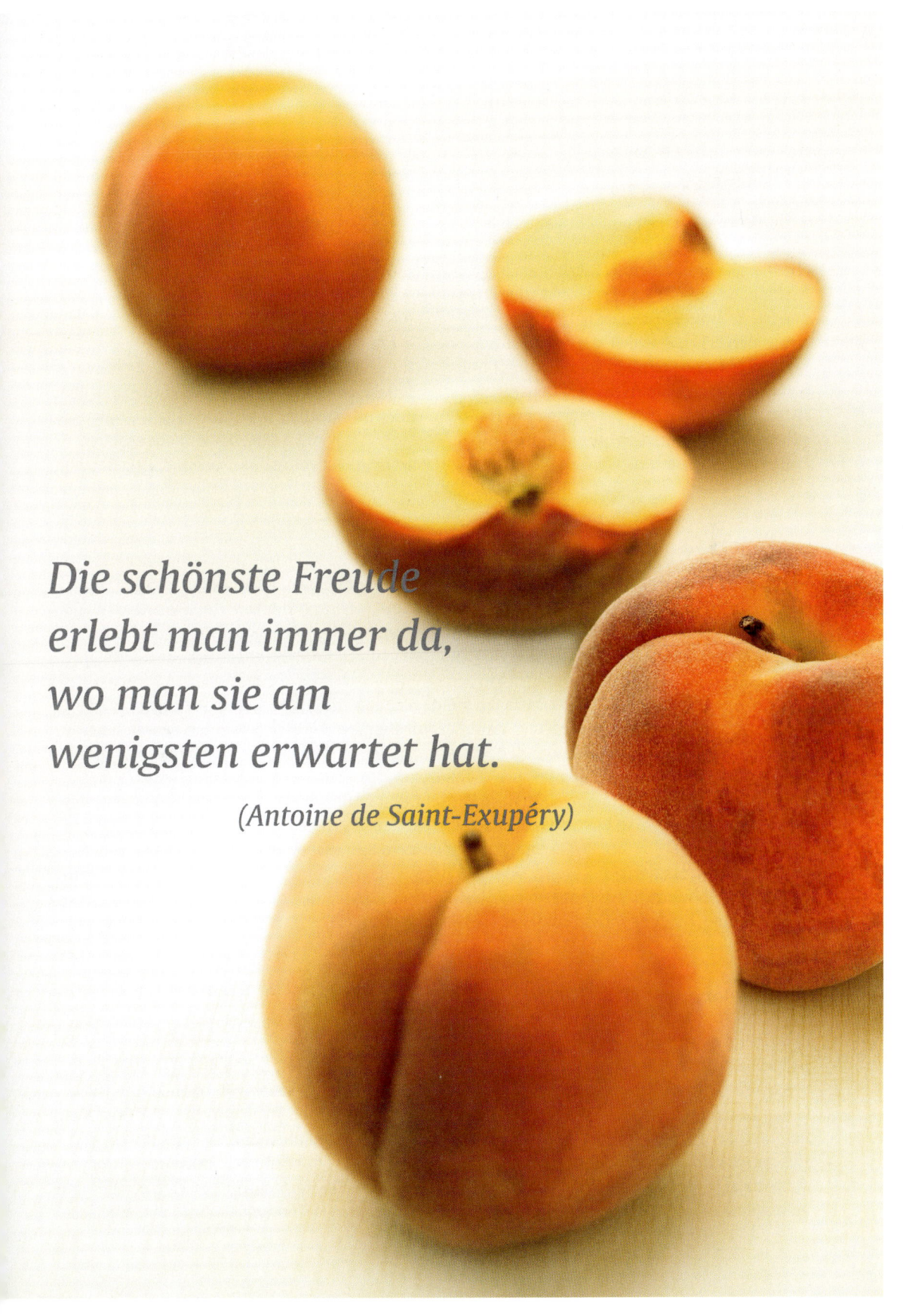

Die schönste Freude
erlebt man immer da,
wo man sie am
wenigsten erwartet hat.

(Antoine de Saint-Exupéry)

Asthma bronchiale – mehr Luft zum Leben

Asthma bronchiale ist eine chronisch entzündliche Erkrankung der Atemwege. Es gibt ein allergisches und ein nichtallergisches Asthma, was in der Praxis selten klar zu trennen ist. Asthma bronchiale gehört zu den allergischen Erkrankungen, die mit Abstand am schwersten zu behandeln sind. Das liegt unter anderem daran, dass Asthma selten alleine auftritt, sondern meist zusammen mit Hausstaubmilbenallergien, Schimmelpilzallergien, Pollenallergien und/oder Nahrungsmittel-

allergien. Symptome bei Asthma bronchiale sind:

- Atemnot, die sich unter Umständen anfallsartig extrem verstärkt
- Husten
- Giemen u. a. Atemgeräusche
- Schleimbildung
- Gefühl der Enge
- Ängste

Die Beschwerden können das ganze Jahr über oder nur zu einer bestimmten Jahreszeit auftreten, z. B. nur während der Pollensaison, wenn gleichzeitig eine Pollenallergie besteht.

» Bericht aus der Praxis: Asthma

Eine Patientin, 35 Jahre alt, kam im Herbst zu einem Basenfastenkurs in meine Praxis. Sie litt seit 6 Jahren unter Bronchialasthma und Infektanfälligkeit. Auch wurden bei ihr Allergien auf Tierhaare, Pollen, Weizen, Zucker, Milchprodukte und Zigarettenrauch festgestellt. Zu Beginn des Basenfastenkurses fühlte sie sich sehr krank, sie klagte vor allem über massive Atembeschwerden.

»In den ersten Basenfastentagen ging es mit den Atembeschwerden auf und ab.«

Nach etwa 14 Tagen stellte sich eine deutliche Verbesserung ihrer Atmung ein. Nach dem Basenfasten fühlte sie sich deutlich besser, hatte aber immer wieder Phasen, in denen sie verstärkt unter Atemnot litt und auch sehr viel Schleim produzierte. Der zusätzliche Einsatz eines Mineralsalzes nach Dr. Schüßler entkrampfte ihre Bronchialmuskulatur so weit, dass sie nach kurzer Zeit wieder frei ein- und ausatmen konnte.

Ihre Ernährung hat sie seit dem Basenfasten nach der 80:20-Regel umgestellt. Sie berichtet immer wieder, dass sie inzwischen »Säuresünden« sofort in Form von Atemnot spürt. Insbesondere auf Milchprodukte, die neben der Säure auch Schleim bilden, reagiert sie asthmatisch – also mit Atemnot.

Es versteht sich, dass ein so komplexes Krankheitsbild wie Bronchialasthma, besonders, wenn es an verschiedene Allergien gekoppelt ist, nicht einfach nach 2 Wochen Basenfasten für immer verschwindet. In diesen Fällen ist eine langfristige Ernährungsumstellung und der gezielte Einsatz eines homöopathischen Medikaments oder eines Mineralstoffs nach Dr. Schüßler hilfreich. Denken Sie an regelmäßige Kontrollen beim Arzt.

Nahrungsmittelallergien – ein weites Feld

Unverträglichkeit auf Nahrungsmittel und echte Nahrungsmittelallergien können sich völlig verschieden auswirken. Und viele Menschen wissen nicht einmal, dass ihre Beschwerden mit Nahrungsmitteln zusammenhängen. Ein Kardiologe aus Wien erzählte mir von einem Phänomen, dass sie die »Hochzeitskrankheit« nennt: Immer wieder werden Menschen, die auf einer Hochzeitsfeier viel zu üppig gegessen haben, mit infarktähnlichen Symptomen in die Notaufnahme gebracht. Sobald sie ihre Gasansammlungen im Bauch losgeworden sind, geht es ihnen wieder bes-

ser. Es sind Blähungen, die die Symptome verursachen. Man nennt es Römheld-Syndrom und bringt es eigentlich nicht in Verbindung mit Allergien. Aber das Fallbeispiel zeigt, dass hinter einem Römheld-Syndrom auch eine Unverträglichkeit stecken kann.

›› Bericht aus der Praxis: chronische Müdigkeit

Eine Patientin, 36 Jahre alt, kam wegen extremer Müdigkeit zu mir in die Praxis. Sie klagte darüber, dass sie jeden Nachmittag so müde sei, dass sie mit ihren Kindern weder Hausaufgaben noch Spiele machen konnte. Außerdem klagte sie über Muskelschmerzen in den Oberschenkeln – der Verdacht auf eine Fibromyalgie, die ebenfalls mit chronischer Müdigkeit einhergeht – stand im Raum. Der Mora-Allergietest ergab eine Weizenallergie, und ich legte ihr eine weizenfreie Kost und eine Entgiftungstherapie, beginnend mit Basenfasten nahe.

Nach wenigen Tagen Basenfasten stellte sie fest, dass sie leistungsfähiger wurde und nach einer Woche fühlte sie sich bereits wieder so fit, dass sie die Nachmittage locker durchhielt. Da sie während der Basenfastenwoche keinen Weizen zu sich nahm, konnte die Müdigkeit so schnell verschwinden. Müdigkeit ist ein häufig vorkommendes Symptom einer Weizenallergie, kann aber auch auf eine andere Nahrungsmittelallergie hinweisen.

Zunächst fiel es ihr schwer, auf Weizen zu verzichten. Nach Ende der Basenfastenwoche ernährte sie sich nach der 80:20-Regel, ließ aber den Weizen ganz weg. Sie fühlte sich ohne Weizen bald wieder so fit wie früher und auch die Empfindlichkeit an den Beinen verbesserte sich allmählich.

›› Bericht aus der Praxis: Herzbeschwerden

Eine Patientin, 44 Jahre alt, kam vor 2 Jahren wegen Infektanfälligkeit und chronischem Durchfall in meine Praxis. Nach dem Essen hatte sie immer starke Blähungen und oft auch Herzrhythmusstörungen. Der in meiner Praxis durchgeführte Mora-Allergietest ergab, dass sie eine Intoleranz auf alle Weizenprodukte hatte. Daher legte ich ihr nahe, für einige Monate auf Weizen zu verzichten. Der Durchfall wurde unter der Weizenkarenz schnell besser. Der Patientin fiel es jedoch sehr schwer, die Ernährung umzustellen, und auch zu Basenfasten konnte sie sich nicht durchringen. Als Power-Gefühlstyp mit starkem Gefühlsanteil ließ sie sich zu gerne aus Lust oder Frust zu »Saurem« und für sie unverträglichem Essen verführen. Sie hielt sich aber weitgehend an die 80:20-Regel und nahm entgiftende und darmsanierende Medikamente ein.

Heute hat sie keinen Durchfall mehr, und nur, wenn sie Weizen in größeren Mengen zu sich nimmt und dabei auch andere Säuresünden begeht, bekommt sie Herzrhythmusstörungen.

Unverträglichkeit von Zahnersatzmaterialien

Es gibt natürlich auch Fälle, bei denen mit einer Entsäuerung von Seiten der Ernährung, wie das bei Basenfasten der Fall ist, nicht allzu viel erreicht wird, weil das Hauptproblem woanders liegt. Das ist dann der Fall, wenn die Einwirkung der unverträglichen Substanz massiv ist, weil sie eine Giftwirkung hat. Bei Menschen, die viele verschiedene Zahnersatzmaterialien im Mund haben und bei Menschen, die beruflich mit diesen Stoffen konfrontiert werden, kann eine Unverträglichkeit ein echtes Problem werden. Es zu beheben ist meist mit viel Aufwand verbunden.

›› Bericht aus der Praxis: Zahnersatzmaterialien

Eine Patientin, Leiterin eines zahntechnischen Labors, litt seit Jahren unter stark ausgeprägten Handekzemen, besonders im Bereich des linken Mittelfingers. Sie kam zu einem Basenfastenkurs, fühlte sich sehr wohl, nahm einige Kilogramm ab, aber das Handekzem wurde nur ein wenig besser. Ein Allergietest nach der Mora-Methode ergab Unverträglichkeiten auf eine von ihr verwendete Keramik. Homöopathische Entgiftung, Bioresonanztherapie und Basenfasten brachten leichte Verbesserungen – aber die Giftwirkung dieser Keramik übertraf doch immer wieder die Heilwirkung. Dazu kam eine enorme berufliche Stresssituation, die den Heilprozess zusätzlich behindert. ▬

Wissen Sie, ob Sie Allergiker sind?

Eine Unverträglichkeitsreaktion oder eine Allergie, äußert sich nicht selten durch so allgemeine Symptome wie Hautprobleme, Verdauungsbeschwerden wie Verstopfung und/oder Durchfall, Schnupfen, Kopf- und Bauchschmerzen, Schwindel, Kreislaufbeschwerden und Erschöpfung. Aber auch allergieähnliche Erscheinungen wie Pseudoallergie oder angeborene Intoleranz können mit einem oder mehreren solcher Symptome einhergehen. Und wie steht es mit Ihnen? Sind Sie sicher, dass Ihre Verdauungsbeschwerden, Ihre Bauchkrämpfe, Ihr Durchfall, Ihr chronischer Schnupfen oder Ihre Kopfschmerzen nicht allergisch oder durch eine Unverträglichkeitsreaktion bedingt sind? Und wenn ja: Um welche Allergie oder Unverträglichkeit handelt es sich? Oder leiden Sie an mehreren Unverträglichkeiten?

In unsere Praxis kommen ständig Patienten mit den unterschiedlichsten Beschwerden, die sich am Ende als Nahrungsmittelunverträglichkeit entpuppen. Besonders die Histaminintoleranz (s. Seite 159) ist ein Chamäleon und wird häufig fälschlicherweise als Reizdarm diagnostiziert. Zum Glück liegen in den meisten Fällen »nur« Unverträglichkeitsreaktionen und keine echten Allergien vor. Denn die gute Nachricht ist, dass Unverträglichkeiten keine lebenslange Diagnose sind. Das zeitweilige Weglassen der entsprechenden Lebensmittel und eine gründliche Sanierung des Darms, der günstigerweise eine Basenfastenkur vorausgeht, bringt das Immunsystem oft wieder ins Lot.

Wissenswertes über Allergien

Allergie – allein der Begriff beschreibt eigentlich nur einen Zustand und sagt nicht mehr aus als »anders reagieren« – »fremdartig reagieren«. Ein Allergiker reagiert also »anders«, anders als andere Menschen – anders als gesunde Menschen. Und von diesen anders reagierenden Menschen gibt es immer mehr. Allergien gehören inzwischen auch zu den häufigsten Kinderkrankheiten. Kinder aus Familien, in denen eines oder gar beide Elternteile an Allergien leiden, haben ein höheres Risiko, selbst Allergien zu bekommen. Besonders häufig sind: Neurodermitis, Asthma und Heuschnupfen.

Die Aufstellung (s. Kasten) zeigt, wie häufig Allergien in Deutschland vorkommen. Die Dunkelziffer liegt sicher noch höher. Viele Menschen sind unsicher, ob ihr Schnupfen noch ein »normaler« Schnupfen oder bereits ein allergischer Schnupfen ist. Bei Nahrungsmittelallergien ist die Unsicherheit noch größer. So gibt es echte Allergien auf Nahrungsmittel, unechte Allergien (Pseudoallergien) sowie Intoleranzen wie beispielsweise die Laktoseintoleranz. Die genaue Unterscheidung ist schon deshalb schwierig, weil die verschiedenen Ursachen zum Verwechseln ähnliche Symptome hervorrufen.

Es gibt viele Theorien über die Ursachen von Allergien – interessant sind die Theorien, die zu sinnvollen Therapien führen und den betroffenen Menschen helfen. Entlastende Therapien wie Basenfasten haben den Vorteil, dass sie preisgünstig und risikolos sind. Durch Basenfasten und nachfolgende Ernährungsumstellung konnten wir mittlerweile bei zahlreichen Menschen mit Allergien und Unverträglichkeiten eine deutliche Verbesserung ihrer Lebensqualität erzielen. Gewichtsabnahme ist dann ein netter Nebeneffekt.

Wogegen man allergisch sein kann

Prinzipiell kann man gegen alles und jeden allergisch sein. Auch Tiere sind immer häufiger von Allergien betroffen. Gerade die Tatsache, dass man gegen alles allergisch sein kann, macht es den Medizinern so schwer, die zuständigen Allergene zu ermitteln. Es ist wie die Suche nach der Stecknadel im Heuhaufen.

Doch gibt es inzwischen viele Erkenntnisse, die den Betroffenen einen Anhalt geben. So weiß man, dass Asthmatiker häufig eine Hausstaubmilbenallergie, eine erhöhte Sensibilität auf Schimmelpilze und/oder Tierhaarallergien haben. Meist leiden an Neurodermitis erkrankte Menschen an Nahrungsmittelunverträglichkeiten, insbesondere reagieren sie auf Milchprodukte, Weizen und Zitrusfrüchte. Bei Pollenallergien kommt es häufig zu Kreuzreaktionen mit Kern- und Steinobst – das heißt, es entwickeln sich im Rahmen der Pollenallergien im

> ## WISSEN
> ### Häufigkeit der Allergien
> Jeder dritte Deutsche ist Allergiker! Zum Vergleich: Vor 50 Jahren war nur jeder Hundertste davon betroffen. Das Robert-Koch-Institut in Berlin ermittelte in einer Studie von 2003 folgende Allergiehäufigkeiten:
> - 15,4 % Heuschnupfen bzw. Milbenallergien
> - 14,8 % allergische Hautausschläge
> - 7,8 % Nesselsucht
> - 5,6 % allergisches Asthma
> - 5,6 % Nahrungsmittelallergien
> - 3,4 % Neurodermitis

Laufe der Zeit auch Allergien auf Kern- und Steinobst. Aber auch andere Nahrungsmittelallergien sind möglich. Etwas seltener sind Allergien auf Duftstoffe, Arzneimittel, Impfstoffe, Spermien, Farbstoffe in Textilien und Wohnräumen, Metalle (besonders Nickel und Zahnmetalle), Zahnersatz und zahnärztliche Hilfsstoffe, Nahrungsmittelzusatzstoffe wie Emulgatoren, Geschmacksverstärker, Konservierungsmittel, Pestizide, Herbizide, Fungizide, Alkohol ...

Statistisch gesehen nehmen diese zuletzt genannten Allergien keinen allzu großen Raum ein – was vielleicht auch daran liegt, dass viele Allergien nicht erkannt werden. Besonders Nahrungsmittelallergien fristen ein Schattendasein in den Tiefen des menschlichen Darms, wo sie zu allerlei Fehldiagnosen wie Reizdarm, Durchfall oder Schwindel Anlass geben. Doch wie sehen allergische Reaktionen aus – woran erkennt man sie?

Symptome, die auf Allergien hinweisen

Wer an Allergien leidet, ist oft sehr verunsichert, da die wenigsten Allergiker genau wissen, worauf sie im Einzelnen allergisch reagieren. Eine Pollenallergie oder eine Hausstaubmilbenallergie ist recht einfach feststellbar und den Betroffenen meist bekannt. Es handelt sich dabei in der Regel um sogenannte »Soforttyp-Reaktionen«, das heißt, der Betroffene reagiert innerhalb weniger Minuten heftig auf das Allergen. Kaum kommen die Atemwege mit den Pollen in Kontakt, treten die typischen Symptome auf: Niesen, die Nase läuft und die Augen fangen an zu jucken. Wer jedoch unter Allergien mit verzögerter Reaktion oder unter Unverträglichkeiten leidet, weiß das oft jahrelang nicht. Die Dunkelziffer dieser »Allergiker« ist recht hoch. Oft entpuppen sich bei genauerem Hinschauen so

allgemeine Symptome wie Kopfschmerzen, Schwindel, Bauchschmerzen und Schnupfen als allergische Symptome.

Hinzu kommt, dass es bei Allergien auf Nahrungsmittel, Konservierungsmittel, Stabilisatoren und auf andere Chemikalien wesentlich schwieriger ist, die Allergene einzugrenzen, da eine Unzahl von Stoffen infrage kommen, die nie alle von einem Test erfasst werden können. Auch neigen Menschen, die an Allergien leiden, dazu, im Laufe der Zeit neue Allergien zu entwickeln. Das alles führt zu der besagten Unsicherheit.

Die meisten Symptome, die in Zusammenhang mit Allergien auftreten, sind so allgemein, dass sie auch ein Hinweis auf eine andere Gesundheitsstörung sein können. Keines der im Kasten genannten Symptome ist für sich ein eindeutiger Hinweis auf eine Allergie. Selbst eine Nesselsucht kann verschiedene Ursachen haben, die meist nicht erkannt wer-

WISSEN

Mögliche Allergiesymptome

- Laufende oder verstopfte Nase, Niesen
- juckende oder tränende Augen
- entzündete Augenbindehaut
- Kratzen und Juckreiz im Hals, Nasen- und Rachenraum
- ständiges Räuspern, Hüsteln
- Atemnot
- Juckreiz am ganzen Körper
- Hautausschläge, Nesselsucht (Quaddeln auf der Haut)
- Kopfschmerzen
- Bauchschmerzen, -krämpfe
- Schwindel, Kreislaufkrisen
- Durchfall, Blähungen
- Schwäche, abnorme Müdigkeit, Erschöpfung

den. Von einer allergisch bedingten Nesselsucht spricht man, wenn die für die Nesselsucht typische Quaddelbildung auf der Haut nach Kontakt mit einem Allergen auftritt. Häufig sind Arzneistoffe die Ursache. Es gibt aber auch Menschen, die auf eine heiße oder kalte Dusche nach sportlicher Betätigung mit Quaddelbildung reagieren.

Ein anderes Beispiel: Eine laufende oder eine verstopfte Nase kann einfach ein Symptom eines grippalen Infekts, also ein Schnupfen sein. Räuspern und Hüsteln können eine Marotte sein – ein Symptom eines nervösen Menschen. Durchfall kann durch ein Virus oder durch verdorbene Kost bedingt sein. Sie sehen, viele dieser Symptome können auch eine ganz andere Ursache haben. Diese Tatsache erschwert die Diagnosestellung von Allergien enorm. Entscheidend ist bei der Ursachenforschung immer, ob die möglichen allergischen Symptome immer in einem bestimmten Zusammenhang auftreten.

Beobachten Sie sich: Wann genau treten die Symptome auf? In welchen Situationen bekommen Sie Fließschnupfen? Wann Bauchschmerzen?

Wenn Sie beispielsweise immer nach einem Besuch in einem asiatischen Restaurant Juckreiz, Fließschnupfen, Quaddeln oder andere Hautausschläge bekommen, dann ist es möglich, dass Sie auf Geschmacksverstärker wie Glutamat in bestimmten Gewürzmischungen oder auf die Gewürze selbst reagieren. Man spricht in diesem Zusammenhang vom China-Restaurant-Syndrom. So steckt hinter manch vermeintlicher Erkältung mit Fließschnupfen eine Glutamatunverträglichkeit. Je besser Sie sich beobachten, umso schneller erfassen Sie die Zusammenhänge.

Eine Allergie oder eine Unverträglichkeit vermutet man vor allem dann, wenn mehrere Symptome, die auf das Vorliegen einer Allergie schließen lassen, unter bestimmten Umständen zusammen auftreten. Im Fall der Pollenallergien sieht das so aus: Die Augen jucken, tränen und schwellen an, die Nase juckt und läuft, der Betroffene muss häufig niesen, besonders morgens. Unter Umständen ist die Atmung erschwert, Müdigkeit und verminderte Leistungsfähigkeit können auftreten. Die Symptome sind bei Aufenthalt im Freien schlimmer und treten immer zu einer bestimmten Jahreszeit auf. Hier liefern gängige Allergietests, wie sie jeder Allergologe durchführt, meist klare Ergebnisse.

Allergie, Pseudoallergie und Intoleranz

Detektivische Arbeit ist gefragt beim Unterscheiden zwischen einer Allergie oder einer anderen Krankheit. So ist längst nicht alles, was man als Allergie bezeichnet, auch eine echte Allergie. Viele Menschen bezeichnen sich als Allergiker, meinen damit zunächst aber nur, dass sie Unverträglichkeitsreaktionen auf bestimmte Stoffe haben.

Mediziner unterscheiden zwischen echten Allergien, Pseudoallergien und angeborenen Intoleranzen. Es gibt aber auch toxische Reaktionen auf Substanzen, die fälschlicherweise für eine allergische Reaktion gehalten werden. Ein Beispiel dafür sind die toxischen Reaktionen auf Zahnmetalle wie Amalgam (s. Seite 153).

»Echte« Allergie Als echte Allergie ist nur die Reaktion einzuordnen, die als Immunreaktion zu den typischen allergischen Erscheinungen führt. An der echten allergischen Sofortreaktion sind Immunglobuline vom Typ E beteiligt, weshalb man von IgE-vermittelten Reaktionen spricht. Es kommt dabei zur Ausschüttung der körpereigenen Substanz Histamin, welche zu Juckreiz und anderen allergischen Symptomen führt.

Beispiele für solche echten Allergien vom Soforttyp sind die Pollenallergien, Hausstaubmilbenallergien und Tierhaarallergien. Auch auf Nahrungsmittel gibt es echte Allergien, vorwiegend auf Kuhmilch und Kuhmilchprodukte, Weizen und Roggen. Echte allergische Reaktionen finden unabhängig von der Menge des Allergens statt, d.h. es reichen kleinste Mengen aus, um die Reaktion in vollem Umfang auszulösen.

Pseudoallergie Unter Pseudoallergien versteht man Unverträglichkeitsreaktionen, denen andere körperliche Vorgänge zugrunde liegen und die nicht mit einem erhöhten IgE-Spiegel einhergehen. Sie können aber genau dieselben Symptome wie eine echte Allergie aufweisen. Die Reaktion benötigt keine Sensibilisierungsphase. Beispiele für Pseudoallergien sind Reaktionen auf Arzneimittel. Auch auf Nahrungsmittel gibt es häufig pseudoallergische Reaktionen.

Intoleranz Als Intoleranz bezeichnet man angeborene und erworbene Überempfindlichkeiten. Oft gehen sie auf einen angeborenen Enzymdefekt zurück. Eine weit verbreitete Unverträglichkeit ist die Milchzuckerunverträglichkeit, die Laktoseintoleranz. Hier fehlt das Enzym Laktase, weshalb der Milchzucker (= Laktose) nicht abgebaut werden kann. Das führt zu allergieähnlichen Erscheinungen mit Blähungen, Bauchschmerzen, Krämpfen, Durchfall oder Verstopfung.

Auch die Histaminintoleranz ist weit verbreitet und wird selten erkannt. Histaminhaltige Nahrungsmittel wie Sauerkraut, Rotwein, Sekt und reife Käsesorten führen zu Unverträglichkeitsreaktionen, die denen einer echten Allergie sehr ähnlich sind (vgl. Seite 155). Das Ausmaß der Reaktion ist bei einer Hist-

aminintoleranz immer von der genossenen Menge abhängig.

Allein die Symptome erlauben also keine genaue Aussage darüber, ob es sich nun um eine Allergie oder »nur« um etwas Ähnliches handelt. Wenn Sie etwa nach Genuss von Milchprodukten ständig Bauchschmerzen und Blähungen haben, Kopfschmerzen oder gar Migräne bekommen, dann fällt ein Allergietest nur dann positiv aus, wenn Sie eine echte Allergie auf Kuhmilchprodukte haben. Wenn Sie jedoch eine Laktoseintoleranz haben, fällt der Allergietest negativ aus. Nur ein Laktosetoleranztest, der separat durchgeführt werden muss und kein Allergietest ist, würde hier zu einem positiven Ergebnis führen. Wenn Sie aber »nur« im Sinne einer Pseudoallergie unverträglich auf Kuhmilchprodukte reagieren, dann fallen beide Tests negativ aus.

Wie schnell wird man dann als »eingebildeter Kranker« abgestempelt – nur weil die Reaktionsabläufe im Körper nicht über die klassi-

PRAXIS

Unverträgliches meiden

Alle Unverträglichkeitsreaktionen – egal ob Allergie, Pseudoallergie oder angeborene Intoleranz – führen zu einer Dauerreizung der Darmschleimhaut und damit des Immunsystems! Diese Dauerreizung fördert die Entstehung von Entzündungen der Darmschleimhaut. Wenn Sie daher feststellen, dass Sie seit einiger Zeit nach dem Genuss bestimmter Lebensmittel – beispielsweise auf Milchprodukte – mit Blähungen oder Bauchschmerzen reagieren, sollten Sie diese Lebensmittel in jedem Fall erst einmal meiden. Damit entlasten Sie sofort den Darm und fühlen sich wohler.

sche Immunsystemschiene gehen. Doch diese Reaktionen sollten genauso ernst genommen werden wie echte Allergien, denn die Symptome sind dieselben oder ähnlich – und der Leidensdruck auch. Unverträglichkeitsreaktionen gehen in der Regel mit einer Darmreizung einher. Die Darmschleimhaut ist aber das bedeutendste Einsatzgebiet des Immunsystems. So wird das Immunsystem auch durch allergieähnliche Erkrankungen geschwächt, die völlig andere Ursachen haben.

«Amalgamallergie» – meist ein toxisches Problem

Ein weiterer Bereich, der oft in Zusammenhang mit Allergien genannt wird und leicht zu Verwechslungen führen kann, sind toxische Wirkungen (Giftwirkungen) von Substanzen, denen ein Mensch ausgesetzt ist. Toxische Einflüsse führen zu Vergiftungssymptomen, die den Symptomen von Allergien ähnlich sein können. Eine toxische Reaktion ist das Ergebnis der Einwirkung einer für den Körper giftigen Substanz. Die Art der Reaktion hängt von der Schädlichkeit und der Menge des Stoffes ab. Diese Reaktion hat nichts mit einer Allergie zu tun.

Gerade die seit vielen Jahren heiß diskutierte Amalgamproblematik führt bei vielen Menschen zu großer Verunsicherung. Amalgam ist immer noch das am meisten verwendete Zahnfüllmaterial – und das aus rein wirtschaftlichen Gründen. Es ist das stabilste und preiswerteste Material – immer noch. Die

> ## WISSEN
>
> ### Amalgam
>
> Symptome, die auf eine Amalgamunverträglichkeit oder -belastung hinweisen:
> - metallischer Geschmack im Mund
> - Kopfschmerzen
> - Ekzeme im Kopfbereich
> - Handekzeme
> - Blähungen
> - Hautunreinheiten, v. a. Gesicht und Hals
> - weiß belegte Zunge
> - chronische Zahnfleischentzündungen
> - Zahnabdrücke am Zungenrand
> - Müdigkeit
> - nervöse Unruhe

gesundheitsschädigende Wirkung ist in den vergangenen Jahren viel diskutiert worden. Die Krankenkassen erstatten ihren Mitgliedern eine Amalgamsanierung nur dann, wenn eine Allergie auf Amalgam nachgewiesen ist. Das Problem ist aber, dass Amalgam ein Gift ist, da es Quecksilber enthält. Nicht umsonst muss es in Zahnarztpraxen als Sondermüll entsorgt werden. Ein Allergietest kann aber nur eine allergische Reaktion nachweisen – auf Gifte reagieren diese Tests verständlicherweise nicht. Und »echte« Amalgamallergien kommen relativ selten vor! Hier werden leider Tatsachen verdreht, was dazu führt, dass Menschen unter der toxischen Wirkung von Amalgam leiden müssen, weil man ihnen keine Allergie nachweisen kann.

»Echte« Allergien – die Reaktionstypen

Bislang sind bei den »echten Allergien« 4 Arten von Reaktionen bekannt. Die Vorgänge, die sich dabei im Blut und im gesamten Organismus abspielen, sind äußerst kompliziert und noch nicht lückenlos erklärbar. Ich werde versuchen, sie vereinfacht darzustellen.

153

Die Soforttyp-Reaktion

Beim Erstkontakt gerät ein Mensch zum ersten Mal in Berührung mit einem Allergen. Beispiel: Birkenpollen werden eingeatmet. Mit diesem Allergenkontakt startet eine Kette von hochkomplizierten biochemischen Prozessen im Körper. Der Mensch bemerkt davon zunächst gar nichts. Bislang hat er keine Beschwerden, es werden jedoch Antikörper gegen das Allergen gebildet.

In der nächsten Saison kommen die Beschwerden dann schlagartig. Unmittelbar beim Einatmen der ersten fliegenden Pollen kommt es zur allergischen Sofortreaktion: Jucken, Tränen, Niesen, Asthmaanfall, Nesselsucht usw. Im Extremfall kann diese Reaktion so heftig sein, dass es zum Schock bis hin zum Kreislaufstillstand kommt!

Da zwischen Einatmen der Pollen und Ausbrechen der Symptome nur eine äußerst geringe Zeitspanne liegt, sprechen wir von der »Soforttyp-Reaktion«.

Wodurch wird diese überaus heftige Reaktion ausgelöst? Als Folge des ersten Kontaktes mit den Birkenpollen bildet der Körper neben einer Reihe von anderen Produkten »IgE-Antikörper«. IgE steht für Immunglobuline der »Sorte E«. Die IgE-Antikörper verhalten sich zunächst ruhig, man kann ihre Anwesenheit nicht spüren. Werden jedoch zu einem späteren Zeitpunkt erneut Birkenpollen eingeatmet, so reagieren die IgE-Antikörper mit den Birkenpollen sofort.

Diese Reaktion (Typ I) stößt eine Fülle weiterer Reaktionen an, die zur Ausschüttung von Boten- und Entzündungsstoffen führen. Der bekannteste Botenstoff ist das Histamin. Die Botenstoffe bewirken im Organismus letztlich ein »Chaos«, was mit den bekannten allergischen Symptomen leidvoll spürbar wird.

Andere Reaktionen

Neben der Soforttyp-Reaktion kennen wir noch weitere Reaktionen: zytotoxische Reaktionen (= Typ II), Immunkomplex-Reaktionen (= Typ III) und Spättyp-Reaktionen (= Typ IV). Diese Reaktionen laufen wesentlich langsamer ab als die Typ-I-Reaktion.

Die biochemischen Vorgänge und Zusammenhänge sind äußerst kompliziert. Wichtig zu wissen ist, dass IgE hier kaum eine Rolle spielen, sondern eher andere Antikörper (z. B. IgG = Immunglobuline der »Sorte G«) und viele Botenstoffe, aber auch Zellen des Blutes und des Immunsystems. Das spielt insofern eine Rolle, als dass für einen klassischen Allergietest Blut abgenommen und die IgE-Reaktion auf bestimmte Allergene, z. B. Nahrungsmittel, getestet wird. IgG-vermittelte Reaktion werden damit natürlich nicht erkannt.

Kreuzreaktionen

Kreuzreaktionen sind allergische Reaktionen auf Antigene, die in ihrem Aufbau und in ihrer Eiweißstruktur dem ursprünglichen Allergen ähnlich sind. Menschen, die gegen Birkenpollen allergisch sind, reagieren häufig auch auf Äpfel. Die ursprüngliche Allergie besteht dabei auf Birkenpollen. Da das Allergen Birkenpollen in Aufbau und Struktur dem Allergen des Apfels ähnlich ist, kommt es häufig auch zu Allergien gegen Äpfel. Es handelt sich dabei um sogenannte Allergenverwandtschaften, die man als Kreuzreaktionen bezeichnet. Im Laufe der Jahre hat man zunehmend solche Allergenverwandtschaften beobachtet. Am häufigsten kommen sie zwischen Pollenallergien und Stein- und Kernobst vor. Auch bei Latexallergie kann es infolge der Verwandtschaft zu Allergien gegen Bananen und Avocado kommen.

Lebensmittelallergien – ein Kapitel für sich

Viele Patienten sind der Ansicht, dass sie eine Lebensmittelallergie haben. Bei genauerem Hinschauen handelt sich dabei jedoch häufig nicht um echte Allergien, die ein Allergologe mit seinen Tests feststellen kann. Andererseits kommen sehr viele Menschen in meine Praxis mit Beschwerden unterschiedlichster Art, denen, wie sich herausstellt, ein allergisches Geschehen zugrunde liegt. Ohne Zweifel: Allergien sind die Chamäleons unter den Krankheiten. Dies gilt in ganz besonderem Maße für Lebensmittelallergien. Zudem bewirken alle Unverträglichkeitsreaktionen, also auch die auf Lebensmittel, eine Dauerreizung der Darmschleimhaut – und damit des Immunsystems.

Echte und unechte Lebensmittelallergien

Echte Lebensmittelallergien sind laut Statistik selten. Ob das daran liegt, dass nach ihnen seltener gesucht wird als nach Pollen-, Tierhaar- und Hausstaubmilbenallergien, ist fraglich. Sicher ist, dass auf diesem Gebiet viel vermischt und verwechselt wird, da sich die Symptome von echten und unechten Allergien kaum unterscheiden.

Von einer echten Lebensmittelallergie spricht man nur dann, wenn es sich um eine klassische allergische Reaktion handelt (s. Seite 154). Diese Reaktion ist mit den üblichen Allergietests in der Regel gut erfassbar: Das Lebensmittel ist ein Allergen und löst eine allergische, d. h. IgE-vermittelte Reaktion aus. Sie lässt sich durch übliche Testverfahren wie den Pricktest feststellen. Kreuzallergien sind Allergien auf Lebensmittel, die in ihrer Bauart Pollen ähneln und deshalb auch zu allergischen Symptomen führen.

Alle anderen Formen von Lebensmittelunverträglichkeiten sind keine echten Allergien, obwohl auch hier das Immunsystem beteiligt ist, und in Bezug auf das Leid der Betroffenen und die gesundheitlichen Folgen stehen sie den echten Allergien in nichts nach. Sie werden als Pseudoallergien oder Intoleranzen bezeichnet. Zu den Intoleranzen zählen die Histaminintoleranz, die Laktoseintoleranz, die Fruktoseintoleranz und die Glutenunverträglichkeit. Pseudoallergien werden beispielsweise durch Farb- und Konservierungsstoffe hervorgerufen.

Die Frage nach dem Hauptallergen

Um zunächst bei den echten Lebensmittelallergien zu bleiben, die im Vergleich zu den Pseudoallergien und Intoleranzen viel seltener vorkommen: Es sind vor allem 2 Lebensmittel zu nennen, auf die viele Menschen allergisch reagieren: Kuhmilch und Weizen. Obwohl auch Allergien auf Hühnerei, Rohrzucker, Hefen, Roggen und Schalentiere häufig vorkommen, sind Kuhmilch und Weizen die Spitzenreiter, und andere Nahrungsmittelallergene haben nur eine so genannte Trittbrettfahrerfunktion. Meist ist es sogar nur eines von beiden, die Kuhmilch oder der Weizen.

> ## WISSEN
> ### Schlecht verträglich
> Lebensmittelunverträglichkeiten können sein:
> - Echte Lebensmittelallergien
> - Kreuzallergien
> - Pseudoallergien
> - angeborene Intoleranzen

Das sieht in der Praxis so aus: Ein Patient hat eine echte Weizenallergie und reagiert im Laufe der Jahre auf viele andere Lebensmittel mit Unverträglichkeiten. Wenn er den Weizen – hier das Hauptallergen – weglässt, wird das Immunsystem so entlastet, dass die Toleranzen für die übrigen Lebensmittel wieder besser werden. Womit das zusammenhängt, ist nicht erforscht, es ist lediglich eine Beobachtung der Erfahrungsheilkunde. Man vermutet, dass durch Weglassen eines Hauptallergens die Darmschleimhaut und damit das Immunsystem genügend entlastet werden, damit eine Regeneration stattfinden kann. Es lohnt sich daher, sich auf die Suche nach einem Hauptallergen zu machen, denn das Weglassen dieses Nahrungsmittels kann die gesundheitliche Situation sehr verbessern.

Kuhmilchallergie – vielfältige Symptome

Die Allergie auf Kuhmilch zählt zu den häufigsten Allergien. Die Symptome können hier – wie meist bei Allergien – sehr vielfältig sein. Dabei ist es wichtig, einige Unterscheidungen vorzunehmen, denn es gibt:

- Allergie auf Kuhmilcheiweiß
- Unverträglichkeit von Milchzucker (Laktoseintoleranz)
- Unverträglichkeit auf Kuhmilch
- Unverdaubarkeit von Kuhmilch (häufig bei Säuglingen)

Die echte Allergie auf Kuhmilcheiweiß kann unterschiedlich stark ausgeprägt sein. Sie kann sogar so stark sein, dass sie eine allergische Schockreaktion (anaphylaktischer Schock) auslöst. Dies ist aber recht selten der Fall. Sehr viel häufiger bleibt eine Milcheiweißallergie unerkannt – die betroffenen Menschen finden sich in fachärztlichen Praxen wieder, z.B. beim Gastroenterologen oder Neurologen, auf der Suche nach einer Erklärung für ihre Beschwerden. Die Dunkelziffer der Milcheiweißallergien ist vermutlich sehr hoch. Da in der Fachliteratur die Lebensmittelallergien nicht so häufig erwähnt werden, wächst das Bewusstsein vieler Ärzte für diese mögliche Diagnose leider nur sehr langsam.

Kuhmilch ist für einen Menschen immer schwer zu verdauen. Ziegen- und Schafsmilch lösen seltener Allergien aus.

Die Unverträglichkeit von Kuhmilch kommt vor allem bei Menschen vor, die kein 100%ig intaktes Verdauungssystem haben. Kuhmilch ist nun mal für einen Menschen nicht leicht zu verdauen. Kuhmilch ist von der Natur für Kälbchen konzipiert – die müssen innerhalb weniger Wochen viele Kilogramm zunehmen. Ein erwachsener Mensch dagegen sollte bestrebt sein, sein Gewicht zu halten – wozu also dieses Mastfutter? In ihrer Zusammensetzung ist die Kuhmilch ein sehr konzentriertes, fett- und eiweißreiches Lebensmittel – Fett und Eiweiß zusammen sind immer schwer verdaulich. Ziegenmilch und Schafsmilch sind für Menschen meist besser verträglich, was offensichtlich mit der Eiweißzusammensetzung zu tun hat – Allergien darauf kommen viel seltener vor.

Leidet Ihr Baby an Bauchkrämpfen? Dahinter kann eine Unverdaulichkeit von Kuhmilch stecken, die verschiedene Ursachen haben kann. Symptome sind u. a. Unruhe, nächtliches Schreien, Bauchkrämpfe, Erbrechen. Dahinter kann sich natürlich auch eine Allergie oder eine Laktoseintoleranz verbergen. Sie sollten dies in jedem Fall abklären lassen, bevor Sie Ihrem Kind Medikamente geben.

Die seelische Komponente

Es sieht ganz so aus, als würde die Seele bei Allergien auch ein Wörtchen mitreden. Damit meine ich nicht das übliche psychosomatische Denken über Krankheiten, sondern die Beobachtungen, die wir bei unseren Allergiepatienten in der Praxis machen. Die Milch hat ja nun doch eine sehr enge Beziehung zum Säuglingsdasein und Milch wird, so sieht es die Natur vor, aus der Brust der Mutter gesaugt. Das ist eine sehr intime und vertrauensvolle Sache. Menschen, die eine sehr problematische Beziehung zu ihrer Mutter bzw. in einem allgemeinen Sinne Angst vor Nähe haben, leiden häufiger an echten Milchallergien als Menschen mit relativ konfliktfreier Mutterbeziehung. Eine Aufarbeitung der eigenen Mutterbeziehung kann den Heilungsprozess hier enorm vorantreiben. Gut geeignet ist dafür das Familienstellen nach Bert Hellinger. Die Milch steht hier stellvertretend für Ablehnung oder Annahme der Mutterliebe.

Ähnliche Beobachtungen haben wir bei Weizenallergien gemacht. Hier geht es um die Annahme oder Ablehnung der eigenen weiblichen Anteile – übrigens auch für Männer. Getreide, vor allem Weizen, ist in der Mythologie der Fruchtbarkeitsgöttin Demeter zugeordnet: Sie verkörpert die Doppelrolle der Frau – Frau im erotischen Sinn und Mutter als Versorgerin – wie sie im heutigen Gesellschaftsbild real ist. Auch hier kann eine Aufarbeitung hilfreich sein. Menschen mit Weizenunverträglichkeit sind in der Regel eher normal- bis untergewichtig.

Weizenallergie

Die Allergie auf Weizen und Weizenprodukte ist in Deutschland weit verbreitet. Allerdings gilt es auch hier eine Unterscheidung zu treffen:
- Allergie auf Weizen
- Weizenintoleranz – mengenabhängig
- Glutenunverträglichkeit

Weizen ist in so vielen Lebensmitteln enthalten, dass im Falle einer Allergie oder Intoleranz viele Produkte gemieden werden sollten. Alle handelsüblichen Brotsorten, Kuchen, Gebäck, viele Süßigkeiten, Pizza und auch Gnocchi – eigentlich aus Kartoffeln – enthalten Weizen. Es ist egal, ob Sie Weißmehlprodukte oder Vollkornprodukte nehmen – beides besteht in der Regel aus Weizen. Die meisten Roggen-, Dinkel-, Hafer- und Sojabrote enthalten einen mehr oder weniger großen Prozentsatz an Weizen. Wenn Sie auf Weizen verzichten müssen oder wollen, fragen Sie im Geschäft genau nach. Bei einer reinen Weizenallergie, wenn es also keine Glutenunverträglichkeit ist, können Sie auf die vielen leckeren anderen Getreidesorten wie Dinkel, Roggen, Hafer, Grünkern und Gerste ausweichen. Ein Dinkel-Hafer-Vollkornbrot finde ich noch viel leckerer als ein reines Weizenbrot.

Glutenunverträglichkeit – eine echte Allergie?

Die Glutenunverträglichkeit oder glutensensitive Enteropathie ist eine Erkrankung des Dünndarms, bei der sich im Laufe der Zeit die Zotten der Dünndarmschleimhaut durch entzündliche Vorgänge zurückbilden, was die Aufnahme von Nahrung verschlechtert (Malabsorption). Man spricht von Zöliakie, wenn die Krankheit im Kindesalter auftritt, von Sprue, wenn sie im Erwachsenenalter auftritt. Wer an Zöliakie oder Sprue leidet, verträgt die in Getreidesorten vorkommenden Glutene – das sind die Klebereiweiße – nicht. Gluten ist bei jedem Getreide etwas anders zusammengesetzt, und vorwiegend wird das im Weizengluten vorkommende Gliadin nicht vertragen. Die Diagnose erfolgt durch eine Gewebeprobe (Biopsie) aus dem Dünndarm.

Glutenverzicht führt wieder zur völligen Beschwerdefreiheit, wenn nicht noch andere Unverträglichkeiten vorhanden sind.

Allerdings gibt es auch Glutenunverträglichkeiten, die ohne typische Schleimhautveränderungen vor sich gehen und durch die Biopsie nicht feststellbar sind. Deshalb werden bei Verdacht auf Glutenunverträglichkeit auch Antikörper auf Gliadin bestimmt. Seit einigen Jahren bezeichnet man die Glutenunverträglichkeit als glutensensitive Enteropathie – eine durch Glutenüberempfindlichkeit bedingte Darmerkrankung. Die Frage, ob es sich dabei um ein allergisches oder um ein toxisches Geschehen handelt, ist bis heute nicht geklärt, und man findet in der Literatur unterschiedliche Meinungen. Viele gehen auch davon aus, dass ein autoimmunes Geschehen eine Rolle spielt. Als sicher gilt, dass das Darm-Immunsystem an dem Krankheitsgeschehen beteiligt ist und dass die Unverträglichkeit mengenabhängig ist.

> ## WISSEN
>
> ### Glutenunverträglichkeit: Symptome
> - Durchfälle
> - Appetitlosigkeit
> - Blähungen
> - Bauchschmerzen
> - Erbrechen
> - Müdigkeit
> - Eisenmangel
> - Vitaminmangel
> - Mineralstoffmangel
> - Ödeme

Durch die entzündungsbedingte Rückbildung der Dünndarmzotten geht die Glutenunverträglichkeit einher mit dem bereits beschriebenen Leaky-Gut-Syndrom, dem Syndrom des durchlässigen Darms. Dabei können Nährstoffe, aber auch schädigende Stoffe, die Darmwand unkontrolliert passieren. Gleichzeitig werden wertvolle Nährstoffe nicht aufgenommen. Vor allem die Zink- und Folsäurespiegel sind bei Glutenunverträglichkeit oft erniedrigt. Die schlechte Nährstoffaufnahme führt trotz reichlichem Essen nicht selten zu Abmagerung bis hin zu Untergewicht. Auch Depressionen, Migräne und chronische Hauterkrankungen können Folgeerscheinungen sein. Durch konsequentes Vermeiden von Gluten in der Nahrung wird die Darmschleimhaut wieder regeneriert, und es kommt zur völligen Beschwerdefreiheit, wenn nicht andere Intoleranzen vorliegen. Obwohl Wissenschaftler seine Existenz noch infrage stellen, findet man ein Leaky-Gut-Syndrom in der Praxis bei den meisten Patienten mit Allergien, Nahrungsmittelunverträglichkeiten und chronisch entzündlichen Darmerkrankungen.

Intoleranzen – oft übersehen

Histaminintoleranz – auf dem Vormarsch?

Das Wort Histamin kennt man eigentlich nur in Zusammenhang mit Allergien, wenn man Antihistaminika gegen die allergischen Symptome verordnet bekommt. Was viele nicht wissen: Histamin ist in vielen Lebensmitteln enthalten und kann allergieähnliche Krankheitsbilder hervorrufen. Im gesunden Organismus wird das in der Nahrung vorkommende Histamin durch das Enzym Diaminoxidase (DAO) abgebaut. Sind das Verdauungssystem und damit auch die Darmschleimhaut nicht einwandfrei, dann wird dieses Enzym in seiner Aktivität gehemmt und Histamin kann nicht abgebaut werden. Die Histaminintoleranz entsteht somit durch das Ungleichgewicht von Histaminzufuhr und Histaminabbau im Körper.

Verminderter Histaminabbau führt zu einem Teufelskreis im Darm und belastet auf Dauer das Immunsystem. Besonders wer an Allergien leidet, wird hier eine deutliche Verschlimmerung der allergischen Symptome erfahren. Warum Menschen zunehmend auf Histamine intolerant reagieren, ist noch ungeklärt. Äußerst selten handelt es sich dabei um einen angeborenen Enzymdefekt. Die meisten Intoleranzen entstehen im Laufe des Lebens, wobei nur manche Auslöser bekannt sind. So hat man beobachtet, dass Histaminintoleranzen mitunter nach schweren Magen-Darm-Infekten erstmals auftreten. Auch während der Schwangerschaft kommt es bei manchen Frauen zu Veränderungen der Toleranz.

Histamin wird aber nicht nur durch die Nahrung zugeführt, sondern entsteht auch im Darm durch Gärungsprozesse. Zu Gärungsprozessen kommt es, wenn die Nahrung nicht gut gekaut und verdaut wird. Auch Arzneimittel können die Diaminoxidase blockieren und damit zu einem Ungleichgewicht führen. So hatte ich kürzlich eine Schmerzpatientin in der Praxis, die immer bei Schmerzschüben auch massive Darmprobleme bekam. Es stellte sich heraus, dass sie dann Schmerzmittel nahm, die auch als Diaminoxidasehemmer wirkten, was zu einem erhöhten Histaminspiegel führte. Medikamentenwirkstoffe, bei denen bislang eine blockierende Wirkung auf die Diaminoxidase nachgewiesen wurde, sind: Acetylcystein, Ambroxol (Schleimlöser); Amitriptylin (Antidepressivum); Dihydralazin, Verapamil (Blutdruckmittel); Theophyllin (Asthmamittel); Metoclopramid (Magen-Darm-Mittel); Metamizol (Schmerzmittel); Promethazin (Beruhigungsmittel). Vitamin C und Vitamin B_6 scheinen dagegen die Aktivität der Diaminoxidase anzukurbeln.

Manche Lebensmittel haben an sich einen hohen Histamingehalt, andere wirken als Histaminliberatoren, das heißt, sie setzen gespeichertes Histamin frei, z. B. Zitrusfrüchte. Der Histamingehalt von Lebensmitteln ist sehr unterschiedlich. Außerdem wird er durch Gärung, Reifung und lange Lagerung gesteigert.

WISSEN

Histamin

Histamin ist ein Gewebshormon, ein biogenes Amin, das im Falle einer echten IgE-vermittelten Allergie von den Mastzellen vermehrt ausgeschüttet wird und für die typischen Reaktionen wie Juckreiz, Schwellungen usw. zuständig ist. Ein Antihistaminikum dämmt die Histaminwirkung ein.

WISSEN

Histaminhaltige Lebensmittel

- Alkohol, besonders alte Weine und Rotweine, Champagner
- Weizenbier
- Schweinefleisch, -wurst, -schinken
- Fischkonserven, nicht ganz frischer Fisch
- Schalen- u. Krustentiere
- Käse, besonders reife Käsesorten
- Schokolade
- Geräuchertes, Gepökeltes
- Sauerkraut
- milchsauer Vergorenes
- Hefe, Backpulver
- Tomaten, Ketchup
- Rotweinessig
- Spinat, Auberginen, Erdbeeren
- verdorbene Lebensmittel

So sind fast alle »gereiften« Lebensmittel sehr histaminhaltig. Frische Nahrungsmittel – vor allem Gemüse und Obst – sind, von wenigen Ausnahmen abgesehen, histaminarm. Die meisten basischen Lebensmittel sind histaminarm. Fisch sollte wirklich frisch verzehrt werden, denn der Histamingehalt steigt mit jedem Lagerungstag. Rotwein enthält Histamin und hemmt zusätzlich die Diaminoxidase. Viele Lebensmittel enthalten mehr oder weniger Histamin oder andere biogene Amine wie Serotonin und Tyramin, die manchen Beobachtungen zufolge auch zu Reaktionen führen können. Manche Therapeuten empfehlen daher, auch auf Bananen, frische Walnüsse und auf Sojaprodukte zu verzichten. Symptome treten oft jedoch nur dann auf, wenn zu einer Mahlzeit mehrere histaminhaltige Lebensmittel verzehrt werden.

Lassen Sie sich, vor allem wenn Sie zu den Nerventypen gehören, nicht verrückt machen und bedenken Sie, dass es stets auf die Menge der verzehrten Lebensmittel ankommt. Wenn Sie daher während des Basenfastens einige Erdbeeren oder etwas Aubergine essen, ist das kein Problem. Denn: Die meisten histaminhaltigen Lebensmittel sind Säurebildner – Basenfasten ist histaminarm. Sauerkraut empfehle ich allerdings wegen seines hohen Histamingehalts während des Basenfastens nicht, und Tomaten erlaube ich im rohen Zustand nur während der Saison – im Sommer.

Wenn Sie die im Kasten aufgeführten Lebensmittel nicht vertragen oder einige der genannten Symptome haben, ist es wahrscheinlich, dass Sie eine Histaminintoleranz haben. Wie stark die Beschwerden auftreten, hängt mit der Menge der histaminhaltigen Lebensmittel und evtl. eingenommenen Medikamenten zusammen. Typisch für eine Histaminintoleranz ist, dass, wenn Sie zum Arzt gehen, weder der Allergietest noch eine klinische Untersuchung wie eine Darmspiegelung Befunde liefern. Leitlinien, wie sie heute in der wissenschaftlichen Medizin üblich sind, gibt es für die Diagnose der Histaminintoleranz nicht.

WISSEN

Histaminintoleranz: Symptome

- Kopfschmerzen
- laufende Nase
- Juckreiz
- Flushsymptomatik (plötzliche Hautrötung, »hektische Flecken«)
- Asthma bronchiale
- Nesselsucht
- Herzrhythmusstörungen
- Magen-Darm-Beschwerden, teils mit Krämpfen
- Durchfälle
- Zyklusstörungen der Frau

Es gibt verschiedene Tests, die nicht ganz zuverlässig sind, und das offiziell empfohlene Vorgehen ist sehr aufwändig. Ich meine, es reicht, eine Eliminierungsdiät zu machen. Dafür lassen Sie für vier Wochen alle histaminreichen Lebensmittel weg und beobachten, ob sich die Symptome bessern. Fühlen Sie sich besser? Dann liegt eine Histaminintoleranz vor, und Sie sollten auch künftig histaminreiche Lebensmittel meiden oder zumindest seltener essen. Bleiben die Beschwerden unverändert, liegt eine andere Ursache vor.

Sprechen Sie mit einem Arzt oder einem Heilpraktiker, der sich mit diesem Thema beschäftigt, und lassen Sie abklären, welche Ursachen es für Ihre Beschwerden noch geben kann. Vor allem Herzrhythmusstörungen müssen auch vom Kardiologen abgeklärt werden. Die Diagnose einer Histaminunverträglichkeit erfordert große Praxiserfahrung.

Histamin ist seit 1910 bekannt, doch erst seit den 1980er-Jahren beschäftigt sich die Wissenschaft mit dem Krankheitsbild der Histaminintoleranz. Dennoch wird dieser Problematik viel zu wenig Beachtung geschenkt, was für viele Betroffene ein langer Leidensweg bedeutet, bis sie endlich erfahren, warum sie ihre Symptome haben und mit histaminarmer Kost wieder an Lebensqualität gewinnen.

⟫ Beispiel aus der Praxis: Reizdarmverdacht

Eine junge, berufstätige Frau litt seit geraumer Zeit unter heftigsten Darmkrämpfen. Nach ausführlichen Untersuchungen bei mehreren Gastroenterologen erhielt sie die Diagnose Reizdarm. Unzufrieden damit, kam sie zu uns in die Praxis und nach ausführlicher Anamnese, mit Antlitzanalyse und Check ihrer Ernährungsgewohnheiten erhielt sie zunächst die Verdachtsdiagnose »Histaminintoleranz«. Ich bat sie, für die kommenden Wochen eine Eliminierungsdiät durchzuführen. Nach wenigen Tagen war sie nahezu symptomfrei. Die Diagnose wurde durch ihren Arzt später mittels Test bestätigt.

Ein weiteres Beispiel: Stuhlinkontinenz

Eine älteren Patientin kam wegen Stuhlinkontinenz in die Praxis. Sie konnte den Stuhl nicht zurückhalten – eine Problematik, die ältere Menschen mit Schließmuskelschwäche mitunter haben. Dies war so ausgeprägt, dass sie seit über 10 Jahren nicht mehr auf Reisen war, aus Angst, nicht schnell genug eine Toilette auffinden zu können. Sie wollte nun unbedingt Basenfasten machen und erhoffte sich damit Besserung. Ich war zunächst skeptisch, weil ich nicht glaubte, dass Basenfasten so schnell die Muskulatur kräftigen kann. Aber die Patientin führte Basenfasten durch und nach wenigen Tagen hörte der unwillkürliche Stuhlabgang auf.

Es stellte sich eine Histaminintoleranz heraus. Die Patientin hielt sich nach der Basenfastenzeit sehr zurück mit histaminhaltigen Lebensmitteln und berichtete mir später stolz, dass sie ihren ersten Urlaub seit Langem plante. Sie weiß nun, worauf sie achten muss und ernährt sich basenreich und histaminarm. ▬

Laktoseintoleranz – Milchzucker meiden

Laktoseintoleranz ist keine Allergie! Wird der in allen Milchprodukten vorkommende Milchzucker – die Laktose – nicht vertragen, spricht man von einer Laktoseintoleranz. Um den Milchzucker aus der Nahrung aufzuspalten, benötigt der Organismus das Enzym Laktase. Ist zu wenig Laktase vorhanden, kommt es zu einer Anhäufung von unverdautem Milchzucker im Darm. Darmbakterien übernehmen dann die Aufspaltung des Milchzuckers – das führt zu Gasbildungen. Der Mangel an Enzym kann von Geburt an bestehen oder erst im Jugend- oder Erwachsenenalter auftreten. Man spricht deshalb von einem angeborenen oder erworbenen Laktasemangel. Asiaten vertragen Milchprodukte generell nicht gut, da sie einen angeborenen Laktasemangel haben. In unseren Breiten nimmt der Mangel an Laktase mit zunehmendem Alter zu, weshalb ältere Menschen Milchprodukte meist schlechter verdauen können. Die Laktoseintoleranz kann unterschiedlich stark ausgeprägt sein: Die Symptome können nach Genuss kleinster Mengen an Milchzucker auftreten, aber auch erst Stunden nach Genuss größerer Mengen – je nachdem, wie groß die Laktoseintoleranz ist.

Butter, Schafskäse, Mozzarella und einige reife Käsesorten wie Münsterkäse und Edelpilz-

käse enthalten weniger als 1 % Laktose und sind meist verträglich. Die folgenden Nahrungsmittel sollten Sie bei Laktoseintoleranz jedoch meiden:

- Milch – auch von Schaf und Ziege
- Milchprodukte
- die meisten Käsesorten
- Sahne
- Milchbrötchen
- Soßen
- Desserts aus Milchprodukten
- Eis

Die Diagnose ist recht einfach: Es gibt Laktosetoleranztests, die von Hausärzten, Internisten und Allergologen durchgeführt werden können. Die Therapie besteht je nach Ausprägung in einer laktosefreien (maximal 1 g Laktose/Tag) oder laktosearmen (maximal 10 g Laktose/Tag) Kost. Wer eine laktosefreie Kost benötigt, sollte vor allem auf den Milchzuckergehalt in Fertigprodukten achten.

Fruktose- und Sorbitintoleranz

Milchzucker ist nicht die einzige Zuckerart, gegen die es Unverträglichkeitsreaktionen gibt. Auch gegen Rohrzucker, dem üblichen Haushaltszucker, sind Unverträglichkeiten möglich, auch gegen Sorbit, wenn auch nicht so oft. Wenn Sie beobachten, dass Sie seit einiger Zeit auf Äpfel, auf Ananas, aber auch auf manche Gemüsesorten mit Bauschmerzen und heftigen Blähungen reagieren, obwohl Sie gut gekaut haben, dann liegt der Verdacht nahe, dass Sie eine Fruktoseintoleranz haben. Vor allem für Diabetiker, die unter starken Blähungen leiden, ist es wichtig, eine mögliche Intoleranz abzuklären.

Fruktoseintoleranz ist ein Sammelbegriff für Unverträglichkeiten fruktosehaltiger Lebensmittel. In den meisten Fällen ist eine Fruktoseintoleranz eine vorübergehende Unverträglichkeit von Fruktose – man nennt dies eine intestinale Fruktoseintoleranz oder Malabsorption von Fruktose. Diese Form der erworbenen Fruktoseintoleranzen nimmt seit einigen Jahren zu. Sehr selten dagegen ist die erblich bedingte Unverträglichkeit von Fruktose. Sie basiert auf einem Enzymdefekt. Diese Form – die hereditäre Fruktoseintoleranz – erfordert eine lebenslange deutliche Reduzierung fruktosehaltiger Lebensmittel. Die Ausprägung der Beschwerden ist bei beiden Formen mengenabhängig.

In der Regel tritt eine Fruktosemalabsorption zusammen mit Laktoseintoleranz, oft auch mit Histaminintoleranz auf. Aus unserer Praxis ist uns kein Patient bekannt, der neben einer Fruktoseintoleranz nicht auch andere Intoleranzen hatte. Das macht die Therapie für die Betroffenen mühsam, denn sie reagieren damit auf sehr viele Lebensmittel. Die gute Nachricht ist: Je basenreicher Sie sich ernähren, umso mehr entlasten Sie damit den Darm und das Darm-Immunsystem, und damit erhöhen sich die Toleranzen im Laufe der Zeit wieder. Interessant sind unsere Beobachtungen aus der Praxis. So berichtete eine Patientin, die unter Fruktose- und Histaminintoleranz litt, dass während ihrer Basenfastenwoche, die sie mehrmals jährlich durchführte, die Toleranz für Fruktose wieder höher war. Sie konnte ihr basisches Müsli mit beliebigem Obst essen, ohne Darmprobleme zu bekommen. Verzehrte sie nach Basenfasten wieder Säurebildner, bekam ihr das morgendliche Obst nicht mehr gut. Es lohnt sich, bei Unverträglichkeiten basischer zu leben.

Intoleranzen sind keine lebenslange Diagnosen.

Dazu kommt, dass Sie bei Fruktosemalabsorption nicht auf alle fruktosehaltigen Lebensmittel verzichten müssen. Glukose fördert die Aufnahme von Fruktose, und Glukose ist

WISSEN

Fruktoseintoleranz: Symptome

- Blähungen
- Bauchschmerzen
- Appetitlosigkeit
- Übelkeit
- Völlegefühl
- Müdigkeit
- Vitalitätsverlust

in vielen Obst- und Gemüsesorten enthalten. Wenn Sie bei einer Fruktosemalabsorption auf die Obst- und Gemüsesorten ausweichen, die einen hohen Gehalt an Glukose aufweisen, dann sind diese verträglich oder verträglicher. Man hat festgestellt, dass es ein optimales Glukose-Fruktose-Verhältnis in Lebensmittel gibt – es muss gleich viel oder mehr Glukose als Fruktose enthalten sein. Ein Verhältnis von Glukose zu Fruktose von 1 zu 1 oder größer wird in den meisten Fällen gut vertragen. Probieren Sie es aus und ermitteln Sie die Obst- und Gemüsesorten, die für Sie gut verträglich sind. Was auch hilft: Streuen Sie etwas Traubenzucker (Glukose) auf das Obst.

Mehr Infos finden Sie auf der Internetseite der Technischen Universität München (www. med.tu-muenchen.de), und zwar im Menüpunkt Kliniken/Ernährungsmedizin. Wollen Sie zuverlässig wissen, wie viel Fruktose, Glukose oder andere Inhaltsstoffe in Lebensmitteln enthalten sind, dann empfehle ich Ihnen die Lebensmitteltabellen von Souci, Fachman und Kraut (s. Anhang).

Außer Fruktose sind zu meiden:
- Sorbit (Alkoholform von Fruktose, z.B. in Diabetikerfertigprodukten, manchen Obstsorten, Obstsäften)
- Invertzucker (Gemisch aus gleichen Teilen von Glukose und Fruktose, z.B. in Honig)

Wenn Allergene süchtig machen

Neben den bislang genannten Unverträglichkeitsreaktionen gibt es noch das Problem der versteckten Allergien. Es handelt sich dabei um individuelle Unverträglichkeiten von Nahrungsmitteln, die nicht zu einer allergischen Sofortreaktion, aber zu einer dauerhaften Schwächung des Abwehrsystems führen. Oft fühlt man sich nach Genuss des Allergens sogar vorübergehend besser, sodass das auslösende Lebensmittel und die Beschwerden nicht in Zusammenhang zu bringen sind.

Den versteckten Allergien liegt ein Reaktionsmechanismus zugrunde, der Forscher und Therapeuten schon seit einigen Jahren beschäftigt. Dieser Reaktionsmechanismus führt dazu, dass der Betroffene auf sein Allergen süchtig wird und es dadurch bevorzugt zu sich nimmt. Wie ist das möglich? Hans Selye hat diesen Reaktionsmechanismus als »Drei-Stadien-Anpassungssyndrom« bei Stress beschrieben. In Bezug auf Allergien sieht das so aus: Wenn der Mensch Kontakt mit dem Allergen hat, kommt es zur ersten Phase, der Alarmphase. Um diesen Stress auszugleichen, mobilisiert das Immunsystem alle verfügbaren Abwehrkräfte, um wieder einen Normalzustand zu erreichen – das ist die zweiten Phase der Anpassung. In dieser Phase fühlt man sich wohl.

Erst nach einer gewissen Zeit geht sie in die dritten Phase, in die Phase der Erschöpfung über. In dieser Phase entstehen individuelle Krankheitssymptome (Kopfschmerzen, rheumatische Beschwerden, Nebenhöhlenentzündungen usw.). Wenn nun das Allergen wieder gegessen oder getrunken wird, erzeugt dies Stress, und es kommt wieder zur Anpassungsphase, in der man sich beschwerdefrei fühlt. Dadurch entsteht immer wieder das Bedürfnis, das Allergen zu sich zu nehmen. Diese Reaktionsmechanismen nach Selye kann man durch Basenfasten ohne Probleme unterbrechen.

WISSEN

Maskierte Allergie: Symptome

- Bauchschmerzen nach der Nahrungsaufnahme
- aufgetriebener Leib, Blähungen
- Verstopfung oder Durchfall
- Verdauungsunregelmäßigkeiten
- Bauchkrämpfe
- Herzrhythmusstörungen nach den Mahlzeiten
- chronische Nasennebenhöhleninfekte
- Fließschnupfen
- Kopfschmerzen
- Müdigkeit, v. a. nach dem Essen
- Gereiztheit
- unreine Haut, v. a. um Mund und Nase
- Ohrekzeme, Ohrenjucken
- Kopfhautekzeme

Allergie oder Reizdarmsyndrom?

Unverträglichkeitsreaktionen, Allergien vom verzögerten Typ und versteckte Allergien sind oft schwer von anderen Krankheitsbildern wie dem Reizdarm abzugrenzen. So können viele der oben genannten Symptome auch auf ein Reizdarmsyndrom hinweisen. Andererseits leiden viele Menschen, die von ihren behandelnden Ärzten als Reizdarmpatienten eingestuft werden, in Wirklichkeit an einer Nahrungsmittelallergie oder an einer Nahrungsmittelunverträglichkeit.

Da die Symptome so sehr denen einer Nahrungsmittelallergie ähneln, ist es ratsam, in jedem Fall auch nach einem allergischen Geschehen zu suchen. »Ich reagiere einfach auf alles« – das ist ein häufiger Satz meiner Allergie-Patienten, und ich betrachte es als einen sehr großen Erfolg, wenn nach einer Woche Basenfasten und Weglassen der Säurebildner plötzlich spürbar wird, worauf man eigentlich allergisch reagiert.

Wenn Sie das Vorangegangene aufmerksam gelesen haben, sind Sie nun möglicherweise verwirrt und verunsichert und fragen sich, wogegen Sie möglicherweise allergisch sind. Man muss keineswegs ein Hypochonder sein, um innerhalb kürzester Zeit zum Schluss zu kommen, dass man kaum noch etwas verträgt. In diesen Teufelskreis der Allergien geraten immer mehr Menschen. Sie sind so bestrebt, keine Allergene an sich heran zu lassen, dass ihnen dadurch jede Lebensqualität und -freude genommen wird. Das erzeugt einen permanenten Stress – und Stress macht bekanntlich sauer! Aus diesem Teufelskreis herauszufinden ist nicht leicht, aber es ist

> ## WISSEN
>
> ### Reizdarmsyndrom: Symptome
>
> - Bauchschmerzen, die sich nach Stuhlentleerung bessern können
> - Verstopfung oder Durchfall (mehr als 3-mal pro Tag oder seltener als 3-mal pro Woche Stuhlgang)
> - Wechsel von Durchfall zu Verstopfung oder umgekehrt kann Bauchschmerzen auslösen
> - Gefühl der unvollständigen Darmentleerung
> - Schleimabgang
> - Blähungen

möglich. Ich habe in meiner Praxis viele Patienten, die unter zunehmenden Allergien leiden und »alles«, ob schulmedizinisch oder naturheilkundlich, schon probiert haben. Mit etwas Ruhe, guter Beobachtungsgabe und einem aufmerksamen Therapeuten an der Seite lassen sich in der Regel Lösungswege finden.

Allergien – »nur« ein seelisches Problem?

Allergien spielen sich bevorzugt an den Körpergrenzen ab (Haut, Darmschleimhaut): Die durch die Allergene hervorgerufenen Abwehrreaktionen des Körpers führen zu den bekannten allergischen Reaktionen. Aus der Sichtweise der Erfahrungsheilkunde handelt es sich bei Allergien daher ganz allgemein um ein Problem der Abgrenzung: Die Darmwand kann sich nicht mehr gegen Keime, Allergene oder sonstige Reizstoffe abgrenzen.

Auch im täglichen Leben müssen wir uns ständig abgrenzen: Gegen das Zuviel an Arbeit, die uns der Chef aufbrummt, gegen die Reizüberflutung aus den Medien, gegen das Überangebot an Nahrungs- und Genussmitteln, gegen Menschen, die uns körperlich oder seelisch auslaugen usw. Doch nicht nur andere Menschen, auch wir selbst überfordern uns und powern uns aus, weil wir die Grenzen unserer Leistungsfähigkeit nicht wahrnehmen können oder wollen. Das kann bis zum Burnout-Syndrom führen – Müdigkeit und Erschöpfung sind wichtige Anzeichen dafür. Auch Allergien gehen unter anderem mit diesen Symptomen einher. Auch versteckte Ängste scheinen unserer Erfahrung nach bei Allergikern eine Rolle zu spielen.

Sobald man sich aber auf eine solche Betrachtensweise einlässt, werden ganz schnell Stimmen laut, die fragen: »Dann sind also Allergien doch ein seelisches Problem?« Gerade Patienten, die mit ihren Allergien eine Odyssee durch Arzt- und Heilpraktikerpraxen hinter sich haben, landen häufig resigniert bei dem Satz: »Ach, meine Allergien sind wohl nur ein psychisches Problem, da kann man im Grunde nichts machen. Ich müsste eben erst mal meine Probleme lösen, dann würden die Allergien schon besser werden.« Die Botschaft, die bei mir dann letztlich ankommt, ist die: »Wenn meine Allergien eine psychische Ursache haben, dann bin ich selbst schuld, weil ich Probleme habe. Meine körperlichen Symptome muss ich dann nicht mehr ernst nehmen, weil die Ursache ohnehin in der Psyche liegt.« Das erzeugt Frust, und am Ende bekommen Sie mit dieser Haltung Ihre Allergien garantiert nicht in den Griff.

Denn: Ganzheitliche Behandlung bedeutet, dass eine Krankheit stets in Verbindung mit Körper, Seele und Geist des Menschen steht und deshalb idealerweise auch auf allen 3 Ebenen behandelt wird. Nehmen Sie also Ihre allergischen Symptome ernst und drücken Sie sich nicht durch die Entschuldigung »es hat eben eine seelische Ursache« vor einer Behandlung.

So werden Allergien und Intoleranzen festgestellt

Es gibt verschiedene Tests, die der Arzt durchführen kann, wenn Sie eine Allergie bei sich vermuten. Die gängigsten Methoden sind die Blutuntersuchung, der Hauttest und der Provokationstest. In gar nicht so seltenen Fällen führen die Testergebnisse den Arzt aber auf eine falsche Spur. Ein Testergebnis kann z. B. »falsch positiv« ausfallen. Das bedeutet: Das Ergebnis sieht so aus, als liege eine Allergie (z. B. gegen Haselnusspollen) vor. In Wirklichkeit können Sie jedoch Haselnüsse essen.

Wichtig ist daher, dass Sie sich selber beobachten und die Ergebnisse immer im Zusammenhang mit Ihren Erfahrungen und Ihren Beschwerden sehen.

Auch der umgekehrte Fall ist möglich: das »falsch negative« Testergebnis. Das bedeutet: Das Ergebnis sieht so aus, als liege keine Allergie vor, der Patient ist jedoch tatsächlich allergisch (z. B. gegen Haselnuss). Oder er leidet an einer Intoleranz, die nicht durch einen Allergietest festgestellt werden kann.

Wenn Sie, nachdem Sie das Kapitel über Intoleranzen gelesen haben, nun den Verdacht hegen, dass sich hinter Ihrem Reizdarmsyndrom doch eine Nahrungsmittelunverträglichkeit verbergen könnte, dann sollten Sie nicht locker lassen, bis Ihr Arzt einen Unverträglichkeitstest mit Ihnen macht. Solche Tests gibt es beispielsweise für Unverträglichkeit von Milchzucker, Fructose, Histamin oder Gluten. Bringen diese Tests Sie nicht weiter, sollten Sie eine Eliminierungsdiät machen (s. Seite 161).

Die Erfahrungsheilkunde bietet weitere Tests, die Aufschluss sowohl über Allergien als auch Intoleranzen geben können. Dazu gehören Blut- und Stuhluntersuchungen, die Elektroakupunktur nach Voll und Die Mora-Diagnostik. Wichtig ist dass der Behandler Erfahrung mit Allergien und Intoleranzen hat.

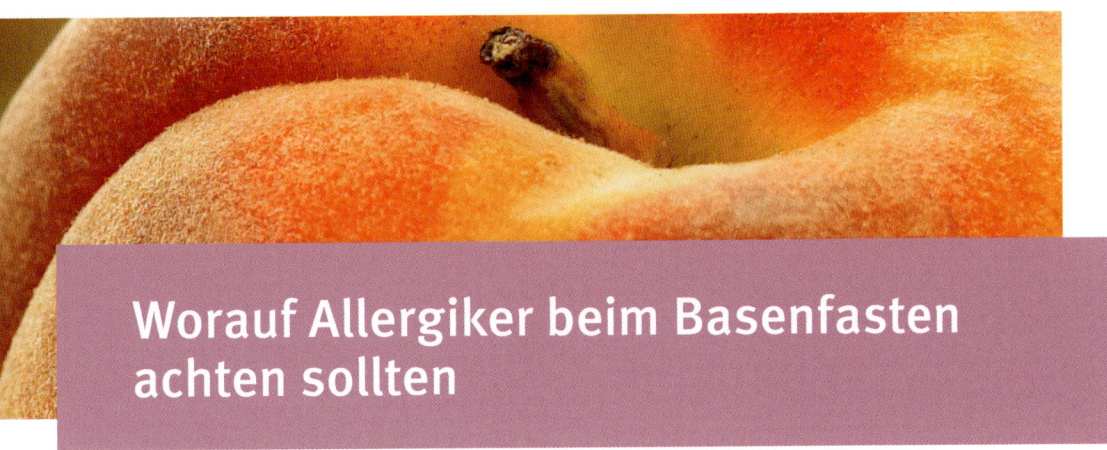

Worauf Allergiker beim Basenfasten achten sollten

Wenn Sie an Allergien oder an Nahrungsmittelintoleranzen leiden, wird Basenfasten Ihren Körper entlasten. Je nach Art der Unverträglichkeit können vorübergehend selbst manche Basenbildner problematisch sein. Klären Sie daher vor dem Basenfasten ab, was Sie nicht vertragen, und lassen Sie diese Lebensmittel zunächst weg.

Was Allergiker bei den Rezepten beachten sollten:

- Vermeiden Sie alle Obst-, Gemüsesorten und Kräuter, von denen Sie wissen, dass Sie bislang allergisch darauf reagiert haben.
- Vermeiden Sie vorsichtshalber Sauerkraut und Spinat, da diese Gemüse größere Mengen Histamin enthalten.
- Erdbeeren, Himbeeren und Tomaten sollten Sie während des Basenfastens ebenfalls nicht in größeren Mengen zu sich nehmen, da diese Nahrungsmittel im Körper Histamin freisetzen können.
- Lassen Sie Zwiebeln und andere Gemüsesorten weg, wenn Sie leicht mit Blähungen oder Bauchschmerzen darauf reagieren.
- Wenn Sie eine Hausstaubmilbenallergie haben, sollten Sie nicht zu viele Mandeln essen, da diese Allergie häufig auch mit einer Schimmelüberempfindlichkeit gekoppelt ist.
- Achten Sie bei Beerenfrüchten darauf, dass Sie keine Schimmelspuren aufweisen.

- Wenn Sie Pollenallergiker sind, sollten Sie keine Blütenpollen essen, obwohl diese basisch sind.
- Bereiten Sie alle Gerichte nur aus 2–3 Sorten zu, dann ist es z.B. im Fall von Nahrungsmittelunverträglichkeiten leichter nachvollziehbar, welches Obst oder Gemüse der Auslöser ist.
- Je nach Stärke Ihrer Allergie oder Unverträglichkeit können Sie auf folgende basische Lebensmittel reagieren (bitte daher vorsichtig austesten): Stein- und Kernobst (z.B. Äpfel), Zitrusfrüchte, Kiwis, Kräuter, Beerenfrüchte, Paprika.
- Verwenden Sie möglichst Obst und Gemüse aus biologischem Anbau. So vermeiden Sie Pestizide, die Sie zusätzlich belasten. Zudem sind sie reicher an Mineralien, denn Sie müssen sie nicht schälen und nehmen deshalb auch die Mineralien auf, die sich direkt unter der Schale befinden.
- Setzen Sie sich aktiv mit Ihren Ängsten auseinander.

Wenn Sie das Gefühl haben, dass Sie alle genannten Lebensmittel gut vertragen, dann können Sie sich natürlich auch vom Basenfasten-Kochbuch inspirieren lassen. Dort sind über 170 Rezepte beschrieben, die auch für Lebensmittelallergiker und darmempfindliche Menschen geeignet sind. Wenn Sie das Prinzip das Basenfastens richtig verstanden haben und selbst kreativ werden möchten, dann sind Ihrer Phantasie keine Grenzen gesetzt. Sie dürfen gerne eigene – rein basische – Rezepte probieren. Viele meiner Patienten und viele meiner Leser tun das und sind begeistert, wie vielfältig Basenfasten sein kann und wie viel »frischen Wind« Basenfasten in ihre Küche bringt.

Sie vertragen kein Obst oder keine Rohkost?

Es gibt viele Allergiker, die Obst nicht vertragen, weil sie Blähungen oder Hautausschläge bekommen. In diesem Fall gibt es folgende Möglichkeiten:

- Wenn Sie morgens keinen oder wenig Hunger haben, verzichten Sie völlig auf das Frühstück und trinken Sie bis zum Mittag 1–1,5 l verdünnten Kräutertee oder heißes Wasser. Das gibt dem Bauch ein wenig das Gefühl, etwas drin zu haben.
- Die zweite Möglichkeit ist, eine Gemüsebrühe zu trinken. Gewiss, das klingt für europäische Ohren seltsam. Aber in asiatischen Ländern ist es durchaus üblich, morgens Gemüse und/oder Getreide zu essen. Probieren Sie es aus.
- Die dritte Möglichkeit ist, einen frisch gepressten Gemüsesaft zu trinken – natürlich aus Gemüse der Saison. Kombinieren Sie 3–4 Gemüsesorten Ihrer Wahl.

Lesen Sie das Kleingedruckte

Lesen Sie bei Fertigprodukten genau durch, welche Zutaten sich in der Packung befinden, die Sie gerade kaufen wollen. Es ist unglaublich, wie viel Beiwerk heutzutage ein Nahrungsmittel hat. Besonders Milch und Weizen sind in kleinen Mengen in Lebensmitteln enthalten, bei denen man es nicht vermuten würde. Da Allergiker oft auf Milch und Weizen, aber auch auf Farbstoffe, Geschmacksverstärker, Aromastoffe und Konservierungsmittel mit Unverträglichkeiten reagieren, ist es wichtig, Verpackungen genau anzuschauen – diese Zutaten sind stets klein gedruckt. Bedenken Sie bitte auch, dass laut Lebensmittelgesetz Inhaltsstoffe, die eine bestimmte Höchstmenge nicht überschreiten, nicht gekennzeichnet werden müssen. Somit bergen Fertigprodukte stets ein gewisses Allergierisiko. Achten Sie z. B. darauf, dass die Gemüsebrühe keine Geschmacksverstärker enthält. Manche Gemüsebrühen sind auch hefehaltig, da Hefe einen würzigen Geschmack hat. Wer eine Hefeallergie hat oder sich nicht sicher ist, sollte lieber hefefreie Gemüsebrühen verwenden – diese gibt es vorwiegend in Naturkostläden und Reformhäusern.

Andererseits ist jedoch Panik nicht angebracht. Wenn Sie bewusst und zielstrebig die Lebensmittel kaufen, die für Sie gesund sind, dann finden Sie immer noch eine Riesenauswahl in Geschäften und auf Wochenmärkten – es ist auch heute noch möglich, sich bewusst gesund zu ernähren!

Bei Allergien wichtig: Darmsanierung

Bei Erkrankungen des allergischen Formenkreises wie Neurodermitis, Heuschnupfen, Asthma und anderen findet man stets eine krankhaft veränderte Darmschleimhaut und Darmflora. Die Darmschleimhaut ist dabei meist entzündet, und die Bakterien der Darmflora sind in ihrer Zusammensetzung so verändert, dass eine gesunde Abwehr nicht mehr möglich ist. Häufig finden sich weniger Milchsäurebakterien und deutlich vermehrt störende Keime, Hefen oder Schimmelpilze. Dies belegen mehrere Studien, die in den letzten Jahren zum Thema Darm-Immunsystem und allergische Erkrankungen gemacht wurden.

Eine Studie wurde vor etwa 10 Jahren an der Frankfurter Universität zum Thema Neurodermitis durchgeführt. Es wurde der Zusammenhang zwischen Neurodermitis und Hefepilzbefall im Darm erforscht. Das Ergebnis: In den meisten Stuhlproben fanden sich auffällig viel Hefen der Gattung Candida albicans. Diese Studie sagt nicht aus, was die Ursache dafür ist, sie zeigt aber deutlich – wie viele andere Studien auch – den Zusammenhang zwischen Darmflora und allergischer Erkrankung. Umgekehrt fand man heraus, dass durch eine Darmsanierung das Hautbild des an Neurodermitis Erkrankten sich deutlich bessert.

Darmsanierung ist heute eine weit verbreitete Basismethode zur Behandlung chronischer Erkrankungen und damit auch von Allergien. Durch eine Darmsanierung werden wieder gesunde Verhältnisse im Darm geschaffen. Die Frage ist nur, wie man das erreichen kann, denn jeder versteht etwas anderes darunter. Am besten verständlich wird der Begriff Sanierung, wenn man sich eine Haussanierung vorstellt. Da genügt es nicht, alles mit neuer Farbe zu bestreichen. Manchmal müssen Tapeten entfernt oder ausgebessert, manchmal muss Schimmelbefall entfernt werden und so fort. Und so ist es bei den Menschen. Jeder hat seine spezielle, gesunde oder kranke Darmflora, die einer individuellen Sanierung bedarf.

- Eine Reinigung ist immer der erste Schritt, wenn man etwas sanieren möchte – hier durch eine gründliche Darmreinigung mithilfe der Colon-Hydro-Therapie (s. Seite 187).
- Eine Ernährungsumstellung ist für eine Darmsanierung von großer Bedeutung. Hilfreich kann es sein, die Ernährungsumstellung mit einer Fastenwoche oder mit einer Basenfastenwoche zu beginnen. Durch das Fasten stellt man sich innerlich auf eine Veränderung ein, und die anschließende Ernährungsumstellung fällt nicht ganz so schwer.
- Der dritte Schritt ist die mikrobiologische Therapie. Darunter versteht man die Einnahme von Bakterienpräparaten oder deren Stoffwechselprodukten, um so im Darm wieder gesunde Bakterienverhältnisse herzustellen. Viele Therapeuten verstehen unter Darmsanierung nur diesen dritten Schritt. Der reicht aber in den wenigsten Fällen aus, um in einem Darm wieder gesunde Verhältnisse zu schaffen, da die Bakterienpräparate sich auf eine ungereinigte, gereizte Darmwand setzen, was meist

> ## WISSEN
>
> ### Darmsanierung
>
> Die 3 grundsätzlichen Schritte sind:
> 1. Mehrfache Reinigung des Darms
> 2. Ernährungsumstellung
> 3. mikrobiologische Therapie

zu starken Blähungen führt. Es gibt viele verschiedene mikrobiologische Präparate, auch als symbioselenkende Mittel bekannt; ihre Auswahl hängt vom Krankheitsbild ab.

Eine in diesen 3 Teilschritten durchgeführte Darmsanierung hat sich in der Allergiebe-handlung als sehr wirksam erwiesen. Besonders Schritt 3 ist ohne die Schritte 1 und 2 selten erfolgreich. In der Praxis wird auf den Aspekt der Ernährungsumstellung oft zu wenig eingegangen. Diese ist aber für einen dauerhaften Erfolg unabdingbar. Basenfasten kann den Einstieg dazu bieten.

Was kann ich tun, um allergiefrei zu werden?

Ein bis zwei Wochen Basenfasten reichen nicht aus, um für den Rest des Lebens allergiefrei zu sein! Allergien und Unverträglichkeiten sind ein so vielschichtiges Krankheitsgeschehen, dass ein langfristiges und konsequentes Vorgehen gefragt ist. Der positive Effekt des Basenfastens ist letztlich auf die Entsäuerung und damit auf die Entschlackung des Körpers zurückzuführen. Es liegt an Ihnen und Ihrer Ernährungs- und Lebensweise, wie schnell Sie Ihre Säurelager nach einer Basenfastenwoche wieder aufbauen. Am besten für Ihre Gesundheit wäre es, wenn Sie es erst gar nicht wieder zu einer solchen Übersäuerung kommen lassen, dass Ihr Organismus mit Allergien reagieren muss. Dafür gibt es eine Strategie für die Zukunft: Das Basenfasten-Antiallergie-Programm.

Das Basenfasten-Antiallergie-Programm

Dieses Programm ist aus der Praxis des Basenfastens heraus entstanden, denn immer wieder bekommen wir Rückmeldungen von Patienten und Fastenkursteilnehmern, dass sie mit Basenfasten und anschließender Ernährungsumstellung ihre Allergien im Griff haben. Das Basenfasten-Antiallergie-Programm besteht aus 3 Stufen:
- 1. Stufe: 2 Wochen Basenfasten – möglichst außerhalb der Hauptallergiesaison
- 2. Stufe: Umstellung der Ernährung nach der 80:20-Regel unter Berücksichtigung der Lebensmittelverträglichkeit
- 3. Stufe: je nach Schweregrad der Allergien 1- bis 2-mal pro Jahr Wiederholung des reinen Basenfastens für je 1 oder 2 Wochen

Und der Erfolg? Im ersten Jahr nach 2 Basenfasten-Wochen werden Sie, je nach Schwere-grad der Allergien, Erleichterungen verspüren. Im zweiten Jahr ist die Allergie deutlich weniger ausgeprägt oder bereits nicht mehr zu merken. Im dritten Jahr sind die Allergien meist weg, es sei denn, Sie haben sich wieder zu säureüberschüssig ernährt. Wenn Sie sich an dieses Programm halten und sich kein Erfolg bei Ihnen einstellt, dann sollten Sie sich über die »Säurebildner« in Ihrer Lebensweise Gedanken machen.

Vorsorgeprogramm bei Pollenallergien

Dieses Programm beginnt im Herbst bzw. Winter. Wenn Sie gegen Frühblüher allergisch sind, starten Sie im Oktober mit 1–2 Wochen Basenfasten.

Und wenn Ihre Nase schon fleißig läuft? Machen Sie während der Pollensaison Basenfasten und verstärken Sie den Effekt durch Einnahme von Basentabletten oder Basenpulver – wie etwa Bullrich's Vital Tabletten. Eine Einnahme von 3-mal 2 Tabletten täglich zu den Mahlzeiten ist eine ideale Dosierung. Dies ist allerdings keine Dauerlösung, sondern sollte nur vorübergehend angewendet werden. Zusätzlich helfen Schüßler-Salze und Homöopathie.

Werfen Sie Ballast ab!

Allergien sind überschießende Reaktionen des Immunsystems. Die Ernährungsweise beeinflusst das Immunsystem – basenreiche Ernährung entlastet. Doch auch die Lebensweise beeinflusst das Immunsystem – Stress, Sorgen, Streit, Ängste, um nur einige Belastungsfaktoren zu nennen. Jeder Allergiker weiß, dass seine Allergien unter Stress schlimmer werden.

Entrümpeln und entmüllen Sie Ihr Leben!

Was können Sie tun? Entlasten Sie Ihr Immunsystem, indem Sie ihm körperlich, seelisch und geistig weniger zumuten. Machen Sie Inventur: In Ihrer Küche und in Ihrem Le-

> ## PRAXIS
> ### Pollenallergieprogramm
> - 3 Monate vor Saisonbeginn
>   1–2 Wochen Basenfasten
> - 3 Monate basenreiche Ernährung
> - im Anschluss noch einmal
>   1–2 Wochen Basenfasten

ben! Schauen Sie sich Ihre Lebensweise genau an: Worauf reagieren Sie »allergisch«? Haben Sie vielleicht zu viele Dinge um sich herum gesammelt, die Sie mehr belasten als freuen? Es gibt inzwischen eine Reihe hilfreicher Lektüren, die sich dem Thema »Entrümpelung« angenommen haben. Mein Lieblingsbuch: »Feng Shui gegen das Gerümpel des Alltags« lässt mich seit Jahren regelmäßig entrümpeln, was mit Kindern im Haus mühsam, aber nicht unmöglich ist. Immerhin fürchten sie inzwischen Mamas Feng-Shui-Aktionen und räumen ihre Sachen lieber selbst auf. Ich kann diese Technik nur empfehlen. Allerdings ist es keine einmalige Sache. Dranbleiben und wachsam sein ist gefragt. Jeden Tag werden wir über alle möglichen Medien zugemüllt. Prüfen Sie genau, wem und was Sie einen Platz in Ihrem Leben einräumen. Wie viele Zeitungen braucht ein Mensch, wie viele Informationen, wie viele Kleidungsstücke?

171

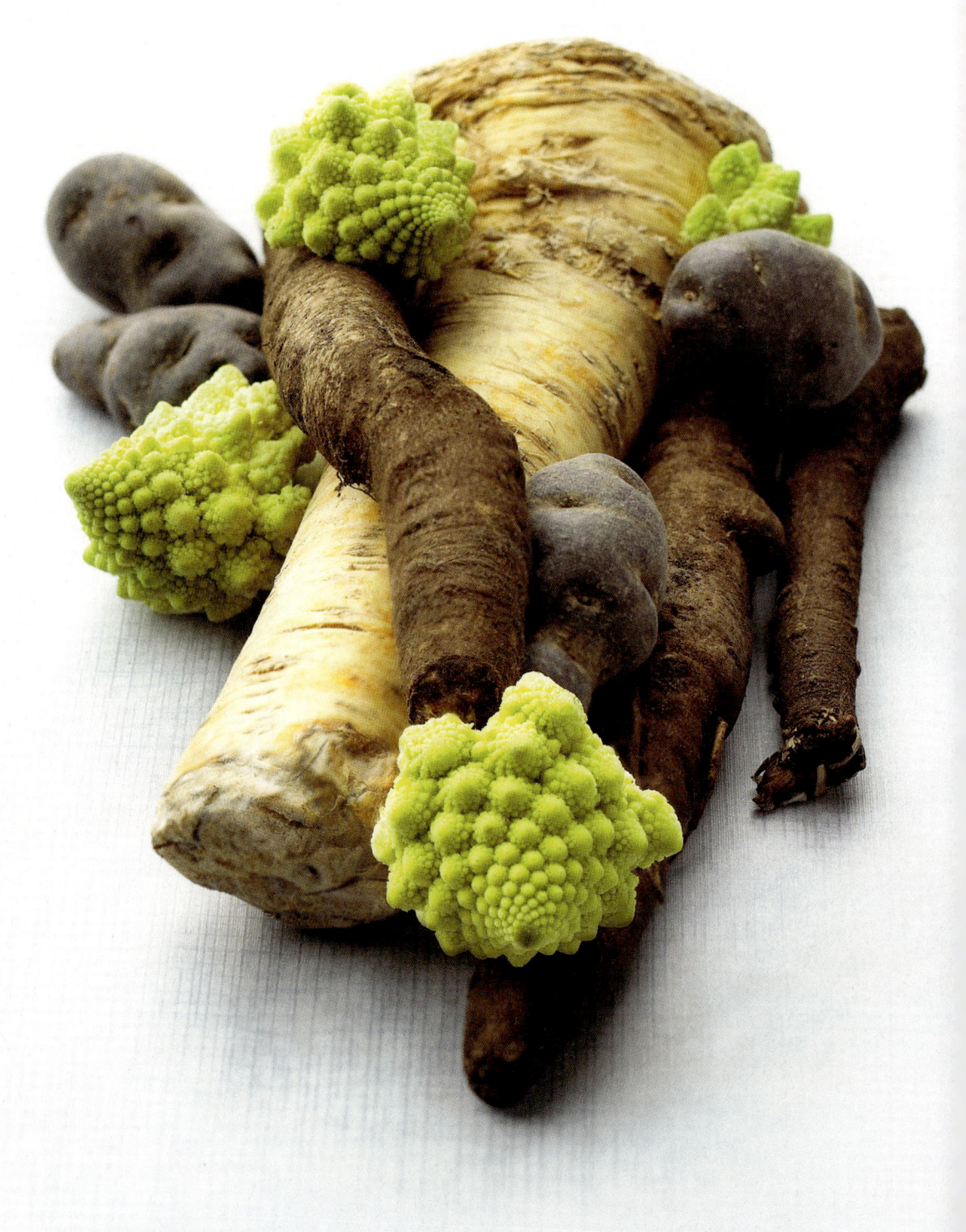

Basenfasten – so funktioniert's

Basenfasten ist eigentlich ganz einfach: Essen Sie jede Menge Obst und Gemüse, trinken Sie 2,5–3 l Wasser oder verdünnten Kräutertee – und schon sind Sie mitten drin im Basenfasten. Mit den Basenfasten-Basics und den 10 Wacker-Regeln wird das Basenfasten von Anfang an ein Erfolgserlebnis.

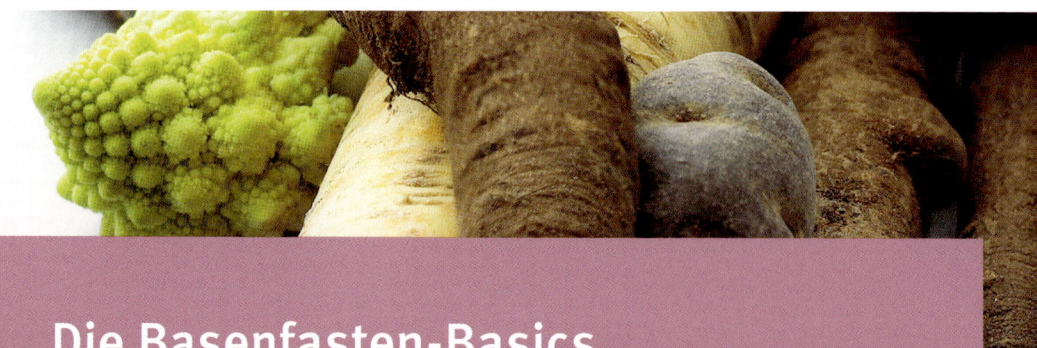

Die Basenfasten-Basics

Die Basenfasten-Basics sind die Grundlage jeder Basenfastenkur und bilden gemeinsam mit den 10 goldenen Wacker-Regeln das Herzstück von Basenfasten – die Wacker-Methode®. Die Basics sind so zusammengestellt, dass Ihre Basenfastenwoche ein voller Erfolg werden kann, Sie sich dabei wohlfühlen und Sie nebenbei optimal entsäuern können.

Grundsätzlich ist beim Basenfasten alles erlaubt, was der Körper basisch verstoffwechselt. Dies sind im Wesentlichen Obst, Gemüse, Salat, Kräuter und Keimlinge, auch die neutral wirkenden Pflanzenöle können Sie bedenkenlos verwenden.

Wenn Sie wie beim Heilfasten nur Säfte oder Gemüsebrühe zu sich nehmen, wird der Stoffwechsel heruntergefahren. Während der Basenfastenzeit essen Sie eigentlich ganz normal – Sie verzichten lediglich auf alle säurebildenden Nahrungsmittel. Dadurch geht die Stoffwechselarbeit unverändert weiter, nur die Belastungsfaktoren fallen weg. Der Effekt: Eine Entgiftung findet genauso statt wie beim traditionellen Fasten, und ohne Mühe und mit einem schönen Sättigungsgefühl können Sie bis zu 4 kg Gewicht in einer Woche verlieren. Es gelingt dann am besten, wenn Sie die folgenden Basics und Wacker-Regeln beachten. Auf diese Weise vermeiden Sie die typischen »Anfängerfehler« und können gleich richtig durchstarten.

Was Sie über die Basics wissen sollten

Wenn Basenfasten für Sie noch ganz neu ist, dann erschrecken Sie bitte nicht, wenn Sie beim Durcharbeiten der Basics merken, dass Sie das ein oder andere Basic während Ihrer geplanten Basenfastenwoche nicht in die Tat umsetzen können. Diese Basics zeigen Ihnen, wie Basenfasten ganz superoptimal verlaufen sollte. Leider hat der Alltag immer die eine oder andere Überraschung parat, weshalb Sie vermutlich bei manchen Basics Abstriche machen müssen. Kein Problem, solange Sie wissen, worauf es ankommt und dieses Ideal anstreben – beim nächsten Mal klappt es dann vielleicht. Nobody's perfect. und auch Sie müssen es nicht sein. Das würde nur Stress erzeugen und der macht bekanntlich auch sauer. Am besten betrachten Sie die Basics als Orientierung.

Die wichtigsten Basics sind 100 % basische Ernährung und die Darmreinigung. Wenn Sie die Darmreinigung unter den Tisch fallen lassen, dann kommt es in den ersten Tagen häufig zu Blähungen und Verdauungsstörungen – auch Kopfschmerzen sind möglich. Vermeiden Sie diese Begleiterscheinungen lieber – Sie fühlen sich letztendlich wohler.

> ## WISSEN
> ### Die 7 Basenfasten-Basics
> - Motivation
> - Ernährung 100 % basisch
> - Genuss
> - Trinken
> - Darmreinigung
> - Bewegung
> - Erholung

tag? Es gibt aber auch viele Menschen, denen Basenfasten so gut tut, dass sie automatisch motiviert sind, die Fastenzeit noch um 1 oder 2 Wochen zu verlängern.

Motivation: der Basenfastenmotor

Basenfasten ist der freiwillige Verzicht auf Säurebildner für eine bestimmte Zeit. Freiwilligkeit steht daher an erster Stelle für eine erfolgreiche Basenfastenzeit. Und Motivation basiert auf Freiwilligkeit. Wenn Sie gut motiviert sind, ist Basenfasten kinderleicht. Die Motivation ist der Motor, damit Sie mit Erfolg Basenfasten können. Powertypen haben damit überhaupt keine Probleme. Sie wollen Basenfasten und ziehen es durch. Manchmal reicht die Motivation nicht für eine ganze Woche, und Sie müssen sich an manchen Tagen etwas Motivierendes einfallen lassen.

Vielleicht sind Sie ein Nerventyp und stecken gerade in einer Megastressphase? Dann sollten Sie womöglich Ihre Basenfastenwoche auf einen stressfreieren Zeitpunkt verschieben. Und die Gefühlsmenschen müssen alle Kräfte sammeln, um sich zu einer Basenfastenwoche zu motivieren. Am besten klappt das, wenn Gefühlsmenschen sich mit Gleichgesinnten zusammentun. Hilfreich kann auch eine Belohnung sein. Eine neue gut sitzende Hose von Ihrem Lieblingsdesigner, wenn die Pfunde gepurzelt sind? Oder ein Wellness-

Ernährung: 100 % basisch

Dieses Basic ist ein Muss. Denn darin unterscheidet sich Basenfasten von all den Säure-Basen-Diäten, die auf dem Markt sind. Basenfasten ist 100 % basenbildend – ohne Kompromisse. Durch den völligen Verzicht auf Säurebildner können die abgelagerten Säuren endlich mobilisiert und ausgeschieden werden – vorausgesetzt, Sie trinken genügend. Im Folgenden finden Sie die Liste aller bei Basenfasten erlaubten Nahrungsmittel, nach Saison geordnet. So können Sie leicht nachschlagen, ob die Obst- oder Gemüsesorte, die Sie gerade einkaufen wollen, im Moment auch gerade Saison hat. Im Rezeptteil ab Seite 216 finden Sie eine bunte Auswahl an rein basischen Rezepten.

Außer den genannten Lebensmitteln und Kräutern können Sie alle Gewürze und Gewürzmischungen aus biologischem Anbau, die kein oder wenig Salz enthalten und die frei von Geschmacksverstärkern (Glutamate, Guanylate – oft hinter E-Nummern versteckt) sind, verwenden. Gewürzmischungen und fertige Gemüsebrühen, die Hefeextrakt als natürlichen Geschmacksverstärker enthalten, sind für die basische Küche verwendbar. Wenn Sie jedoch eine starke Glutamatunverträglichkeit haben, sollten Sie auf Produkte mit Hefeextrakt verzichten.

Genuss: Vorsicht Suchtgefahr

Genuss ist für mich untrennbar mit gutem Essen verbunden. Und warum sollte gesundes Essen nicht genießbar sein? Ich finde, es ist die mangelnde Phantasie, die in den Küchen der Menschen ewig dieselben Gerichte entstehen lässt: viel Fleisch, Nudeln, Käse, Sahne und ein wenig Salat gegen das schlechte Gewissen. Und leider sind gerade Großküchen und Restaurants oft erschreckend phantasielos. In Deutschland ist es auch sehr verbreitet zu einem Essen entweder Salat oder Gemüse zu essen. Die Basenphilosophie besagt aber, dass es ideal ist, pro Tag sowohl Salat als auch Gemüse zu essen. Nicht nur in der Basenfastenzeit, auch danach.

Und keine Sorge, das schmeckt nicht langweilig: Ein frischer knackiger Rohkostsalat mit Sprossen und einem guten Öl, danach ein Gemüsegericht der Wahl und der Saison mit leckeren frischen Gewürzen zubereitet schmeckt so gut, dass man süchtig danach werden kann. Alles eine Frage der guten Zusammenstellung und Zubereitung. Und: Liebevoll angerichtet am gemütlich gedeckten Tisch macht gesundes Essen noch mal so viel Spaß. Auch das langsame und gemütliche Essen trägt zum Genuss bei und ist darüber hinaus für die Verdauung enorm wichtig. Denn nur gut gekautes kann auch gut verdaut werden. Wenn Sie Ihr Essen dagegen schnell im Vorbeigehen herunterwürgen, bekommen Sie den Geschmack doch kaum mit und können es nicht genießen. Und danach liegt es Ihnen schwer im Magen. Gönnen Sie sich Zeit und Ruhe beim Essen.

Trinken: werden Sie zum Wasserprofi

Das Einhalten der empfohlenen Trinkmengen von 2–3 l beim Basenfasten fällt vielen Menschen nicht leicht. Wie wäre es deshalb mit diesem Argument? »Wasser kurbelt den Energieverbrauch an.« Dieses erfreuliche Ergebnis einer Berliner Studie sollte doch jeden Trinkmuffel, der gerne abnehmen möchte, hinter dem Ofen hervorlocken. Trinken trägt somit zur schnelleren Gewichtsabnahme bei. Na, wenn das Sie nicht überzeugt! Aber was mindestens genauso wichtig ist: Trinken durchspült die Lymphe und die Nieren, und nur so können unerwünschte Stoffe den Körper auch verlassen.

Empfohlene Trinkmenge während des Basenfastens: 2,5–3 l pro Tag reines Quellwasser und stark verdünnte Kräutertees.

Wenn Sie Wert auf ein wirklich gutes Wasser legen, was auch die Entgiftung gut unterstützt, dann sollten Sie sich im Reformhaus oder in Naturkostläden umschauen. Dort gibt es Lauretana, ein besonderes Wasser aus dem Monte Rosa Massiv, das ohne Druck abgefüllt wird und die Nierentätigkeit stark anregt – mein persönlicher Favorit und auch der meiner Söhne. Seit es dieses Wasser bei uns gibt, trinken beide je 2,5–3 Liter Wasser pur. Auch Mont Roucous (Reformhaus), Plose und Black Forest Pearl sind hochwertige Quellwasser, die zur Entgiftung beitragen.

Machen Sie den Geschmackstest. Sie werden spüren, nach einigen Tagen Basenfasten werden Sie zum Wasserprofi. Wasser schmeckt so unterschiedlich wie Wein. Und auch das Durst mindernde Geprickel der säurebildenden Kohlensäure wird Sie bald nicht mehr reizen. Reines Quellwasser können Sie übrigens auch warm oder heiß trinken. Powertypen greifen hier lieber mal zum kalten Getränk, während Nerventypen immer für genügend Heißes sorgen sollten. Gefühlsmenschen sind hier vor allem sozial – sie trinken das, was ihr Partner trinkt. Wenn Ihnen das Wasser allein zu langweilig schmeckt, Sie aber keinen Kräutertee mögen, dann ist Ingwertee (Rezept s. Seite 216) eine Alternative. Auch einige Spritzer einer frisch ausgepressten Zitrone geben dem Wasser Pepp.

Sie können Ihre erforderlichen 2,5–3 l Trinkmenge aber auch mit Kräutertee abdecken – allerdings mit stark verdünntem, das heißt, ein Beutel Tee auf 1 l Wasser. Als Teesorten kommen alle Kräutermischungen infrage, die aber wirklich nur aus einheimischen Kräutern ohne Zusätze bestehen sollten. Bitte bedenken Sie: Auch eine Kräuterteemischung hat eine Heilwirkung, denn alle Kräuter, auch Pfefferminze und Zitronenmelisse, haben eine arzneiliche Wirkung. Verwenden Sie deshalb möglichst keine Einzelteesorten wie Pfefferminztee oder Kamillentee in größeren Mengen.

Wenn Sie während der Basenfastenwoche einen speziellen Heiltee trinken möchten, wie beispielsweise Brennnesseltee, dann trinken Sie bitte pro Tag immer nur 1 oder 2 Tassen davon.

Achten Sie bei der Auswahl der Tees darauf, dass Sie wirklich einen Kräutertee erstehen und nicht eine wilde Mischung aus Früchten, Roiboos, Aromastoffen und dergleichen. Fruchtzusätze reagieren im Organismus sauer, Aromastoffe irritieren die Geschmacksnerven und Roiboos kann, in großen Mengen genossen, den Kreislauf schwächen. Nach der Basenfastenwoche können Sie Ihre Lieblingstees ja wieder trinken. Wenn Sie Ihre Trinkmenge in 3 Rationen einteilen, schaffen Sie die erforderliche Trinkmenge ohne Probleme:

- Den ersten Liter für den Vormittag bis zur Mittagspause

> ## WISSEN
> ### Gute Fertigtees
> - Morgengruß, Kräutertraum und Abendtraum der Firma Lebensbaum
> - Haustee von Lebensbaum
> - Basen-Balance-Tee von Salus
> - Sonnentor Basen-Ausgleichs-Tee
>
> Früchtetees machen sauer und sind auch außerhalb des Basenfastens keine gesunde Sache.

- Den zweiten Liter für den Nachmittag bis zum Feierabend
- Den dritten Liter für den Feierabend

Stellen Sie sich für jeden der 3 Zeitabschnitte eine 1-Liter-Flasche Wasser oder eine 1-Liter-Thermoskanne Wasser oder Kräutertee zurecht und nehmen Sie sich vor, bis zum Ende des Zeitabschnitts alles zu trinken.

Sie werden sehen: Anfangs stehen Sie zu Beginn der Mittagspause da und müssen noch »nachtrinken«, aber nach einigen Tagen – zähe Naturen brauchen Wochen dazu – ist Ihnen das Trinken in Fleisch und Blut übergegangen, und Sie denken automatisch daran. Und dieses Ritual dürfen Sie auch nach dem Basenfasten beibehalten.

Darmreinigung: garantiert befreiend

Neben 100% basischer Ernährung ist die Darmreinigung ein weiterer essenzieller Bestandteil des Basenfastens. Ist Darmreinigung wirklich nötig? »Wenn ich faste, wird der Körper schon genügend entlastet, da muss ich doch den Darm nicht zusätzlich reinigen!« –«Ich habe jeden Tag Stuhlgang, meine Verdauung ist hervorragend, das genügt doch

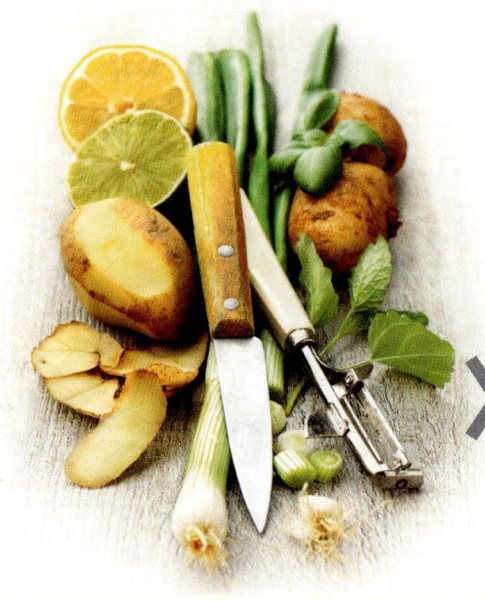

» Lebensmittel, die während Ihrer Basenfastenzeit erlaubt sind

Alle Jahreszeiten, meist regional

- Äpfel
- Austernpilze
- Betakarotten (Urkarotten)
- Champignons
- Chicoree
- Chinakohl
- Egerlinge
- Knollensellerie
- Kräuterseitlinge (Pilze)
- Kresse aus der Kultur
- Kürbiskerne
- Kartoffeln
- Karotten
- Leinsamen
- Limetten
- Limonenseitlinge (Pilze)
- Portobella-Pilze
- Rettich
- Rosenseitlinge (Pilze)
- Rote Bete
- Rotkohl
- Salate, aus Kulturen: Melde, Löwenzahn, Portulak, Borretsch, Brunnenkresse
- Samtfußrübli (Pilze)
- Schalotten
- Shiitake (Pilz)
- Sonnenblumenkerne
- Sprossen
- Süßkartoffeln
- Topinambur
- Trüffelkartoffeln
- Weißkohl
- Wirsing
- Zwiebeln

Alle Jahreszeiten, importiert

- Ananas
- Apfelbanane
- Aprikosenkerne
- Bananen
- Baumerdbeeren (Tamarillos)
- Berberitze
- Cherrymoya (Rahmapfel)
- Clementinen
- Cranberries (Preiselbeerart)
- Granatäpfel
- Grapefruits
- Guaven
- Igel-Stachelbart (Pom Pom blanc Pilze)
- Kakifrucht (Sharonfrucht)
- Kapstachelbeeren (Physalis)
- Kiwis
- Kokosnuss
- Kumquats
- Litschis
- Loquats (jap. Mispel)
- Macadamia
- Mandeln
- Mandarinen
- Mangos
- Maniokwurzeln
- Maracujas
- Okraschoten
- Oliven, grün und schwarz,

ungefärbt (Ernte: November)
- Orangen
- Orlando (Zitrusfrüchte-kreuzung)
- Pak Choi
- Papayas
- Paranüsse
- Pistazien
- Rosinen
- Satsumas
- Sesam
- Sternfrüchte
- Sultaninen
- Trockenfrüchte, ungeschwefelt
- Wasserkastanien
- Zedernnüsse
- Zitronen

Zusätzlich im Frühling (Mitte März bis Ende Juni)

- Avocados
- Brunnenkresse
- Eistropfensalat
- Erdbeeren (ab Ende April)
- Gartenkresse
- Lattich
- Löwenzahn
- Morcheln
- Orchideensalat
- Pflücksalate (aus Batavia, Lattich, Eichblatt, Lollo rosso, Lollo bianco, Sauerampfer)
- Radieschen
- Rhabarber
- Rukola
- Spinat
- Spitzkohl
- Stielmus
- Wildkräuter
- Zucchiniblüten

Zusätzlich im Sommer (Ende Juni bis Sept.)

- Aprikosen
- Auberginen
- Bleichsellerie (Staudensellerie)
- Blumenkohl
- Brokkoli
- Brombeeren
- Buschbohnen
- Carli-Paprika
- Dolma-Paprika
- Erbsen, frische
- Erdbeeren
- Fenchel
- Frühlingszwiebeln
- Gurken
- Heidelbeeren (ab August)
- Himbeeren
- Holunderbeeren
- Johannisbeeren: rote, schwarze, weiße
- Jostabeeren
- Kiwis
- Kirschen
- Knollenfenchel
- Knollensellerie
- Krause Glucke (Pilz – je nach Witterung ab Mitte August)
- Mangold
- Maulbeeren
- Melonen
- Mirabellen
- Navets-Rübchen (Teltower Rübchen)
- Nektarinen
- Paprika
- Pflaumen
- Pfifferlinge (je nach Witterung ab ca. Juni)
- Pfirsich
- Preiselbeeren
- Radieschen
- Reineclauden

- Romanesco (Blumenkohlart)
- Salate: Kopfsalat, Eisbergsalat, Batavia, Lollo rosso, Lollo bianco, Eichblatt, Rukola, Wildkräuter
- Sauerkirschen
- Sommertrüffel, weißer
- Spitzkohl
- Stachelbeeren
- Steckrüben
- Stielmus
- Tomaten
- Zucchini
- Zuckerschoten

Zusätzlich im Herbst (Ende Sept. bis Mitte Dez.)

- Äpfel
- Avocados
- Birnen
- Bleichsellerie (Staudensellerie)
- Blumenkohl
- Brokkoli
- Brombeeren
- Bucheckern
- Buschbohnen
- Butterrübchen
- Carli-Paprika
- Chinakohl
- Datteln, frische
- Dolma-Paprika
- Esskastanien (Maronen)
- Feigen, einheimische
- Fenchel (Knollenfenchel)
- Frühlingszwiebeln
- Grapefruits
- Herbsttrompeten (Pilz, getrocknet auch ganzjährig verwendbar)
- Himbeeren
- Kapuzinerkresse
- Kiwis, einheimische
- Knollensellerie

- Krause Glucke (Pilz, meist bis Ende September)
- Kürbis, alle Arten
- Lauch
- Mangold
- Maronen (Esskastanien)
- Melonen (bis Ende September)
- Morcheln
- Navets-Rübchen (Teltower Rübchen)
- Pampelmusen
- Paprika
- Pastinaken
- Petersilienwurzel
- Pfifferlinge (bis Ende November)
- Pflaumen
- Preiselbeeren
- Quitten
- Romanesco (Blumenkohlart)
- Sanddornbeeren
- Salate: Endivien, Feldsalat, Orchideensalat, Radicchio, Portulak, Romanasalat, Friseesalat, Treviso
- Schwarzer Rettich
- Semmelstoppler (Pilz – bis Ende November)
- Spitzkohl
- Steckrüben
- Steinpilze (je nach Witterung Mitte September bis Ende Oktober, getrocknet ganzjährig verwendbar)
- Stielmus
- Tomaten (bis Ende September)
- Topinambur
- Trauben, rot und weiß
- Walnüsse
- Winterrettich, weißer
- Zuckerhut
- Zuckerschoten
- Zwetschgen

Zusätzlich im Winter (Mitte Dez. bis Mitte März)

- Eiszapfen (weißer Rettich)
- Grapefruits
- Grünkohl
- Minneolas (Orangenmandarine)
- Navets-Rübchen (Teltower Rübchen)
- Petersilienwurzel
- Salate: Feldsalat, Endivien, Portulak
- Steckrüben
- Stielmus
- Schwarzer Rettich
- Schwarzwurzel (bis Februar)
- Trüffel (Dezember und Januar)
- Weißer Winterrettich

Das ganze Jahr verfügbar: ungeschwefeltes Trockenobst

- Ananas
- Aprikose
- Banane
- Birne
- Brombeeren
- Cranberries
- Feigen
- Papaya
- Pfirsich
- Rosinen

Kräuter, frisch oder getrocknet:

- Basilikum
- Beinwell
- Bibernell
- Bockshornklee
- Bohnenkraut
- Borretsch
- Brennnessel
- Chilischoten

- Dill
- Fenchelsamen
- Frische Sprossen
- Gänseblümchen
- Giersch
- Ingwer
- Kamille
- Kapern (ohne Essig)
- Kardamom
- Kerbel
- Koriander
- Kreuzkümmel
- Kümmel
- Kurkuma
- Lavendelblüten
- Liebstöckel
- Majoran
- Meerrettich
- Melisse
- Muskatnuss
- Nelken
- Oregano
- Petersilie
- Pfeffer, weiß, rosa, grün, rot, schwarz
- Pfefferminze
- Piment (Nelkenpfeffer)
- Rosmarin
- Safran
- Salbei
- Schabzigerklee
- Schachtelhalm
- Schnittlauch
- Schwarzkümmel
- Sellerieblätter
- Thymian
- Tumeric (Kurkuma)
- Vanille
- Veilchenblüten
- Wildkräutermischung
- Ysop
- Zimt
- Zitronenmelisse
- Zitronenpfeffer
- Zitronenthymian

Kalt gepresste neutral wirkende Pflanzenöle

- Arganöl, auch geröstet
- Avocadoöl
- Distelöl
- Hanföl
- Haselnussöl, auch geröstet
- Kürbiskernöl, auch geröstet
- Leinöl
- Macadamiaöl
- Mandelöl
- Olivenöl
- Rapsöl
- Sesamöl, auch geröstet
- Sonnenblumenöl
- Rapsöl
- Traubenkernöl
- Walnussöl, auch geröstete
- Weizenkeimöl

Sonstige Nahrungsmittel

- Algen (Nori, Wakame, Hijiki, Chlorella, Spirulina)
- Blütenpollen
- Erdmandelflocken (Chufas Nüssli)
- Frische Walnüsse
- Hanfsamen, geröstet
- Hefeflocken
- Kanne Brottrunk
- Kastanienmehl
- Kokosflocken, -milch
- Kürbiskerne
- Kürbiskernmus
- Leinsamen, -schrot
- Mandeln
- Mandelmus, ohne Honigzusatz
- Mohnsamen
- Ölsaatenmischung aus Kürbiskernen, Sesam, Leinsamen und Sonnenblumenkernen
- Sesam
- Sesamsalz (Gomasio)
- Sonnenblumenkerne
- Sonnenblumenkernmus
- Tahin (Sesammus)
- Umeboshi-Aprikosen

Zum Süßen geeignet

- Apfelsaftkonzentrat
- Apfelkraut
- Birnenkraut
- Agavendicksaft
- Birnendicksaft

181

sicher!« Solche und ähnliche Argumente höre ich immer von den Teilnehmern meiner Fastenwoche. Leider ist die Vorstellung, den Darm zu reinigen, für viele Menschen ein Gräuel, und immer gibt es Menschen in unseren Kursen, die mit allen Tricks versuchen, dieses Basic zu umgehen. Es gibt dazu auch einen regen E-Mail-Kontakt mit Lesern, die mir von Sauerkrautsaft bis Leinsamen alles anbieten, nur um nicht mit Glaubersalz oder gar mit Wasser den Darm reinigen zu müssen. Je länger wir Erfahrung mit Fasten und Basenfasten haben, umso klarer wird uns, wie unverzichtbar genau dieses Basic ist. Das Reinigen des Darms ist nicht ohne Grund neben dem Fasten eines der ältesten Heilmittel der Natur – es ist eine körperliche Reinigung und auch eine seelische.

Wer schon in den Genuss einer gründlichen Darmentleerung gekommen ist, weiß, wie befreiend das sein kann.

Können Sie sich das gar nicht vorstellen? Fasten, auch Basenfasten ist eine Entschlackungszeit, und um eine Entschlackung richtig in Gang zu setzen, gehört einfach die Darmreinigung dazu. Und leider sagt auch ein täglicher Stuhlgang nichts über den tatsächlichen Zustand der Verdauungsorgane aus. Die meisten Därme sind träge und entleeren sich nicht vollständig, sodass die Reste im Darm im Laufe der Zeit zu Ablagerungen und Verklebungen an den Darmwänden führen. Grund dafür ist falsche Ernährung, Überernährung und Bewegungsmangel. Wenn Sie sich nun eine Woche 100 % von Obst und Gemüse ernähren, lösen sich diese Ablagerungen noch nicht von alleine.

Durch Basenfasten wird die Zufuhr von Säurebildnern gestoppt – aber der Stoffwechsel steht nicht still. Es ist vielmehr so, dass der Stoffwechsel durch Basenfasten angeregt wird, bereits eingelagerte Säuren zu mobili-

sieren. Jede Ernährungsumstellung, die eine Entlastung für den Körper darstellt, regt ihn an, »Liegengebliebenes« im Bindegewebe aufzuarbeiten – auch Basenfasten. Das »Liegengebliebene« sind dabei die Übermengen tierisches Eiweiß und sonstige »Zuviels«, die sich bei »normaler« Kost im Laufe der Zeit ansammeln. Aber auch andere Ablagerungen wie Umweltgifte und Giftstoffe von Viren und Bakterien gehören dazu. Es bietet sich folglich an, unserem Stoffwechsel bei seinem Versuch, sich der Belastungsstoffe zu entledigen, behilflich zu sein. Was wäre da besser, als den Darm zu reinigen durch eine Spülung mit Wasser, wie wir es auch mit der Haut machen, um sie von Schmutz und Talg – übrigens auch ein Stoffwechselprodukt – zu befreien.

Der Dickdarm und seine Reflexzonen

Dazu kommt noch, dass heutzutage kaum ein Darm mehr über seine ganze Länge – immerhin sprechen wir von 6–7 m – gleich gut arbeitet. Therapeuten, die Darmmassagen durchführen, wissen, dass der Dickdarm Reflexzonen aufweist, die den Fußreflexzonen ähnlich sind. Jeder Abschnitt des Dickdarms entspricht einer bestimmten Körperregion bzw. einem Organ. Hat jemand beispielsweise Asthma, so wird bei der Darmmassage die Dickdarmregion im Querdarm, die gleichzeitig Reflexzone für die Bronchien ist, schmerzhaft reagieren. Wird diese Massage während einer Darmspülung durchgeführt, so führt die Massage der Reflexzone meist auch zu einer spontanen Darmentleerung.

Gesundheitsprobleme führen also zu einer Stuhlzurückhaltung an der jeweiligen Reflexzone. Wer fasten möchte und bereits ein chronisches oder akutes Leiden hat – sei es Verstopfung, Migräne, Heuschnupfen oder was auch immer – tut gut daran, den Darm während des Fastens regelmäßig zu reinigen. Ich sage bewusst reinigen und nicht entleeren. Diese Begriffe stellen keineswegs dassel-

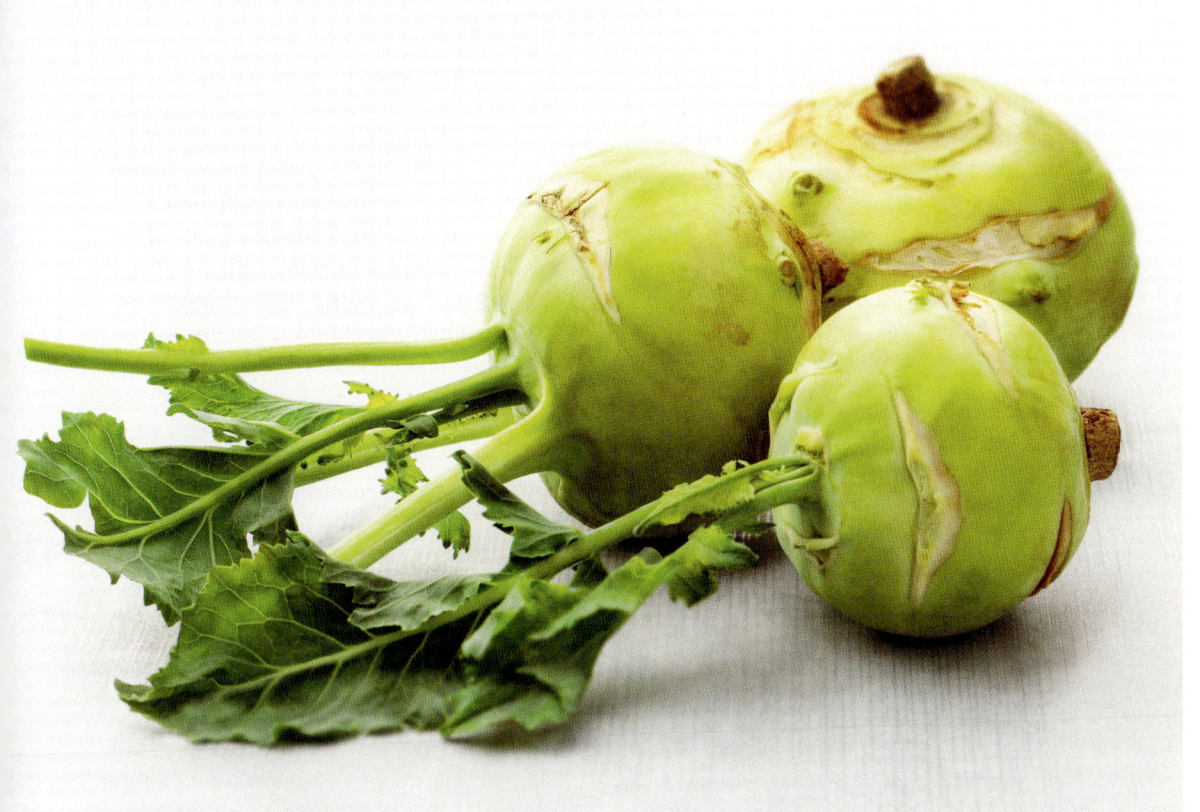

Dein Darm – Wurzel der Lebenskraft

(Wolfgang Spiller)

be dar. Mit einer Darmentleerung ist meist nur die Enddarmentleerung gemeint, wie sie etwa mit einem Klistier oder mit einem Abführzäpfchen gemacht werden kann.

Eine echte Darmreinigung dagegen ist die vollständige Entleerung und Ausspülung des gesamten Dickdarms. Um eine optimale Entlastung des Stoffwechsels zu erreichen, sollten Sie den Darm während einer Fastenkur, auch während des Basenfastens, alle 2–3 Tage gründlich reinigen.

Führen Sie die Darmreinigung 3-mal während einer Basenfastenwoche durch – zu Beginn, in der Mitte und am Ende.

Immer noch nicht überzeugt? Gehen Sie doch mal ganz locker an dieses Thema ran: Sie duschen doch auch Ihre Haut, weil Sie sich nach dem Duschen sauber und wohler fühlen. Genauso ist es mit der Darmreinigung. Anschließend fühlen Sie sich gesäubert und wohl. Mag sein, dass die klassische Darmreinigungstradition mit Glaubersalz vielen die Freude an der Darmreinigung verdorben hat – Sie können den Darm auch anders reinigen.

Die richtige Darmreinigung für Ihren Typ

Für die Darmreinigung können Sie Glaubersalz oder Bittersalz (F.X.-Passagesalz) verwenden – bequemer geht es mit Einläufen oder mit Colon-Hydro-Therapie. Wir empfehlen Einläufe und die Colon-Hydro-Therapie, da beide in der Regel sehr gut vertragen werden. Dagegen können sowohl Glaubersalz als auch Bittersalz eine empfindliche oder bereits vorgeschädigte Darmschleimhaut zusätzlich reizen. Dies gilt vor allem für Gefühlstypen und Nerventypen, die empfindlichere Schleimhäute haben und häufig zu Allergien und Nahrungsmittelunverträglichkeiten neigen. Wenn Sie einen relativ hohen Nerventypanteil haben oder ein reiner Nerventyp sind, an vielen Unverträglichkeiten leiden

oder mit Reizdarm Probleme haben, dann sollten Sie mit einem Therapeuten, der sich mit Fasten, Basenfasten und Darmreinigung auskennt, besprechen, wie Sie Ihren Darm so schonend wie möglich reinigen können.

Reine Powertypen dagegen kommen mit den Salzen bestens klar und können, sofern ihr Stoffwechsel noch gut intakt ist, in der Regel sehr zügig und gründlich danach entleeren. Viele Powertypen finden aber auch die Colon-Hydro-Therapie sehr angenehm – vor allem, wenn der Darm sich dabei richtig entleert. Denn: Powertypen mögen es, wenn sich richtig was tut.

Lassen Sie dieses Basic daher nicht einfach unter den Tisch fallen. Blähungen oder Verdauungsstörungen sind mögliche Folgen. Der wirkliche Nachteil ist aber, dass die durch Darmreinigung ausgelöste Stoffwechselanregung ausbleibt. Und was passiert? Die alten Säuresünden bleiben dann weiter im Körper und im Darm, das gesunde basische Gemüse

PRAXIS

Feilschen zwecklos

Egal, welcher Typ Sie sind – Sauerkrautsaft, Backpflaumen, Abführmittel oder irgendwelche exotischen Wurzeln, die gerade als Wundermittel entdeckt wurden oder es noch werden, sind nicht zur Darmreinigung bei Basenfasten geeignet. Jeder Feilschversuch mit mir via Mail ist daher zum Scheitern verurteilt – lassen Sie sich lieber einmal auf die Erfahrung eines sauberen Darms ein.

Wählen Sie die Methode mit Glaubersalz oder Bittersalz, mit Einlauf oder Colon-Hydro-Therapie und reinigen Sie während der Basenfastenwoche den Darm alle 2–3 Tage.

kommt dazu, und die Darmbakterien freuen sich: Sie dürfen das verstoffwechseln, was der Darm nicht schafft: das Halbverdaute. Nur: Bakterien zersetzen die Nahrung unter Gasbildung – unangenehme Blähungen sind die Folge dieser Gärungsprozesse. Mein Tipp lautet daher: Reinigen Sie Ihren Darm – so fühlen Sie sich wohler.

Darmreinigung mit Glaubersalz oder Bittersalz

Die wohl bekannteste, aber auch die gefürchtetste Art der Darmreinigung: das »Glaubern«, die Darmentleerung mit Glaubersalz. Glaubersalz ist chemisch gesehen Natriumsulfat (Natrium sulfuricum), benannt nach Johann Rudolf Glauber (1604–1670), der es zuerst aus Kochsalz und Schwefelsäure herstellte, und ist in allen Apotheken erhältlich. Es gibt Menschen, die schwören auf Glaubersalz, andere wiederum finden es nur eklig – reine Geschmackssache eben, wie so vieles im Leben. Für viele Menschen ist es daher einfach nur ein scheußlich schmeckendes, weißes Salz mit meist durchschlagender Wirkung.

Wenn Sie wie ich den Geschmack von Glaubersalz nicht mögen, dann können Sie in der Apotheke auch Bittersalz kaufen – es wirkt genauso gut, schmeckt aber ein wenig anders. Bittersalz ist chemisch Magnesiumsulfat (Magnesium sulfuricum) und auch als geschmacksverbessertes Fertigpräparat »F.X.-Passagesalz« in Apotheken zu erhalten. Ich finde, gut schmeckt es dann allerdings immer noch nicht.

Glaubersalz und Bittersalz: am besten geeignet für Powertypen.

Wenn Sie sich für Glaubersalz als Darmreinigungsmethode entscheiden, dann beachten Sie bitte unbedingt Folgendes: Legen Sie den Zeitpunkt Ihrer ersten Einnahme unbedingt so, dass Sie in den folgenden Stunden

PRAXIS

So funktioniert das »Glaubern«

Lösen Sie 40 g Glaubersalz in 0,5 l Wasser auf und trinken Sie die Lösung langsam. Trinken Sie danach reichlich Wasser oder Kräutertee, um den Salzgeschmack zu vermindern. Nun sollte innerhalb der nächsten 1–3 Stunden eine gründliche Darmentleerung erfolgen. Wenn sich nach 8–12 Stunden noch nichts getan hat, können Sie die Einnahme wiederholen – oder auch einen Einlauf machen. Tipp: Einige Spritzer frisch gepresster Zitronensaft machen die Glaubersalzlösung genießbarer.

Vorsicht: Glaubersalz reizt die Darmschleimhäute und sollte von Menschen mit empfindlichem Darm nicht genommen werden.

keine wichtigen Termine haben und immer in der Nähe einer Toilette sind. Denn: Wenn die Wirkung des Salzes einsetzt, dann gibt es kein Aufschieben mehr. Das kann nach einer Stunde sein, nach einem halben Tag oder manchmal auch gar nicht. Deshalb: Nehmen Sie das Glaubersalz am Freitagabend ein, wenn Sie am Samstag frei haben.

Darmreinigung mit Einläufen

Eine weitere viel schonendere Möglichkeit, den Darm zu reinigen, sind Einläufe mit warmem Wasser. Diese Methode, den Darm zu reinigen, ist so alt wie die Medizin selbst, denn bereits Imhotep, der erste Arzt, den die Weltgeschichte kennt, verordnete in Ägypten Einläufe im Zusammenhang mit Fastenkuren. Die Geschichte der Einläufe ist somit die Geschichte des Fastens. Schon immer wussten die Menschen, dass es der Gesundheit und der geistigen Klarheit dienlich ist, von Zeit zu

Zeit zu fasten und den Darm reinigen zu lassen. Ob Imhotep, Hippokrates oder der große Naturheilarzt Paracelsus – Einläufe waren stets fester Bestandteil ihrer Therapien. Und das nicht ohne Grund. Man wusste, dass eine Reinigung die Grundlage jeder erfolgreichen Behandlung ist. Die Einläufe wurden teilweise mit Wasser, mit Kaffeesatz, mit Gerstenschleim, Eselsmilch und vielen anderen Substanzen durchgeführt. In Rankkürbissen, Kuhhörnern, aber auch mit Blasrohren wurden Einläufe verabreicht. Auch heute noch gibt es viele Verfechter von Zusätzen in das Einlaufwasser. Ich rate davon ab. Benutzen Sie reines Wasser.

Heute macht man Einläufe mit Irrigatoren, das sind runde Plastikbehälter, die meist 2 l Flüssigkeit aufnehmen können und die in der Apotheke und in Sanitätsgeschäften erhältlich sind. Es gibt auch faltbare Reiseirrigatoren von der Firma Oros, die sich auf Reisen sehr nützlich erweisen, um bei einer Lebensmittelvergiftung den Darm zu entlasten. Ich selbst habe immer einen in meiner Reiseapotheke, falls ich oder ein Familienmitglied sich bei ungewohnter Kost im Ausland Darmprobleme bekommt. Neben Irrigatoren gibt es auch Klistiere, Klistierspritzen und Einmalklistiere (Klysmen) auf Arzneimittelbasis. Diese sind zur Darmreinigung nicht geeignet, da mit den wenigen Millilitern Flüssigkeit lediglich ein Entleerungsreiz auf den Enddarm ausgeübt und damit keine Durchspülung des gesamten Dickdarms erreicht wird. Um den Darm wirklich zu reinigen, ist es nötig, den gesamten Dickdarm zu spülen. Dies ist bei sachgemäßer Durchführung eines Einlaufs möglich.

Diese Darmreinigungsmethode ist leicht zu praktizieren und vor allem für Menschen gut geeignet, die schnell und unproblematisch ihren Darm leer haben wollen. Hier bestimmen Sie, wann Ihr Darm entleert wird und Sie können sich in Ruhe darauf vorbereiten. Für Menschen mit einem empfindlichen Darm, für Gefühlstypen und Nerventypen ist der Einlauf besonders geeignet.

Wenn Sie zum ersten Mal einen Einlauf machen, kann es sein, dass Sie bereits nach wenigen Millilitern Wasser einen Entleerungsdruck verspüren. Das ist normal, denn der Darm reagiert beim ersten Mal meist etwas verkrampft. Wenn Sie das Gefühl haben, dass der Druck auf die Darmwand zu stark wird und Sie das Wasser nicht mehr halten können, dann geben Sie diesem Druck nach und gehen Sie auf die Toilette.

Sobald die erste kleinere Entleerung des Darms stattgefunden hat, können Sie mit einer weiteren Füllung des Darms mit Wasser beginnen. Manchmal sind 2, 3 oder mehr Füllungen nötig, bis der Darm richtig entleert ist. Die ideale gesamte Füllmenge für einen Einlauf beträgt 2–3 l, verteilt auf Portionen von 500–800 ml.

PRAXIS

So funktioniert ein Einlauf

Legen Sie ein Handtuch auf den Boden Ihres Badezimmers. Füllen Sie den Irrigator mit 2 l Wasser mit einer Temperatur von 36–37 °C – angenehm handwarm. Legen Sie sich auf die linke Seite auf das Handtuch. Fetten Sie das Einführrohr mit etwas Vaseline oder einer anderen unparfümierten Fettcreme ein, führen Sie das Einführrohr wenige Zentimeter in den After ein und öffnen Sie den Zulaufhahn des Irrigators. Das Wasser läuft nun langsam vom Enddarm aus in den gesamten Dickdarm. Unser Tipp: Geben Sie keine Zusätze in das Einlaufwasser – Wasser ist das beste Reinigungsmittel!

Sie können Ihren Darm nun unterstützen: Massieren Sie ihn mit streichenden Bewegungen vom Blinddarm links hin zum Enddarm und auch in die Gegenrichtung. Wenn Sie Yoga beherrschen, können Sie, wenn der Darm viel Wasser aufgenommen hat, die Yogaübung »die Kerze« machen und die Stellung einige Minuten beibehalten. Durch diese Übung gelangt das Wasser auch in die unteren Dickdarmabschnitte, sodass auch diese gereinigt werden.

Darmreinigung mit Colon-Hydro-Therapie

Die Colon-Hydro-Therapie – auch »Darmbad« genannt – ist eine moderne Form der apparativen Einlauftherapie (Irrigation). Die heute gebräuchlichen Apparate zur Durchführung der Colon-Hydro-Therapie sind seit Mitte der 1980er-Jahre auf dem deutschen Markt und erfüllen alle Anforderungen an Hygiene und Komfort der Behandlung. Viele Menschen kennen diese Therapieform erst seit der Einführung der modernen Colon-Hydro-Therapiegeräte und halten es für eine »neue Modeerscheinung« aus den USA. Tatsache ist aber, dass die ersten, einfachen Geräte, die sog. »Enterocleaner« und »subaqualen Darmbäder«, in Wien und später in Deutschland gebaut wurden. Sie wurden auch in die USA verkauft, dort weiterentwickelt und in den 1980er-Jahren wieder nach Deutschland reimportiert. Bis in die 1950er-Jahre erlebten diese subaqualen Darmbäder einen enormen Aufschwung in Deutschland und wurden in allen Kurkliniken und an fast allen deutschen Universitäten durchgeführt. Die umständliche Handhabung der alten Geräte drängte diese Therapieform jedoch in den Hintergrund. Unsere heutigen modernen Geräte unter dem Namen »Colonhydromat« rechtfertigen die Renaissance, die diese Therapie seit Jahren erfährt.

Colon-Hydro-Therapie ist unbestritten der Champion unter den Darmreinigungsmethoden. Bequem und sicher, Sie müssen es nicht selbst durchführen, Sie müssen nicht alleine entscheiden, ob der Darm nun richtig entleert ist oder nicht, und Sie erhalten außer der Darmspülung auch eine gründliche Darmmassage. Hinzu kommt: Die Colon-Hydro-Therapie ist die effektivste Methode, den Darm zu reinigen.

So funktioniert die Colon-Hydro-Therapie

Bei dieser Methode liegt der Patient bequem in Rückenlage auf einer Behandlungsliege. Über ein geschlossenes System (mit sterilem Einmaleinführbesteck) fließt warmes, filtriertes Wasser in den Darm, und der Darminhalt wird durch einen Abflussschlauch geruchfrei ausgeleitet. Der Therapeut ist während der gesamten Spüldauer von 35–50 Minuten anwesend, bedient das Gerät und führt die Darmmassage aus.

Während eines Darmbades muss der Patient eigentlich »nur« loslassen. »Nur« – jeder Mensch, der diese Therapie schon einmal hat durchführen lassen, weiß, wovon ich schreibe. Damit unterscheidet sich diese Therapie ganz gravierend von der Einlauftherapie mittels Irrigator. Macht man einen Einlauf mit einem Irrigator, wird man, sobald durch die Wassermenge ein Füllungsdruck entsteht, dem Druck auf der Toilette nachgeben, was eher ein Pressen als ein Loslassen ist. Bei der Colon-Hydro-Therapie kommt es auf das sanfte Loslassen an. Ein erfahrener Therapeut unterstützt den Patienten dabei gezielt durch eine Nacken- oder Bauchmassage, durch Atemtherapie oder durch ein therapeutisches Gespräch, das oft auf wunderbare Weise den Darm in Schwung bringt.

Die Behandlung beginnt mit einer so genannten Füllphase, bei der der Behandler Wasser in den Dickdarm spült. Der Behandlungsdruck wird dabei ständig überwacht. Nach der Füllphase wird der Darm mit oder ohne

Massageöl massiert. Die Behandlungstemperatur beträgt grundsätzlich 36–37 °C, entsprechend der Normaltemperatur des Darms (Körpertemperatur). Ist ein Darm sehr träge in seinen Reaktionen, kann der Therapeut die Temperatur für kurze Zeit erniedrigen, um einen »Kneipp-Effekt« zu erzielen. Für einen solchen Effekt genügt es, die Behandlungstemperatur um 2–5 °C zu senken, was ein erfahrener Therapeut im Einzelfall wohldosiert einsetzen wird.

Der Behandlungsdruck liegt meist bei 50 Millibar, wird aber je nach Empfindlichkeit des Patienten individuell eingestellt. Durch den Wasserdruck wird ein leichter Massageeffekt erzeugt, der durch die Bauchmassage des Therapeuten noch verstärkt wird. So wird der Darm zur Entleerung angeregt, und es lösen sich auch alte Kotreste. Sind erst einmal alle Kotreste draußen, können die Darmwände wieder »aufatmen«, und das Darmabwehrsystem, das sich in und an den Darmwänden befindet, wird wieder leistungsfähig. So werden alte Ablagerungen entsorgt und gleichzeitig der Stoffwechsel und das Immunsystem angeregt. Und der schöne Nebeneffekt: Darmreinigung verbessert das Hautbild.

Die meisten Menschen fühlen sich danach richtig »befreit« und berichten von körperlichem und seelischem Wohlbefinden. Denn bei der Colon-Hydro-Therapie wird mehr als nur Darminhalt losgelassen. Diese tiefgreifende Darmreinigung scheint auch emotionale Ablagerungen zu lösen, so dass Lachen, Weinen oder Wutanfälle keine Seltenheit sind. Ein erfahrener Therapeut unterstützt den Patienten dabei gezielt durch Atemtherapie oder durch ein therapeutisches Gespräch.

Begleitend zum Basenfasten empfehle ich meinen Kursteilnehmern, 3–4 Sitzungen à 40 Minuten durchführen zu lassen. Eine tiefenwirksame Grundreinigung des Darms

erfordert mindestens 6 Spülungen – bei chronischen Erkrankungen können auch 10 oder mehr Sitzungen nötig sein.

Bitte beachten Sie: Colon-Hydro-Therapie ist nicht geeignet für Schwangere und Stillende sowie für Menschen mit schwerem Verlauf bestimmter chronischer Erkrankungen.

Wichtig ist, dass vor der Behandlung ein ausführliches Gespräch stattfindet und dass Sie Ihren Therapeuten über alle Ihre Vorerkrankungen und Erkrankungen informieren, sodass er das Risiko abschätzen kann. Bei sachgemäßer Anwendung ist die Colon-Hydro-Therapie völlig ungefährlich. In Deutschland gibt es zur Zeit ca. 500 Ärzte und Heilpraktiker, die Colon-Hydro-Therapie durchführen. Infos und Therapeutenliste unter: www.bcht.de.

Nachgefragt: Schadet Darmreinigung der Darmflora?

Viele Menschen scheuen sich davor, den Darm mehr als einmal spülen zu lassen, weil sie befürchten, die Darmbakterien würden dadurch ausgeschwemmt. Leider argumentieren auch viele Ärzte und Heilpraktiker so – und die sollten es eigentlich besser wissen.

Der Darm kann mit der Haut verglichen werden. Auch unsere Haut besitzt eine Mikroflora, die den Säureschutzmantel – mit dem berühmten pH 5,5 – bildet. Ohne diese Mikroflora hätten wir eine sehr eingeschränkte Abwehrfunktion gegen Krankheitserreger. Wir duschen diese Haut täglich oder fast täglich, wir baden, wir gehen stundenlang in die Sauna und in Dampfbäder, baden im Meer – und dennoch bleibt unsere Hautflora erhalten. Woran liegt das? Wir sind umgeben von Milliarden und Abermilliarden von Keimen. Ständig und überall. Sobald wir Keime irgendwo entfernen, wie es beim Duschen geschieht, rücken neue Keime nach. Wenn die Keimzusammensetzung vor dem Duschen für den Körper optimal war, dann wird sie es auch nach dem Duschen sein. Denn ein gesunder Körper sorgt für die richtige Zusammensetzung des Hautmilieus und genau das Gleiche geschieht im Darm. Auch dort gibt es eine Mikroflora – die Darmflora – die bei einem gesunden Menschen richtig zusammengesetzt ist und einen Großteil der körperlichen Abwehr ausmacht.

Darmreinigungen können einer gesunden Darmflora genauso wenig anhaben wie Duschen und Baden unserer Haut.

Bewegung: am besten draußen

Ob an der frischen Luft oder daheim – Bewegung ist eine gute Entsäuerungsmethode, vor allem dann, wenn sie regelmäßig geschieht. Leistungssport jedoch macht den Körper sauer. Treiben Sie ruhig Sport, aber übertreiben Sie nicht. Regelmäßiges Walking oder Wandern wirken sich gesünder aus. Bewegung macht glücklich – sie setzt Glückshormone frei und baut Stress ab. Bewegung regt die Durchblutung an – eine wichtige Voraussetzung, um den Stoffwechsel wieder auf Touren zu bringen. Und Bewegung führt direkt zur Entsäuerung. Täglich eine halbe bis dreiviertel Stunde walken, joggen, schwimmen oder Rad fahren ist ideal.

Viele der durch die Nahrung vermehrt zugeführten Säurebildner werden im Stoffwechsel bis zu Kohlendioxid abgebaut – einem sauer wirkenden Stoff. Dieser kann über die Lungen »abgeatmet« und damit unschädlich gemacht werden. Flachatmer haben in der Regel ein ungünstiges Verhältnis von Säurezufuhr und Säureabgabe durch die Atmung. Wer sich dagegen regelmäßig bewegt, vor allem wer Ausdauersport wie Wandern, Jogging oder

PRAXIS

Bewegung typgerecht

Wichtig ist, dass Sie sich regelmäßig bewegen und das möglichst an der frischen Luft. Planen Sie dafür täglich 30–45 Minuten ein.

- Für Powertypen bietet sich Joggen oder lange Radtouren an.
- Für Nerventypen sind sanftere Methoden wie Walken ideal und für die innere Ruhe Yoga, Tai Chi oder Chi Gong.
- Für Gefühlsmenschen ist die Auswahl der sportlichen Aktivität daran gebunden, wo es die beste Gruppe gibt: Das kann eine nette Nordic-Walking-Gruppe sein, eine Yogagruppe oder ein Wanderverein.

Nordic Walking betreibt, kann einen Teil der überschüssigen Säuren direkt abatmen. Bewegung entsäuert und entgiftet daher auf direktem Weg. Ausdauersport führt auch zu verstärktem Stressabbau und stärkt die Knochen. Bewegung ist daher, neben obst- und gemüsereicher Kost die beste Osteoporosevorbeugung.

Wenn Sie ein Bewegungsmuffel sind, dann nehmen Sie sich doch wenigsten für die Basenfastenwoche ein Bewegungsprogramm vor. Setzen Sie sich täglich ein Ziel: Jeden Tag eine Dreiviertelstunde im Park spazieren gehen. Das genügt schon völlig. Das Ziel muss realisierbar und in den Alltag integrierbar sein. Wenn Sie Zeit haben, Schwimmen zu gehen und danach einen Saunabesuch zu machen, ist das natürlich wunderbar. Tun Sie es. Manchen Menschen hilft es auch, sich mit einem Freund oder mit einer Freundin zum Sport zu verabreden: zum Walken, Laufen, Joggen, Schwimmen oder zum Tanzen.

Ob Sie sich nun morgens oder abends bewegen, ist Ihnen und Ihren individuellen Bedürfnissen überlassen. Am besten ist es, Sie planen Ihr Bewegungsprogramm in Ihren Alltag so ein, wie es auch realistisch ist und wie es Ihrem Typ entspricht. Wenn Sie wissen, dass Sie abends erst spät nach Hause kommen, dann macht es wenig Sinn, ein größeres Vorhaben wie Schwimmen gehen oder Sportstudio am Abend zu planen. Stehen Sie lieber eine Stunde früher auf und gehen Sie vor der Arbeit walken oder joggen. Das hat den Vorteil, dass man schon morgens Sauerstoff getankt hat und richtig wach geworden ist. Probieren Sie es aus!

▼ Tun Sie sich und Ihrem Körper regelmäßig etwas Gutes. Sport und Bewegung sind ideal – aber auch Entspannung ist wichtig.

Auch Gymnastik zu Hause oder Methoden wie Yoga, Tai Chi und Chi Gong sind gute Bewegungsprogramme – vor allem für Nerventypen. Der Vorteil dieser Techniken ist, dass hierbei automatisch die Atmung mitberücksichtigt wird und der Geist zur Ruhe kommt. Da hierbei auch der Stoffwechsel, die Durchblutung und alle Körperfunktionen harmonisiert werden, ist die Wirkung umfassend. Noch tiefgreifender, wenn auch ohne direkte körperliche Bewegung, ist Meditation. Wenn Sie abends kaputt nach Hause kommen, ist das die ideale Technik, um abzuschalten. Sinnvoll ist es, erst einige Minuten Yoga zu machen und danach zu meditieren. Wenn Sie diese Praktiken nicht kennen, dann ist eine Basenfastenwoche vielleicht eine Gelegenheit, an einem Yogakurs oder an einer Meditationsgruppe teilzunehmen.

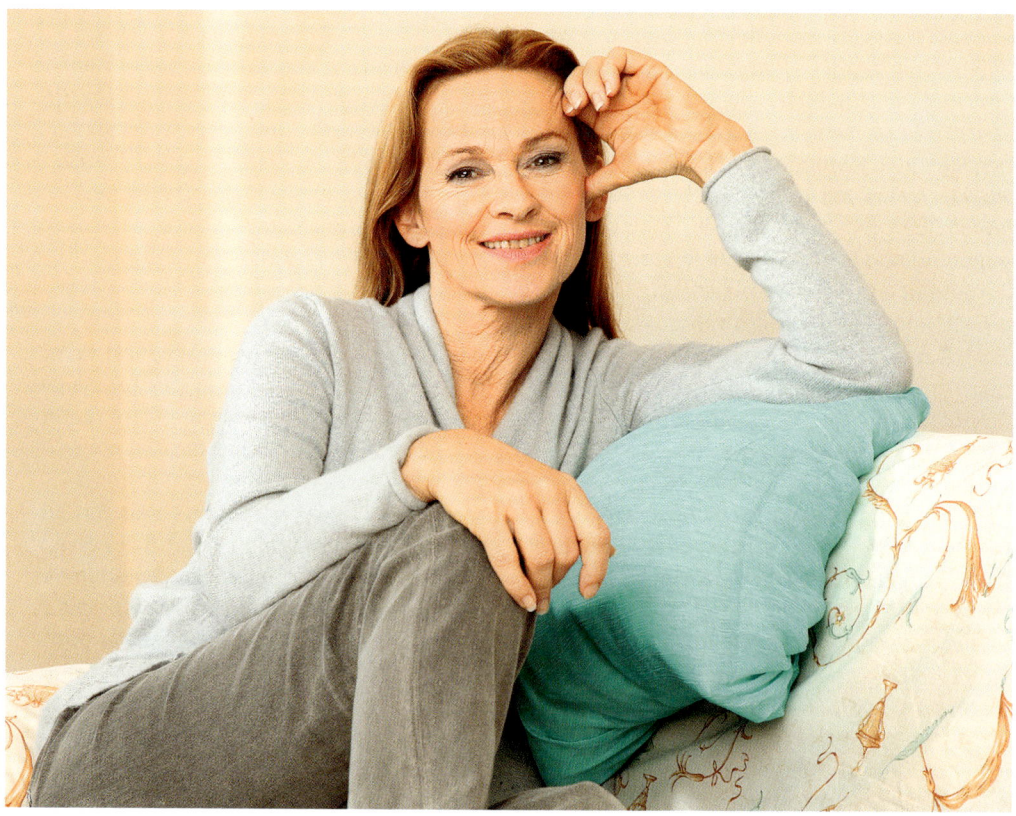

Erholung: schlafend entgiften

Gönnen Sie sich in der Basenfastenwoche genügend Schlaf und Ruhephasen. Durch ausreichende Erholung entsäuern und entgiften Sie Ihren Organismus. Nutzen Sie dieses einfache und sehr effektive Heilmittel der Natur.

Die beste Erholung bekommen wir im nächtlichen Schlaf. Hier sorgen der Stoffwechsel und die Leber für die Entgiftung, die Haut und das Nervensystem erholen sich vom Tagesstress. Voraussetzung ist, dass der Schlaf ausreichend ist, das heißt 8–9 Stunden, und dass Sie überhaupt schlafen können. Der Schlaf vor Mitternacht hat eine größere Erholungskraft als der Schlaf nach Mitternacht. Versuchen Sie daher, während der Basenfastenwoche vor Mitternacht ins Bett zu gehen. Für den reibungslosen Ablauf der Stoffwechselvorgänge in der Nacht ist das von großem Nutzen. So kann der Körper am nächsten Morgen die Säuren gut ausscheiden. Wenn Sie Schicht arbeiten, kann das für Sie im Laufe der Jahre zu einem echten Problem werden: Schlafstörungen, Stoffwechselstörungen und Depressionen können die Folgen sein. Die Symptome bessern sich meist erst, nachdem die natürlichen Schlafrhythmen wiederhergestellt wurden.

Gut zu wissen über Ihren Stoffwechsel: Nachts ist er superaktiv, vor allem der Leberstoffwechsel. Während dieser nächtlichen Arbeit fallen jede Menge verbrauchter Stoffwechselendprodukte an, die, wie Wissenschaftler kürzlich feststellten, fast nur aus Säuren bestehen. Sie verlassen mit dem ersten Morgenurin unseren Körper, und der Stoffwechsel ist wieder entlastet. Dies funktioniert nur, wenn wir die Leber in Ruhe ihre Arbeit verrichten lassen. Wer die Nacht zum Tage macht und dabei sogar noch isst, verhindert diese nächtliche Entgiftungsarbeit. So

---

PRAXIS

Tipps für einen erholsamen Schlaf

- Nehmen Sie sich abends keine »aufregenden« Tätigkeiten mehr vor.
- Wählen Sie eine Beschäftigung vor dem Schlafengehen, die Sie beruhigt und entspannt. So können Sie besser abschalten und einschlafen. Wenn Sie noch ein wenig lesen wollen, dann wählen Sie ein beruhigendes Buch. Und vor allem: arbeiten Sie nicht bis spät in die Nacht.
- Wenn Ihnen nachts zu viele Gedanken und zu viele unerledigte Dinge im Kopf herumgehen, dann schaffen Sie sich ein Tagebuch an und schreiben Sie diese Gedanken nieder, dann sind Sie aus Ihrem Kopf und Sie können in Ruhe schlafen.
- Was auch hilft: ein entspannendes Bad am Abend, z.B. ein Aromabad mit Honig und Mandel, ein Ölbad mit Lavendel oder mit Melisse. Wenn Sie am Abend ein Basenbad machen – dann erzielen Sie damit einen doppelten Effekt.

---

ist besonders der Leberstoffwechsel auf eine ausreichende Nachtruhe angewiesen – das gilt für alle Menschen, nicht nur für die leberbetonten Powertypen.

Schlafbedürfnis bei Basenfasten

Je nach Typ werden Sie bei Basenfasten erleben, dass Sie ein mehr oder weniger großes Schlafbedürfnis haben. Besonders Nerventypen haben ein sehr ausgedehntes Schlafbedürfnis in den ersten Basenfastentagen. Wenn Sie einem stressigen Job nachgehen – und wer tut das nicht – dann wünschen Sie sich vielleicht, für die Basenfastenzeit zum Murmeltier zu werden und sich zu verkrie-

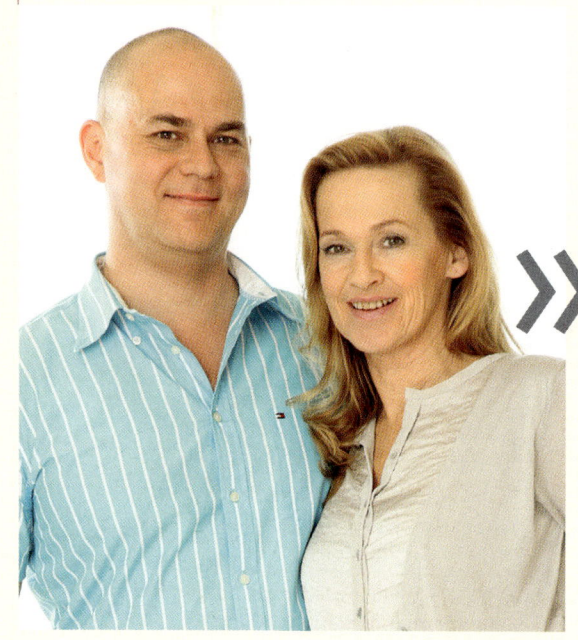

» Der richtige Zeitpunkt

Es gibt nicht die ideale Zeit für Basenfasten. Ich denke, dass es wichtig ist, selbst herauszufinden, welcher Zeitpunkt individuell passend ist. Für meinen Mann und mich ist es seit Jahren die erste Januarwoche. Wir beginnen daher das neue Jahr stets mit sieben bis zehn Tagen Basenfasten.

Das hat sich für uns sehr bewährt, denn in dieser Zeit ist unsere Praxis geschlossen, die Weihnachtsfeiertage mit der Familie sind vorbei, und das neue Jahr liegt noch unschuldig vor uns. Wir nutzen diese Zeit für körperliches, seelisches, geistiges und auch für bürotechnisches Aufräumen – Entlastung auf allen Ebenen, ohne im Alltagsstress zu stehen.

Da ich den Januar meist dazu nutze, ein neues Buch zu schreiben oder ein altes zu überarbeiten, freue ich mich immer besonders auf die Basenfastenzeit, in der ich nach Lust und Laune neue Rezepte entwickeln kann und endlich mal richtig Zeit fürs Kochen habe. Auch wenn diese Jahres-zeit – mitten im Winter – nicht viel Frisches zu bieten hat, bin ich immer wieder erstaunt, wie vielfältig und genussvoll man mit Wintergemüsen, Wintersalaten und selbst gezogenen Keimlingen essen kann.

So ist im letzten Jahr das asiatische Buch entstanden, und mein Mann hat sich gefreut, dass es jeden Tag mindestens 3 Hauptgerichte zu probieren gab. Pak Choi, eine besonders zarte und köstliche asiatische Kohlsorte, in allen Varianten – mal mit Shiitakepilzen, mal mit Sojabohnensprossen, mal mit geraspelten Karotten und Algen. Nicht alle Rezepte kamen dann ins Buch, manche habe ich etwas abgeändert und danach noch einmal probiert.

In diesem Jahr habe ich das Buch, das Sie nun in der Hand halten, fertiggestellt – leider haben meine vielen neuen Rezeptideen, wie so oft, nicht alle in dieses Buch gepasst. Auch durchstöbere ich in der Zeit des Basenfastens gerne die Bioläden nach neuen basischen Zubereitungen und probiere schnelle Rezepte mit ihnen aus.

Meine persönliche Motivation

Für mich ist die erste Januarwoche aber auch eine Zeit, in der ich gerne in mich gehe und es genieße, mich vom Alltagstrubel fernhalten zu können. Ich habe dabei immer das Gefühl, die Welt dreht sich nicht ganz so schnell wie sonst, und ich genieße es, alles ein wenig langsamer angehen zu können. Das gibt meinem Gefühlshaushalt und meinem Nervenkostüm die notwendige Kraft, um dann wieder lospowern zu können. Genau – ich bin ein Mischtyp und dabei überwiegend Nerven- und Powertyp. Weil das so ist, führe ich Basenfasten am liebsten in einer stressfreien und gemütlichen Auszeit zusammen mit meinem Mann durch, der als Power-Gefühls-Mischtyp sich freut, dass er in mir emotionale Unterstützung zum Basenfasten findet.

Es ist jedes Mal wieder ein neues Abenteuer, eine Basenfastenwoche zu beginnen. Ich zähle mich nun wirklich zu den erfahrenen Basenfastern, dennoch bin ich jedes Mal aufs Neue gespannt, wie ich mich dieses Mal wohl fühlen werde. Eine positive Erfahrung ist es aber jedes Mal.

Die Bestimmung des richtigen Zeitpunktes für die eigene Basenfastenwoche ist für mich ein ganz entscheidender Faktor für das Gelingen der Woche. Beim Basenfasten geht es vor allem auch darum, sehr genau die eigenen Bedürfnisse, auch im Bezug auf Nahrungsmittel, zu erspüren. Zu spüren, wann der richtige Zeitpunkt zum Einstieg in die Basenfastenwoche ist, bedeutet, dass man schon von Anfang an in sich hineinhört – sensibler auf die eigenen Bedürfnisse wird und mit der Zeit lernt, was Körper und Seele für Gesundheit und Wohlbefinden benötigen.

Abnehmen war nie ein Thema für mich

Für mich ist Abnehmen nie die Motivation gewesen, um Basenfasten zu machen. Mein Bedürfnis nach Basenfasten entsteht aus dem Wunsch heraus, sich innerlich zu reinigen, den Stoffwechsel zu entlasten und wieder bewusster mit Ernährung umzugehen. Sie denken nun vielleicht, das mache ich doch immer? Aber es ist ein Unterschied, ob ich mich tagtäglich mit basenreicher Ernährung auseinandersetze und dies auch selbst praktiziere oder ob ich eine Woche auf alle Säurebildner verzichte und dann auch wieder feststelle, wie groß noch einmal der Unterschied zwischen basenreicher Kost und Basenfasten ist. 100 % basisch fühlt sich einfach 100 % gut für mich an.

Das einzige Problem ist für mich immer, dass ich eigentlich nicht abnehmen darf. Ok, seit Beginn der Wechseljahre ist mein Stoffwechsel etwas langsamer und ich kann dann doch mal 1 kg mehr als früher verbuchen, das ich dann auch abnehmen darf. Ich esse daher immer ein wenig mehr als mein Mann, damit ich nicht mehr als ein Kilo abnehme, und knabbere öfter mal Nüsse zwischendurch, die zudem auch gut für mein Nervenkostüm sind.

chen. Lassen Sie dieses Bedürfnis so weit wie möglich zu – denn Schlaf regeneriert gerade die Nerventypen mindestens so sehr wie eine warme Wurzelgemüsesuppe.

Powertypen fühlen sich häufig schon in den ersten Tagen Basenfasten so fit, dass sie sogar weniger Schlaf als sonst benötigen. Einzig der Koffeinentzug kann sie anfangs etwas schlapp machen. Gefühlsmenschen sind hier nicht genau zuordenbar. Es hängt, wie das bei ihnen meistens ist, vom aktuellen Gefühlshaushalt ab, ob sie in der Basenfastenzeit müde oder fit sind. Wie auch immer, spüren Sie gut in sich hinein und gehen Sie auf Ihre Bedürfnisse ein.

Gehören Sie zu den Menschen, die froh wären, Sie könnten überhaupt erst mal gut schlafen? Warten Sie die ersten Basenfastentage ab. Oft verbessert sich der Schlaf durch die entlastende Essweise und durch die Darmreinigung ganz automatisch. Wenn das nicht der Fall ist, dann gibt es einige Tipps, die Ihnen weiterhelfen können (s. Kasten).

Basenbad unterstützt das Entsäuern

Ein Basenbad am Abend wirkt entspannend und kurbelt den Entsäuerungsprozess an. Dabei wird dem Badewasser eine große Menge – 150–200 g – Basenpulver zugesetzt. Der Effekt dabei ist, Säuren, die im Unterhautgewebe eingelagert sind, auszuschwemmen. Preiswert ist es, sich die benötigte Menge Natriumbicarbonat als loses Pulver in der Apotheke zu besorgen. Es gibt auch Fertigprodukte zu kaufen, die oft teurer sind, aber nicht

effektiver. Manche enthalten zudem weitere Zusätze. Die Badezeit hängt von der Stabilität Ihres Kreislaufs ab. Je länger Sie in der Wanne bleiben, umso entsäuernder wirkt das Bad. Ideal ist eine Zeit zwischen 30 und 40 Minuten. Menschen, die einen instabilen Kreislauf haben, sollten nicht länger als 20 Minuten im Basenbad bleiben.

Nach dem Bad ist die Haut wunderbar weich, und Sie fühlen sich wie neu geboren. Ideal ist es, wenn Sie sich danach 30 Minuten ausruhen. Wenn Sie das Bad abends nehmen, sollten Sie danach gleich schlafen gehen.

Reizfreie Zone für einen erholsamen Schlaf

Wenn Sie morgens trotzdem müde und zerknirscht aufwachen – haben Sie mal Ihren Schlafplatz untersuchen lassen? Vielleicht schlafen Sie auf einer Reizzone oder aber Sie haben einfach zu viele elektrische Geräte in Ihrem Schlafbereich – etwa auf Standby.

Probieren Sie es doch einfach einmal aus: Schalten Sie alle Geräte, die auf Standby laufen, vollständig aus, laden Sie Ihr Handy nachts in einem anderen Zimmer. Wenn Sie dann morgens immer noch nicht fit sind, eventuell sogar mit Rücken- oder Kopfschmerzen aufwachen, dann sollten Sie daran denken, Ihr Bett um einige Zentimeter zu verrücken – vielleicht liegen Sie auf einer sogenannten »Reizzone«, und das kann Ihre Leistungsfähigkeit im Alltag enorm hemmen!

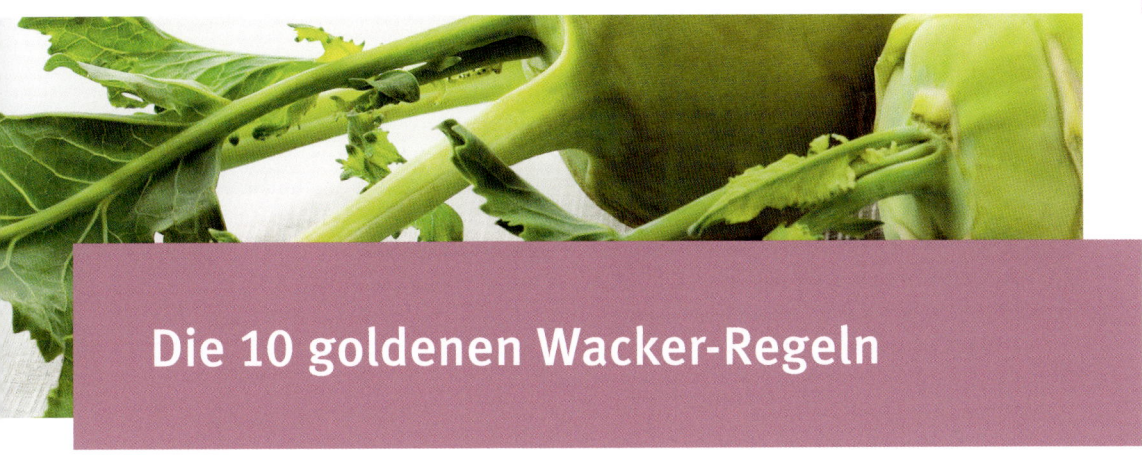

Die 10 goldenen Wacker-Regeln

Basenfasten – die Wacker-Methode® ist mehr als nur »Obst und Gemüse essen«. Es kommt dabei vor allem auch auf das »Wie« und auf das »Wann« an. Deshalb legen wir Ihnen die folgenden Regeln besonders ans Herz, unabhängig davon, welcher Basenfastentyp Sie sind. Sie sind für den Erfolg des Basenfastens entscheidend.

Bevor Sie sich daher in das Gesundheitserlebnis Basenfasten stürzen, lesen Sie bitte aufmerksam die folgenden Hinweise durch, damit Sie möglichst viel von Ihrer Basenfastenzeit profitieren. Einen Überblick über die 10 goldenen Regeln gibt der Kasten unten.

Regel 1: Vorsicht im Umgang mit Rohkost!

Rohkost ist sicher die gesündeste Art, Gemüse und Obst zu essen, denn es gibt, sofern das Obst und das Gemüse frisch sind und aus biologischem Anbau stammen, praktisch keine Vitalstoffminderung. Bei jeder Art des Erhitzens, auch bei der schonenden, gehen immer auch Vitalstoffe verloren. Daraus folgt nicht, dass man nur Rohkost essen sollte. Denn: Voraussetzung für die Verwertung der vielen Vitalstoffe aus der Rohkost ist ein ideal funktionierender Verdauungsapparat.

Jahrzehntelange Erfahrungen zeigen uns aber, dass der zivilisationsgeschädigte Mensch reine Rohkost oft schlecht oder gar nicht verträgt. Reine Powertypen vertragen erfahrungsgemäß Rohkost am besten. Gefühlstypen und Nerventypen vertragen Rohkost in der Regel weniger, in Extremfällen sogar gar nicht. Menschen, die daher typbedingt oder aus anderen Gründen einen empfindlichen Darm, Lebensmittelallergien oder Unverträglichkeiten haben, sollten mit Rohkost vorsichtig sein. Das gilt vor allem für Zeiten von Stress und Anspannung. Es ist immer besser, Sie essen das, was Ihr Verdauungsapparat im Moment auch wirklich verarbeiten kann, als etwas, was Ihnen Schmerzen oder andere Probleme bereitet. Nach einer Basenfastenwoche und anschließender Ernährungsumstellung erleben viele Menschen, dass sie Rohkost wieder besser vertragen können.

WISSEN

Die 10 Wacker-Regeln auf einen Blick

- Regel 1: Vorsicht im Umgang mit Rohkost!
- Regel 2: Essen Sie Obst und rohes Gemüse nur bis 14 Uhr!
- Regel 3: Essen Sie möglichst die letzte Mahlzeit am Abend vor 18 Uhr!
- Regel 4: Bereiten Sie die Gemüse so naturbelassen wie möglich zu!
- Regel 5: Essen Sie so wenig wie möglich und nur so viel wie nötig!
- Regel 6: Mischen Sie nicht zu viele Nahrungsmittel in einer Mahlzeit!
- Regel 7: Würzen Sie nur sehr dezent!
- Regel 8: Essen Sie keines der Gerichte, wenn Ihnen gerade nicht danach ist!
- Regel 9: Essen Sie reifes Obst und Gemüse im Verhältnis 20:80!
- Regel 10: Kauen Sie gründlich!

Regel 2: Essen Sie Obst und rohes Gemüse nur bis 14 Uhr!

Obst und rohes Gemüse sind nach 14 Uhr schwerer verdaulich, essen Sie daher Rohkost nur bis 14 Uhr. Das heißt, Obst können Sie am Vormittag essen, ein Rohkostsalat mittags, und abends sollte nur noch Gekochtes auf den Tisch und in den Magen. Vermeiden Sie es auch, Rohkost nach einer gekochten Mahlzeit zu essen. Die Verdauungszeiten von Rohkost, vor allem Obst, und gekochter Kost sind anders, und es kann deshalb leicht zu Blähungen kommen. Vor allem Obst, nach einer warmen Mahlzeit gegessen, führt häufig zu Gärungen und dadurch bedingt zur Gasbildung, die sehr unangenehm sein kann.

Oft habe ich erlebt, dass Patienten davon überzeugt waren, dass sie auf Obst generell Blähungen bekommen, bis sie merkten, dass dies nur dann der Fall war, wenn sie Obst am Nachmittag oder am Abend gegessen haben. Salat aus Rohkost am Abend belastet die Stoffwechselprozesse der Leber, die in der Nacht besonders aktiv sind. Das gilt auch für die Zeit nach dem Basenfasten.

Regel 3: Essen Sie möglichst die letzte Mahlzeit am Abend vor 18 Uhr!

Wie schon erwähnt ist der Stoffwechsel der Leber in der Nacht besonders aktiv. Die Leistungsfähigkeit der Leber unterliegt, wie alle körperlichen Funktionen, einer Rhythmik: Von 2–14 Uhr befindet sich die Leber in der Aufnahmephase, ab 14 Uhr beginnt die Ausscheidungsphase. Diesen Arbeitsrhythmus können Sie positiv unterstützen, indem Sie während der Ausscheidungsphase, also ab 14 Uhr, die Leber nicht zu sehr belasten – vor allem nicht mit Rohkost. Wenn Sie abends nur eine leichte basische Mahlzeit wie eine Gemüsesuppe zu sich nehmen, und früh, das heißt vor 23 Uhr, schlafen gehen, können Sie

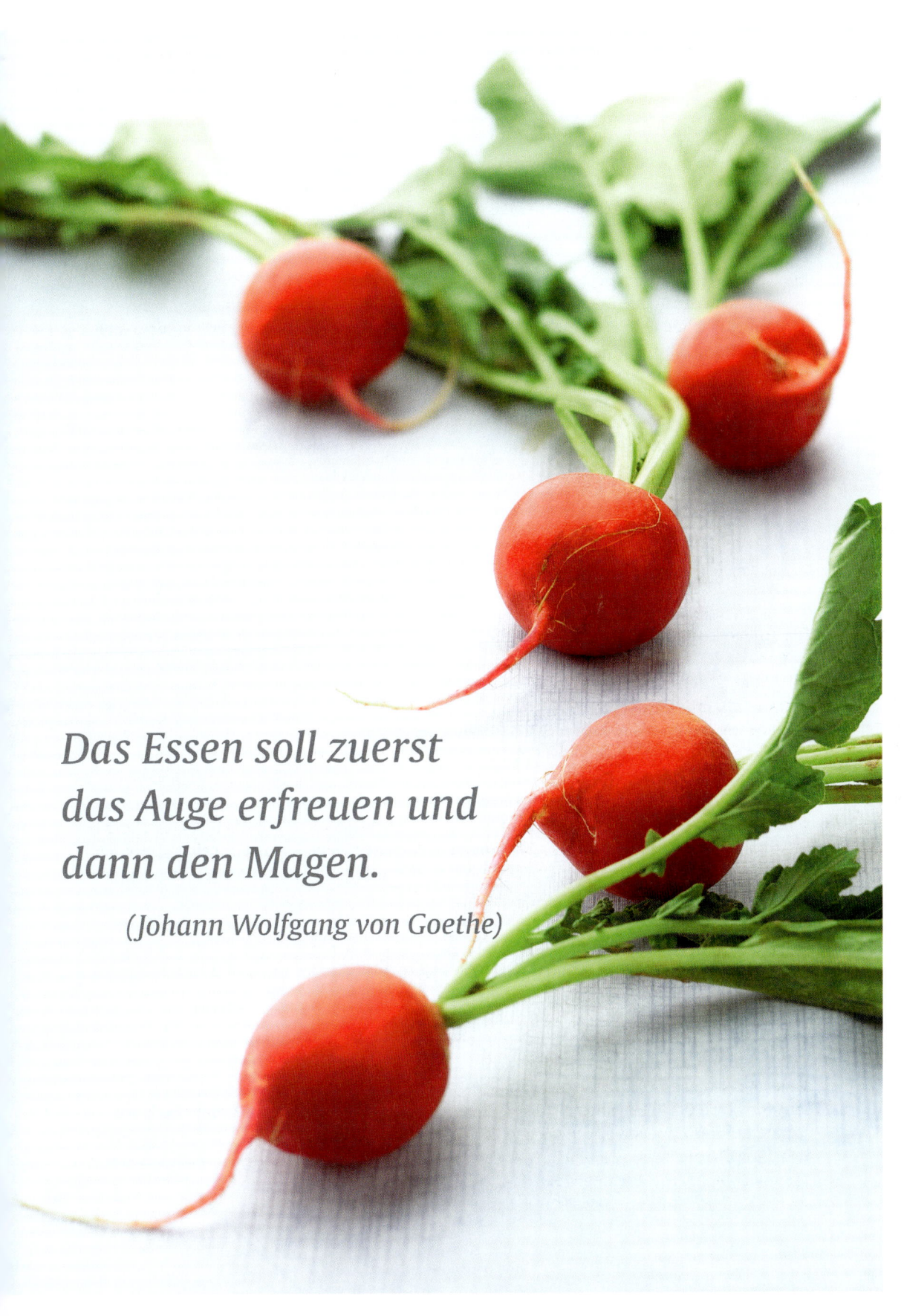

Das Essen soll zuerst das Auge erfreuen und dann den Magen.

(Johann Wolfgang von Goethe)

die Ausscheidungsphase der Leber günstig beeinflussen. So unterstützen Sie den Arbeitsrhythmus Ihrer Leber – das schafft Entlastung durch Entgiftung.

Auch andere Entgiftungsorgane arbeiten am Abend und in der Nacht. Spätes und schwer verdauliches Essen behindert die allnächtliche Entgiftung und Entsäuerung des Organismus. Und: Wer seine Leber nachts mit zu viel Essen und zu viel Saurem beschäftigt, verlangsamt dadurch die Arbeit des Stoffwechsels und kann so unbrauchbare Stoffwechselendprodukte schlechter loswerden – das

heißt, er lagert mehr ein. Es ist auch nachgewiesen, dass spätes Essen dick macht. Eine weitere Beobachtung unserer Basenfaster ist, dass viele wieder besser schlafen können. Diese Regel möchte ich daher ganz besonders allen Menschen mit Schlafstörungen ans Herz legen. Eine basische Suppe am Abend ist für die Leber wesentlich leichter zu verdauen als ein Steak mit Salat und Nudeln. Doch auch die Tatsache, dass das Abendessen während einer Basenfastenwoche viel früher eingenommen wird, trägt zum besseren Schlaf bei. Fazit: Sie tun sich gleich mehrere Gefallen, wenn Sie Regel 3 beachten.

Regel 4: Bereiten Sie die Gemüse so naturbelassen wie möglich zu!

Die schonendste Art der Gemüsezubereitung ist das kurze Dampfgaren, bis das Gemüse »al dente«, also gerade noch bissfest, ist. Anbraten sollten Sie so wenig wie möglich und wenn, dann nur kurz andünsten und danach mit Wasser ablöschen. Je länger ein Gemüse gekocht oder gedünstet wird, umso wertloser wird es für unseren Körper und umso lascher schmeckt es.

Gemüse aus dem Dampfgarer

Wie kann man Gemüse so zubereiten, dass die Nährstoffe weitgehend gerettet werden? Die beste Möglichkeit, Gemüse schonend zu garen, ist der »Gemüsedämpfer«, ein Edelstahltopf mit einem Siebeinsatz, in dem das Gemüse nur durch den Dampf gegart wird. Dadurch, dass das Gemüse nicht im Wasser liegt, werden Mineralien nicht ausgeschwemmt und das Gemüsearoma ist intensiver. Das Prinzip ist ganz einfach: Es ist ein Topf im Topf. Der innere Topf ist ein Sieb, worin das Gemüse ohne Druck gedämpft wird.

Alle großen Kochgeschirrhersteller bieten Dampfgarer, die ich gerne Gemüsedämpfer nenne, in verschiedenen Größen zu ziemlich

PRAXIS

So erhalten Sie Vitalstoffe

- Schneiden Sie das Gemüse nicht zu klein.
- Vermeiden Sie langes Wässern.
- Geben Sie Salz erst nach dem Erhitzen dazu.
- Erhitzen Sie Gemüse im Dampfgarer oder dünsten Sie es nur kurz an.
- Kaufen Sie Gemüse stets frisch und vermeiden Sie lange Lagerzeiten (Ausnahmen: Kartoffeln, Karotten und andere Wintergemüse sind Lagergemüse – müssen aber sachgerecht gelagert werden.)
- Lagern Sie Obst und Gemüse mit lichtempfindlichen Substanzen wie Vitamin C im Dunkeln (Zitrusfrüchte, Paprika).

unterschiedlichen Preisen an. Eine preisgünstigere Variante ist ein zusammenfaltbarer Siebeinsatz, der für verschiedene Kochtopfgrößen verwendbar ist. Das Saubermachen des faltbaren Einsatzes ist allerdings etwas lästig. Es gibt Dampfgarer auch als einzelne Elektrogeräte oder eingebaut im Backofen. Der Nachteil der Backofenvariante ist, dass sich durch den eingebauten Wasserbehälter die Backofenfläche verringert. Es gibt auch Modelle, die über einen direkten Wasseranschluss funktionieren – allerdings zu einem stolzen Preis.

Ich persönlich verwende für meine vierköpfige Familie den Vitalis von WMF und bin ein absoluter Fan davon. Er ist für mich der

Mercedes unter den Dampfgarern. Mit ihm lässt sich auch nach Basenfasten jedes basische und jedes basenreiche Gericht schonend zubereiten. Ich selbst habe den Vitalis »asia«, ein zweistöckiger Dampfgarer – damit gare ich auf der unteren Etage 2–3 Gemüsesorten nebeneinander und auf der oberen Etage gart ein Fischfilet völlig ohne Fett und Anbraten. Selbst meine Söhne, die sonst unsere »exotischen« Geräte eher misstrauisch beäugen, haben den Vitalis ständig in Betrieb. Sie sind begeistert, wie einfach die Zubereitung ist, und wollen gar nichts mehr mit Fett anbraten. Die unschlagbaren Vorteile des Vitalis sind:

- Er ist durch seinen besonders starken Boden energiesparend.
- Die Bräterform ermöglicht es, mehrere Gemüsesorten getrennt voneinander zu garen.
- Im Deckel ist ein Thermometer. Damit können Sie die Gartemperatur überwachen und ein zu starkes Erhitzen verhindern.

▼ Gemüse in Dampf zu garen, ist eine der gesündesten Zubereitungsarten.

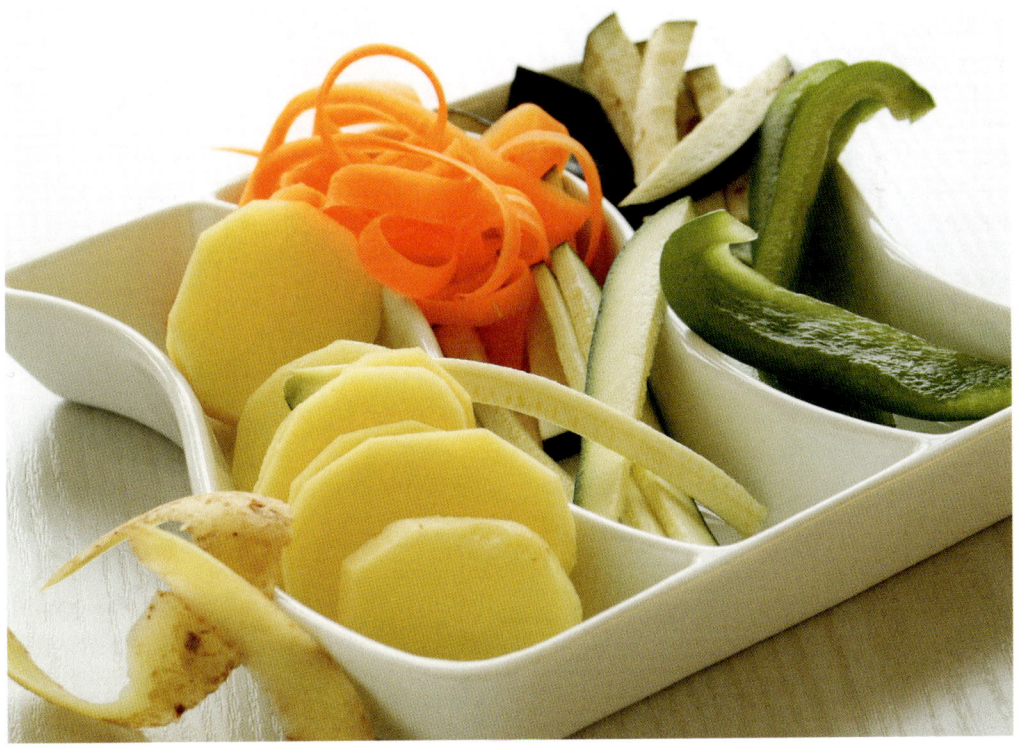

Regel 5: Essen Sie so wenig wie möglich und nur so viel wie nötig!

Basenfasten wird für Sie erst dann zum Gesundheitserlebnis, wenn Sie selbst ein Gefühl dafür entwickeln, wie viel Essen Sie jetzt gerade brauchen, damit Sie sich wohlfühlen; deshalb gehe ich bei den Rezepten recht locker mit den Mengenangaben um. Das heißt, es ist Ihnen in der Basenfastenzeit freigestellt, ob Sie 2 oder 5 Kartoffeln essen. Zum einen geht es mir darum, dass Sie Ihre persönliche Wohlfühlessmenge entdecken. Zum anderen hängt Ihre Essmenge auch davon ab, ob Sie beim Basenfasten abnehmen oder einfach nur entsäuern wollen.

Wenn Sie einen hohen Poweranteil oder einen großen Gefühlsanteil haben – wenn Sie gar ein Power-Gefühls-Mischtyp sind, dann ist diese Regel für Sie besonders schwierig. Sie sollten in diesem Fall mit kleinen Tricks arbeiten: Legen Sie vor dem Essen Ihre Essmenge fest und geben Sie dann nur genau diese Menge auf den Teller. Legen Sie nicht nach. Die Verführung ist sonst zu groß, weiter zu essen. Wenn Sie ein Nerventyp sind, dann haben Sie eher das Problem, dass Sie schon schlank sind und gar nicht abnehmen sollten. Um dennoch mit Basenfasten zu entsäuern,

sollten Sie Ihre Essmenge so erhöhen, dass Sie nicht abnehmen – hier dürfen Sie einige Kartoffeln mehr auf den Teller packen. Vor allem eine Extraportion an reichhaltigen Basenbildnern wie Kartoffeln, Bananen, Süßkartoffeln, Maronen und Mandeln sind zu empfehlen, wenn das Gewicht erhalten bleiben soll.

Übertreiben Sie es aber nicht damit. Denn: Auch wenn basische Kost noch so gesund ist – zu viel schadet immer. Halten Sie es mit dem großen Naturarzt Paracelsus, der zu sagen pflegte: »Dosis facit venenum« – die Menge macht das Gift.

PRAXIS

Die Wohlfühl-Essmenge

Essen Sie erst einmal eine kleine bis mittlere Portion und hören Sie auf, bevor Sie sich richtig satt fühlen. Das Sättigungsgefühl setzt dann meist erst nach einigen Minuten ein. Auf diese Art entlasten Sie den Stoffwechsel ebenfalls, denn auch basische Kost verlangt vom Körper Verdauungsarbeit.

Regel 6: Mischen Sie nicht zu viele Nahrungsmittel in einer Mahlzeit!

Für den Darm ist es viel entlastender, wenn er nicht ständig eine Vielfalt von Nahrung angeboten bekommt. Entlasten heißt auch: Einfacher essen, das heißt, nicht so viel mischen und durcheinander essen. Denn das kennt der Darm nur zu gut von unserem gewöhnlichen Essverhalten. Dazu kommt: Wenn Sie immer

nur 2 oder 3 Gemüsesorten wählen, dann haben Sie wesentlich mehr Geschmackserlebnisse, als wenn Sie 5 oder mehr Sorten mischen. Im Falle einer Unverträglichkeit einer Obst- oder Gemüsesorte fällt es Ihnen so auch leichter, das unverträgliche Lebensmittel herauszufinden.

Es ist natürlich nicht verboten, während Basenfasten auch einmal einen Gemüseeintopf oder eine Suppe mit vielen verschiedenen Gemüsesorten zu essen. Wenn Sie jedoch finden, eine gekochte Karotte alleine schmeckt langweilig, dann ist es mir lieber, Sie gewöhnen sich wieder allmählich an den guten Geschmack eines einfachen Gemüses. Sicher haben Sie in dieser Welt voll Salz und Überwürzung vergessen, wie lecker eine gekochte Kartoffel mit einigen Tropfen Öl und etwas Sesamsalz schmecken kann – vorausgesetzt, Sie erwischen eine gute Kartoffelsorte. Wenn Ihr Geschmacksempfinden später wieder sensibilisiert ist, dann werden Sie auch feststellen, dass sich Ihr Ess- und Würzverhalten wieder normalisiert. Und damit sind wir schon bei der siebten Regel.

Regel 7: Würzen Sie nur sehr dezent!

Wenn Sie wenig würzen und das Gemüse schonend – etwa im Gemüsedämpfer – zubereiten, dann haben Sie ein viel vollkommeneres Geschmackserlebnis, weil der Eigengeschmack des Gemüses mehr hervortritt. Wenn Sie zu stark würzen, irritiert das Ihre Geschmacksnerven und lässt Sie das Gefühl für Sättigung verlieren.

Salz sollte so sparsam wie möglich eingesetzt werden. Besser ist es, ein Kräutersalz ohne Geschmacksverstärker (wie Glutamat) oder Kräuter zu benutzen. Frische Kräuter haben den intensivsten Geschmack und darüber hinaus einen höheren Vitamingehalt. Auch frische Keimlinge dienen der Geschmacksverfeinerung und, wenn Sie scharf schmeckende Sprossen wie Radieschen, Rettich, Kresse oder Rukola verwenden, können Sie damit supergesund würzen und benötigen weniger andere Würzmittel.

Mit Keimlingen zur eigenen Vitaminfabrik

Keimlinge, vor allem die, die Sie selbst auf der Fensterbank ziehen, gehören mit zu den größten Vitamin- und Mineralienlieferanten, die wir kennen. Es gibt keine effektivere und billigere Methode, sich mit basischen Mineralien zu versorgen. Außerdem schmecken sie lecker und es geht so einfach! Auch gibt es jede Menge Sprossenmischungen, die leider nicht ganz billig sind. Die Alternative: Kaufen Sie Weizen, Kichererbsen, Mungobohnen oder was immer Sie keimen lassen wollen in normalen 250- oder 500-g-Packungen. Jedes Getreide ist keimfähig, vorausgesetzt, das Haltbarkeitsdatum ist noch nicht überschritten.

Und was lässt sich am besten keimen? Im Prinzip jeder essbare Pflanzensamen – beispielsweise Sonnenblumen. Sie sind besonders leicht zu keimen. Aber Sonnenblumenkerne kann ich doch auch so knabbern, warum sollten Sie die keimen? Denken Sie nicht, es sei dasselbe, Sonnenblumen oder Sonnenblumenkeimlinge zu verzehren. Falsch gedacht. Der Sonnenblumenkern ist, wie alle Samen, die ruhende Form einer Pflanze. Enzyme und Vitamine müssen erst noch aufgebaut und aktiviert werden. Wenn Sie den Kern in Erde setzen oder in einem Keimglas zum Keimen bringen, dann wird der Wachstumsprozess der Pflanze angeregt. Und im frühen Stadium, also wenn die ersten Sprossen aus dem Samen wachsen, stellt der Keimling eine geballte Vitalstoffladung dar.

Wenn später die Pflanze wächst und sich ausdifferenziert in Stiel, Blätter und Blüten, dann konzentrieren sich jeweils bestimmte Nährstoffe in den Pflanzenteilen. So enthalten die Blüten der Zucchini besonders viele hormonähnlich wirkende Flavone (gelbe Farbstoffe), die lila Feigenfrüchte besonders viele gefäßschützende Blaufarbstoffe. Im Keimling aber ist die ganze Kraft der Pflanze drin. Und daher findet sich im Keimling die höchste Konzentration an Vitaminen, Mineralien und Spurenelementen.

Keimlinge sind so etwas wie natürliche Vitamintabletten. In vielen ist sogar Vitamin B_{12} enthalten, dem man nachsagt, man würde es nur im Fleisch finden. Alle Vegetarier können daher aufatmen: Auch in Keimlingen finden Sie große Mengen an Vitamin B_{12}. Dieses Vitamin ist für die Blutbildung wichtig. In —folgenden Keimlingen sind größere Mengen an Vitamin B_{12} enthalten: Kichererbsen, Linsen, Mungobohnen und Alfalfa (Luzerne). Übrigens sind Alfalfakeimlinge neben Brokkoli und Kresse auch sehr Vitamin-C-haltig.

Ein Tipp: Wenn Sie keine Zeit zum Keimen haben, sind die fertig zu kaufenden »Goldkeimlinge« aus Weizen, Dinkel oder Hirse auch eine gesunde Alternative. Goldkeimlinge sind vorgekeimte Getreide. Sie finden Sie in Naturkostläden, Biomärkten und Reformhäusern.

In gekeimter Form sind auch Getreide Basen bildend.

Auch andere Keimlinge gibt es in vielen Naturkostläden, auf Wochenmärkten und auch

PRAXIS

Zum Keimen geeignet

- Alfalfa (Luzerne)
- Amarant
- Bockshornklee
- Braunhirse
- Brokkoli – wirkt besonders entgiftend durch bioaktive Stoffe und Vitamin C
- Buchweizen
- Dinkel
- Erbsen (Erbsenspargel)
- Fenchelsamen
- Gerste
- Hafer
- Hirse – enthält besonders viel Silizium
- Kichererbsen
- Koriandersamen
- Kresse – enthält besonders viel Vitamin C
- Leinsamen – enthält viel ungesättigte Fettsäuren
- Linsen
- Mungobohnen – B-Vitamine, Vitamin A, C und E, Kalzium, Eisen, Kalium, Phosphor
- Radieschen
- Reis – enthält gekeimt viel Vitamin C, B-Vitamine, Kalzium, Eisen, Zink, Kalium, Mangan, Phosphor
- Rettich – wirkt entgiftend und entschleimend
- Rosabi (Kohlrabiart)
- Rotklee
- Rukola
- Sesam, ungeschält – enthält besonders viel Kalzium
- Senf – wirkt entgiftend
- Sojabohnen
- Sonnenblumenkerne – enthalten viele ungesättigte Fettsäuren, B-Vitamine, Vitamin D, E, F und K, Proteine, Mangan, Kupfer, Phosphor
- Weizen – viel Vitamin B, Proteine
- Zwiebelsamen

in vielen Supermärkten zu kaufen. Achten Sie dabei aber auf das Haltbarkeitsdatum und schauen Sie sich die Keimlinge ganz genau an, ob Sie auch frisch sind. Billiger und mit Frischegarantie ist es, sie zu Hause selbst zu ziehen.

Sprossenzucht ist ganz einfach

Um Keimlinge selbst zu ziehen, benötigen Sie eigentlich nur ein Sprossenglas, Wasser und Samen. Der Keimvorgang besteht aus der Einweichphase, etwa 3 Spül- und Abtropftagen und der Lagerphase. Es ist wirklich ganz einfach. Nehmen Sie ein Sprossenglas und weichen Sie 3–4 Esslöffel Samen einige Stunden in Wasser ein. Lassen Sie das Wasser abfließen und spülen Sie die Samen noch einmal durch. Schrauben Sie das Glas zu und stellen Sie es auf den Kopf, sodass alles Restwasser abfließen kann. Sie können das Glas in die Geschirrablage der Spüle stellen, es gibt aber auch sehr schicke Abtropfvorrichtungen aus Ton, die am Fenster sehr dekorativ aussehen.

Nun werden die Samen täglich einmal durchgespült. Wichtig ist, dass die Keimgläser immer auf dem Kopf stehen, damit alles Wasser wieder abfließen kann. Bereits nach 1–2 Tagen sind die ersten Minisprossen zu erkennen. Nach 3 Tagen – je nach Samenart – sind die meisten Samen gekeimt und verzehrfertig. Nach weiteren 2 Tagen sind die Keime etwa 2–3 cm lang und »fertig«. Sie können das Glas, nachdem alles Wasser abgetropft ist, nun in den Kühlschrank stellen. Die Keimlinge sind dort gut eine Woche haltbar.

Soja ist nur als Keimling basisch!

Die Sojabohne gehört zu den Hülsenfrüchten und ist aufgrund ihres Gehaltes an Purinen ein leichter Säurebildner. Man schätzt die Sojabohne als pflanzlichen Eiweißspender. Das

---

PRAXIS

Große Samen für Anfänger

Nicht alle Samen sind leicht zu keimen. Um kleine Samen und solche, die verschleimen (z. B. Kresse und Leinsamen) sollten Sie als Anfänger erst mal einen Bogen machen. Starten Sie Ihre ersten Keimversuche mit großen Samen: Sonnenblumenkerne, Linsen, Kichererbsen. Auf diese Weise ist Ihnen der Keimerfolg sicher. Kleine Samen und schleimende Samen, z. B. Kresse und Leinsamen, erfordern etwas Erfahrung.

---

macht sie leider auch schwer verdaulich. Sojamilch wird von Allergikern gerne als Milchersatz verwendet. Leider nehmen die Allergien gegen Soja vor allem in den Soja anbauenden Ländern seit Jahren zu. Soja kommt für mich nur aus biologischem Anbau infrage und am liebsten in Form der Sojabohnenkeimlinge – denn so ist Soja basisch und bei Basenfasten erlaubt.

Wenn ich Sojasoßen verwende, dann achte ich auf Biosoßen aus alten Traditionshäusern wie Arche oder Ruschin, die die Soßen nach alten Rezepten in langen Reifeprozessen herstellen. In kleinen Mengen ist die Biosojasoße, aber wirklich nur in kleinen Mengen, bei Basenfasten erlaubt. Verwenden Sie dann aber kein zusätzliches Salz.

Andere Sojaprodukte, wie Sojamilch, Sojapudding und Tofu erlaube ich bei Basenfasten nicht, denn das konzentrierte Eiweiß belastet die Verdauung zu sehr und behindert den Basenfasteneffekt. Im Prinzip ist Soja ein gesundes Nahrungsmittel, wenn es nicht in zu großen Mengen verzehrt wird. Nach dem Basenfasten sind Sojaprodukte, beispielsweise Tofu als Eiweißgeber, wieder erlaubt.

Regel 8: Essen Sie keines der Gerichte, wenn Ihnen gerade nicht danach ist!

So wie es mir darum geht, Sie wieder zu Ihrer Wohlfühlessmenge und zu Ihrem Geschmackserleben zu bringen, so geht es mir auch darum, Sie zu Ihrem Bauchgefühl in Bezug auf die Nahrungsmittelauswahl zu bringen. Sagen Sie jetzt nicht, Ihr Bauch bestellt gerade eine Currywurst, weil Sie ein Powertyp sind. Jetzt ist erst mal Basenfasten angesagt. Und auch Powertypen haben in der Tiefe ein Gefühl für gesundes Essen. Es geht darum, dass Sie sich aus den vielen Rezepten in diesem Buch die Obst-, Salat- und Gemüsesorten aussuchen, die Sie prinzipiell auch mögen. Gehen Sie doch mal über einen Wochenmarkt und lassen Sie sich von den schönen Salat- und Gemüseauslagen inspirieren.

Ich erlebe immer wieder Menschen, die sich in völliger Begeisterung über eine neue Idee – in diesem Fall Basenfasten – so sehr darauf einlassen, dass sie ihre eigenen Bedürfnisse völlig überhören und dann Nahrungsmittel essen, die ihnen eigentlich zuwider sind. So wird Basenfasten kein Gesundheitserlebnis, und die Erfolge halten auch nicht lange an!

Wählen Sie daher Rezepte aus mit Obst- und Gemüsesorten, die Sie schon immer mochten, und tasten Sie sich dann allmählich in unbekannte Gemüse- und Rezeptwelten vor. Jede tiefe innere Abneigung erzeugt eine Art von Stress, die den Körper auch sauer macht. Und das ist gar nicht in unserem Sinne!

Regel 9: Essen Sie reifes Obst und Gemüse der Saison im Verhältnis 20:80!

Diese Regel ist vor allem wichtig, wenn Sie einen empfindlichen Magen und Darm haben und leicht zu Blähungen neigen – also für alle Nerven- und Gefühlstypen. Der Anteil von Obst am Gesamtessen sollte pro Tag 20% nicht überschreiten; der Anteil von Gemüse sollte dementsprechend bei 80% liegen. Dabei sollte die Obstmahlzeit am Vormittag eingenommen werden, die Gemüsemahlzeiten am Mittag und am Abend.

Warum ist es wichtig, dass Sie mengenmäßig deutlich mehr Gemüse als Obst zu sich nehmen? Obst enthält sehr viel Zucker, viel Wasser und wird dadurch auch schneller durch die Verdauungswege geschleust als Gemüse. Trifft das Obst im Darm auf noch nicht verdautes Gemüse (oder im Falle von Nichtbasenfasten auf Käse, Fleisch und Wurst), dann

fängt das Obst an zu gären. Das liegt auch am hohen Zuckergehalt des Obstes. Diese Gärung erzeugt Blähungen, unter deren unangenehmen Auswirkungen viele Menschen leiden.

PRAXIS

Saisonal genießen

- Im Sommer vertragen viele Menschen einen höheren Obstanteil in der Nahrung als im Winter. Das mag daran liegen, dass der Stoffwechsel im Sommer generell aktiver ist und dadurch Obst leichter verdaut werden kann.
- Essen Sie nur reifes Obst und Gemüse, denn nur Ausgereiftes wird basisch verstoffwechselt.

Das ist insbesondere dann der Fall, wenn die Bakterienzusammensetzung im Darm nicht in Ordnung ist – man spricht dann von einer Dysbiose. Nicht selten liegt in solchen Fällen auch ein Befall der Darmwände mit Pilzen – meist aus der Gattung Candida oder Geotrichum – vor. Da diese Lebewesen sich von Zucker ernähren, kann so ein Teufelskreis entstehen. Das heißt nicht, dass zuckerhaltige Lebensmittel wie Obst völlig gemieden werden müssen! Diese Lebensmittel sollte man nur etwas moderater einsetzen.

Erst wenn eine Obst- oder eine Gemüsesorte wirklich ausgereift ist, bekommt sie ihre typische Farbe und ihr typisches Aroma. Sie kennen das: Sie kaufen hellrote Erdbeeren, beißen voller Erwartung hinein und schmecken rein gar nichts. Und am Ende bekommen Sie, wenn Sie nicht gerade ein Powertyp sind, sogar Blähungen oder Bauchschmerzen davon. Versuchen Sie, die Lebensmittel möglichst dann zu essen, wenn sie gerade Saison haben. Das ist zwar noch kein Garant dafür, dass Sie es auch reif kaufen können, aber die Chancen dazu sind schon mal höher. Schwierig ist es oft mit Pfirsichen, Nektarinen und Feigen. Auch eine gute reife Avocado zu finden, kann ein Kunststück sein. Schauen Sie sich die Früchtchen, die Sie kaufen wollen, immer besonders genau an – auch die Nase hilft hier weiter.

Regel 10: Kauen Sie gründlich!

Keine Regel wird so wenig beachtet wie diese. Dabei kennt eigentlich jeder den Spruch: »Gut gekaut ist halb verdaut.« Was heißt gründlich kauen? Nehmen wir einen dünnen Apfelschnitz – 2 cm dick – als Beispiel: Sie sollten ihn mindestens 30-mal kauen. Fortgeschrittene schaffen 60- bis 80-mal!

Denken Sie daran: Ihr Darm hat keine Zähne.

Ihre Verdauung beginnt nicht im Darm, sie beginnt im Mund. Die Zähne sind nicht im Mund, um sie zu putzen, sie sind im Mund, um das weiter zu zerkleinern, was Sie bereits mit dem Messer vorverkleinert haben. Die Schneidezähne funktionieren dabei wie Messer, und die Mahlzähne zermahlen das klein geschnittene so weit, bis es zusammen mit dem Speichel der Ohrspeicheldrüse und der Zungengrunddrüse zu einem Brei wird. Wenn Sie so geduldig sind! Dieser Vorgang benötigt pro Bissen mehr als einige Sekunden, die ein Nahrungsbissen im Schnitt in einem zivilisierten Mund verweilt.

Eine gute Vorverdauung im Mund ist die halbe Miete einer guten Nahrungsverwertung und verhindert Blähungen! Es gibt aber einen weiteren Vorteil des guten und gründlichen Kauens: Es ist richtig anstrengend, gründlich zu kauen. Und es dauert seine Zeit. Es ist so anstrengend und langwierig, dass Sie mit einer wesentlich geringeren Menge an Essen satt werden. Wenn Sie abnehmen wollen, sollten Sie diese Regel täglich üben – bis Sie automatisch langsamer und gründlicher kauen.

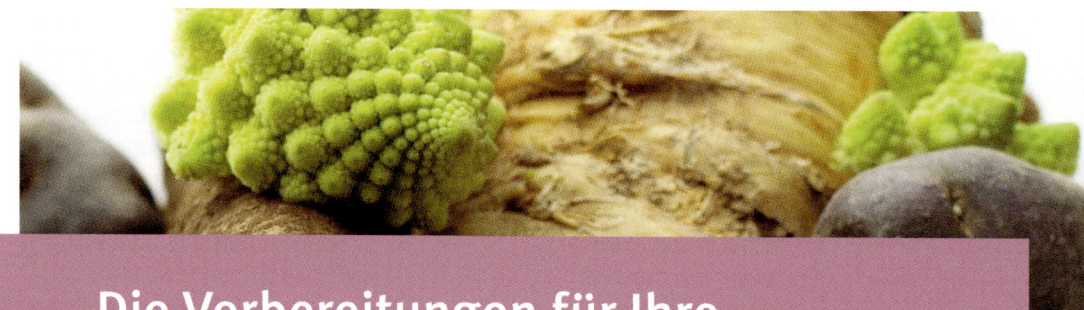

Die Vorbereitungen für Ihre Basenfastenwoche

Nun wissen Sie, was Sie beachten sollten, um Ihre Basenfastenwoche erfolgreich zu gestalten. Nun kann es losgehen. Doch halt – wie sieht denn Ihre Küche aus? Ist sie schon entsäuert? Es hilft ungemein, wenn die Küche selbst basisch wird. Ein paar einfache Maßnahmen in der Zeit vor dem Basenfasten stimmen Sie und Ihren Körper auf das Basenfasten ein.

Entsäuern Sie Ihre Küche

Es ist erfahrungsgemäß sehr hilfreich, wenn Sie sich Ihre Küche basisch herrichten und die Säurebildner aus Ihrem Sichtfeld entfernen. Klar, als Powertyp ist es Ihnen schnuppe, was in der Küche ist. Sie ziehen die Woche Basenfasten durch, egal wie viele Schnitzel Ihr gnadenloser Mitbewohner im Kühlschrank gelagert hat. Auch als Nerventyp sind Sie nicht sehr anfällig. Lediglich die Schokoladen sollten Sie verstecken. Eine unvorhergesehene Stressattacke könnte Sie rückfällig machen.

Als Gefühlsmensch ist das gemütliche basische Einrichten der Küche besonders wichtig. Und wenn saure Störenfriede in Ihrem Haus sind? Dann richten Sie sich wenigstens eine gemütliche basische Ecke ein, in die Sie eine Schale mit reifem Obst in den herrlichsten Farben sowie Mandeln, Erdmandelflocken, Trockenobst und Avocados stellen. Und im Kühlschrank belagern Sie mindestens ein Fach mit Salat und Gemüse. So entsteht Lust auf Basisches.

Drei Tage vor dem Basenfasten

Entlastungstage wie beim Heilfasten gibt es beim Basenfasten nicht. Wenn Ihre Ernährung bislang sehr säurelastig war (80–100 % Säurebildner), sollten Sie im Vorfeld einige

Säurebildner vom Speiseplan streichen: Reduzieren Sie Fleisch, Limonaden, Süßigkeiten, Brot, Kuchen, Eis, Alkohol und Milchprodukte. Das macht den Einstieg leichter.

Besondere Empfehlungen gelten bei regelmäßigem Genuss von koffeinhaltigen Getränken wie Kaffee. Wenn Sie Ihre Basenfastenzeit von Anfang an mit einer guten Energie erleben möchten, dann kann ich Ihnen nur raten, jetzt, 3 Tage vor Beginn Ihrer Basenfastenwoche, den Kaffeekonsum einzustellen. Der Koffeinentzug dauert bei den meisten Menschen 2–3 Tage. In dieser Zeit können Kreislaufprobleme, Antriebsschwäche und Kopfschmerzen auftreten. Viele Menschen trinken bis zum letzten Tag vor Basenfasten Kaffee und halten dann diese Koffeinentzugssymptome fälschlicherweise für Reaktionen auf das Basenfasten. Wenn Sie bislang noch keine Erfahrungen mit Basenfasten oder mit Fasten haben, dann wissen Sie auch nicht, wie Sie auf Koffeinentzug reagieren. Lassen Sie sich nicht täuschen: Auch ein regelmäßiger Konsum von »nur« 1–2 Tassen Kaffee pro Tag kann zu heftigen Entzugserscheinungen führen. In der Praxis erleben wir das ständig.

Wenn Sie täglich größere Mengen Kaffee trinken, sollten Sie bereits 1–2 Wochen vor dem Basenfasten den Kaffeekonsum langsam verringern, damit der Körper sich an die neue Situation gewöhnen kann. Wenn Sie beispielsweise 2 l Kaffee täglich trinken, dann sollten Sie die Menge in der ersten Woche auf 1,5 l, in der zweiten auf 1 l, in der dritten auf 0,5 l und schließlich in der vierten auf Null reduzieren. Achten Sie in dieser Zeit gut auf Ihre Symptome: Es kann notwendig sein, einen homöo-

> ## WISSEN
>
> ### Die Sache mit dem Kaffee
>
> Viele Menschen behaupten, sie würden auf Kaffee wach werden. In Wirklichkeit putscht Kaffee auf – um danach den Menschen noch müder zu machen. Wenn Sie erst einmal 3 Tage ohne Kaffee überstanden haben, dann werden Sie feststellen, dass Sie sich eigentlich ohne Kaffee viel wacher und fitter fühlen als mit.

pathisch arbeitenden Arzt aufzusuchen, der Ihnen ein Medikament zum besseren Entzug verordnet. Wenn Sie zusätzlich Raucher sind, müssen Sie eventuell die Entwöhnung von Kaffee noch langsamer gestalten, da auch Rauchen die Gefäße und den Kreislauf angreift. Es gibt erstaunlicherweise auch Menschen, die große Mengen Kaffee von heute auf morgen problemlos weglassen können.

Darmreinigung und Bewegung

Um eine optimale Entsäuerung zu erreichen, ist es ratsam, dass Sie bereits vor dem Basenfasten für eine geregelte Verdauung sorgen bzw. den Darm gründlich entleeren. Planen Sie auch schon ein regelmäßiges Bewegungsprogramm ein und buchen Sie gleich einen Wellnesstermin.

Der Einkauf für das Basenfasten

Wenn Sie sich nun dazu entschlossen haben, mit dem Basenfasten zu beginnen, dann steht zunächst der Einkauf im Vordergrund. Hier gilt es Folgendes beachten: Es gibt heute eine derartige Flut an Produkten auf dem Markt, die auf den ersten Blick »ähnlich« erscheinen, auf den zweiten Blick aber für die Zwecke, die ich beim Basenfasten verfolge, nicht geeignet sind. Ein Beispiel sind Kräutertees. Es gibt eine Reihe von Kräutertees, die Morgentee, Morgengruß oder ähnlich heißen – mit ganz unterschiedlicher Zusammensetzung. Viele

PRAXIS

Die Basenfasten-Grundausstattung

- Reines Quellwasser (z. B. Lauretana) – eine größere Menge
- Kräutertees mit Kräutern, die Sie gut vertragen (z. B. von Lebensbaum)
- Erdmandelflocken (Chufas Nüssli) für das basische Müsli
- Kalt gepresste Öle (Oliven-, Sonnenblumen-, Distel-, Sesam- oder andere Öle)
- Zitronen für das Salatdressing
- Gomasio (Sesamsalz)
- Gemüsebrühe als Würfel oder in der Dose. Achten Sie darauf, dass die Gemüsebrühe keine Geschmacksverstärker enthält. Bei Hefeallergie oder -unverträglichkeit achten Sie bitte auch darauf, dass die Gemüsebrühe hefefrei ist. Auch Knoblauch, auf den es häufig Unverträglichkeitsreaktionen gibt, sollte nicht enthalten sein.
- Samen zum Keimen oder fertig gekeimte Sprossen vom Wochenmarkt
- Frische Kräuter der Saison, am besten als Topfpflanze
- Obst der Saison – Bananen und Äpfel sollten immer im Haus sein
- Salat- und Gemüsesorten der Saison – je nach Rezeptwahl
- Kartoffeln sollten immer im Haus sein

enthalten Früchte, Rooibos oder Aromen, die beim Basenfasten nicht erlaubt sind – schon gar nicht für Allergiker. Deshalb: Lesen Sie bitte die Packungsangaben und die Zutatenliste der Kräutertees genau durch. Auch Basentees sind erlaubt – bitte auf Bioware achten!

Bevor Sie nun mit Basenfasten beginnen, sollten Sie die Einkaufsliste im Kasten oben genau lesen – möglicherweise müssen Sie Ihre Küchenausstattung ein wenig umkrempeln. Es ist hilfreich, wenn Sie in den Tagen vor dem Basenfasten die Säurebildner allmählich aus Ihrer Küche verbannen.

Sie wohnen in einer Gegend, in der Sie viele der im Kasten genannten Nahrungsmittel nicht kaufen können oder im europäischen Ausland? Auf www.e-biomarkt.de finden Sie unter der Rubrik »Basenfasten« ein basisches Starterpaket und jede Menge basenbildende Lebensmittel.

Muss es Bio sein?

Wenn Sie einen Feldsalat im Supermarkt oder im Bioladen kaufen, haben Sie unter Umständen 2 völlig verschiedene Lebensmittel. Ein biologisch angebauter Feldsalat ist viel mineralienreicher, sieht dadurch knackiger aus und schmeckt auch so. Ein Treibhaus-Supermarkt-Feldsalat macht nicht wirklich Appetit mit seinem fahlen, schlaffen Aussehen und schmeckt auch fad. Das liegt daran, dass Obst und Gemüse bei konventionellem Anbau durch die heute übliche Überdüngung der Böden mineralienärmer geworden ist. Bei biologischem und insbesondere biologisch-dynamischem Anbau sind mehr Mineralien im Obst und Gemüse enthalten. Das macht auch den besseren Geschmack aus. Außerdem finden sich deutlich weniger Schadstoffe.

Je weniger belastet die basische Kost ist, die Sie zu sich nehmen, um so größer sind die Erfolge beim Basenfasten.

Das Basenfastenprogramm

Wie sehen nun 1, 2 oder auch 3 Wochen Basenfasten aus? Im Kasten finden Sie einen Überblick über die wichtigsten Eckpunkte.

Übrigens: Viele Probleme beim Basenfasten rühren von der total chaotischen Essweise her, die sich eingebürgert hat. So essen manche Kursteilnehmer morgens einen Apfel, tauchen dann in ihrem Arbeitsalltag unter, essen dann abends noch 2 Bananen oder 2 Kartoffeln und fühlen sich dabei recht elend. Kein Wunder: Das ist nicht wirklich Basenfasten. Halten Sie sich an die Basenfastenregeln, denn wir sind rhythmische Wesen und auch unser Verdauungssystem ist auf Rhythmus angewiesen: Geregelte Essenzeiten, Ruhepausen, regelmäßige Bewegung sind die beste Medizin. Wichtig dabei ist, dass Sie mindestens 3 Mahlzeiten am Tag einnehmen.

Übrigens: Auch unsere Entgiftungsfähigkeit unterliegt einer Rhythmik, weshalb es immer Phasen gibt, in denen man besonders gut von Basenfasten profitiert. Wie Sie so eine Phase bei sich erkennen? Ganz einfach: Hören Sie auf Ihren Körper und auf Ihre Bedürfnisse. Wenn Sie gerade ein tiefes Bedürfnis verspüren, sich zu entsäuern und zu entschlacken, dann ist auch der Zeitpunkt richtig. Und allein die Tatsache, dass Sie nach diesem Buch gegriffen haben, spricht dafür. Halten Sie sich an die im Basenfastenprogramm empfohlenen Mahlzeiten.

So, nun kann es losgehen. Jede Menge Rezeptideen für alle Vorlieben und für alle Jahreszeiten finden Sie auf den folgenden Seiten. Wenn Sie Lust auf mehr Rezepte haben: Sie finden sie im »Basenfasten Kochbuch«.

PRAXIS

Bastenfastenprogramm

- Frühstück: eine kleine Obstmahlzeit (roh)
- Mittagessen: Salat und/oder Gemüse (roh und/oder gekocht) – Rohkost nur bis 14 Uhr!
- Abendessen: eine Gemüsesuppe oder Gemüse (gekocht) – Abendessen nur bis 18 Uhr!
- Zwischenmahlzeiten: Mandeln, Trockenfrüchte, Oliven
- Getränke: 2,5–3 l pro Tag Quellwasser, warm oder kalt; auch stark verdünnte Kräutertees sind erlaubt
- Darmreinigung: alle 2–3 Tage mit Glaubersalz, Einlauf oder Colon-Hydro-Therapie
- Bewegung: täglich 30–45 Minuten körperliche Bewegung, z. B. Laufen, Walken, Schwimmen oder Joggen
- Sonstige Maßnahmen: Stress aus dem Weg gehen. Gönnen Sie sich Massagen oder Wasseranwendungen
- Erholung durch ausreichenden nächtlichen Schlaf

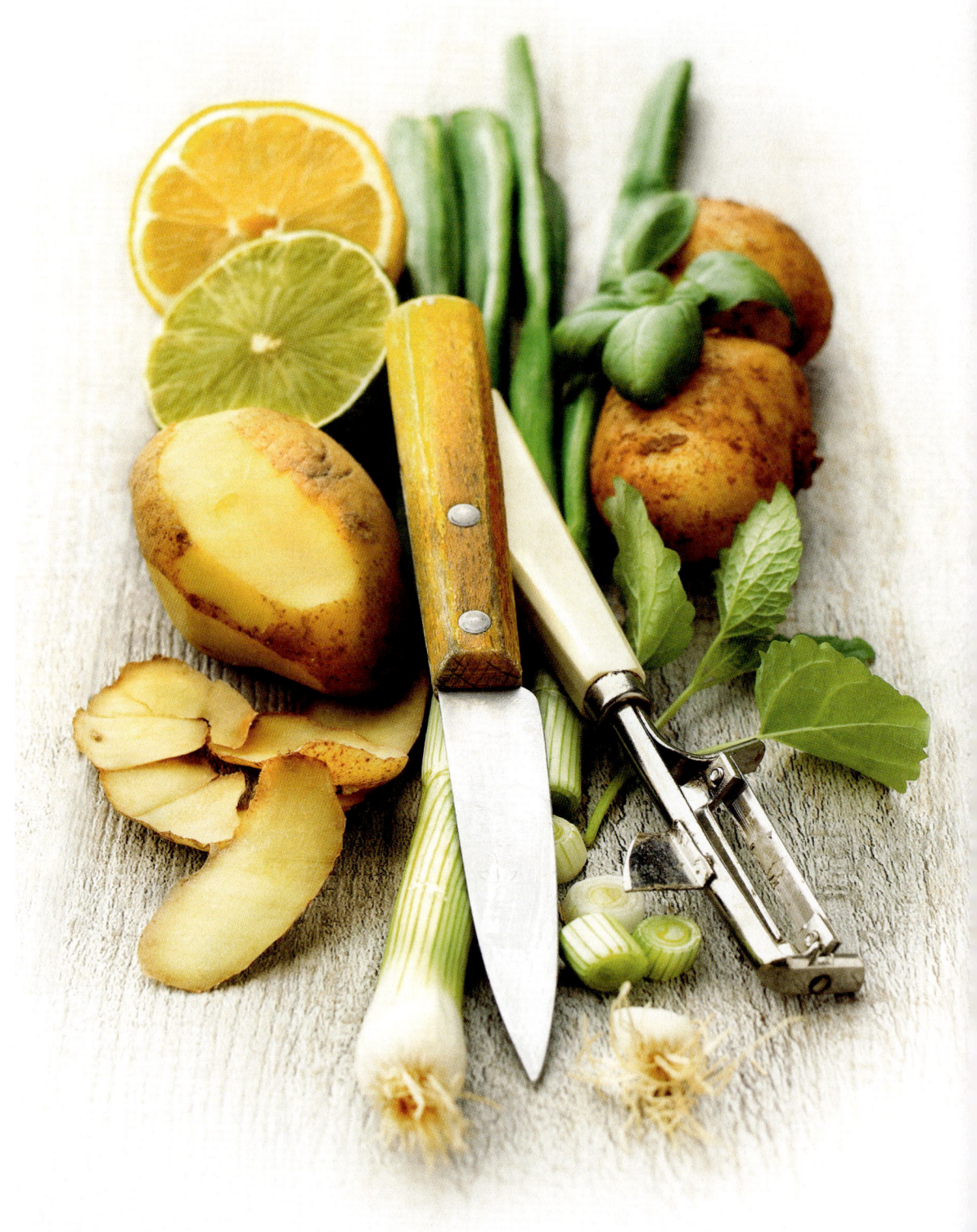

Basische Rezepte

Vom Frühstück über den Zwischen-
snack bis zum Abendessen – über
80 rein basische Köstlichkeiten finden
Sie auf den folgenden Seiten. Die Zutaten: Obst und Gemüse der Saison,
knackige Salate, leckere Keimlinge und
aromatische Kräuter. So wird Basenfasten zum Genuss.

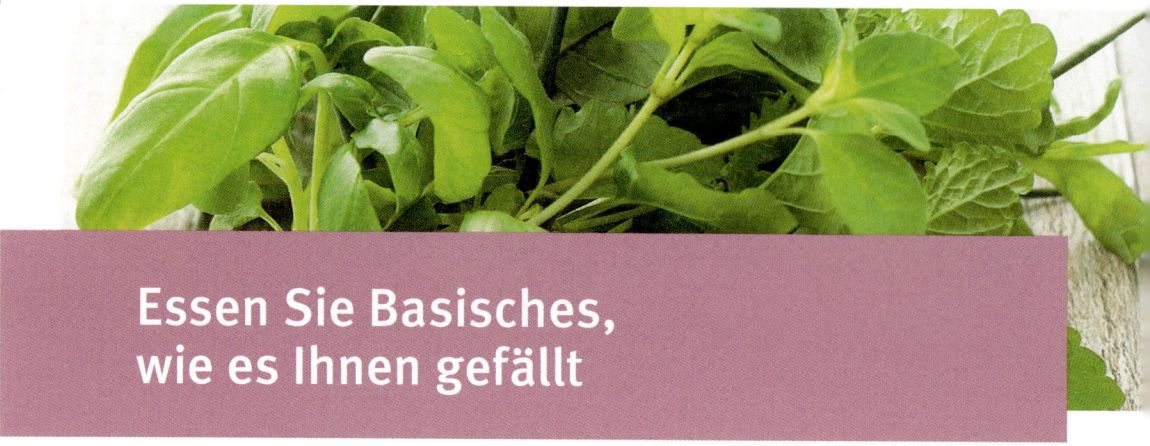

Essen Sie Basisches, wie es Ihnen gefällt

Bei den basischen Rezepten ist für jeden Geschmack etwas dabei – so können Sie ganz nach Lust und Laune Ihre Gerichte zusammenstellen. Gehen Sie auch einmal über den Wochenmarkt und lassen Sie die Vielfalt der Gemüsesorten auf sich wirken. Auch die Essmenge ist wichtig. Wie viel Obst und Gemüse Sie essen, hängt natürlich davon ab, ob Sie abnehmen oder einfach nur entsäuern wollen.

Ich verzichte ganz bewusst auf ein starres Fastenprogramm, bei dem Sie jeden Tag einen festgelegten Speiseplan haben und dann Nahrungsmittel zu sich nehmen, die Sie vielleicht gar nicht mögen. Blättern Sie durch die Rezepte und lassen Sie sich inspirieren. Worauf haben Sie Lust? Welches Gericht macht Ihnen Appetit? Es macht keinen Sinn, Lauch oder Sellerie zu kaufen, nur weil Frau Wacker dies im Basenfasten vorschlägt, sie beides aber nicht mögen.

Essen Sie immer nur so viel, dass Sie gerade so satt sind. Versuchen Sie, ein Gespür für diesen Punkt zu entwickeln oder wiederzufinden.

Sinnvoll ist es, die Auswahl der Obst- und Gemüsesorten gemäß der Jahreszeit zu treffen. Deshalb habe ich bei den nachfolgenden Rezepten jeweils die Jahreszeit angegeben, damit Sie sofort erkennen, welche Gerichte in Ihr aktuelles Fastenprogramm passen.

So müssen Sie nicht auf Importware zurückgreifen.

Es gibt einfache und aufwendigere Rezepte, die für die Menschen gedacht sind, die gerne kochen und auch die nötige Zeit dazu haben. Außerdem finden Sie einige Menüvorschläge für besondere Anlässe oder für Gäste. Wenn Sie wenig Zeit haben, genügt es völlig, nur die einfachen Gerichte zuzubereiten. Sie haben manchmal *gar keine* Zeit zum Kochen? Dann lassen Sie sich beim Italiener um die Ecke Gemüse in eine Lunchbox packen – die gibt es in fröhlichen Farben beispielsweise bei www.maedchenkram.de. Mehr Tipps für Eilige finden Sie in unserem Buch »Basenfasten für Eilige«. Auch mit wenig Zeit lässt es sich basisch leben.

Die Rezepte in diesem Buch sind grundsätzlich für alle geeignet – egal, welcher Basenfastentyp Sie sind. Sie hätten dennoch gerne eine Zusammenstellung, welche der Rezepte für welchen Basenfastentyp ideal sind? Dann orientieren Sie sich doch an meinen Meine Top Ten.

Für Powertypen:
- Mango-Orangen-Saft
- Frisch gepresster Karottensaft mit Mandeln
- Endiviensalat mit Radieschen
- Löwenzahnsalat mit Weizensprossen
- Türkischer Salat
- Die schnelle »Basische« – die Restesuppe
- Carli-Paprika aus der Pfanne
- Zucchini – schnell und einfach
- Junge Buschbohnen mit Eiertomaten
- Zucchinipuffer an »Auberginen-Kaviar«

Für Gefühlsmenschen:
- Ananasshake mit Minze und Kiwi
- Bananen-Ananas-Shake
- Eiszapfensalat mit Schwarzkümmel
- Sommerlicher Rukolasalat mit Avocado

- Salat von schwarzem Rettich
- Kartoffelsuppe nach Matteo's Art
- Sommerlicher Auberginenauflauf mit Kräuterseitlingen
- Thymiankartoffeln an Olivenpüree
- Zucchinispaghetti mit schwarzen Oliven
- Getrüffelte Schwarzwurzelsuppe

Für Nerventypen:
- Ingwertee
- Frisch gepresster Gemüsesaft
- Sommerliches Ananas-Himbeer-Frühstück
- Feldsalat mit frischen Walnüssen und Avocado
- Brokkolisalat mit Mandelsplittern
- Basisches Borschtsch
- Mangold-Kürbis-Pfanne
- Petersilienwurzel-Karotten-Spaghetti
- Rote-Bete-Gemüse
- Pilzragout an Petersilienkartoffeln

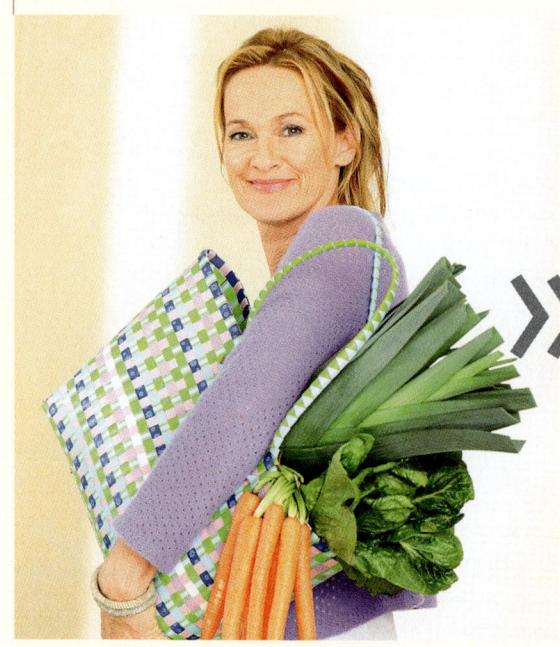

» Basisch einkaufen

Wenn es ums Einkaufen geht, mache ich ungern Kompromisse. Ich kaufe Obst, Salat und Gemüse bevorzugt aus biologisch-dynamischem Anbau, und das am liebsten aus meinem Naturkostladen, in dem die freundlichen Mitarbeiter mich auf die neueste Waren und deren Herkunft hinweisen und wo ich mich einfach wohlfühle.

Na klar kaufe ich dort auch leckeren Biokäse, Hirse-Hafer-Ganzkornbrote oder Quinoa, auch mal was Süßes – es gibt schon auch leckere Säurebildner, die ab und zu mal sein dürfen. Einkaufen im Naturkostladen ist wie früher im »Tante-Emma-Laden«. Ich mag Biosupermärkte nicht so, sie sind mir bis auf wenige Ausnahmen zu unpersönlich. Auch auf dem Wochenmarkt kaufe ich gerne ein – meistens Bio. Ich achte darauf, die Obst- und Gemüsesorten nach der Jahreszeit zu kaufen. Und ich achte darauf, ob sie auch reif sind. Ich gehe am liebsten an die Stände, an denen der Bauer weiß, welche Sorten aus der Region stammen und welche das beste Aroma haben.

Kartoffeln schmecken so unterschiedlich

Gerade bei Kartoffeln finde ich die Geschmacksunterschiede der Sorten enorm. Wie oft bekommt man in Restaurants so langweilig schmeckende Kartoffeln! Auch daheim schmecken sie nicht immer – alles eine Frage der Sorte. Ich habe mir im Lauf der Zeit einige Sorten gemerkt, die mir gut schmecken, doch auch da gibt es, je nach Ernte und Herkunft, geschmackliche Unterschiede. Die Pfälzer Sorte »Quarta« schmeckt mir fast immer, auch die Sorte »Drilling« ist ziemlich gut, und natürlich die kleinen Kartoffelnsorten »La Ratte«, »Amandine« und »Bamberger Hörnchen«. Es gibt eine Website –

www.kartoffelvielfalt.de – da kann man sich informieren. Bei Äpfeln geht es mir ähnlich – gerade neulich hatte ich einen Bioapfel, der null Aroma hatte. Und bei Avocados kommt es auch sehr auf die Sorte an. Da die Qualität der Sorten auch im Bioladen sehr schwankt, kaufe ich immer erst einmal eine und schaue, ob sie reif genug und nicht schon innen braun ist. Man kann es von außen einfach nicht sehen.

50.000 Apfelsorten – und alle basisch

Beim Kaufen von Äpfeln bin ich mindestens so wählerisch wie beim Kauf eines neuen Tangoschuhs. Die meisten Menschen kennen Golden

Delicious, Granny Smith und Jonagold, vielleicht noch Braeburn, Boskop und Elstar. Meine Lieblingssorte ist neben Elstar die Sorte Rubinette. In dem riesigen Garten meiner Eltern gab es eine große Obstplantage – ein Paradies für mich, in dem auch unzählige Apfelsorten vertreten waren, von denen ich gar nicht mehr alle Namen weiß. Ich kann mich nur daran erinnern, dass mir die Goldparmäne und der Gravensteiner immer besonders gut geschmeckt haben. Es soll weltweit rund 50.000 Apfelsorten geben, in Deutschland etwa 500. Darunter sind viele sogenannte alte Sorten, wie etwa die Goldparmäne, Berlepsch oder die Champagner-Renette. Der Bioboom hat eine schöne Nebenerscheinung: Viele dieser alten Sorten werden wieder gezüchtet, und so findet man seit einigen Jahren vermehrt Apfelsorten in guten Naturkostläden, deren Namen man noch nie gehört hat. Ich bin immer ganz begeistert, wenn mir wieder eine neue – alte – Apfelsorte begegnet, deren Aroma mir aufs Neue zeigt, wie unterschiedlich Äpfel schmecken können. Aber immer gut und immer basisch.

Einkaufen ist ein Abenteuer

Wenn ich einkaufe, ist das für mich jedes Mal ein kleines Abenteuer: Was gibt es heute für Salatsorten, die mich ansprechen? Gibt es heute die kleine süße Erdbeersorte oder hat der Laden noch einen Feldsalat, der wirklich vom Feld kommt und daher richtig knackig ist? Sicher, ich habe schon einen bestimmten Plan, was ich an dem und am folgenden Tag gerne kochen möchte und dementsprechend einkaufen will – ich lege mich aber nie vor dem Einkauf fest. Wie oft ist mir das schon passiert: Ich sehe vor meinem inneren Auge einen schönen sommerlichen Bohnensalat mit kleinen Kirschtomaten. Dann gehe ich auf den Markt, und die Bohnen gammeln in der Auslage so vor sich hin, dass mir augenblicklich der Appetit vergeht. Daneben liegt aber ein superknackiger Fenchel und lacht mich an. Alles klar – dann gibt es eben Fenchel mit Kirschtomaten.

Auch mit dem Einkaufen von Keimlingen ist das so eine Sache. Oft sind sie nicht mehr so frisch, obwohl sie das Haltbarkeitsdatum noch nicht überschritten haben. Ich schaue stets genau hin und rieche ich schon mal dran. Sobald sie leicht muffig riechen, lasse ich es lieber sein. Die meisten Keimlinge ziehe ich mir daher selbst.

Als ich vor ungefähr 20 Jahren anfing, meine ersten Sprossen zu ziehen, habe ich ein sauberes Marmeladenglas oder ein Weckglas genommen, die Keime einige Stunden mit Wasser eingeweicht und das Glas mit einem Einmachgummi und einem Fliegendraht (aus dem Haushaltswarengeschäft) verschlossen. Danach wurde das Glas so hingestellt, dass alles Wasser abfließen konnte. An den folgenden Tagen habe ich die Keime 2-mal pro Tag mit Wasser gespült und das Wasser anschließend wieder abtropfen lassen. Nach etwa 2 Tagen zeigten sich die ersten Keime und nach 3–5 Tagen waren die meisten Sorten gut gekeimt. Heute funktioniert es im Prinzip noch genau so, mit dem Unterschied, dass es eine Menge komfortabler Keimboxen, Sprossensets und dergleichen gibt (z. B. auf www.e-biomarkt.de).

Rezepte fürs Frühstück

Wenn Sie morgens erst mal Ihren Kreislauf in Schwung bringen müssen und Ihr Magen noch schläft, können Sie den Tag mit einer Tasse heißem Wasser, einer Tasse verdünntem Kräutertee oder einer Tasse Ingwertee beginnen. Die heiße Flüssigkeit regt die Verdauung an, Ingwertee erwärmt und stärkt das Immunsystem.

Ingwertee
Für jede Saison

▶ **Pro Person**
   🕐 **5 Min.**
   3–4 cm frischer Ingwer

- Von einem Stück frischer Ingwerwurzel (Gemüseabteilungen, Wochenmärkte) schneiden Sie ein 3–4 cm langes Stückchen ab, schälen es und schneiden es in dünne Scheiben.
- Geben Sie die Scheiben in einen Teebecher und gießen Sie siedendes Wasser darüber. Nach 3–5 Minuten können Sie den Ingwertee trinken.

Frisch gepresste Säfte

Frisch gepresste Säfte sind etwas Herrliches. Vergleichen Sie – trinken Sie einen fertigen Apfel- oder Karottensaft und einen frisch gepressten. Geschmacklich liegen Welten dazwischen. Voraussetzung dafür ist allerdings, dass Sie einen Entsafter benutzen, der die Frucht optimal ohne zu große Hitzeentwicklung auspresst. Diese Voraussetzung er-

füllen nur wenige Geräte auf dem deutschen Markt. Beispiele dafür sind der »Champion« und der »Green Star«. Durch ihre besonders schonende Entsaftung bleiben die Vitamine und Mineralien erhalten und der Geschmack ist deutlich intensiver. Besonders wenn Sie Kinder haben, lohnt sich die Anschaffung eines guten Entsafters. Kinder lieben Säfte, und frisch gepresst sind sie eben gesünder.

Im Saft sind die Pflanzeninhaltsstoffe schneller für den Körper verfügbar. Es kommt Untersuchungen zufolge zu einer nahezu 100%igen Verwertung der Wirkstoffe. Besonders für Menschen, die Rohkost nicht so gut verdauen können, sind frisch gepresste Säfte eine gute Alternative. Da beim Pressen der Früchte und Gemüse die schwerer verdaulichen Pflanzenfasern entfernt werden, können die wertvollen Vitamine, Mineralien und Spurenelemente besser von der Darmschleimhaut aufgenommen werden. Das entlastet den gesamten Verdauungstrakt.

Ein frisch gepresster Saft entspricht einer Mahlzeit – deshalb sollten Sie Ihn »kauen« – also ein wenig länger im Mund lassen.

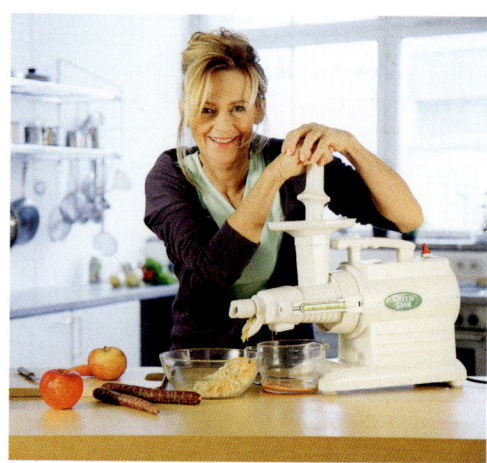

Frisch gepresster Karotten-saft mit Mandelmus

Für jede Saison

▶ **Für 2 Personen**
🕐 **7 Min.**

6 große Karotten · 2 EL Mandelmus

- Die Karotten kurz mit der Gemüsebürste unter fließendem Wasser abbürsten, den Ansatz abschneiden und in den Entsafter geben.
- Das Mandelmus dazugeben und mit einem Zauberstab (Saft in größeres Gefäß um-schütten!) oder einem Milchaufschäumer mit dem Karottensaft vermixen.

Apfel-Karotten-Saft

Für jede Saison

▶ **Für 2 Personen**
🕐 **7 Min.**

5 mittelgroße Äpfel · 5 mittelgroße Karotten · 1 Handvoll Mandeln

- Die Äpfel waschen, in Schnitze schneiden und in den Entsafter geben.
- Die Karotte mit der Gemüsebürste unter fließendem Wasser reinigen und mit den Mandeln in den Entsafter geben.

Äpfel haben eine reinigende Wirkung auf die unteren Darmabschnitte, wenn sie nüchtern gegessen oder als frisch gepresster Saft ge-trunken werden. Der Saft wirkt dabei schnel-ler als der ganze Apfel, weil die Faserstoffe fehlen, die den Verdauungsvorgang verzö-gern. Auch Karotten wirken reinigend, vor al-lem als Saft. Sie fördern zudem die Entgiftung über die Leber. Die Mandeln liefern das für die Karotten wichtige Fett.

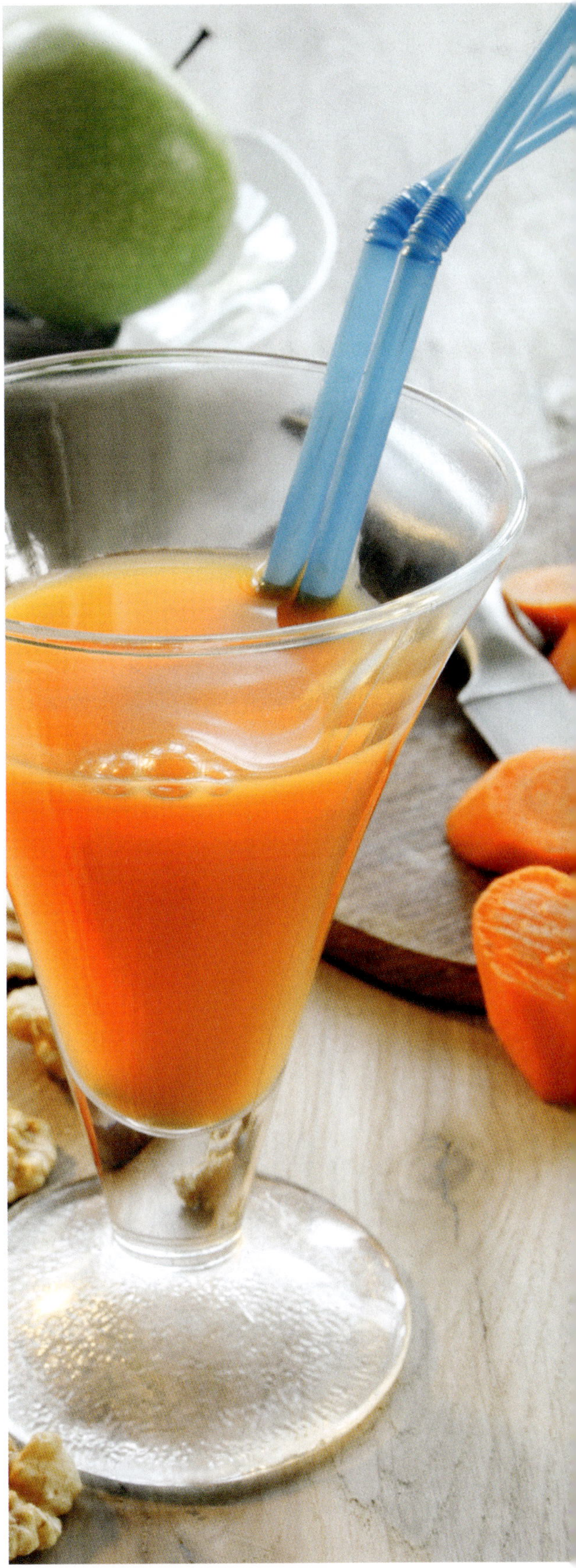

Frisch gepresster Gemüsesaft

Für jede Saison

▶ **Für 2 Personen**
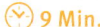 **7 Min.**
2 Kohlrabi · 2 Rote Bete · 2 mittelgroße Brokkoli

- Kohlrabi und Rote Bete können, sofern sie aus biologischem Anbau stammen, mit der Schale verwendet werden.
- Die Gemüse unter fließendem Wasser mit der Gemüsebürste säubern und in grobe Stücke schneiden, damit sie in den Entsafter passen.
- Brokkoli waschen, etwas zerkleinern und in den Entsafter geben.

Der Auswahl der Gemüse sind keine Grenzen gesetzt. Sie ist von Ihren persönlichen Vorlieben und von Ihrer Verträglichkeit abhängig. Wenn Sie öfter mal die Gemüsesorten wechseln, profitieren Sie vom unterschiedlichen Mineralstoffgehalt der Gemüsesorten.

Sommerlicher Johannisbeerensaft

Sommer

▶ **Für 2 Personen**
 9 Min.
1 Schale schwarze oder rote Johannisbeeren · 1 Apfel · 1 Karotte · 2 EL gemahlene Mandeln

- Die Johannisbeeren waschen, abzupfen und abtropfen lassen.
- Den Apfel waschen, das Kerngehäuse ausstechen und den Apfel grob zerkleinern.
- Die Karotte waschen, den Strunk entfernen und in große Stücke schneiden. Alle Zutaten abwechselnd in den Entsafter geben.

Tipp

Halten Sie auf dem Markt im Juni/Juli mal Ausschau nach Jostabeeren – eine Kreuzung aus Johannis- und Stachelbeeren – und verwenden Sie diese anstelle der Johannisbeeren. Schmecken köstlich!

Mango-Orangen-Saft

Für jede Saison

▶ **Für 2 Personen**
10 Min.
5 Orangen · 2 Mangos

- Die Orangen mit der Zitruspresse auspressen, die Mango schälen, in große Stücke schneiden und den Kern entfernen.
- Die Mangostücke im Mixer pürieren und mit dem Orangensaft vermischen.

Fruchtshakes – gutes Frühstück für Kinder

Fruchtshakes sind eine köstliche Erfrischung zum Frühstück oder als Zwischenmahlzeit am Vormittag, wenn Sie keinen Entsafter haben. Sie lassen sich mit einem Mixer schnell zubereiten.

Ananasshake mit Minze und Kiwi

Für jede Saison

▶ **Für 2 Personen**
🕐 **7 Min.**
1 große reife Flugananas · 3 reife Kiwis · einige Blätter frischer Pfefferminze

▪ Die Ananas schälen, den Strunk entfernen und in den Mixer geben.
▪ Die Kiwis und die Pfefferminzblätter ebenfalls in den Mixer geben.

Wenn Sie morgens gewohnt sind, gar nichts zu essen, weil Sie einfach so früh noch keinen Hunger haben, dann ist es völlig ausreichend, 1 oder 2 Becher Kräutertee zu trinken. Auch Wasser, insbesondere heißes Wasser, kann morgens getrunken werden. Sie können auch ein Glas frisch gepressten Obst- oder Gemüsesaft zu sich nehmen, sollten dabei aber darauf achten, sehr langsam zu trinken.

Übrigens: Saft von Obst und Gemüse wird vom Körper als Nahrungsmittel angesehen und sollte so langsam getrunken werden, als würden Sie es kauen.

Bananen-Ananas-Shake

Für jede Saison

▶ **Für 2 Personen**
🕐 **7 Min.**
1 große Flugananas · 2 Bananen

▪ Die Ananas und die Banane schälen, in Stücke schneiden und in den Mixer geben.

Mango-Bananen-Kiwi-Püree

Für jede Saison

▶ **Für 2 Personen**
🕐 **7 Min.**
1 Mango · 1 Banane · 1 Kiwi · einige frische Blätter Zitronenmelisse

▪ Das Obst waschen, schälen, in den Mixer geben und pürieren. Mit den gewaschenen Blättern der Zitronenmelisse verziert in Glasschalen servieren.
▪ Das Obstpüree wird mit einem Löffel langsam gegessen – der besseren Nährstoffaufnahme und Verdauung wegen! Schmeckt superlecker. Mögen besonders Kinder gern.

Obstfrühstück für jede Jahreszeit

Anstelle der frisch gepressten Säfte können Sie natürlich auch das Obst pur essen. Wichtig ist dabei, dass Sie das Obst in kleinen Portionen essen und gut kauen.

▶ **Für 2 Personen**
🕐 **3–5 Min.**
1–3 ungespritzte Obstsorten nach Wahl und Jahreszeit

- Das Obst waschen und in dünne Scheiben schneiden. Ideal ist es, das Obst in sehr dünne Scheiben zu schneiden. So verhindern Sie, dass Sie zu große Bissen nehmen und nicht richtig kauen.
- Nehmen Sie immer nur eine Scheibe und versuchen Sie, diese 30- bis 50-mal (!) zu kauen. Es ist eine reine Übungssache – Ihr Darm wird es Ihnen danken.

Essen Sie immer Obst der Saison: Hier finden Sie einige Vorschläge, wie ein Obstfrühstück für Sie aussehen kann. Wenn Obst alleine Sie nicht satt macht, dann probieren Sie doch mal das basische Müsli.

Jahreszeitliche Obstideen

Frühling, Sommer:
- Erdbeeren mit Ananas und Passionsfrucht
- Himbeeren mit Bananen
- Honigmelone mit Himbeeren
- Wassermelone mit Heidelbeeren
- Aprikosen mit Kiwi
- Nektarinen mit Heidelbeeren
- Pfirsiche mit Johannisbeeren
- Stachelbeeren mit Bananen
- frische Feigen

Herbst:
- Trauben mit Kiwi und Walnüssen
- Apfel mit roten Trauben
- Pflaumen mit frischen Walnüssen
- Brombeeren mit Bananen
- Birnen mit Brombeeren
- Kiwi mit Brombeeren

Winter und alle Jahreszeiten:
- Apfel mit Bananen
- Mango mit Kiwi
- Ananas mit Bananen
- Bananen mit Passionsfrucht
- Apfel mit Rosinen oder anderes ungeschwefeltes Trockenobst

WISSEN

Was ist eine Flugmango?

Flugmangos oder Flugananas werden im Flugzeug angeliefert, haben so einen kürzeren Reiseweg und können entsprechend reif geerntet werden. Flugananas sind inzwischen auf allen Wochenmärkten zu bekommen, Flugmangos findet man noch nicht allzu oft. Ökologisch gesehen ist das leider gar nicht basisch – denn es fällt beim Transport eine Menge Kohlendioxid an. Wenn Sie das als Gefühlsmensch nicht mit Ihrem Gewissen vereinbaren können, dann bleiben Sie bei einheimischen Obstsorten oder kaufen Sie eine auf dem Schiffsweg eingeführte Mango. Achten Sie aber darauf, dass sie schön gelb und reif ist. Ich selbst kaufe Flugobst wegen der ökologischen Belastung nur selten – am Ende eines langen Winters, wenn mein ganzer Körper nach einer frischen und fruchtigen Abwechslung schreit.

Flugmango mit Kiwi

Für jede Saison

▶ **Für 2 Personen**
🕐 7 Min.

1 Flugmango · 2 Kiwis · 1 EL Mandelblättchen · je nach Jahreszeit einige frische
Blättchen Zitronenmelisse

- Die Flugmango waschen, schälen und in
  kleine Stücke schneiden.
- Die Kiwis waschen, schälen, halbieren und
  in Scheiben schneiden.
- Beide Obstsorten mischen und mit den
  Mandelblättchen vermengen. Mit den
  Zitronenmelisseblättern verzieren.

Sommerliches Ananas-Himbeer-Frühstück

Sommer

▶ **Für 2 Personen**
🕐 7 Min.

1 kleine reife Flugananas · ½ Schale Himbeeren · einige Blättchen frische Zitronenmelisse

- Die Ananas schälen und in kleine Stückchen schneiden, die Himbeeren vorsichtig
  waschen, abtropfen lassen und über den
  Ananasstückchen verteilen. Mit Zitro-
  nenmelisseblättchen verziert servieren.
  Schmeckt köstlich.

Original basisches Müsli nach Wacker

Wenn Sie morgens der Hunger aus dem Bett
treibt, dann ist neben dem Obstfrühstück
auch ein basisches Müsli eine gute Alternative. Beim basischen Müsli verwenden Sie
Erdmandelflocken anstelle der sonst üblichen
Haferflocken, Cornflakes oder Crunchys. Und:
Es ist ohne Milch und Joghurt.

Was sind eigentlich Erdmandeln?
Erdmandelflocken sind unter dem Namen
Chufas Nüssli im Handel erhältlich (Bezugsquellen s. Anhang). Es sind Wurzelknöllchen
einer Zyperngrasart, die vom Aussehen und
vom Geschmack her an Mandeln erinnern.
Sie schmecken so angenehm süß, dass man
sie auch pur essen kann. Sie enthalten viele
Ballaststoffe, Vitamin E und B-Vitamine. Ihr
unschlagbarer Vorteil: Sie stabilisieren den
Blutzuckerspiegel und verhindern so das
11-Uhr-Energieloch, das durch den Abfall
des Blutzuckerspiegels bedingt ist. Vor allem Gefühlsmenschen mit einer Neigung zur
Bauchspeicheldrüsenschwäche kennen dieses Energieloch, denn um 11 Uhr vormittags
beginnt nach der chinesischen Organuhr die
Aktivitätszeit der Bauchspeicheldrüse. Wer
mit dieser erblichen Vorbelastung morgens
2 Honigbrötchen ist, fällt unweigerlich in das

11-Uhr-Loch. Erdmandelflocken am Morgen und ein kleiner basischer Snack am Vormittag verhindern diesen Energieabfall.

Das basische Müsli – immer anders – je nach Jahreszeit

Sie können das basische Müsli in seiner Zusammensetzung beliebig variieren. Verwenden Sie 1–3 Obstsorten, die zur Jahreszeit passen. Im Sommer und im Frühherbst haben Sie natürlich die größte Auswahl: Erdbeeren, Himbeeren, Heidelbeeren, Kirschen, Stachelbeeren, Äpfel, Birnen, Pfirsiche, Nektarinen, Mirabellen, Pflaumen, Feigen usw. Im Februar oder März – in der eigentlichen Fastenzeit – ist die Obstauswahl etwas eingeschränkter. Außer Bananen, Orangen und Äpfel können Sie aber auch Trockenfrüchte verwenden.

Anstelle der Mandeln können Sie auch 1 TL Mandelmus dazugeben. Anstelle der Chufas Nüssli schmecken auch einige Sonnenblumenkerne, Blütenpollen oder 2 TL geschroteter Leinsamen sehr lecker. Auch milde Sprossensorten wie etwa Linsenkeimlinge schmecken hervorragend im Müsli.

Vertragen Sie kein rohes Obst zum Frühstück?

Gefühlsmenschen und Nerventypen haben nicht selten so einen empfindlichen Verdauungstrakt, dass sie Rohkost schlecht oder nicht immer vertragen. Wenn es Ihnen so geht, dann quälen Sie sich nicht mit einem basischen Müsli nach Wacker, nur weil Sie unbedingt Basenfasten machen wollen. Bereiten Sie sich einen gedünsteten Apfel, gedünstete Bananen, einen Bratapfel oder im Herbst eine Bratquitte (s. Rezept) zu.

Basisches Müsli
Für jede Saison

▶ **Für 2 Personen?**
🕐 **10 Min.**

2 Bananen · 2 kleine Äpfel oder anderes Obst der Saison · 1–2 EL Chufas Nüssli · Saft einer halben Zitrone · 1 EL Mandelblättchen

- Bananen zerdrücken, einen geriebenen Apfel oder anderes Obst (je nach Saison) dazugeben. Die Mandelblättchen zusammen mit den Erdmandelflocken unter das Obst mischen.
- Den Zitronensaft dazugeben und ein wenig durchziehen lassen.

Bratquitte mit Mandelmus
Herbst

▶ **Für 2 Personen**
🕐 **10–15 Min.**

2 große schöne Quitten · 2 EL Mandelmus · 2 TL gehackte Mandeln

- Die Quitten waschen, halbieren und das Kerngehäuse herausschneiden. Das Mandelmus in die Hälften füllen und die gehackten Mandeln darübergeben.
- Die Quitten in eine feuerfeste Form geben und 3–4 EL Wasser auf dem Boden der Form verteilen. Die Quitten im Backofen bei 180 °C so lange erwärmen, bis die Schale leicht braun wird.

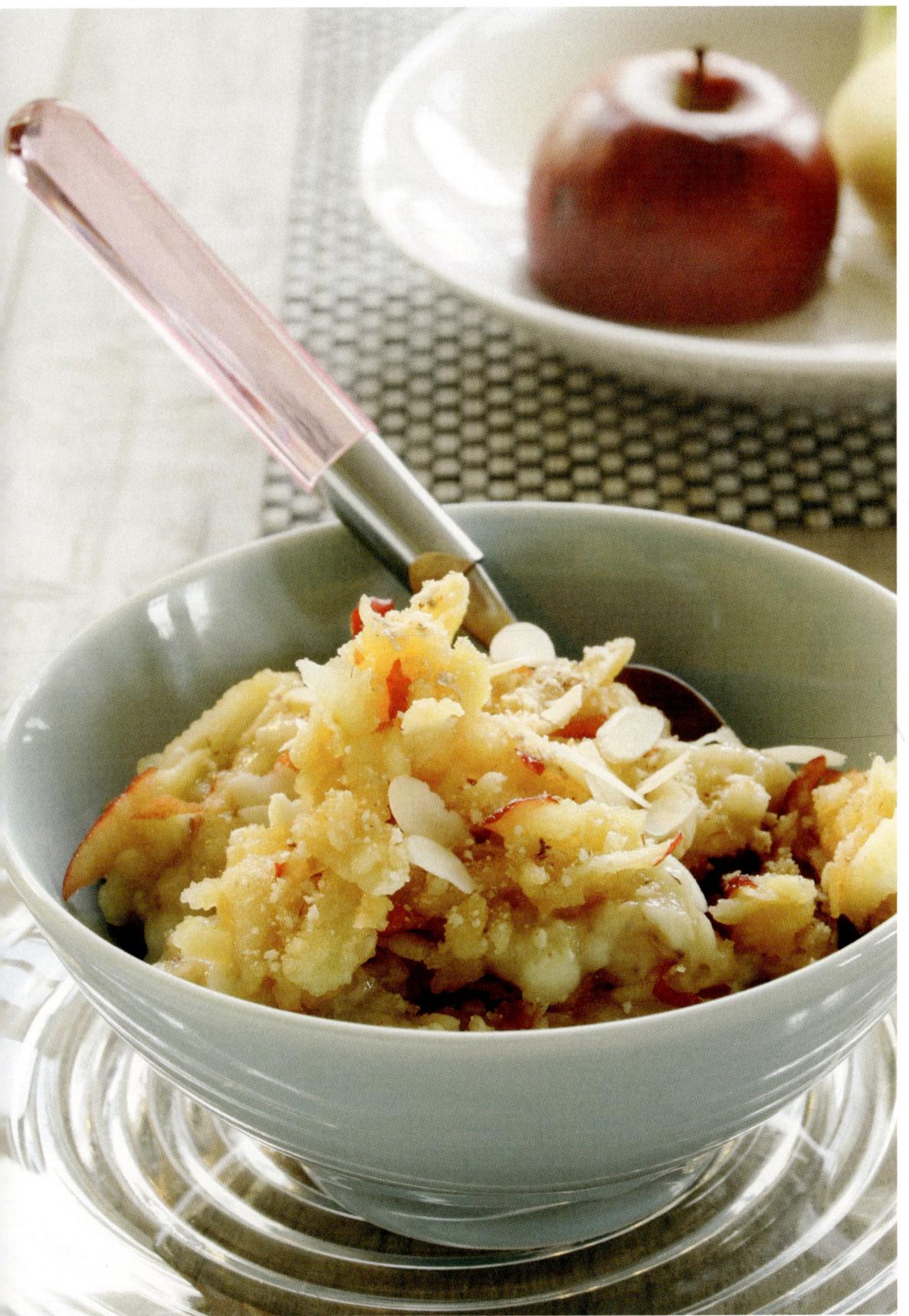

Zwischenmahlzeiten

Zwischenmahlzeiten müssen nicht sein – meist gönnen wir uns im Alltag noch zu viele davon. Wenn Sie der Hunger zwischen den Mahlzeiten plagt – meist sind es nur Gelüste – dann greifen Sie erst mal zu Ihrer Wasserflasche oder zu einem Tee und trinken Sie ein wenig. Meist beruhigt sich der Magen dadurch und lässt Sie für eine Weile in Ruhe. Wenn das nicht hilft, dann haben Sie eine ganze Reihe basischer Snacks zur Auswahl.

PRAXIS

Snacks für Zwischendurch

Vormittags:
- Obst der Saison
- rohes Gemüse, z.B. 1 Karotte, 1 Kohlrabi
- 1 frisch gepresster Saft aus Obst und/oder Gemüse
- basische Snacks wie Mandeln, ungeschwefeltes Trockenobst

Nachmittags:
- einige Mandeln, Kürbis- oder Sonnenblumenkerne
- ungeschwefeltes Trockenobst (Aprikosen, Datteln, Feigen, Mango usw.)
- einige grüne oder schwarze Oliven
- einige vorgekochte Maronen

Ideen fürs Mittagessen

Als Mittagessen empfehle ich einen frischen Salat. Wenn Sie danach noch Hunger haben, können Sie noch eine kleine Portion Gemüse essen, sollten aber dazwischen 20–30 Minuten Zeit vergehen lassen. Besonders Nerventypen sollten mittags immer auch etwas Warmes essen – und sei es nur ein Becher Gemüsebrühe nach dem Salat, wenn die Zeit mehr nicht zulässt.

Basische Salat-Dressings

Basische Salatsoßen werden ohne Essig, ohne Senf und ohne Sahne hergestellt. Welches Öl Sie verwenden wollen, bleibt Ihrem Geschmacksempfinden überlassen. Wichtig ist nur, dass Sie ein hochwertiges, kalt gepresstes Öl verwenden. Am neutralsten schmeckt Sonnenblumenöl. Je nach Salatart können Sie auch ein anderes kalt gepresstes Öl wie Olivenöl, Distelöl, Kürbiskernöl, Walnussöl oder Sesamöl verwenden. Durch die Wahl des Öls lässt sich der Geschmack des basischen Dressings ganz individuell verfeinern, z.B. passt Walnussöl, auch geröstetes, besonders gut zu Feldsalat. Zudem gibt es eine Reihe von Verfeinerungsmöglichkeiten durch basische Gewürzzutaten und Kräuter. So schmeckt das basische Dressing immer mal wieder anders und wird nicht langweilig. Hier finden Sie eine Auswahl rein basischer Salat-Dressings, damit Sie immer wieder neue Salatvariationen hervorzaubern können. Wichtig ist, dass Sie das Dressing ohne Essig, Knoblauch, Senf und Milchprodukte zubereiten.

Tipp

Je nach Lust und Laune können Sie etwas Gomasio (Sesamsalz), 2 TL Leinsamen- schrot, Kürbis- oder Sonnenblumenkerne dazugeben.

Basis-Dressing

▶ **Pro Person**

2 EL kalt gepresstes Öl (Sonnenblumen-, Oliven-, Distel-, Sesam-, Kürbiskernöl) · Saft einer ½ Zitrone · 1 Prise Kräutersalz · 1 Prise weißer Pfeffer · frische Kräuter der Saison (Schnittlauch, Petersilie, Bibernelle, Zitro- nenmelisse, Basilikum, Dill, Kresse)

- Die Kräuter waschen und klein schneiden. Alle Zutaten miteinander vermischen und über den Salat geben.
- Haben Sie noch einen Milchaufschäumer für Cappuccino in einer Schublade liegen? Mixen Sie damit das Salat-Dressing – so wird es cremiger.

Karotten-Dressing

▶ **Pro Person**

2 EL kalt gepresstes Sonnenblumenöl (auch Karottenöl ist möglich) · Saft einer ½ Zitrone · 1 Prise Kräutersalz · 1 Prise weißer Pfeffer · 1 Karotte · 1 EL Karottensaft

- Aus dem Öl, dem Zitronensaft und den Ge- würzen ein Dressing herstellen. Die Karotte waschen, schälen, fein raspeln und mit dem Karottensaft unter die Salatsoße mischen.

Kohlrabi-Dressing mit Schnittlauch

▶ **Pro Person**

2 EL kalt gepresstes Distelöl · Saft einer ½ Zitrone · frisch gemahlener weißer Pfeffer · 1 EL Sesamsalz · ⅓ Bund Schnittlauch · 1 Kohlrabi

- Den Kohlrabi waschen, schälen, fein ras- peln, den Schnittlauch fein hacken und mit den Kohlrabiraspeln vermengen.
- Aus den übrigen Zutaten eine Salatsoße mischen und die Kohlrabi-Schnittlauch-Mi- schung dazugeben.

Würziges Dressing

▶ **Pro Person**

2 EL kalt gepresstes Sonnenblumenöl · Saft einer ½ Zitrone · frisch gemahlener schwar- zer Pfeffer · einige Schwarzkümmelsamen · ½ TL Vitam R (Hefepaste aus dem Reform- haus)

- Alle Zutaten mischen und nach Belieben abschmecken.

Diese Soße schmeckt besonders würzig, ist allerdings wegen der Hefe für Allergiker nicht so geeignet. Vitam R (Hefepaste) belebt die Salatsoße durch das würzige Hefearoma, und auch Schwarzkümmelsamen, die das Immun- system anregen, haben ein gutes Aroma.

PRAXIS

Senf, Essig & Co.

Sie sind beim Basenfasten tabu!

- Essig und Senf wirken sauer und haben während der basischen Fastenwoche nichts in unseren Salatsoßen zu suchen.
- Da wir die Fastenwochen völlig frei von tierischem Eiweiß halten wollen, ist auch Sahne oder Jogurt nicht für die Salatsoße geeignet.

- Verwenden Sie auch keinen Knoblauch in der Basenfastenwoche, da Knoblauch Gifte im Körper festhält. Darüber hinaus wird Knoblauch oft schlecht vertragen, da er nur schwer verdaut werden kann. Viele Menschen reagieren außerdem auf Knoblauch allergisch. Salatsaucen und Gemüse schmecken hervorragend ohne!

Basische schnell zubereitete Salate

Bitte beachten Sie: Tomaten haben nur im Sommer und im Herbst Saison. Wenn Sie kein reiner Powertyp sind, dann sollten Sie Ihrem Stoffwechsel zuliebe Tomaten in den übrigen Jahreszeiten nicht essen.

Blattsalat mit frischen Sprossen

Für jede Saison

▶ **Für 2 Personen**
🕑 **10 Min.**
1 Kopf Blattsalat (Pflücksalat, Eisberg, Romana, Batavia, Eichblatt) · 1 Frühlingszwiebel · 3 EL frische Sprossen (Sonnenblumenkerne, Radieschen, Mungo, Alfalfa, Brokkoli, Weizenkeimlinge) · Basis- oder Karotten-Dressing (s. Seite 225)

- Salat klein zupfen und waschen.
- Die Zwiebel klein schneiden und mit dem Basis- oder dem Karotten-Dressing und dem Blattsalat vermischen.
- Mit den Sprossen garniert servieren.

Posteleinsalat mit Radieschensprossen

Für jede Saison

▶ **Für 2 Personen**
🕑 **15 Min.**
200 g Postelein · 1 kleine rote Zwiebel · 1 Handvoll Radieschensprossen · wahlweise 6–8 Radieschen · Kohlrabi-Dressing (s. Seite 225)

- Die Posteleinblätter waschen und gut abtropfen lassen.
- Die Zwiebel schälen und klein hacken. Falls Sie keine Radieschensprossen zur Verfügung haben: Die Radieschen waschen und in dünne Scheiben schneiden.
- Das Kohlrabi-Dressing zubereiten und mit Radieschensprossen oder den Radieschen, der Zwiebel und den Posteleinblättern vermischen.

TiPP

Verwenden Sie je nach Saison Sommer- oder Winterpostelein. Postelein (Gartenportulak) kann man auch gut in kleinen Schalen auf der Fensterbank ziehen – wie die Gartenkresse.

Bunter Sprossensalat

Für jede Saison

▶ **Für 2 Personen**
🕙 **10 Min.**

3 Handvoll Sprossenmix aus Radieschen, roter Melde, rotem Kohlrabi, Kresse und Weißkohl · 1 Schalotte · 1 Karotte · 2 EL Distelöl · Schnittlauch · weißer Pfeffer · Kräutersalz · Saft einer ½ Zitrone

- Aus dem Öl, dem Zitronensaft und den Gewürzen ein Dressing zubereiten. Die Zwiebel sehr fein hacken und zu dem Dressing geben.
- Die Karotte waschen, schälen und klein raspeln. Die Sprossen kurz abwaschen und mit der Karotte und dem Dressing vermischen.

Die Gartenmelde ist auch als spanischer Spinat bekannt. Die Keimlinge werden häufig in Sprossenmischungen verwendet. Wahlweise können Sie auch andere Sprossenmischungen nehmen.

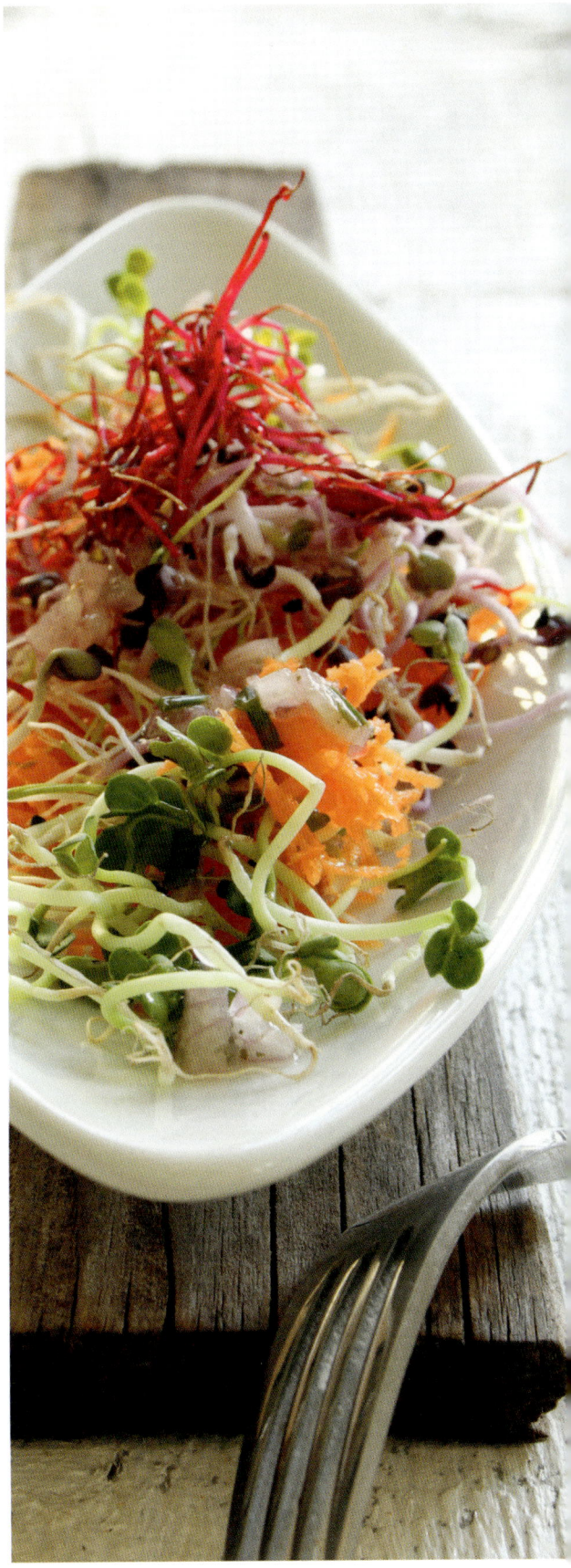

Lattichsalat mit Gänseblümchen

Frühling

▶ **Für 2 Personen**
🕐 **10 Min.**

100 g roter Lattich · 100 g grüner Lattich · 1 kleiner Bund Wildkräuter vom Markt oder aus dem Garten (Bibernelle, Sauerampfer, Brennnessel, Löwenzahn) · 6–8 Gänseblümchenblüten · 1 Frühlingszwiebel · Karotten-Dressing (s. Seite 225)

- Die Lattichblätter und die Wildkräuter waschen und abtropfen lassen, die Zwiebel klein schneiden und das Karotten-Dressing zubereiten.
- Die Kräuter etwas klein zupfen und alle Zutaten vermischen. Die Gänseblümchenblüten darüberstreuen.

Salat von jungen Spinatblättern

Frühling, Sommer

▶ **Für 2 Personen**
🕐 **15 Min.**

4 Handvoll junge (kleine) Spinatblätter · 10–12 frische Steinchampignons · 1 Schalotte · Kohlrabi-Dressing (s. Seite 225)

- Die Spinatblätter waschen, falls nötig die Stiele etwas abschneiden.
- Die Steinchampignons putzen und in hauchdünne Scheiben schneiden – geht am besten mit einem Trüffelhobel.
- Die Schalotte sehr fein hacken, das Kohlrabi-Dressing zu bereiten und unter die Spinatblätter mischen.
- Die Steinchampignons locker darüber verteilen.

Bunter Brunnenkressesalat mit Eistropfen

Frühling, Sommer

▶ **Für 2 Personen**
🕐 **10 Min.**

Je 1 Handvoll Pflücksalat, Brunnenkresse, Wildkräuter (z. B. Löwenzahn, Sauerampfer) und Eistropfensalat · 2 EL frische Sprossen · 5–8 Champignons, einige Radieschen, Basis- oder Karotten-Dressing (s. Seite 225)

- Salate und Kräuter waschen und abtropfen lassen.
- Die Champignons und die Radieschen in dünne Scheiben schneiden und mit Salaten, Kräutern und Dressing mischen.
- Die Sprossen locker darüber verteilen.

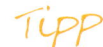

Eistropfensalat schmeckt etwas herb und ist sehr mineralienhaltig.

Endiviensalat mit Radieschen

Herbst, Winter, Frühling

▶ **Für 2 Personen**
🕐 **25 Min.**

1 kleiner Kopf Endiviensalat · ½ Bund Radieschen · 1 kleine rote Zwiebel · Basis-Dressing (s. Seite 225)

- Den Endiviensalat waschen, die Blätter in sehr dünne Streifen schneiden und beiseite stellen.
- Die Zwiebel und die Radieschen sehr fein schneiden, das Basis-Dressing zubereiten und unter den Endiviensalat mischen.

Löwenzahnsalat mit Weizensprossen

Frühling, Sommer

▶ **Für 2 Personen**
🕑 **15 Min.**

150 g junger Löwenzahn · 1 Frühlingszwiebel · 3 EL Weizensprossen · Karotten-Dressing (s. Seite 225)

- Die Löwenzahnblätter waschen und abtropfen lassen. Die Zwiebel schälen und klein hacken.
- Karotten-Dressing zubereiten und mit den Löwenzahnblättern, der Zwiebel und den Weizensprossen vermischen.

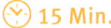
TIPP

Setzen Sie die Weizensprossen 3 Tage vorher an. Wahlweise können Sie auch fertige Sprossen verwenden, beispielsweise Radieschensprossen.

Avocadosalat mit Steinchampignons und Strauchtomaten

Sommer, Herbst

▶ **Für 2 Personen**
🕑 **15 Min.**

3 reife Avocados · 1 gute Handvoll Steinchampignons · 2 sehr reife Strauchtomaten, eine Handvoll rote Basilikumblätter (oder grüne) · Zitronenthymian · Würzdressing (s. Seite 225)

- Die Avocados vorsichtig von der Schale und dem Kern befreien und in dünne Scheiben schneiden.
- Die Steinchampignons falls nötig säubern und in dünne Scheiben schneiden. Die Strauchtomaten waschen und in sehr kleine Würfelchen schneiden.
- Die Avocadoscheiben, die Steinchampignons und die Tomatenwürfel zusammen in eine Schale geben und die Basilikumblätter darüber verteilen.
- Das Würzige Dressing zubereiten und löffelweise über den Salatzutaten verteilen.

PRAXIS

Wann ist die Avocado reif?

Ob eine Avocado reif ist, erkennen Sie daran, dass sie eine braune und unattraktive Farbe bekommt. Knackig grüne und feste Avocados sind leider unreif, unbasisch und haben kein Aroma.

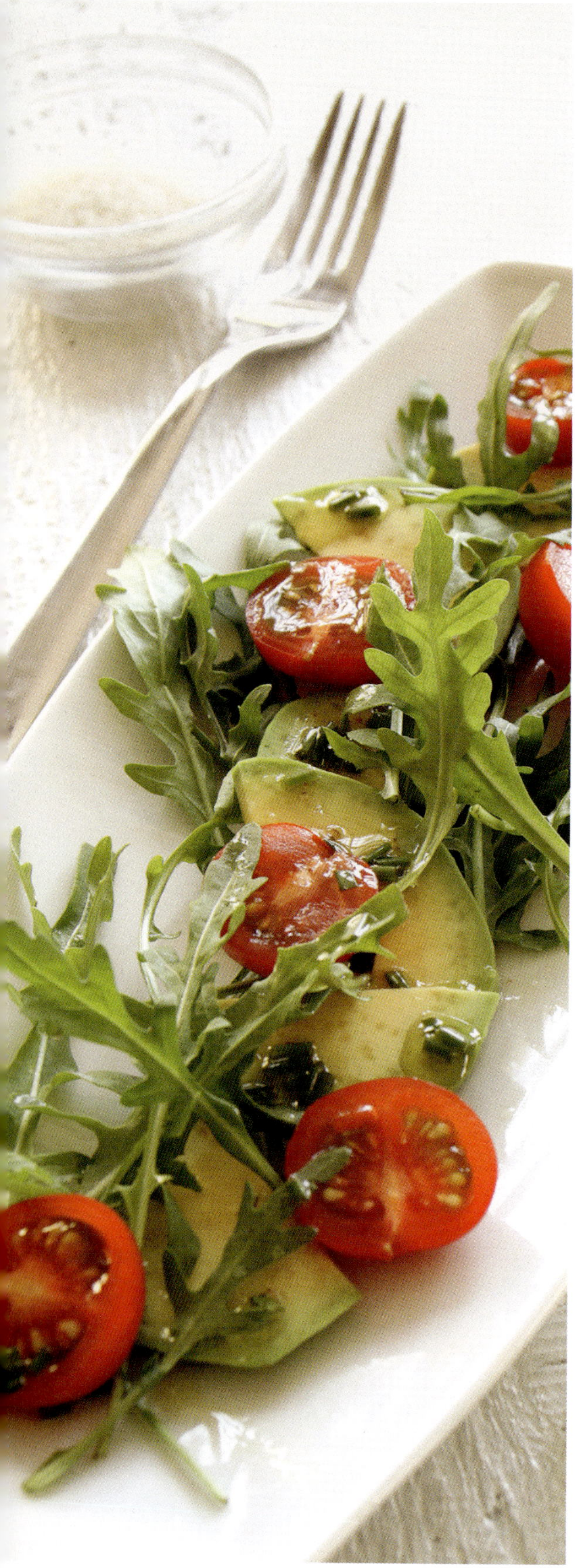

Rukolasalat mit Avocado

Sommer, Herbst

▶ **Für 2 Personen**
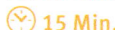 **15 Min.**

3 Handvoll Rukola · 6 Kirschtomaten · 1 reife
Avocado, Basis-Dressing mit Olivenöl
(s. Seite 225)

- Die Rukolablätter waschen, abtropfen lassen und in eine Salatschüssel geben. Die
  Kirschtomaten waschen, halbieren und
  zum Rukola geben.
- Die Avocado halbieren und auslösen. Wenn
  Sie richtig reif ist, lässt sich die Schale ganz
  leicht von Hand abziehen. Die Avocado in
  kleine Scheiben schneiden und zum Salat
  geben.
- Das Basis-Dressing mit Olivenöl zubereiten
  und mit den Salatzutaten vermischen.

Verfeinerung:
Je nach Verträglichkeit können Sie einige
Mandelblätter oder 1 EL Ölsaaten darüber
streuen.

Romanasalat mit Kapuzinerkresseblüten

Sommer, Herbst

▶ **Für 2 Personen**
🕐 **10 Min.**

1 Kopf Romanasalat (auch Römersalat genannt) · 1 kleine Zwiebel · 1 Handvoll frische Blüten der Kapuzinerkresse · Basis- oder Karotten-Dressing (s. Seite 225)

- Romanasalat waschen und in mittelgroße Blätter schneiden, die Zwiebel klein würfeln.
- Das Basis- oder das Karotten-Dressing zubereiten und unter den Salat mischen.
- Salat mit den Kapuzinerkresseblüten dekorieren. Sie können auch einige Blätter Kapuzinerkresse unter den Salat mischen.

Kapuzinerkresse sieht nicht nur dekorativ aus, sie schmeckt auch sehr würzig, stärkt das Immunsystem und wirkt gegen Pilze. Sie finden sie an Marktständen, Sie können sie aber auch im Mai im Garten oder in einem Topf aussäen, dann blüht sie ab Juli. Ein Pflanzenauszug gegen Pilzerkrankungen ist im Handel erhältlich.

Salate, die etwas Zeit brauchen

Wenn Sie etwas mehr Zeit haben und Muße verspüren, sich einen leckeren Salat zuzubereiten, dann finden Sie auf den folgenden Seiten ein paar Anregungen.

Rote-Bete-Kohlrabi-Salat mit Sesamsaat

Frühling, Sommer, Herbst

▶ **Für 2 Personen**
🕐 **25 Min.**

1 mittelgroße Rote Bete · 1 mittelgroßer Kohlrabi · 1–2 EL Sesamsaat · Zutaten für Gewürz-Dressing (s. Seite 225)

- Die Rote Bete und den Kohlrabi waschen, schälen und auf dem Gemüsehobel raspeln.
- Das Gewürz-Dressing zubereiten und mit der Sesamsaat unter die Rote-Bete-Kohlrabi-Mischung geben. Den Salat vor dem Verzehr einige Stunden durchziehen lassen.

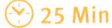

Tipp

Wenn Sie eine größere Menge herstellen, haben Sie für 2–3 Tage immer einen fertigen Salat im Kühlschrank – ein guter Schutz vor Heißhungerattacken.

Dieses Rezept verdanke ich einer meiner ältesten Kursteilnehmerinnen – Kreativität kennt keine Altersgrenzen.

Kohlrabisalat mit roter Kresse

Sommer, Herbst, Winter

▶ **Für 2 Personen**
🕐 25 Min.

1 roter Kohlrabi · 1 weißer Kohlrabi · 1 Frühlingszwiebel · frische Kerbelblätter · 1 Handvoll rote Kresse · Karotten-Dressing (s. Seite 225)

- Den Kohlrabi waschen, schälen und klein raspeln. Die Frühlingszwiebel waschen, schälen und klein würfeln.
- Das Karotten-Dressing zubereiten und mit den Kohlrabiraspeln und den klein gehackten Kerbelblättern vermischen. Die rote Kresse über den Salat geben.

Feldsalat mit frischen Walnüssen und Avocado

Herbst, Winter

▶ **Für 2 Personen**
🕐 15 Min.

150 g Feldsalat · 8 frische Walnüsse · ½ Avocado · ½ Bund Schnittlauch · Basis-Dressing mit Walnussöl

- Den Feldsalat gut waschen, die Walnüsse öffnen und halbieren, die Avocado in kleine Scheiben schneiden, den Schnittlauch waschen und in Röllchen schneiden.
- Basis-Dressing mit Walnussöl zubereiten und mit den Zutaten vermischen.

Türkischer Salat

Sommer, Herbst

▶ **Für 2 Personen**
🕐 20 Min.

1 grüne Paprika · 1 gelbe Paprika · 1 kleine Stange Lauch · 10 Kirschtomaten · 1 rote Zwiebel · 10–12 schwarze Oliven, Sellerieblätter, etwas Rosmarin, Thymian und Majoran, Basis-Dressing mit Olivenöl (s. Seite 225)

- Paprika waschen und in kleine Würfel schneiden. Lauchstange und Sellerieblätter waschen und in hauchdünne Streifen schneiden. Kirschtomaten waschen und halbieren. Die rote Zwiebel klein hacken.
- Das Basis-Dressing zubereiten und mit der Zwiebel, den Kräutern und den übrigen Zutaten vermischen.

Zuckerschotensalat mit Tomaten

Sommer, Herbst

▶ **Für 2 Personen**
🕐 30 Min.

250 g Zuckerschoten · 1 mittelgroße Zwiebel · 7–8 Kirschtomaten · Basis-Dressing (s. Seite 225)

- Die Enden der Zuckerschoten abschneiden, die Schoten waschen und im Dampfgarer 10 Minuten dämpfen.
- Die Zwiebel schälen und klein hacken, die Kirschtomaten waschen und halbieren.
- Das Basis-Dressing zubereiten und unter die noch warmen Zuckerschoten, die Zwiebel und die Tomatenhälften mischen.

Brokkolisalat mit Mandelsplittern

Sommer, Herbst

▶ **Für 2 Personen**
🕑 30 Min.
500 g Brokkoli · 50 g Mandelsplitter · 1 Karotte · 1 kleine Zwiebel · ½ Schälchen grüne Kresse · Würziges Dressing (s. Seite 225)

- Die Brokkoliröschen putzen, waschen und in kleine Röschen teilen. Die Brokkoliröschen in Kräutersalzwasser wenige Minuten blanchieren (bis sie ein sattes Grün angenommen haben).
- Die Karotten waschen, schälen und fein raspeln, die Zwiebel waschen, schälen und in kleine Würfel hacken.
- Das Würz-Dressing zubereiten und mit den Brokkoliröschen, den Zwiebeln und den Mandelsplittern vermischen. Die Kresse über den Salat streuen.

WISSEN

Antioxidanzien

Wussten Sie, dass 100 g Brokkoli fast so viel Vitamin C enthält wie 100 g Orangen und fast doppelt so viel Vitamin E? In frisch gekeimter Form ist der Vitamin-C-Gehalt sogar noch höher. Vitamin C und Vitamin E sind Antioxidanzien – Substanzen, die freie Radikale binden können. Freie Radikale sind maßgeblich an der Entstehung von Krebserkrankungen und anderen chronischen Erkrankungen beteiligt. Diese Schutzwirkung kommt noch mehr in Brokkolisprossen zum Tragen, da sie in jedem Fall frisch und auch konzentrierter in ihrer Wirkung sind.

Salat von schwarzem Rettich

Sommer, Herbst, Winter

▶ **Für 2 Personen**
🕑 25 Min.
1 großer schwarzer Rettich · 1 kleine Zwiebel · Basis-Dressing (s. Seite 225)

- Den Rettich schälen und klein raspeln.
- Das Dressing herstellen und eine klein gehackte Zwiebel dazugeben.

Diesen Salat können Sie in größerer Menge auf Vorrat herstellen. Er hält sich gut mehrere Tage im Kühlschrank.

Der schwarze Rettich gehört zu den Nahrungsmitteln, welche die größte Basenwirkung im Körper haben. Nicht umsonst ist er ein beliebtes Hausmittel bei Bronchitis, denn er wirkt stark entschleimend.

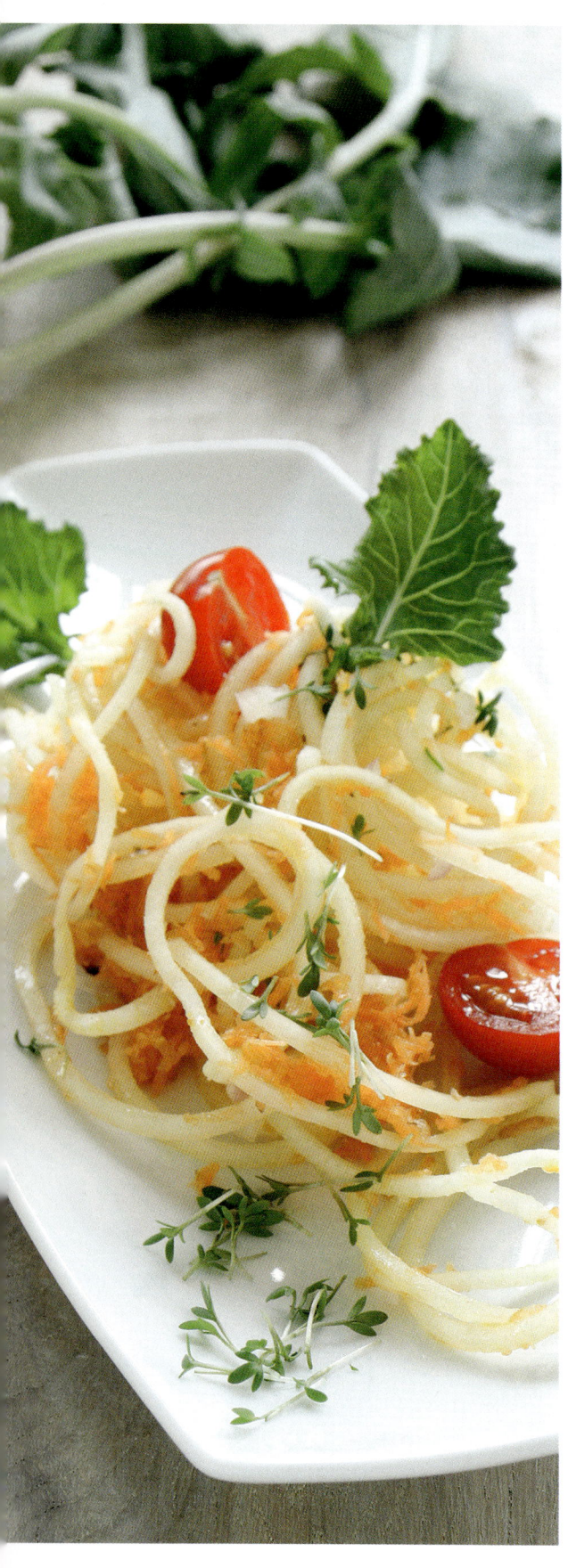

Pastinaken-Möhren-Salat

Herbst, Winter, Frühling

▶ **Für 2 Personen**
⏱ **25 Min.**

1 mittelgroße Pastinake · 1 mittelgroße Möhre · 1 Zwiebel · ½ Schälchen grüne Gartenkresse · Basis-Dressing (s. Seite 225)

▬ Die Pastinake und die Möhre schälen, waschen und fein raspeln. Die Zwiebel klein hacken.
▬ Das Dressing zubereiten und unter die Pastinake und die Möhre mischen.

Dieser Salat kann auch in einer größeren Menge für einige Tage Vorrat hergestellt werden und eignet sich gut als Beilage für einen grünen Salat.

Tipp

Pastinaken erinnern vom Aussehen an Möhren oder Petersilienwurzel. Sie finden sie auf Wochenmärkten und im Bioladen.

Eiszapfensalat mit Schwarzkümmel

Herbst, Winter, Frühling

▶ **Für 2 Personen**
🕐 **25 Min.**
10 Eiszapfen (kleine weiße Rettichsorte) ·
1 TL Schwarzkümmel · Basis-Dressing
(s. Seite 225)

- Die Eiszapfen mit der Gemüsebürste unter fließendem Wasser abbürsten und auf der Gemüsereibe raspeln.
- Das Basis-Dressing zubereiten und mit dem Schwarzkümmel unter den Rettich mischen. Dieser Salat schmeckt am besten, wenn Sie ihn einige Stunden durchziehen lassen.

Tipp

Bereiten Sie davon für den nächsten Tag eine größere Menge vor und essen Sie ihn auch mal zusammen mit einem Feldsalat.

Carpaccios und andere Vorspeisen

Nicht nur Fleisch oder Fisch, auch Gemüse und Pilze haben einen feineren Geschmack, wenn sie als Carpaccio zubereitet werden.

Carpaccio von frischen Champignons

Für jede Saison

▶ **Für 2 Personen**
🕐 **20 Min.**
150 g große Champignons · 2 reife Tomaten (oder einige Cocktailtomaten) · einige frische Basilikumblättchen · 1 TL Olivenöl · 1 EL Zitronensaft, frisch gemahlener schwarzer Pfeffer, Sesamsalz

- Die Champignons putzen und mit dem Messer oder dem Gemüsehobel in hauchdünne Scheiben schneiden. Die Tomaten waschen und sehr fein würfeln. Die Pilzscheiben auf 2 große Teller dekorativ auslegen und die Tomatenwürfel mit den Basilikumblättern darüber verteilen.
- Aus dem Olivenöl, dem Zitronensaft, dem Salz und dem Pfeffer eine Marinade zubereiten und über die Champignons geben.

235

Carpaccio von rotem rundem Rettich

Sommer, Herbst

▶ **Für 2 Personen**
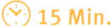 **15 Min.**

2 mittelgroße oder 3 kleine runde Rettiche (eine milde Rettichart) · ⅓ Bund Schnittlauch · 1 TL Schwarzkümmel · Basis-Dressing (s. Seite 225)

- Den Rettich waschen, schälen, mit einer Gemüsereibe sehr fein hobeln und kreisförmig auf zwei Teller legen.
- Das Dressing zubereiten, den Schnittlauch und den Schwarzkümmel dazugeben und die Mischung tropfenweise über die Rettichscheiben verteilen.

Carpaccio von Zucchini mit Zitronenthymian

Sommer, Herbst

▶ **Für 2 Personen**
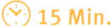 **15 Min.**

2 kleine, feste Zucchini · 2 EL Olivenöl · 2 EL Zitronensaft · Meersalz · weißer Pfeffer · eine Handvoll Zitronenthymian · 3–4 Blüten der Saison

- Zucchini waschen und mit einem Gemüse- oder Trüffelhobel in sehr dünne Scheiben hobeln. Die dünnen Scheiben auf einem großen Teller oder auf einer runden Platte fächerförmig auslegen.
- Aus dem Öl, dem Zitronensaft und den Gewürzen eine Marinade herstellen. Die Marinade über die Zucchinischeiben mit einem Löffel gleichmäßig verteilen.
- Mit einigen Blüten der Saison verzieren – z.B. mit Kapuzinerkresseblüten oder mit Zucchiniblüten.

Tipp

Wenn Sie die Marinade mit einem Milchaufschäumer vermixen, entsteht eine homogene, schaumige Masse. Statt Zitronenthymian eignet sich auch ein anderes aromatisches Kraut, von dem Sie wissen, dass Sie es vertragen.

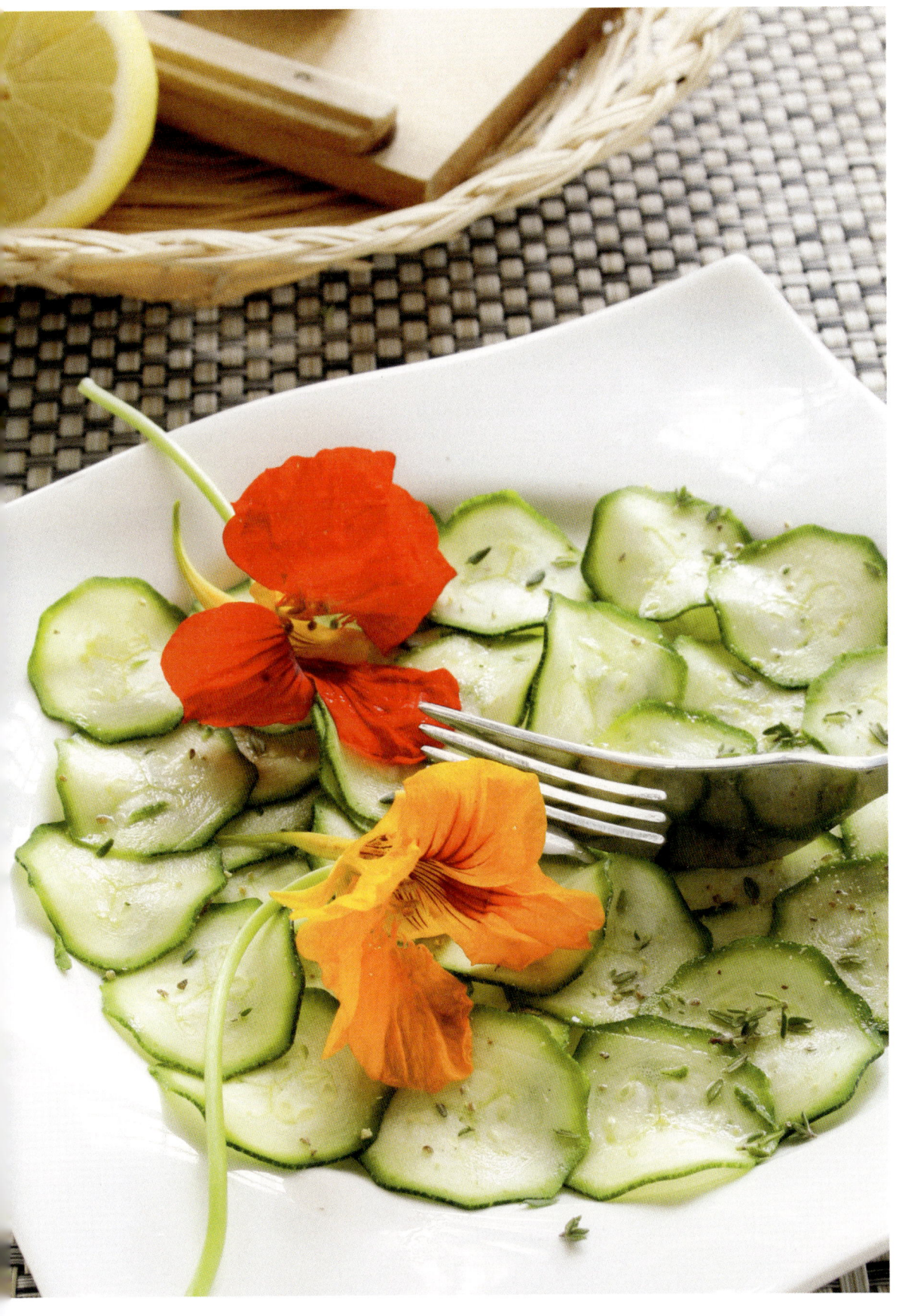

Marinierte Zucchini und Auberginen

Sommer, Herbst

▶ **Für 2 Personen**
🕑 **35 Min.**

2 mittlere, feste Zucchini
oder

2 mittlere, reife Auberginen

4 EL kalt gepresstes Olivenöl
Saft von 1 Zitrone
Kräuter der Provence oder frische aromatische Kräuter (die Sie vertragen!)
schwarzer Pfeffer
Meersalz

7 schwarze entkernte Oliven.

- Die Zucchini oder Auberginen waschen, abtupfen und mit einem scharfen Messer in dünne Scheiben schneiden.
- 2 EL Olivenöl in einer Pfanne erhitzen, die Zucchini-/Auberginenscheiben dazugeben und vorsichtig andünsten, sodass die Scheiben nicht schwarz werden – das wäre sehr ungesund!
- Aus dem übrigen Olivenöl, dem Zitronensaft und den Kräutern eine Marinade herstellen. Die Oliven halbieren.
- Die gedünsteten Zucchini-/Auberginenscheiben lagenweise in eine kleine Schüssel schichten. Dabei jede Lage mit einigen Olivenhälften belegen und einen Teil der Marinade darüber träufeln.
- Die Schüssel mit einem Deckel oder einem Teller bedecken und mindestens 2 Tage im Kühlschrank ziehen lassen.

Bereiten Sie die marinierten Gemüse in einer größeren Menge im Voraus zu – so haben Sie einen basischen Vorrat fürs Mittagessen in der Arbeit oder am Abend. Sie schmecken auch kalt ganz lecker und sind im »Hungerfall« sofort greifbar.

Tipp

Achten Sie darauf, dass die Oliven nicht mit Eisenglukonat gefärbt sind. Eisenglukonat wird auf der Zutatenliste auch als E 579 bezeichnet.

Rezepte mit Gemüse-spaghetti

Für die folgenden Rezepte ist es von Vorteil, eine Gemüse-Spaghettimaschine, bekannt als Spirali, zu benutzen. Damit lassen sich Zucchini, Kartoffeln, Kohlrabi, Pastinaken, Rote Bete, Möhren, Navets Rübchen und Urkarotten im Nu zu Gemüsespaghetti verarbeiten. Durch diese feine Schneideweise erhält das Gemüse ein deutlich verfeinertes Aroma – das kommt sowohl in einer klaren Brühe als auch in Öl gedünstet gut zur Geltung. Sie können das Gemüse natürlich auch mit einer feinen Raspel zerkleinern. Auch roh, als Salat, schmecken die Gemüsespaghetti lecker und sehen sehr ansprechend aus.

Klare Brühe mit gemischten Gemüsespaghetti

Sommer, Herbst

▶ **Für 2 Personen**
🕐 **25 Min.**
½ Karotte · ½ Zucchini · 1 l Gemüsebrühe · ½ Bund Glattpetersilie

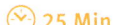 Geben Sie die Gemüsespaghetti in die Gemüsebrühe und garen Sie die Gemüsemischung etwa 10 Minuten. Mit klein geschnittener Glattpetersilie bestreut servieren.

Variante:
Wenn Sie Zwiebeln vertragen, können Sie eine klein gewürfelte Schalotte dazugeben.

Frische Pfifferlinge auf Zucchinispaghetti

Sommer, Herbst

▶ **Für 2 Personen**
🕐 **45 Min.**
2 mittelgroße, gerade Zucchini · 1 kleine Zwiebel · 150 g frische Pfifferlinge · 4 EL Sonnenblumenöl · schwarzer Pfeffer · frische Petersilie · Kräutersalz · ¼ l Gemüsebrühe

- Die Zucchini waschen, schälen und in der Gemüse-Spaghettimaschine zu Spaghetti verarbeiten.
- Die Zwiebel klein schneiden und die Hälfte davon im Sonnenblumenöl andünsten. Die Zucchinispaghetti und etwas Gemüsebrühe dazugeben und unter ständigem Rühren weiterdünsten.
- Die Pfifferlinge gut putzen und ggf. etwas kleiner schneiden. Die Petersilie waschen und mit dem Wiegemesser fein hacken.

In einem anderen Topf die restliche Zwiebel in etwas Sonnenblumenöl glasig dünsten und die Pfifferlinge dazugeben. Mit etwas Gemüsebrühe ablöschen, würzen und die Petersilie dazugeben.

- Die Zucchinispaghetti auf einem Teller anrichten und die Pfifferlinge darüber erteilen.

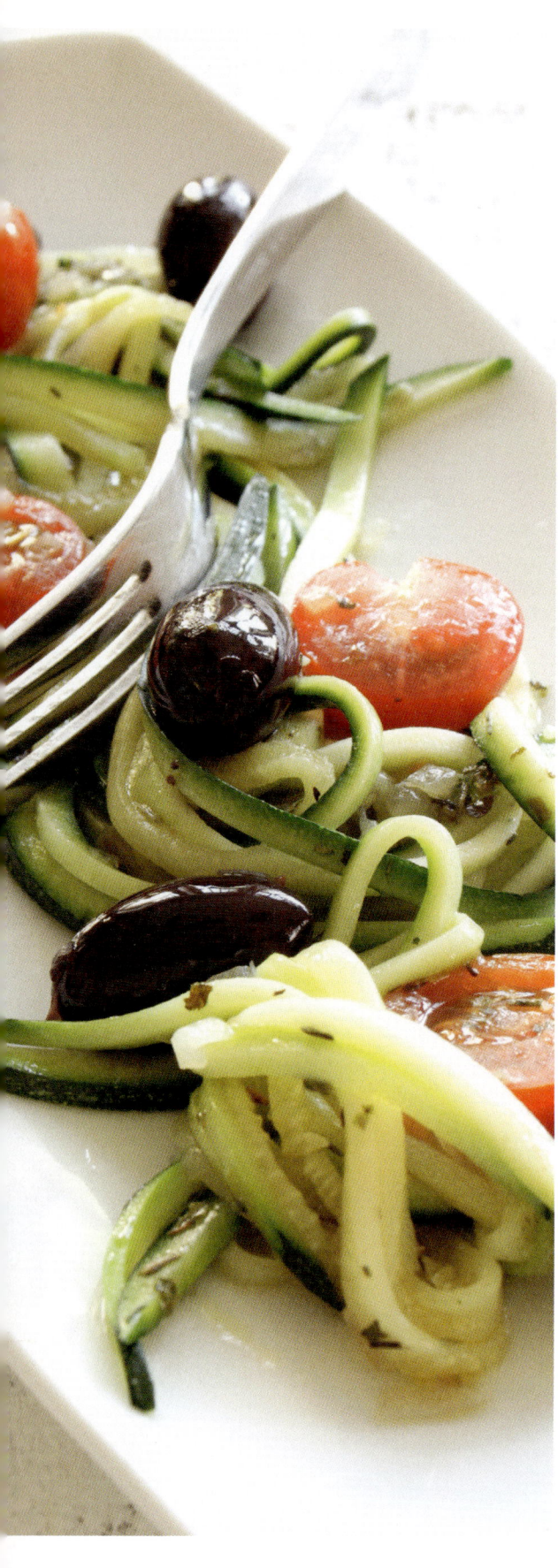

Zucchinispaghetti mit schwarzen Oliven

Sommer, Herbst

▶ **Für 2 Personen**
🕙 **30 Min.**

2 mittelgroße Zucchini · 10–12 schwarze
Oliven · 1 Handvoll Cocktailtomaten ·
1 kleine Zwiebel · 2 EL Olivenöl · 1 TL Herbes
de Provence · schwarzer Pfeffer · 1 Tasse
Gemüsebrühe

- Die Zucchini mit der Gemüsebürste abbürsten, waschen und in ganz dünne Streifen schneiden oder hobeln.
- Die Zwiebel klein schneiden und im erhitzten Olivenöl glasig rühren. Die Zucchini dazugeben und unter ständigem Rühren dünsten. Die Gemüsebrühe und die Gewürze dazugeben.
- Die Tomaten waschen, halbieren und mit den Oliven am Ende der Garzeit dazugeben, damit sie nur kurz erwärmt werden.

Salat von Kohlrabispaghetti

Sommer, Herbst, Winter

▶ **Für 2 Personen**
 🕐 **25 Min.**
2 kleine oder 1 großer Kohlrabi (die kleineren Blättchen aufbewahren) · ½ kleine Zwiebel, Kräutersalz · 1 Schälchen Garten- oder Brunnenkresse · Basis-Dressing (s. Seite 225)

- Den Kohlrabi waschen, schälen und in einer Gemüse-Spaghettimaschine zu dünnen Spiralen verarbeiten.
- Das Dressing zubereiten und unter die Kohlrabispaghetti mischen.

Variante:

Dieser Salat lässt sich auch sehr gut mit einigen schwarzen Oliven und/oder einigen halbierten Kirschtomaten verfeinern.

Frische Morcheln auf Kohlrabispaghetti

Herbst

▶ **Für 2 Personen**
 🕐 **40 Min.**
1 roter Kohlrabi · 1 weißer Kohlrabi · 1 Lauchzwiebel · 150 g frische Morcheln · 1 Bund gemischte Kräuter (Kerbel, Bibernelle, Petersilie) · 3 EL Distelöl · ⅛ l Gemüsebrühe, weißer Pfeffer · Kräutersalz

- Kohlrabi waschen und schälen und mit einer Gemüse-Spaghettimaschine zu langen Spaghetti drehen.
- Die Morcheln mit einem Tuch abtupfen und in kleine Streifen schneiden.
- Die Lauchzwiebel waschen, in kleine Würfel schneiden und zusammen mit den Morcheln in etwas Distelöl andünsten.
- Die Kohlrabispaghetti und die Gemüsebrühe dazugeben und wenige Minuten weiterdünsten.
- Die Kräuter waschen, sehr fein hacken und zu der Mischung geben.

Leckere Süppchen für mittags und abends

Gemüsesuppen eignen sich besonders gut für das leichte basische Abendessen, besonders Nerventypen profitieren davon. Denken Sie daran, dass das Abendessen sparsam ausfallen sollte, und essen Sie möglichst vor 18 Uhr. Da Rohkost ab 14 Uhr nicht mehr geeignet ist, kommt für das Abendessen z. B. gedünstetes Gemüse oder ein Süppchen infrage.

Austernpilzcremesüppchen mit Zucchini

Für jede Saison

▶ **Für 2 Personen:**
🕐 **35 Min.**

400 g Austernpilze · 6 mittelgroße Kartoffeln · 1 mittelgroße Zucchini · 1 Schalotte, einige Blätter Glattpetersilie · 2 EL Sonnenblumenöl · weißer Pfeffer · 1 l Gemüsebrühe · Kräutersalz · gemahlener Ingwer · frisch geriebener Muskat

- Die Zucchini waschen, den Strunk entfernen und in größere Stücke schneiden. Die Kartoffeln waschen, schälen und in dicke Scheiben schneiden. Die Austernpilze falls nötig trocken säubern und in große Scheiben schneiden.
- Das Öl in einem Topf erhitzen. Die Schalotte schälen, fein hacken und zusammen mit den Austernpilzen andünsten.
- Die Kartoffeln und die Zucchini und so viel Gemüsebrühe dazugeben, dass die Gemüse bedeckt sind und darin garen können. Die Gewürze dazugeben.
- Wenn die Gemüse gar sind, pürieren Sie alles mit dem Zauberstab und geben noch so viel Gemüsebrühe dazu, dass Sie eine cremige Suppe erhalten. Abschmecken und eventuell noch etwas nachwürzen.
- Die Glattpetersilie waschen, klein schneiden und über die Suppe streuen.

Süppchen aus Süßkartoffeln mit Stielmus

Für jede Saison

▶ **Für 2 Personen**
🕐 **35 Min.**

6–7 Süßkartoffeln (je nach Größe) · 1 mittelgroße Zwiebel · 1 l Gemüsebrühe, weißer Pfeffer · einige Blätter Liebstöckel, Kerbel · 2 EL Sonnenblumenöl · 3–4 Blätter Stielmus · Schnittlauch

- Die Süßkartoffeln waschen, schälen und in Scheiben schneiden. Die Zwiebel schälen, klein schneiden und in etwas Sonnenblumenöl andünsten.
- Die Kartoffelscheiben, die Gemüsebrühe, den Pfeffer, den Liebstöckel und den Kerbel dazugeben und etwa 20 Minuten garen.
- Die Stielmusblätter waschen, klein schneiden und gegen Ende der Garzeit dazugeben. Die Suppe pürieren, anrichten und mit Schnittlauch bestreuen.

Cremige Brokkolisuppe mit Sprossen

Für jede Saison

▶ **Für 2 Personen**
⏱ 35 Min.

500 g Brokkoli · 3 TL Brokkolisprossen (fertig oder aus Samen selbst ziehen) · 6 kleine Kartoffeln · 1 kleine Zwiebel · Muskatnuss · weißer Pfeffer · Kräutersalz · Kurkuma · 1 l Gemüsebrühe

- Die Zwiebel sehr fein hacken, den Brokkoli waschen und in kleine Röschen teilen, die Kartoffeln waschen, schälen und in Scheiben schneiden.
- Die Gemüsebrühe erhitzen und alle Zutaten hineingeben, würzen und etwa 20 Minuten kochen lassen (Garprobe machen).
- Die Suppe mit dem Zauberstab pürieren und vor dem Servieren die Brokkolisprossen darüberstreuen.

Die schnelle »Basische«

Für jede Saison

▶ **Für 2 Personen**
⏱ 15 Min.

Gemüsereste, z.B. 1 Stange Lauch · 2 Karotten · 1 Rest Kohlrabi · 1 Lauchzwiebel · etwas Sonnenblumenöl · 1 l Gemüsebrühe · Gewürze · 2 Kartoffeln

- Die Lauchzwiebel klein schneiden und in etwas Sonnenblumenöl glasig dünsten. Die Gemüsereste klein schneiden und dazugeben. Mit Gemüsebrühe auffüllen und würzen. Nach Belieben 2 Kartoffeln dazuschneiden.

Geschäumte Kerbelsuppe mit Mandelblättern

Frühling, Sommer

▶ **Für 2 Personen**
⏱ 35 Min.

250 g Kartoffeln · 1 Bund Kerbel · 1 l Gemüsebrühe · 2 Schalotten · schwarzer Pfeffer · Muskat · Kräutersalz · 2 EL Sonnenblumenöl · 1 gehäufter EL Mandelblätter

- Die Kartoffeln und die Schalotten schälen, fein würfeln und in dem Sonnenblumenöl andünsten. Die Gemüsebrühe dazugeben und etwa 25 Minuten garen. Den Kerbel waschen, mit dem Wiegemesser klein hacken und gegen Ende der Garzeit mit den Gewürzen dazugeben.
- Wenn die Kartoffeln weich sind, wird die Suppe mit dem Zauberstab püriert und durch ein Sieb passiert. Mit dem Zauberstab, einem Schneebesen oder mit einem Milchaufschäumer wird die Suppe kurz vor dem Servieren noch einmal schaumig gerührt und mit den Mandelblättern bestreut.

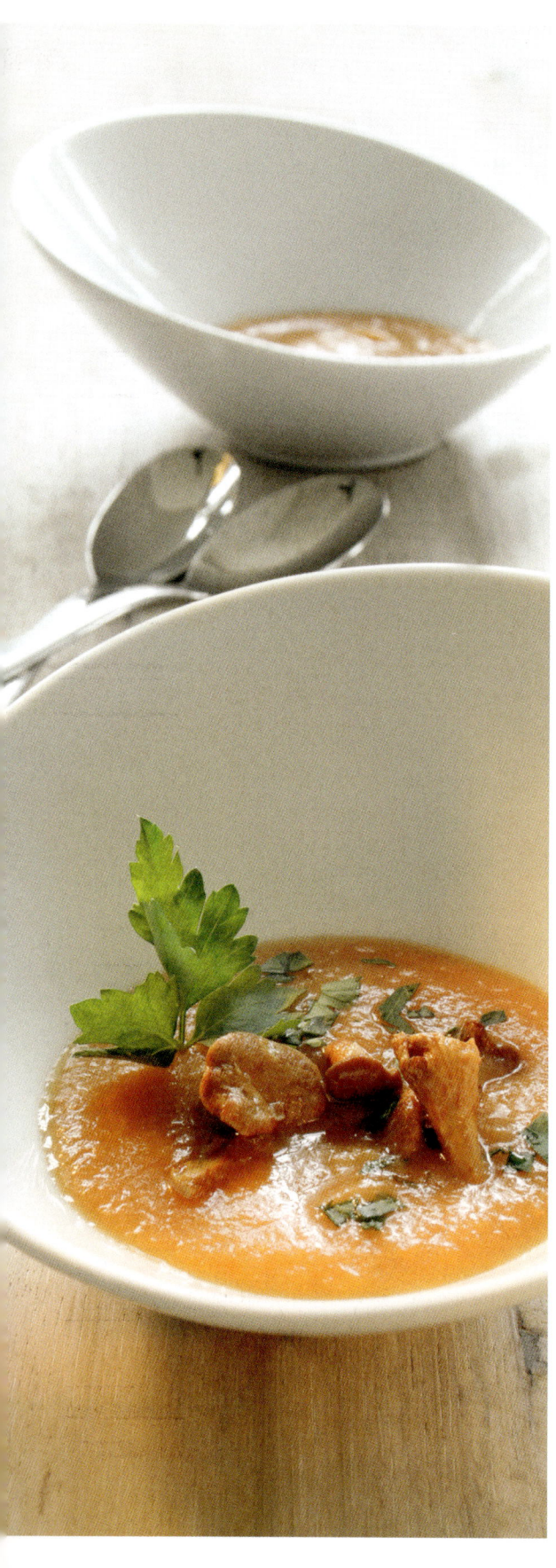

Karottensuppe mit frischen Pfifferlingen

Sommer, Herbst

▶ **Für 2 Personen**
🕐 ca. 40 Min.

3 Karotten · 3 mittelgroße Kartoffeln ·
10 Pfifferlinge · ½ Zwiebel · 1 EL Olivenöl ·
1 l Wasser · 1 TL Gemüsebrühe · 1 EL Sesamsalz · 1 Prise weißer Pfeffer · Glattpetersilie

■ Karotten und Kartoffeln waschen und schälen, klein schneiden und in ¾ l Gemüsebrühe etwa 15 Minuten dünsten. Inzwischen
die Pfifferlinge putzen, waschen und evtl.
klein schneiden.
■ Zwiebel klein hacken und im Olivenöl andünsten, Pfifferlinge dazugeben und ebenfalls leicht andünsten.
■ Karotten und Kartoffeln mit dem Zauberstab pürieren. Mit den Pfifferlingen, den
Zwiebeln und der gehackten Petersilie anrichten.

Zucchinicremesüppchen

Sommer, Herbst

▶ **Für 2 Personen**
🕐 **35 Min.**

2 große Zucchini · 2 mittlere Kartoffeln · evtl.
1 Zwiebel · etwa 1 l Gemüsebrühe · 2 EL kalt
gepresstes Olivenöl · frische Kräuter (Dill,
Petersilie, Gartenkresse, Glattpetersilie oder
Bibernelle)

- Die Zucchini und die Kartoffeln waschen,
  schälen und in dicke Scheiben schneiden.
  Falls Sie Zwiebeln dazu verwenden, diese in
  kleine Würfelchen schneiden.
- Das Olivenöl in einem Topf erhitzen, die
  Zwiebeln darin glasig dünsten. (Wenn Sie
  keine Zwiebeln verwenden möchten, dann
  dünsten Sie die Zucchini und die Kartoffeln
  leicht in dem Olivenöl an.) Danach die Zucchini und die Kartoffeln dazugeben. Gleich
  mit der Hälfte der Gemüsebrühe ablöschen.
- Während die Suppe kocht, die Kräuter mit
  dem Wiegemesser sehr fein hacken und
  2 gestrichene EL zur Garnierung zur Seite
  legen. Die restlichen Kräuter nach etwa
  10 Minuten zur Suppe geben.
- Nach 20 Minuten mit der Gabel eine Garprobe machen. Wenn die Gemüse gar sind,
  werden sie mit dem Zauberstab püriert.
  Nun mit so viel Gemüsebrühe auffüllen, bis
  das Süppchen eine schön cremige Konsistenz hat. Mit den zur Seite gelegten frischen Kräutern garniert servieren.

Basisches Borschtsch

Herbst, Winter

▶ **Für 2 Personen**
🕐 **35 Min.**

2 mittelgroße Rote Bete · 2 große Kartoffeln ·
½ oder 1 kleiner Weißkohl · 1 Zwiebel · 3 EL
Kürbiskernöl · Pfeffer · Kräutersalz · Piment ·
frisch gemahlener Koriander · ¾ l Gemüsebrühe

- Die Kartoffeln und die Rote Bete schälen, in
  kleine Würfel oder Scheiben schneiden und
  in der Gemüsebrühe zum Garen aufsetzen.
- Die Zwiebel schälen und klein würfeln. Den
  Weißkohl waschen und in dünne Streifen
  schneiden.
- In einem anderen Topf das Kürbiskernöl
  erhitzen und die Zwiebelwürfel zusammen
  mit den Weißkohlstreifen andünsten und
  nach wenigen Minuten zu der Gemüsebrühe geben.
- Den Gemüseeintopf nun etwa 20 Minuten
  köcheln lassen, bis alle Gemüse gar, aber
  nicht weich sind. Geben Sie nun die Gewürze dazu.

Variante: Sie können auch 1 Karotte oder
2 Scheiben Knollensellerie dazugeben.

Vorsicht! Kürbiskernöl ist sehr aromatisch
und würzig – Sie brauchen nur wenig nachwürzen. Sie können dieses Gericht auch mit
einem neutral schmeckenden Öl zubereiten,
beispielsweise Sonnenblumenöl.

Borschtsch ist eine ukrainische Spezialität
mit Roter Bete. Je nach Jahreszeit finden aber
auch andere Gemüse dafür Verwendung. Den
Löffel Schmand, der normalerweise zu diesem Gericht gehört, lässt man beim Basenfasten natürlich weg.

Gemüsegerichte für mittags und abends

Alle Gemüse außer Spargel, Artischocken und Rosenkohl sind während des Basenfastens erlaubt. Sie dürfen die Gemüsegerichte zusammenstellen, wie Sie möchten, achten Sie aber darauf, dass Sie nie mehr als 3 Gemüsesorten mischen. Wenn Sie Nahrungsmittelunverträglichkeiten haben, ist es sogar besser, pro Mahlzeit immer nur eine Sorte zu essen.

Grundrezept für Gemüse aus dem Gemüsedämpfer

Das im Folgenden vorgestellte schonende Verfahren des Gemüsedämpfens ist sicher die gesündeste Art, Gemüsegerichte warm zuzubereiten. Auf diese Weise bleiben die Mineralien weitgehend erhalten. Nach dem folgenden Rezept können Sie jedes Gemüse zubereiten:

1–3 Gemüsesorten, die Sie gerne essen und auch gut vertragen.
- Die Gemüse schälen, waschen und in der gewünschten Form klein schneiden.
- Den Boden des Gemüsedämpfers mit maximal ½ l Wasser bedecken. Das klein geschnittene Gemüse in den Siebteil des Gemüsedämpfers geben. Wenn das Siebteil im Gemüsedämpfer steckt, darf das Gemüse nicht im Wasser liegen – das Wasser soll nur den Boden bedecken, nicht aber das Gemüse.
- Erhitzen Sie den Topf und garen Sie das Gemüse so lange, bis es bissfest ist. Machen Sie eine Garprobe mit einem Messer.

Das auf diese Weise gegarte Gemüse ist genauso schnell fertig wie das auf die herkömmliche Weise zubereitete. Der Unterschied liegt in der Farbe und vor allem im Geschmack des Gemüses sowie im Nährstoffgehalt. Zum Würzen können Sie nun etwas Kräutersalz dazugeben.

Powertypen aufgepasst: Damit das über Dampf gegarte Gemüse nicht zu lasch schmeckt, können Sie in einer Pfanne etwas Oliven- oder Sonnenblumenöl erhitzen und eine klein gewürfelte Schalotte darin glasig werden lassen. Geben Sie etwas Kräutersalz oder Sesamsalz dazu, etwas frisch gemahlenen Pfeffer und wenden Sie das dampfgegarte Gemüse kurz darin, ohne es weiter zu erhitzen. Auf diese Art schmeckt Gemüse noch besser.

Noch nicht deftig genug? Dann garen Sie das Gemüse mit einem Aromasud: Schneiden Sie dazu eine Schalotte in feine Würfel und lassen Sie sie in 2 EL Olivenöl im Dampfgarer glasig werden. Geben Sie etwas Sesamsalz und frisch gemahlenen Pfeffer dazu. Hacken Sie einen halben Bund Glattpetersilie klein und geben Sie die Petersilie mit ½ l Wasser zu der Zwiebel-Olivenöl-Mischung. Geben Sie den Einsatz des Dampfgarers mit dem Gemüse in den Topf und lassen Sie die Gemüse in dem Aromadampf garen. So wird der Geschmack des Gemüses verfeinert.

Kartoffelgemüse tricolore

Für jede Saison

▶ **Für 2 Personen**
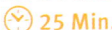 **30 Min.**

2 mittelgroße Kartoffeln · 1 Handvoll dünne grüne Bohnen (Haricot vert) · 2 kleine Karotten · 2 EL kalt gepresstes Sonnenblumenöl · Gewürze nach Verträglichkeit: evtl. eine kleine Schalotte, Bohnenkraut, weißer Pfeffer, gemahlener Koriander · ½ Würfel Gemüsebrühe

- Die Kartoffeln schälen, waschen und in kleine Würfel schneiden. Die Bohnen waschen, die Spitzen entfernen und klein schneiden. Die Karotten schälen, waschen und ebenfalls in kleine Würfel schneiden.
- Die Schalotte, soweit Sie diese verwenden wollen, schälen und in kleine Würfelchen schneiden.
- Das Öl in der Pfanne erhitzen, die Schalotte darin glasig dünsten, dann die übrigen Gemüse dazugeben und kurz andünsten. Die Gemüsebrühe in ½ Liter heißem Wasser auflösen und Gemüse dazugeben. Die Gewürze – je nach Verträglichkeit – dazugeben.
- Nach etwa 12 Minuten sind die Bohnen und die Karotten »al dente«, die Kartoffeln dagegen so weich, dass sie den Gemüsebrühefond sämig werden lassen. Schmeckt superlecker.

Selleriegemüse mit Brokkoli

Für jede Saison

▶ **Für 2 Personen**
 25 Min.

1 kleiner Knollensellerie · einige Brokkoliröschen · 1 EL Mandelblättchen · 2 EL Sonnenblumenöl · Kräutersalz · weißer Pfeffer

- Den Sellerie schälen, waschen und in kleine Streifen schneiden. Die Brokkoliröschen waschen. Zuerst die Selleriestreifen in das Sieb des Gemüsedämpfers legen und nach ca. 8 Minuten die Brokkoliröschen dazugeben, sodass beide Gemüse getrennt nebeneinander liegen.
- Die Gewürze mit dem Sonnenblumenöl vermischen. Die gegarten Selleriestreifen in der Öl-Gewürz-Mischung wälzen.
- Die Gemüse getrennt voneinander auf einem Teller anrichten und die Mandelblättchen über den Brokkoliröschen verteilen.

247

Rote-Bete-Gemüse

Für jede Saison

▶ **Für 2 Personen**
🕐 **ca. 30 Min.**

2 große Rote Bete (ca. 400 g) · 2 kalt gepresstes EL Olivenöl · 1 EL Rosmarinnadeln ·
1 kleine Stange Lauch · Kräutersalz · frisch
gemahlener Pfeffer · 2 EL Gomasio · 2 EL
frisch gehackte Kräuter nach Belieben (z. B.
Bibernelle, Petersilie)

- Rote Bete waschen, schälen, halbieren und
  in sehr feine Scheiben hobeln. Öl erhitzen,
  Rote Bete und Rosmarin unter Rühren andünsten, dann bei geschlossenem Deckel,
  nach Belieben unter Zugabe von ½ Tasse
  Wasser bei mittlerer Hitze noch etwa 12–
  15 Minuten dünsten.
- Inzwischen den Lauch putzen und gründlich waschen, in feine Streifen schneiden.
  Lauchstreifen zu den Roten Beten geben
  und zusammen noch etwa 4 Minuten unter
  gelegentlichem Rühren dünsten, dabei mit
  Salz und Pfeffer würzen.
- Das Gemüse mit Gomasio und den Kräutern
  bestreut servieren. Dazu passen Pellkartof-
  feln gut.

Carli-Paprika aus der Pfanne

Für jede Saison

▶ **Für 2 Personen**
🕐 **10 Min.**

10 Carli-Paprika · 2 EL Olivenöl · Kräutersalz

- Die Paprika waschen, abtrocknen und in
  dem Olivenöl einige Minuten andünsten,
  bis sie leicht die Farbe verändern. Mit dem
  Kräutersalz würzen und servieren.

TIPP

**Carli-Paprika ist eine hellgrüne milde
Paprikasorte, die meist in türkischen Lebensmittelgeschäften erhältlich ist.**

Thymiankartoffeln
an Olivenpüree

Für jede Saison

▶ **Für 2 Personen**
🕐 **50 Min.**

6 Kartoffeln »La Ratte« (wahlweise Bamberger Hörnchen oder Galatina »Sieglinde«) ·
2 EL Zitronenthymian · 3 EL Olivenöl ·
12 grüne und 12 schwarze Oliven · Herbes de
Provence · Kräutersalz

- Die Kartoffeln nicht schälen, sondern mit
  der Gemüsebürste putzen, dann abwaschen
  und halbieren. Den Zitronenthymian waschen und mit dem Kräutersalz mischen.
  Die Kartoffeln mit Olivenöl bestreichen und
  in den Thymianblättchen wälzen.
- Im Backofen bei 190 °C etwa 25 Minuten
  kross backen – nicht zu braun werden lassen. Die Oliven mit den Herbes de Provence
  mischen, pürieren und zu den »Thymian-
  ratten« servieren.

Petersilienwurzel-Karotten-Spaghetti

Sommer, Herbst, Winter

▶ **Für 2 Personen**
🕐 **30 Min.**

1 große, gerade Petersilienwurzel · 2 gerade Karotten · 1 Zwiebel · 2 EL Distelöl · $\frac{1}{8}$ l Gemüsebrühe · Kräutersalz · schwarzer Pfeffer · einige Blätter Petersilie

- Petersilienwurzel und Karotten waschen, schälen und in der Gemüse-Spaghettimaschine zu Spaghetti drehen.
- Die Zwiebel schälen, sehr fein schneiden und im Distelöl andünsten.
- Die Gemüsespaghetti dazugeben, kurz andünsten und die Gemüsebrühe angießen. Unter Umrühren al dente werden lassen und würzen. Petersilie darübergeben.

Pilzragout an Petersilienkartoffeln

Herbst

▶ **Für 2 Personen**
🕐 **40 Min.**

6–8 kleine Kartoffeln · 100 g Champignons · 100 g Austernpilze · 100 g Shiitakepilze · 1 mittelgroße Zwiebel · 2 EL Sonnenblumenöl · etwas Gemüsebrühe · 1 TL Gomasio · Kräutersalz · Pfeffer · ½ Bund gehackte Petersilie

- Etwa ein Viertel der Pilze klein hacken, mit der halben, klein geschnittenen Zwiebel in Öl andünsten, die Gemüsebrühe dazugeben, würzen und pürieren.
- Die übrigen klein geschnittenen Pilze und Zwiebeln in Öl andünsten und die Pilzsoße dazugeben. Die Kartoffeln kochen, schälen und in der gehackten Petersilie wälzen.

Junge Buschbohnen mit Eiertomaten

Sommer, Herbst

▶ **Für 2 Personen**
🕐 **30 Min.**

2 Handvoll Buschbohnen · 3–4 Eiertomaten · 1 mittelgroße rote Zwiebel · 2 EL Olivenöl · $\frac{1}{4}$ l Gemüsebrühe · weißer Pfeffer · Kräutersalz · einige Stängel frisches Bohnenkraut · frisches Basilikum

- Die Buschbohnen waschen, die Spitzen abschneiden und die Bohnen abtropfen lassen. Die Zwiebel schälen, fein schneiden und in Olivenöl glasig dünsten. Die Buschbohnen hinzufügen, nach kurzem Andünsten mit der Gemüsebrühe ablöschen und die Gewürze dazugeben.
- Die Eiertomaten waschen und in kleine Würfel schneiden. Wenn die Bohnen fast gar sind, die Eiertomaten unter die Bohnen mischen und noch etwa 1 Minute lang erwärmen. Dazu können 1–2 Kartoffeln gegessen werden.

249

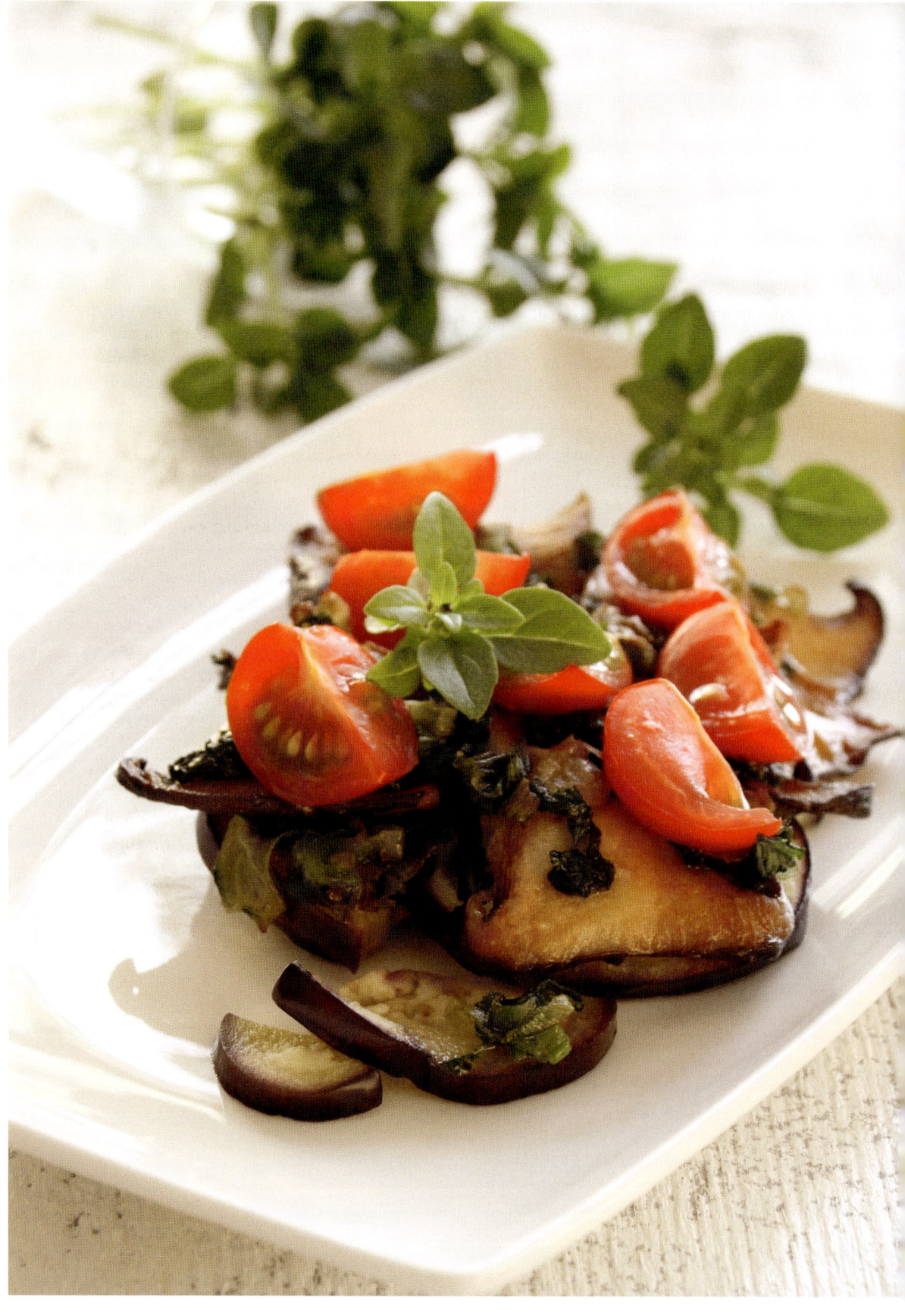

Brokkoli-Fenchel-Gemüse

Sommer, Herbst, Winter

▶ **Für 2 Personen**
🕐 ca. 30 Min.

500 g Brokkoli · 250 g Fenchel · 2–3 EL Oliven- oder Traubenkernöl · frisch gemahlener Pfeffer · Salz · 2 EL Petersilie

- Das Gemüse putzen und waschen. Den Brokkoli in mittelgroße Röschen zerteilen und diese längs halbieren. Dicke Strunkteile schälen und grob würfeln. Den Fenchel in sehr feine Streifen hobeln.
- In einer großen Pfanne 1–2 EL des Öls erhitzen, zuerst den Fenchel und die geschnittenen Strunkstücke, 2–3 Minuten später die Röschen dazugeben und unter Rühren anbraten.
- Etwa 75 ml Wasser angießen und alles zugedeckt bei schwacher Hitze etwa 10 Minuten weiterdünsten. Mit Pfeffer und Salz würzen. Das restliche Öl darüberträufeln und mit der frisch gehackten Petersilie garnieren.

Sommerlicher Auberginenauflauf mit Kräuterseitlingen

Sommer, Herbst

▶ **Für 2 Personen**
🕐 40 Min.

1 große Aubergine · 1 Handvoll Kräuterseitlinge (wahlweise Shiitake-Pilze) · 1 Lauchzwiebel · 5 Kirschtomaten · 3 EL Olivenöl · 1 Zweig Glattpetersilie · 1 Handvoll frische Basilikumblätter · Meersalz · gemischter Pfeffer (grün, rot, schwarz) · frisch gemahlener Koriander

- Die Aubergine waschen, der Länge nach vierteln und in sehr dünne Scheiben schneiden. Die Auberginenscheiben im Gemüsedämpfer wenige Minuten garen.
- In der Zwischenzeit die Lauchzwiebel klein schneiden, die Kräuterseitlinge grob säubern und in Scheiben schneiden und beides in 2 EL Olivenöl andünsten.
- Die Glattpetersilie und die Basilikumblätter waschen und klein schneiden, zu der Mischung geben und mit dem Salz und den Gewürzen abschmecken.
- Eine Auflaufform mit dem restlichen Olivenöl auspinseln und mit den Auberginenscheiben auslegen. Die Kräuterseitling-Petersilie-Basilikum-Mischung über die Auberginenscheiben geben. Die Kirschtomaten waschen, vierteln, ganz zum Schluss über die Mischung geben und im Backofen noch einige Minuten überbacken.

Brokkolipüree mit Urkarotten

Sommer, Herbst, Winter

▶ **Für 2 Personen**
🕐 **35 Min.**
Für das Püree:
2 mittelgroße Brokkoli
3–4 große Kartoffeln
1 Zwiebel
2 EL Sonnenblumenöl
Kräutersalz
frisch gemahlener weißer
Pfeffer
1 Prise frisch gemahlene
Muskatnuss
frisch gemahlener Korian-
der
1 EL Brokkolikeimlinge

Für die Karotten:
2 mittelgroße Urkarotten
1 kleine Zwiebel
2 EL Sonnenblumenöl
Kräutersalz

- Die Urkarotten mit der Gemüsebürste unter fließendem Wasser abbürsten und in Scheiben schneiden. Im Gemüsedämpfer 8–10 Minuten garen und zur Seite stellen. Die Zwiebel schälen, klein schneiden und ebenfalls zur Seite stellen.
- Die Kartoffeln waschen, schälen und in grobe Scheiben schnei-den. Die Brokkoliröschen waschen, grob zerkleinern und zu-sammen mit den Kartoffeln in das Einsatzsieb des Gemüse-dämpfers geben. Etwa 10 Minuten garen. Vorsicht: Brokkoli und Kartoffelscheiben sind im Gemüsedämpfer in wenigen Minuten gar!
- Das gegarte Gemüse in einen Topf geben. Im Sud vom Boden des Gemüsedämpfers 1½ Gemüsebrühwürfel auflösen, einen Teil davon zum Gemüse geben und mit dem Zauberstab pürie-ren. Nach und nach so viel Gemüsebrühe dazugeben, bis das Püree schön cremig ist. Abschmecken, eventuell noch etwas nachwürzen. Die Brokkolikeimlingen zur Dekoration (und na-türlich zum Essen) darauf verteilen.
- In einem Topf das Sonnenblumenöl erhitzen, die klein geschnit-tene Zwiebel darin glasig dünsten und die gegarten Karotten darin schwenken, bis sie wieder erwärmt sind.
- Das Bokkolipüree auf einen Teller geben und die Urkarotten in einem Halbkreis um das Püree anrichten.

Wenn Sie keine Brokkolisprossen zur Hand haben, dann können Sie auch Gartenkresse nehmen, die es in nahezu jedem Super-markt zu kaufen gibt. Wenn Sie keine Urkarotten bekommen kön-nen, ist dieses Rezept mit herkömmlichen Karotten auch lecker und basisch.

Hokaido mit Erbsen und Igel-Stachelbart

Herbst, Winter

▶ **Für 2 Personen**
🕐 ca. 35 Min.

1 kleiner Hokaido-Kürbis · 2 Handvoll frische Erbsen · 1 Handvoll Igel-Stachelbart · 2 Lauchzwiebeln · 2 EL kalt gepresstes Sonnenblumenöl · Kräutersalz · weißer Pfeffer

- Die Schalen der Erbsen entfernen, die Erbsen waschen und in etwas Gemüsebrühe weich dünsten. Den Hokaido mit der Gemüsebürste schrubben und abwaschen, mit der Schale in kleine Streifen schneiden und beiseite legen.
- Die Lauchzwiebeln waschen, klein schneiden und im erhitzten Olivenöl andünsten. Jetzt kann der klein geschnittene Hokaido dazugegeben und unter ständigem Rühren gedünstet werden.
- Je nachdem, wie dünn der Hokaido geschnitten wurde, braucht er 15–20 Minuten, bis er gar ist. Den Igel-Stachelbart klein schneiden und gegen Ende der Garzeit zugeben.

Hokaido-Kürbis ist sehr sämig und schmeckt sehr aromatisch. Igel-Stachelbart oder Pom-Pom blanc ist ein aus China stammender, sehr leckerer Pilz. Er enthält viele essenzielle Aminosäuren, Mineralstoffe sowie Zink, Selen und Eisen.

Mangold-Kürbis-Pfanne

Herbst, Winter

▶ **Für 2 Personen**
🕐 20 Min.

Etwa 4 Blätter Mangold · 2 sehr kleine oder 1 mittlerer Hokaido-Kürbis · 2 EL Sesamöl · Kräutersalz · weißer Pfeffer

- Den Hokaido (schmeckt am aromatischsten) mit der Gemüsebürste unter fließendem Wasser abbürsten und in kleine Scheiben schneiden. Den Mangold waschen und dritteln.
- Die Gemüse im Gemüsedämpfer 8–10 Minuten dämpfen. Wenn Sie zu große Hokaidostücke geschnitten haben, sollten Sie den Hokaido 2 Minuten vor dem Mangold in den Topf geben. Das Sesamöl in einer Pfanne erwärmen und das gedämpfte Gemüse kurz darin wenden. Mit den Gewürzen abschmecken und servieren.

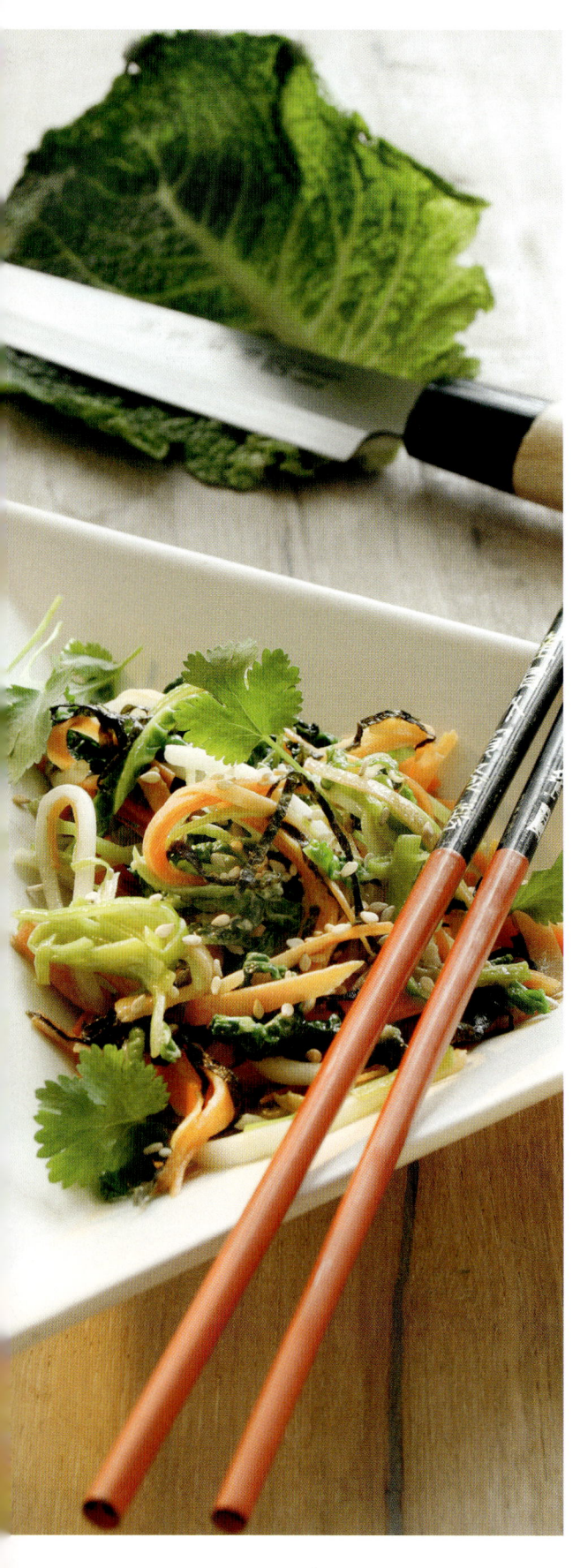

Sesamgemüse mit Sojabohnenkeimlingen aus dem Wok

Herbst, Winter

▶ **Für 2 Personen**
🕑 **25 Min.**

1 Karotte · 2 kleine Wirsingblätter · 1 kleine Stange Lauch · 3 EL Sojabohnenkeimlinge (frisch oder aus dem Glas) · 1 gehäufter TL Tahin · 2 EL Sesamsaat · 2 EL Sesamöl · frisches Koriandergrün · 1 Blatt Norialgen

- Die Karotte, die Wirsingblätter und den Lauch waschen und in sehr dünne Streifen schneiden.
- Das Sesamöl im Wok erhitzen und die Gemüse unter ständigem Rühren andünsten. Die Sojabohnenkeimlinge und 2 EL Wasser dazugeben.
- Die Norialgen in dünne Streifen schneiden und zusammen mit dem Tahin, der Sesamsaat und dem Koriandergrün in den Wok geben. Alles gut durchmischen und abschmecken. Falls die Mischung zu fad schmeckt, können Sie noch etwas Norialgen dazugeben.

WISSEN

Tahin und Norialgen

Tahin ist Sesammus. Es enthält alle Vorzüge des Sesams, nämlich viel Kalzium, Magnesium und Eisen. Tahin gibt es mit und ohne Salz, z. B. von der Firma Rapunzel, in allen Naturkostläden zu kaufen.

Norialgen werden hauptsächlich für Sushi-Röllchen gebraucht. Es gibt sie in asiatischen Geschäften oder auch in größeren Supermärkten. Sie sind sehr nährstoffreich, enthalten aber auch viel Salz und Jod und sollten daher nur in kleinen Mengen gegessen werden.

Basisches für besondere Gelegenheiten

Basenfasten können Sie auch sehr exklusiv und zeitaufwendig gestalten. Die folgenden Rezepte sind so lecker, dass sich auch Ihre Gäste darüber freuen werden. Manche der Zutaten erfordern etwas Know how, um sie zu finden – wie Samtfußrüpli, Herbsttrompeten oder frische Trüffel. Wenn Sie jetzt immer noch der Meinung sind, basisches Essen sei langweilig, dann hilft nur eines: Probieren Sie es aus.

Gefüllte Riesenchampignons

Für jede Saison

- Die Kartoffeln im Gemüsedämpfer garen – dauert je nach Kartoffelgröße 15–20 Minuten. Sie können auch Kartoffeln verwenden, die Sie am Vortag gekocht haben. In der Zwischenzeit die Champignons putzen, den Stiel herausdrehen, evtl. noch mit einem Löffel ausschaben und blanchieren.
- Die herausgenommenen Champignonreste bzw. -stiele klein schneiden und mit den klein gehackten Kräutern und der klein gehackten Schalotte mischen. Mit etwas Kräutersalz, Pfeffer und Muskat würzen.
- Die Tomaten waschen, ebenfalls klein hacken und zur Seite stellen.
- 2–3 gekochte Kartoffeln schälen, klein stampfen und mit etwas Gemüsebrühe und 1 EL Olivenöl zu einem Brei von der Konsistenz eines normalen Kartoffelpürees verarbeiten (statt Olivenöl ist auch 1 EL Pesto möglich). Sie können die Kartoffeln und die Gemüsebrühe auch mit dem Zauberstab pürieren.
- Nun die Champignon-Kräuter-Mischung mit der Kartoffelcreme verrühren und in die ausgehöhlten Riesenchampignons füllen.
- Eine Auflaufform mit etwas Olivenöl auspinseln und die gefüllten Champignons hineinsetzen. Etwa 15 Minuten im Backofen bei 180 °C überbacken. Die Tomatenstückchen werden erst in den letzten 5 Minuten über der Füllung verteilt, damit sie nicht zu lange erhitzt werden. Die restlichen Kartoffeln dazu reichen.

▶ **Für 2 Personen**
🕙 **60 Min.**
4 Riesenchampignons
1 Schalotte,
½ Bund frische Kräuter (Thymian, Oregano, Basilikum, Kerbel)
8–10 mittelgroße festkochende Kartoffeln, Gemüsebrühe
2 reife Tomaten
1 EL Olivenöl

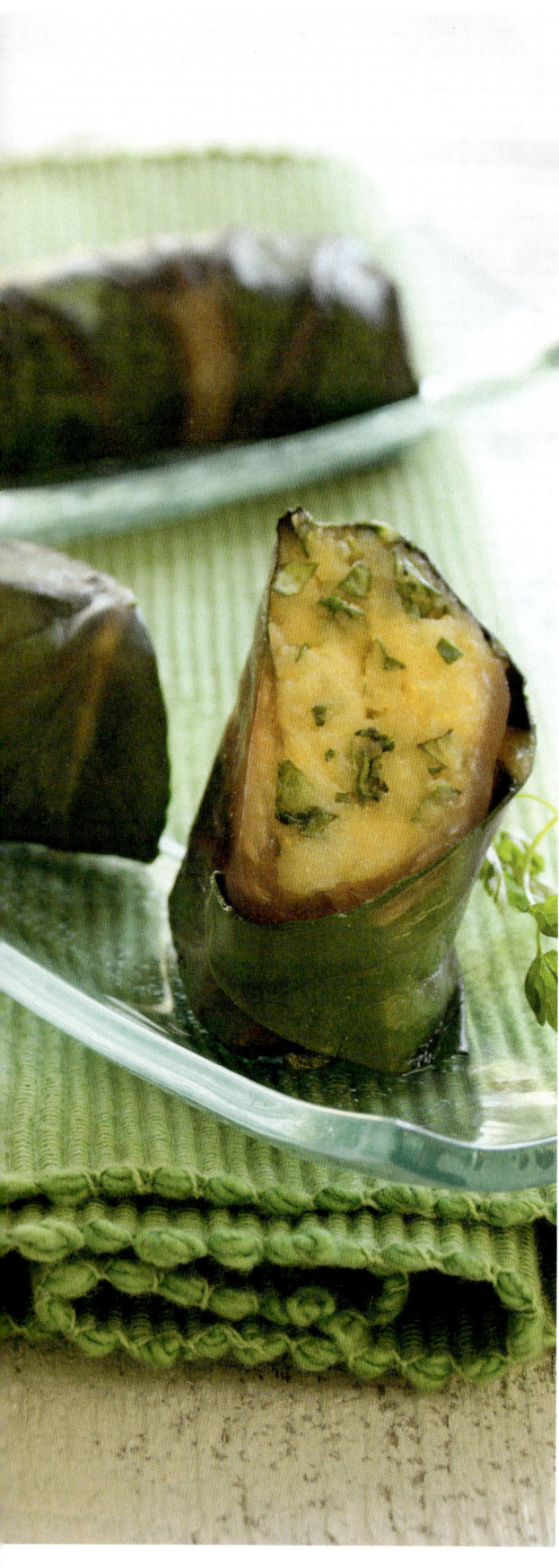

Mangoldrolle mit Kartoffel-Kräuter-Creme

Frühling, Sommer, Herbst

▶ **Für 2 Personen**
🕑 **45 Min.**

2 kleine Mangoldblätter · 4 große Pellkartof-feln · ½ Bund gemischte Kräuter · ½ Tasse Gemüsebrühe · Muskat · weißer Pfeffer · Kerbel

- Die Mangoldblätter waschen und in Kräu-tersalzwasser »al dente« garen.
- Die Kräuter waschen und sehr fein hacken. Die Kartoffeln schälen, zerstampfen und mit den Kräutern und Gewürzen und der Gemüsebrühe zu einer festen Creme ver-rühren.
- Je nach Größe der Mangoldblätter 2–3 EL Kartoffel-Kräuter-Creme auf ein Mangold-blatt geben und das Blatt darumrollen. Falls die Rolle nicht hält, kann sie mit einem Zahnstocher festgehalten werden.

Orchideensalat mit Stiefmütterchen und Kräutern

Frühling

▶ **Für 2 Personen**
🕐 **10 Minuten**
150 g Orchideensalat · 2 kleine Frühlingszwiebeln · 1 Handvoll frische Wildkräuter · 10–15 Blüten von wilden Stiefmütterchen (wahlweise andere Blüten) · Kohlrabi-Dressing (s. Seite 225)

- Die Salatblätter waschen, abtropfen lassen, die Zwiebeln klein hacken. Das Dressing zubereiten und die Zutaten mit dem Dressing mischen. Die Blüten locker über den Salat streuen. Schmeckt herrlich aromatisch.

WISSEN

Orchideensalat

ist eine Variation von Radicchio, schmeckt jedoch nicht so bitter. Seinen Namen hat er sicher von seinem Aussehen, das sehr an die gesprenkelten Variationen der Orchideen (Phalaenopsis) erinnert. Es gibt ihn im Frühling und Frühsommer als Pflücksalat an einigen Marktständen, die sich auf Wildkräuter und besondere Salatsorten spezialisiert haben.

Claudias Steinpilzsteaks mit Blumenkohl

Sommer, Herbst

▶ **Für 2 Personen**
🕐 **25 Min.**
3 mittelgroße frische Steinpilze · 1 kleiner Blumenkohl · 1 l Gemüsebrühe · 2 EL Olivenöl · Pfeffer und Salz · einige Stängel frische Glattpetersilie

- Den Blumenkohl grob säubern, waschen und in Röschen teilen. In der Gemüsebrühe garen – je nach Größe der Röschen dauert das etwa 10 Minuten.
- In der Zwischenzeit können Sie die Steinpilzesteaks zubereiten: Die Steinpilze falls nötig mit einem Pinsel säubern, der Länge nach in Scheiben schneiden, im Olivenöl anbraten und würzen. Für einen leckeren Steinpilzsud geben Sie 2–3 EL der Gemüsebrühe dazu.
- Breiten Sie die Steinpilzsteaks fächerartig auf einem Teller um den Blumenkohl aus und streuen Sie etwas gehackte Glattpetersilie darüber. Dazu passen Kartoffeln aus dem Ofen.

Tipp

Wenn Sie die Steinpilzsteaks etwas knuspriger anbraten, dann gibt das noch mehr Aroma.

Dieses Rezept stammt von meiner kreativen Schwester Claudia – mein Schwager Günter ist ein begnadeter Pilzsammler und liefert ihr die Zutaten für ihre Pilzrezepte.

Kartoffel-Steinpilz-Tarte

Sommer, Herbst

▶ **Für 4 Personen oder auf Vorrat**
🕐 **70 Min.**
1 kg Kartoffeln · 20 g getrocknete Steinpilze ·
Kräutersalz · 1 Zwiebel · 2 EL Sonnenblumenkerne · 2 EL Olivenöl · 2 Handvoll glatte
Petersilie

- Die Steinpilze 30 Minuten in lauwarmem
  Wasser einweichen, dann gut ausdrücken
  und fein hacken.
- Die Kartoffeln in der Schale im Gemüsedämpfer garen, etwas abkühlen lassen, pel-
  len und auf der Gemüsereibe raspeln. Die
  Glattpetersilie waschen und klein hacken.
- Das Olivenöl in einer Pfanne erhitzen, die
  Zwiebel schälen, klein hacken und mit den
  Steinpilzen, der Petersilie, den Sonnenblumenkernen und den Gewürzen vermischt
  kurz andünsten. Mit der Kartoffelmasse gut
  vermischen.
- Eine Tarteform (28 cm Durchmesser) leicht
  ölen und die Kartoffelmasse hineindrücken.
  Im vorgeheizten Backofen bei etwa 200 °C
  auf der mittleren Schiene 45–50 Minuten
  goldfarben backen. Die Tarte etwas abkühlen lassen, aus der Form nehmen und in
  Stücke schneiden.

Gefüllte Paprika »Försterin-Art«

Sommer, Herbst

▶ **Für 2 Personen**
🕐 **60 Min.**
2 gleich große gelbe Paprika · 4 Pellkartof-
feln · 250 g frische Pfifferlinge oder gemischte Waldpilze · schwarzer Pfeffer · Kräutersalz · Glattpetersilie · Kerbel · 2 EL Olivenöl

- Pfifferlinge abreiben (nicht waschen – nur
  kurz unter fließendem Wasser abbrausen),
  klein hacken und in etwas Olivenöl andünsten. Mit Pfeffer, Kräutersalz, Petersilie und
  Kerbel würzen.
- Die Kartoffeln zerstampfen und unter die
  Pilzmischung mischen.
- Die Paprika waschen, am Stiel abschneiden
  und mit der Pilzmischung füllen. Einige
  Tropfen Olivenöl darüberträufeln, mit Alu-
  folie bedecken und im vorgeheizten Backofen etwa 20 Minuten garen.

Zucchinipuffer an »Auberginen-Kaviar«

Sommer, Herbst

▶ **Für 2 Personen**
🕐 **60 Min.**

Für die Puffer: 1–2 Zucchini (je nach Größe) · 4 gekochte Kartoffeln · gemischte Kräuter der Saison · Kräutersalz · 2 EL Sonnenblumenöl

Für den »Auberginen-Kaviar«: 1 kleine Aubergine · 8 schwarze Oliven · 1 Schalotte · 3–4 Cocktailtomaten · 1 EL Olivenöl · 1 EL Herbes de Provence · ½ EL Zitronenthymian · Kerbel · Kräutersalz · 2 Salatblätter zur Dekoration

- Die gekochten Kartoffeln schälen und zerdrücken. Zucchini waschen und raspeln. Die Kartoffeln und die Zucchini mit den Gewürzen mischen und alles kurz durchziehen lassen.
- Das Öl in der Pfanne heiß werden lassen, die Zucchini-Kartoffel-Masse esslöffelweise in die Pfanne geben und ein wenig flach drücken. Von beiden Seiten bei mittlerer Hitze etwas anbraten.
- Die Aubergine halbieren, kochen und mit dem Löffel ausschaben. Die Schalotte und die Oliven sehr fein hacken, die Kräuter waschen und sehr klein hacken. Das Auberginenfleisch mit der Zwiebel, den Oliven, dem Öl und den Gewürzen vermischen und pürieren.
- Die Puffer in der Mitte des Tellers anrichten, 2 EL Auberginen-Kaviar auf ein Salatblatt danebenlegen und mit den halbierten Cocktailtomaten verzieren. Als essbare Dekoration eignen sich auch sehr gut 1–2 Zucchiniblüten.

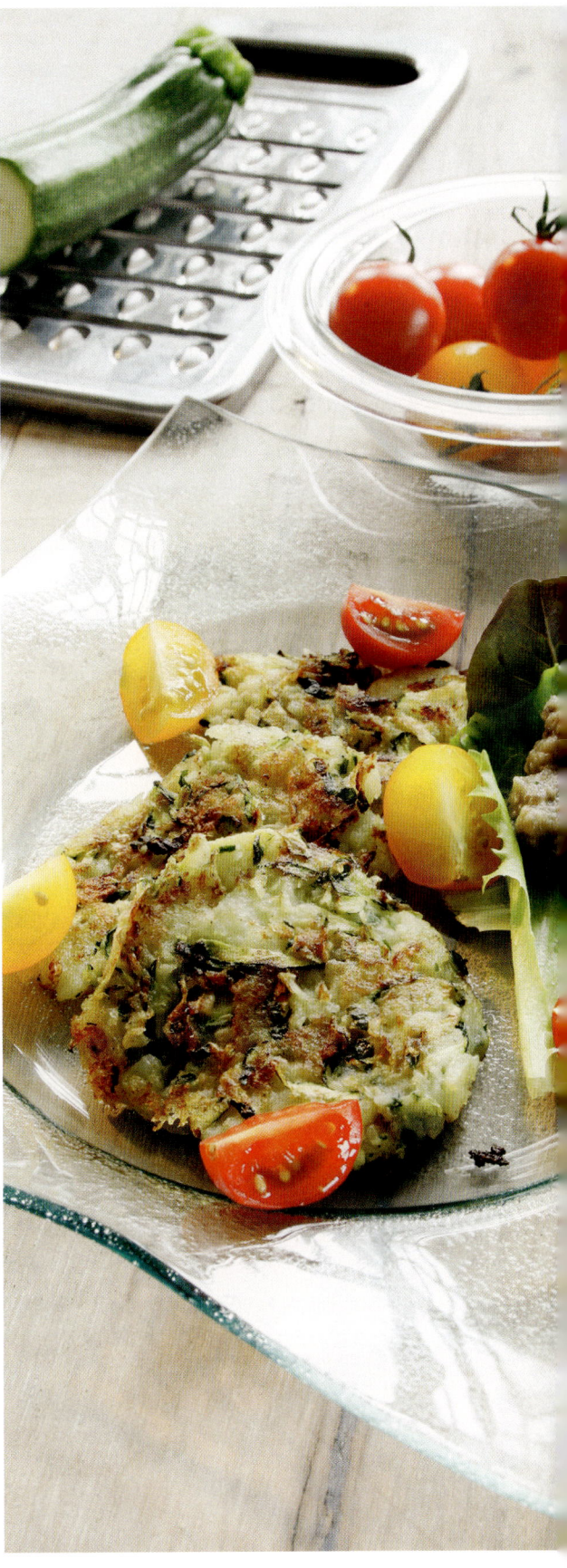

Carpaccio von frischen Steinpilzen mit roter Melde

Sommer, Herbst

▶ **Für 2 Personen**
🕐 **15 Min.**

3 schöne Steinpilzstücke · 2 EL rote Melde (wahlweise Rote-Bete-Sprossen) · 2 EL Kohlrabi-Dressing (s. Seite 225)

- Die Steinpilzstücke mit einem Tuch vorsichtig abtupfen, mit einem Trüffelhobel in sehr dünne Scheiben hobeln und dekorativ auf zwei großen flachen Tellern anrichten.
- Das Kohlrabi-Dressing zubereiten und mit einem Löffel tropfenweise über das Carpaccio verteilen. Die rote Melde locker darüber streuen.

Lauch brunoise mit getrockneten Herbsttrompeten

Herbst

▶ **Für 2 Personen**
🕐 **35 Min.**

3 Stangen Lauch · 1 mittelgroße Möhre · 2 TL getrocknete Herbsttrompeten (wahlweise Steinpilze) · 2 EL Sonnenblumenöl · 1 Tasse Gemüsebrühe · Kräutersalz · weißer Pfeffer · gemahlener Bockshornklee · gemahlener Galgant

> ### WISSEN
>
> #### Herbsttrompete
>
> Dies ist ein besonders aromatischer Waldpilz. Leider ist er selten auf Wochenmärkten zu finden – schon eher im Wald oder getrocknet im Regal von speziellen Geschäften.

- Die Lauchstangen waschen und den Lauch sehr fein würfeln (»brunoise«). Die Möhre mit der Gemüsebürste abbürsten, waschen und ebenfalls klein würfeln. Die Gemüse im Sonnenblumenöl dünsten und mit der Gemüsebrühe und den Kräutern würzen.
- Vor dem Servieren die getrockneten Herbsttrompeten darüber streuen. Dazu können 2 Pellkartoffeln gereicht werden.

Getrüffelte Schwarzwurzelsuppe

Herbst, Winter

▶ **Für 2 Personen**
🕐 **55 Min.**

500 g Schwarzwurzeln · 2 Frühlingszwiebeln · ½ l Gemüsebrühe · 2 EL Sonnenblumenöl · weißer Pfeffer · Kurkuma · Kerbel · Muskat · 2–3 Tropfen Trüffelöl · evtl. einige hauchdünne Blättchen (1–2 g) Albatrüffel

- Die Schwarzwurzeln schälen und waschen. Die Frühlingszwiebeln schälen, klein schneiden und im Sonnenblumenöl kurz andünsten. Die Schwarzwurzeln in kleine Stücke schneiden, mit der Gemüsebrühe dazugeben und 20–25 Minuten garen.
- Wenn die Schwarzwurzeln »al dente« sind, werden sie mit dem Zauberstab püriert. Die Gewürze dazugeben und mit dem Trüffelöl abschmecken. Erst am Tisch den Albatrüffel über den Salat hobeln.

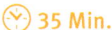

Beim Waschen, Schälen und Schneiden der Schwarzwurzeln empfiehlt es sich, Handschuhe zu tragen.

Naschen – nicht nur für Kinder

Basische Früchteplätzchen

Für jede Saison

▶ **Für 2 Personen**

🕐 **45 Min. (mit Trockenzeit)**

75 g Erdmandelflocken (Chufas Nüssli) · 25 g geschroteter Leinsamen · 250 ml Quellwasser (z. B. Lauretana) · 50 g gemahlene Mandeln · 25 g gehobelte Mandeln · 1 EL Sonnenblumenöl · 30 g Rosinen · 30 g Trockenpflaumen · 30 g Trockenaprikosen · 30 g Trockenfeigen

- Die Erdmandelflocken und die Leinsamen in dem Wasser einweichen und mindestens 1 Stunde quellen lassen.
- Die getrockneten Pflaumen und die getrockneten Aprikosen ganz klein schneiden und mit den anderen Zutaten zusammen verrühren. Überschüssiges Wasser, dass Erdmandelflocken und Leinsamen nicht aufgesogen haben, gießen Sie ab.
- Ein Backblech mit Backpapier bedecken und aus dem Teig Häufchen formen. In die mittlere Schiene in den vorgeheizten Backofen schieben. Mit Umluft bei 160 °C oder mit Ober- und Unterhitze bei 190 °C 15–20 Minuten trocknen lassen.

Dieses Rezept verdanke ich einer Kursteilnehmerin, die vom Basenfasten so begeistert war, dass sie gar nicht mehr anders als basisch essen wollte. Da schon bald die Weihnachtszeit begann, entwarf sie kurzerhand basische Plätzchen und brauhte mir bei ihrem nächsten Besuch eine Kostprobe davon mit. Ich war hell begeistert und ich bin sicher, Sie sind es auch. Am meisten hat mich aber gefreut, dass das Basenfastenfieber so ansteckend war, dass sogar eigene Rezepte entwickelt wurden.

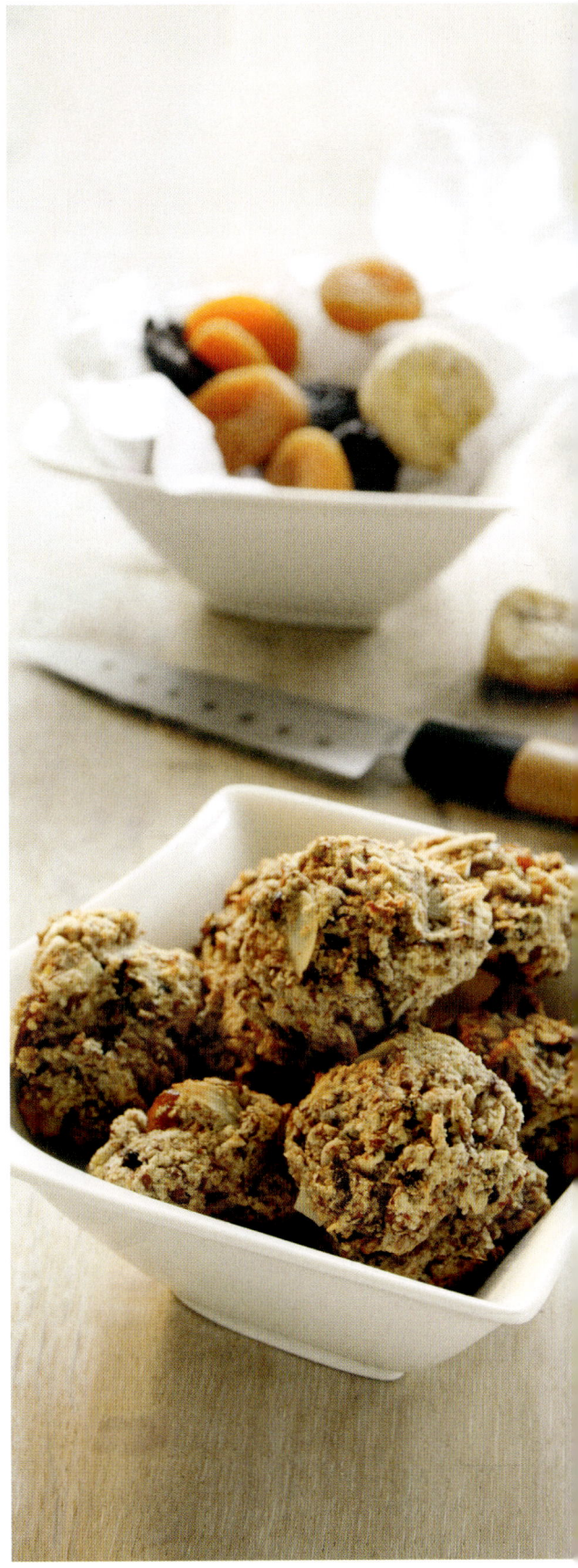

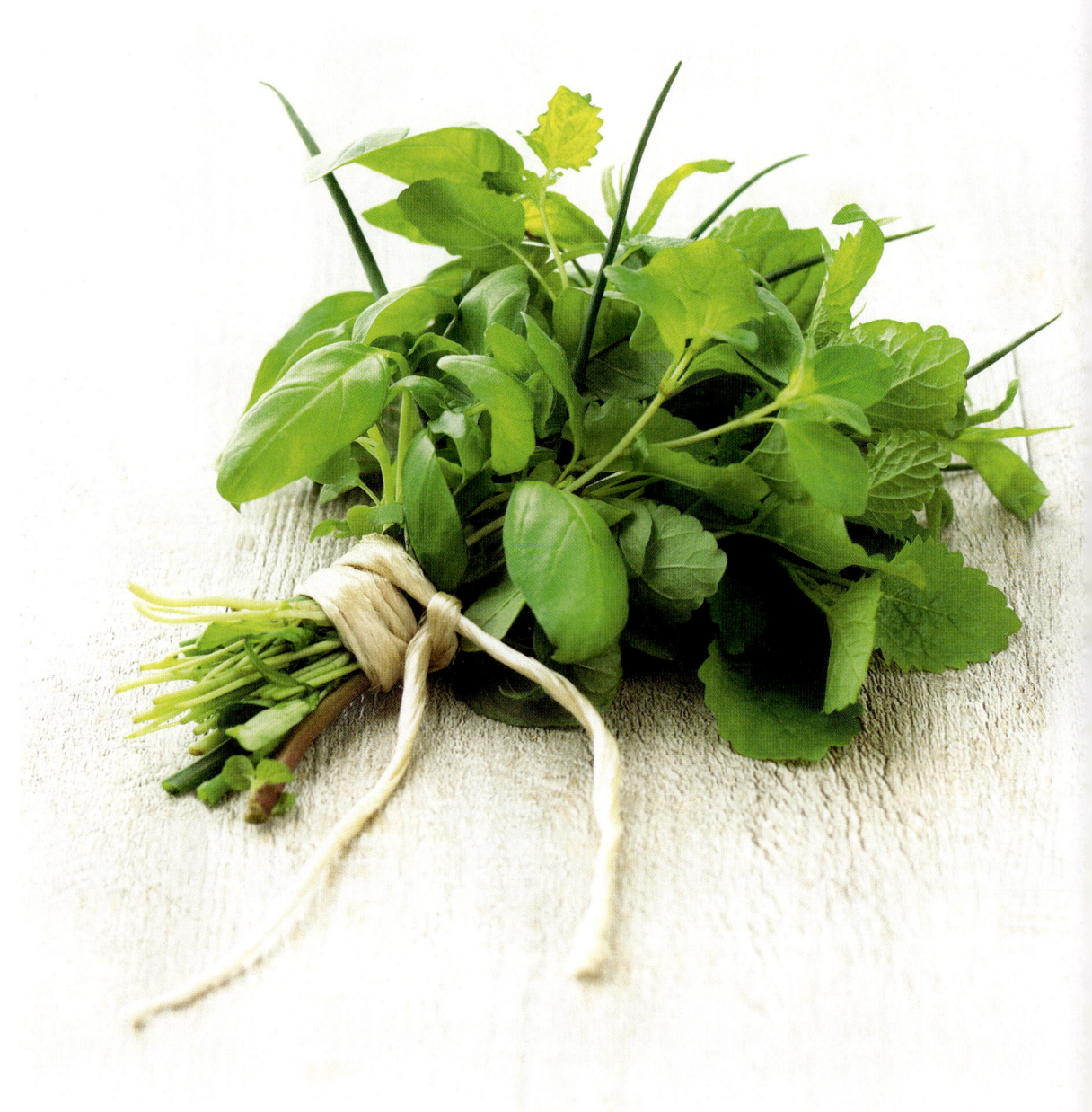

Nach dem Basenfasten: Wie geht es weiter?

Das Basenfasten liegt nun hinter Ihnen, und Sie haben in dieser Zeit eine Menge neues Wissen und neue Erfahrungen gesammelt. Lassen Sie sich davon verführen, ein Leben voller Gesundheit, Vitalität und Lebensfreude zu führen. Mit ein paar Tipps sichern Sie sich Ihre gesunde Zukunft.

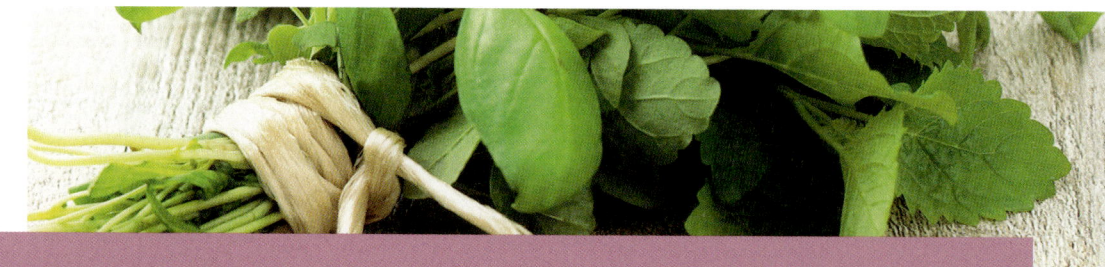

So erhalten Sie sich Ihren Erfolg

Beim Basenfasten kommt es auf die eigenen Erfahrungen, auf das direkt Erlebte an, denn das zeigt, was Ihr Körper und Ihre Seele braucht und was Ihnen gut tut. Daher steht Ihr persönliches Nachspüren und Auswerten dieser Woche erst mal im Vordergrund. Was ich keineswegs will, ist, dass Sie sich an ein stures Programm halten, das Ihnen und Ihrem individuellen Typ nicht gut tun würde.

Die persönliche Bilanz Ihrer Basenfastenwoche

Bevor Sie sich Gedanken darüber machen, was Sie nun als nächsten einkaufen und essen, werten Sie diese Woche erst mal für sich aus. Nehmen Sie dazu ein Blatt, einen Stift und beantworten Sie die folgenden Fragen. Noch besser: Legen Sie sich Ihre Basenfastendatei an und tragen Sie die Fragen und Antworten dort ein. So können Sie Ihre persönlichen Basenfastenerfahrungen dokumentieren und, wenn Sie jedes Jahr 1–2 Basenfastenwochen einlegen, Ihre jeweiligen Ergebnisse vergleichen.

- Wie haben Sie diese Woche erlebt?
- Wie haben Sie sich gefühlt?
- Wie fühlen Sie sich jetzt?
- Was sagt Ihre Waage?
- Wie geht es Ihrer Haut?
- Was machen Ihre Beschwerden – in den ersten Tagen, ab dem 4. Tag, in den letzten Tagen?
- Wie hat sich Ihr Schlafbedürfnis geändert?

- Wie gut haben Sie geschlafen – in den ersten Tagen, wie am Ende der Woche?
- Wie war Ihre körperliche Leistungsfähigkeit – in den ersten Tagen, ab dem 4. Tag, in den letzten Tagen?
- Wie war Ihre Verdauung – in den ersten Tagen, ab dem 4. Tag, in den letzten Tagen?
- Wie ging es mit der Darmreinigung?
- Hatten Sie Hunger in dieser Woche?
- Was hat Ihnen am meisten gefehlt?
- War das in der gesamten Woche so oder haben sich die Essensgelüste im Laufe der Woche geändert?
- Sind die Gelüste mehr oder weniger geworden?
- Waren das eher Gelüste oder hatten Sie das Gefühl, es waren echte Bedürfnisse?
- Wie ist das jetzt – nach was verlangt Ihr Körper oder auf was haben Sie richtige Lust?

- Was hat Ihnen in dieser Woche besonders gut getan?
- Auf welche Nahrungs- und Genussmittel konnten Sie am leichtesten verzichten?
- Was möchten Sie davon in Ihren Alltag übernehmen?
- Welche Mahlzeit fanden Sie richtig gut – das basische Müsli vielleicht?
- Den Salat mittags?
- Die leichte Gemüsesuppe am Abend?
- Die Sprossen über dem Salat?
- Welche neuen Gemüsesorten, Gewürze oder Kräuter haben Sie lieben gelernt?
- Was haben Sie außerdem in dieser Woche kennengelernt?
- Hat Ihnen diese Woche so gut getan, dass Sie verlängern wollen?
- Was ist Ihnen sonst aufgefallen?

Sie können diese Liste unbegrenzt verlängern. Sie dient der Vertiefung Ihrer persönlichen Erfahrung und motiviert Sie, die positiven Erfahrungen zu erhalten.

Teilen Sie uns Ihre Erfahrungen mit

Wir sind natürlich auch daran interessiert, an Ihren Erfahrungen mit Basenfasten teilzuhaben. Wir freuen uns über jede Rückmeldung – vor allem über die positiven … Wir haben zu diesem Zweck einen standardisierten Fragebogen entworfen, den Sie auf unserer Website downloaden können: www.basenfasten. de. Unser Ziel ist es, über Jahre hinaus eine Anwendungsbeobachtung mit möglichst vielen Teilnehmern anzulegen, die einer Studie gleichkommt und fundierte Aussagen zulässt.

Ihre persönliche Auswertung

Wie sieht Ihre Basenfastenbilanz aus? Es geht nun darum, Ihre positiven Erfahrungen aus dieser Woche in den Alltag rüber zu retten vor allem die Erfahrungen, die Sie mit den basischen Lebensmittel und Mahlzeiten gemacht haben. War das basische Müsli in dieser Woche für Sie ein »Aha-Erlebnis«, sodass Sie sich gut vorstellen können, dies auch außerhalb der Basenfastenzeit zu essen? Dann tun Sie es und sichern Sie damit die erste basische Mahlzeit am Tag. War der Salat am Mittag gar nicht so kompliziert, wie Sie anfangs dachten und hat sogar satt gemacht? Dann markieren Sie das dick in Ihrer Checkliste und nehmen Sie sich vor, in Zukunft so oft wie möglich mittags einen frischen Salat zu essen.

Vielleicht war es aber auch das Gemüsecremesüppchen am Abend oder die Kartoffeln mit Pesto, die Sie viel besser schlafen lassen als die üblichen Käsebrote am Abend. Oder haben Sie diese Woche erstaunt festgestellt, dass Ihnen der Kaffee nach 3 Tagen gar nicht gefehlt hat – im Gegenteil – Sie waren fast noch fitter als mit Kaffee? Dann reduzieren Sie Ihren Kaffeekonsum in Zukunft – es muss nicht jeden Tag Kaffee sein. Vielleicht haben Sie sich in der Woche auch in eine neue Sportart verliebt – auch das ist ein Gewinn dieser Woche, der Ihr Leben ein Stück weit verändern wird.

Wenn Sie nach dieser einen Basenfastenwoche noch gar kein Bedürfnis nach Säurebildnern haben, dann verlängern Sie doch einfach!

Basische Rituale realistisch planen

Wir wollen Ihnen mit Basenfasten und seinem Begleitprogramm helfen, Ihr Leben so zu ändern, dass Sie gesund und vital sein können. Wie gelingt das? Ganz einfach: Nehmen Sie sich nicht zu viel auf einmal vor. Lassen Sie sich mit der Umstellung etwas Zeit. Sie haben in dieser Woche »umdenken« gelernt.

PRAXIS

Basisch Denken

Machen Sie diesen kleinen Check jeden Tag:

- Woher erhalte ich heute mein Obst und Gemüse?
- Habe ich heute schon Obst gegessen?
- Habe ich heute schon Salat gegessen?
- Habe ich heute schon Gemüse gegessen?
- Wo baue ich heute meine Bewegung ein?
- Wie komme ich heute zu ausreichender Erholung?

Wenn Sie diesen Check jeden Tag machen, dann integrieren Sie allmählich »Basisches« in Ihren Alltag und das »basische Denken« geht Ihnen in Fleisch und Blut über wie das tägliche Zähneputzen. Und: Basisches Denken bezieht sich nicht nur auf Essen – auch Bewegung und Erholung gehören dazu.

kleine Ziel erreichen, und müssen nicht ständig mit Ihrem schlechten Gewissen kämpfen.

Damit die Säuresünden nun nicht wie ein Tsunami über Sie rollen, ist es sinnvoll, wenn Sie sich nach der Basenfastenwoche einige konkrete Ziele setzen, die Sie auch erreichen können. Wenn Sie bislang sich von sehr viel Säurebildnern ernährt haben, dann ist es wenig realistisch, sich vorzunehmen, dass Sie sich von nun an genau an die 80:20-Regel (s. Seite 267) halten. Picken Sie sich einige basische Rituale heraus, die Sie fest in Ihren Alltag einbauen wollen, wie: Von montags bis freitags besteht mein Frühstück aus einem basischen Müsli und einem Kräutertee, und anstelle von Limonaden trinke ich lieber Wasser oder Schorle. Welche Rituale das sind, entscheiden Sie – bauen Sie das ein, was Ihnen am leichtesten fällt.

Und: Nach jeder Basenfastenkur kommt ein neues basisches Ritual dazu! Jede Menge Ideen dafür liefern unsere Bücher. Eine Woche Basenfasten ist eine Woche voller Ideen und Anregungen, wie man gesund und lecker essen kann und dabei schlank wird. Retten Sie so viel wie möglich dieser Ideen in Ihren Alltag – und Gesundheits- und Gewichtsprobleme gehören der Vergangenheit an. Beachten Sie nun die Tipps auf den folgenden Seiten, damit Ihre alten Gewohnheiten bald keine Chance mehr haben.

Das heißt aber noch nicht, dass Sie deshalb schon so weit sind, Ihre Ernährungs- oder gar Ihre Lebensweise umzustellen. Besser ist es, sich kleine Ziele zu setzen, die realistisch sind. So können Sie stolz sein, wenn Sie das

So viel Obst und Gemüse wie möglich

Nach dem Basenfasten kommt es auf das richtige Verhältnis der säure- und basenbildenden Lebensmittel auf Ihrem Teller und in Ihrem Glas an. Das gilt natürlich grundsätzlich für alle Basenfastentypen. Dass Sie von einem günstigen Verhältnis profitieren, haben Sie nun schon mehrfach gelesen. Dabei miss-

verstehen viele Menschen beim Basenfasten etwas Entscheidendes: Sie meinen, man sollte sich das ganze Leben 100 % basisch ernähren. Das habe ich nie gesagt und sage es auch jetzt nicht. Ich bin vielmehr der Meinung, dass die Ernährung ausgewogen und vollwertig sein sollte. Und was bedeutet das nun?

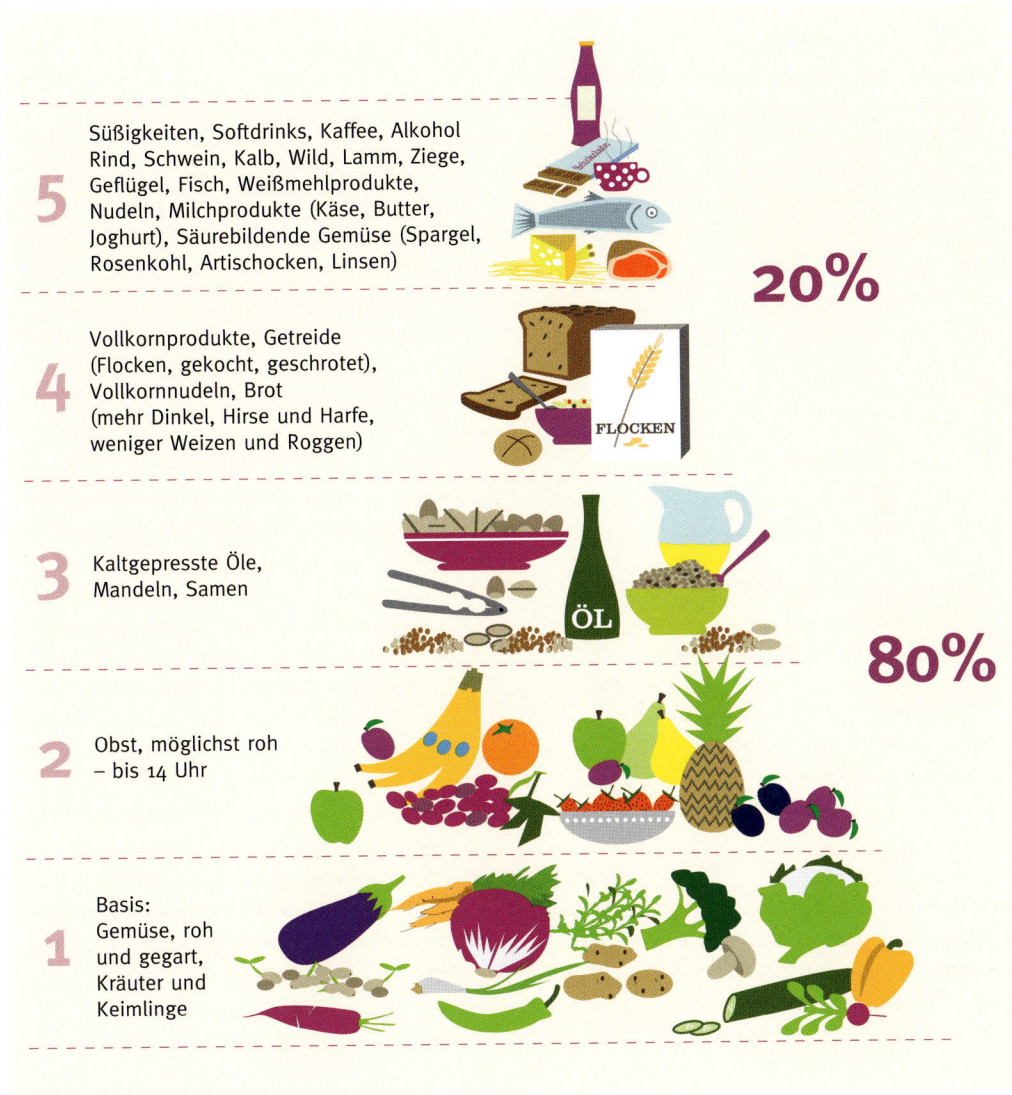

5 Süßigkeiten, Softdrinks, Kaffee, Alkohol Rind, Schwein, Kalb, Wild, Lamm, Ziege, Geflügel, Fisch, Weißmehlprodukte, Nudeln, Milchprodukte (Käse, Butter, Joghurt), Säurebildende Gemüse (Spargel, Rosenkohl, Artischocken, Linsen)

20%

4 Vollkornprodukte, Getreide (Flocken, gekocht, geschrotet), Vollkornnudeln, Brot (mehr Dinkel, Hirse und Harfe, weniger Weizen und Roggen)

FLOCKEN

3 Kaltgepresste Öle, Mandeln, Samen

ÖL

80%

2 Obst, möglichst roh – bis 14 Uhr

1 Basis: Gemüse, roh und gegart, Kräuter und Keimlinge

▲ **Die Säure-Basen-Pyramide für Ihre Ernährung nach dem Basenfasten**

Höchstens 20 % sollten die Säurebildner ausmachen – da ist meist eine Umstellung in der Ernährungsweise angesagt. Umstellen – was heißt das? Mehrmals täglich gehören Obst und Gemüse auf den Teller – essen Sie davon so viel wie möglich. Fleisch, Kaffee, Alkohol, Weißmehlprodukte, Süßigkeiten, Milchprodukte dagegen sollten immer seltener auf den Tisch – essen Sie davon so wenig wie möglich. Das ist die Ernährung nach der so genannten 80:20-Regel:

- 80 % der Nahrungsmittel sollten Basenbildner wie Obst und Gemüse sein.
- Nur 20 % der Nahrung sollten Säurebildner enthalten. Ideal ist es, wenn es »gute« Säurebildner sind.

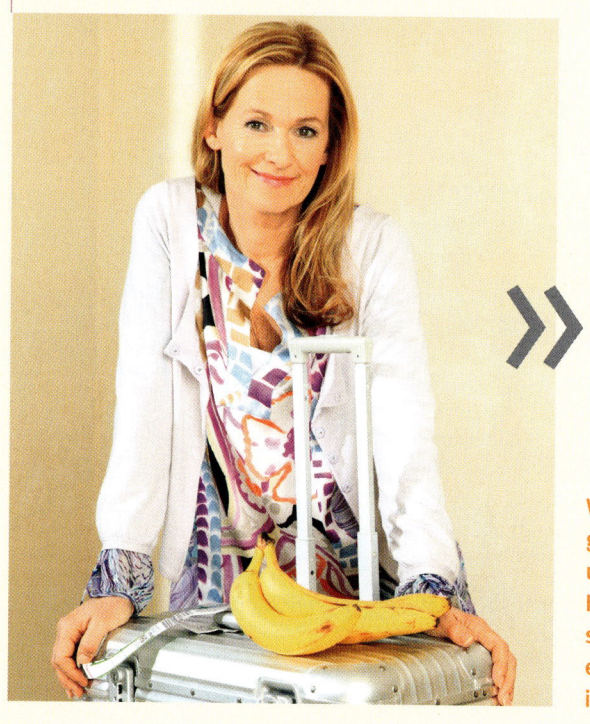

»Unterwegs: allein unter Säuren

Wie oft höre ich in meiner Praxis: »Alles schön und gut mit dem Basischen, aber ich bin so oft beruflich unterwegs – bei mir klappt das unterwegs nicht.« Ich bin auch oft unterwegs und weiß, wie die Essensangebote sind. Daher habe ich mir inzwischen ein basisches Carepäckchen zurechtgelegt, dass ich immer dabei habe.

In meinem Carepäckchen sind: einige Beutel Kräutertee, 1 Flasche Mineralwasser (Lauretana), 1 Tütchen Mandelkerne, oft auch Trockenfrüchte und einige Gemüsebrühwürfel. Wozu Gemüsebrühwürfel, werden Sie sich fragen. Ganz einfach: Unterwegs habe ich oft auch das Bedürfnis nach etwas Warmem. Allzu oft finde ich aber nur unlecker zubereitete Säurebildner, die mein geschmackliches und ästhetisches Empfinden beleidigen. Daher nehme ich mir einen guten Bio-Gemüsebrühwürfel – heißes Wasser bekomme ich überall – und trinke lieber eine Tasse heiße Gemüsebrühe, als dass ich eine Portion völlig verkochte Nudeln mit Billigsoße esse.

Nun ist es keineswegs so, dass ich immer nur basenfaste, das kommt auf Reisen eher selten vor. Aber ich achte auch sonst darauf, jeden Tag meine basischen Portionen abzubekommen, und das vor allem deshalb, weil Basisches zu essen, für mich ein echtes Bedürfnis ist.

Unterwegs sind die Säurebildner an allen Ecken und Enden im Überfluss vorhanden: Bäckereien, Dönerbuden, Süßigkeiten, Asia-Schnellimbiss und nicht zu vergessen Burger King & Co. Auch in »normalen« Restaurants halten sich die basischen Angebote leider in Grenzen. Am besten finde ich italienische Restaurants – dort bekommen Sie auf Nachfrage immerhin ein Gemüse »al dente« mit etwas Olivenöl – und nicht so zermatschtes Gemüse wie in anderen Restaurants. Wenn unser Praxisalltag zu heftig ist und keine Zeit für Einkauf und Kochen bleibt, gehen wir öfter mal zu unserem Lieblingsitaliener um die Ecke – dort bekomme ich einen Gemüseteller mit Kartoffeln und davor einen Salat. Die Chefin weiß das schon und bestellt in der Küche immer »Wacker spezial«, denn Gemüse mit Kartoffeln steht natürlich nicht auf der Karte.

Basisch unterwegs

Einmal stieg ich in einem »Le Meridien« ab. Abends fragte ich die Restaurantleiterin, welche Gemüsesorten sie da hat. Sie antwortete: »Nudeln, Reis und Karotten.« Hmm … Ich fragte, ob sie wenigstens auch einige Kartoffeln habe. Ich bekam dann relativ schlecht gemachte Kartoffeln und langweilige Karotten. Es wundert mich daher nicht, welchen schlechten Ruf Gemüse vielerorts hat. Am nächsten Tag gab es ein italienisches Büffet, und ich ging zur Restaurantleiterin und fragte, welche der Gerichte nur Gemüse, ohne Sahne und Knoblauch, enthalten. Sie kam danach noch 2-mal an meinen Tisch und erkundigte sich ängstlich, ob alles recht wäre. Ich denke, sie hielten mich für einen Restaurantkritiker, weil ich alles so kritisch hinterfragte. Als ich am nächsten Morgen um eine Banane bat, sah ich, wie ein Lehrling losflitzte und eine kaufen ging. Banane gehört laut Hotelstandards nicht zum kontinentalen Frühstück ….

Wenn ich seither in ein Hotel gehe, das ich nicht kenne, nehme ich oft noch eine Banane mit, denn die gibt es tatsächlich nicht in jedem Hotel, und die übrigen Obstsorten, wenn es sie denn gibt, sind in der Regel unreif und haben keine Saison. Ich hasse es, im tiefsten Winter morgens Wassermelonen angeboten zu bekommen. Das passt einfach nicht, und jeder, der auch nur die leisesten Stimmen seines Körpers vernimmt, wird das auch nicht essen. Im Sommer ist das wunderbar.

Doch auch die Früchte, die Saison haben, schmecken in Hotels und Restaurants nicht immer gut – die meisten Frühstücksbüffets sind voll mit harten und geschmacklosen Kiwis, grünen, fad schmeckenden Äpfeln und grün-roten Erdbeeren. Die Basenbildner bleiben dabei auf der Strecke, denn Unreifes ist weniger basisch.

Wenn ich abends Vorträge halte, habe ich oft eine 2- bis 3-stündige Anreise mit dem Zug. Ein Abendsessen ist da nie eingeplant. Auch wenn ich nicht Basenfasten mache, will ich dennoch meine basischen Portionen sichern. Also plane ich solche Tage entsprechend. Ich esse wie immer Obst. Mittags esse ich nur Salat und Gemüse, da ich abends dazu keine Gelegenheit mehr habe. Mein Abendessen enthält dann den Säureanteil des Tages – was ok ist, weil die übrigen Mahlzeiten basisch waren. So kann ich abends auch mal ein Vollkornbrot mit vegetarischem Aufstrich oder mit etwas Käse essen.

Dieses Brot mache ich mir zu Hause und stecke es in meine Laptop-Tasche. Daneben ist immer eine kleine Flasche Lauretana, denn allzu oft bieten mir die Veranstalter ein eiskaltes sprudeliges Wasser an. Da habe ich doch lieber mein Lieblingswasser dabei und außerdem einige Beutel Kräutertraum, falls ich irgendwoher heißes Wasser bekomme.

Im Urlaub sehe ich das nicht so eng. Schließlich tragen auch die Entspannung und die sportlichen Freizeitaktivitäten zur Entsäuerung bei. Dennoch habe ich so ein Bedürfnis nach Basischem, dass ich nie auf die Idee kommen würde, mich im Urlaub nur von Saurem wie Pasta, Pizza, Fleisch und Fisch zu ernähren. Selbst in Buenos Aires war ich nicht machtlos den Rindfleischmengen ausgeliefert – man findet überall Gesundes auf der Welt – wenn man es sucht.

Jeder, der ein- oder mehrmals Basenfasten gemacht hat und danach seine Ernährung umgestellt hat, wird spüren, dass er sich nur mit Saurem auf Dauer gar nicht mehr wohlfühlt. Bei möglichst vielen Menschen das Verlangen nach Gesundem und Basischem zu wecken, genau das ist unser Ziel. Und Basisches geht überall – nicht nur zu Hause.

PRAXIS

Langfristig erfolgreich

- Seien Sie in Zukunft mit Säurebildnern auf dem Speiseplan sehr
zurückhaltend: Die folgende Säure-
Basen-Pyramide zeigt Ihnen auf
einen Blick, welche Lebensmittel Sie
nach dem Basenfasten besonders
reichlich auf den Tisch sollten und
mit welchen Sie sparsam umgehen
sollten.
- Legen Sie jetzt schon den Termin für
die nächste Basenfastenwoche fest.

an so oft wie nur irgend möglich auf Ihrem
Teller sein. Säurebildner rutschen damit an
den Tellerrand und werden zur »Beilage«.

Das sind zunächst gute Vorsätze, und wie
jeder weiß, haben Vorsätze gegen die vielen
Verführungen des Alltags meist langfristig
wenig Chancen. Dennoch gelingt es vielen
meiner Leser und Kursteilnehmer, ihre Ernährung auf Dauer umzustellen. Wenn Sie
die Ernährung insgesamt auf basischer umstellen, dann sind auch mal kleine Sünden
problemlos drin.

Auf der Grundlage der Ernährungspyrami-
de der Deutschen Gesellschaft für Ernährung (DGE) habe ich eine Säure-Basen-Pyramide entwickelt. Diese Pyramide gibt die
optimalen Mengenverhältnisse der Nah-
rungsgruppen im Hinblick auf den Säure-
Basen-Haushalt an. Die Basis der täglichen
Nahrungsmittel bilden Gemüse, Kräuter,
Keimlinge und Obst. Optimal ist es, wenn
die Nummern 1–3 insgesamt 80 % Ihrer Ernährung einnehmen und die unter 4 und 5
genannten Lebensmittel sich nur zu maximal 20 % in Ihrer täglichen Nahrung finden
– das heißt so wenig wie möglich. Das entspricht der Ernährung nach der sogenannten
80:20-Regel.

Mit dieser Regel ist gemeint, dass es ideal
wäre, wenn 80 % dessen, was Sie täglich essen
und trinken, Basen bildet. Die restlichen 20 %
dürfen dann Brot, Pasta, Käse, Fleisch, Fisch,
Kaffee oder andere Säurebildner wie Vollkornprodukte, Joghurt oder Hülsenfrüchte
sein. Mit anderen Worten: Sie dürfen eigentlich nach dem Basenfasten alles wieder essen
– nur nicht mehr so viel davon. Schon allein
dadurch, dass Sie nicht mehr so viele Säurebildner verzehren, tun Sie Ihrem Stoffwechsel
und Ihren Organen auf Dauer etwas Gutes.
Die gesunden Basenbildner, also Obst, Salate,
frische Kräuter und Gemüse, sollten von nun

Wenn schon Säurebildner – dann die guten!

Auch wenn Säurebildner nun grundsätzlich
wieder auf dem Speiseplan stehen dürfen:
Seien Sie nach dem Basenfasten zurückhaltend damit. Doch nicht nur die Menge der
täglich verzehrten Säurebildner beeinflusst
den Säure-Basen-Haushalt, auch auf die Qualität der Säurebildner sollten Sie achten. Ich
spreche in diesem Zusammenhang gerne von
guten und schlechten Säurebildnern. Was ist
damit gemeint?

Gute Säurebildner belasten die Gesundheit
weniger als schlechte Säurebildner: Es ist ein
Unterschied, ob Sie die 20 % Säurebildner, die
täglich erlaubt sind, in Form von Cola, Kaffee,
Brötchen und Süßigkeiten zu sich nehmen
oder ob die 20 % aus Vollkornbrot, Hirse oder
aus Hülsenfrüchten bestehen. Denn neben
der Eigenschaft, Säuren oder Basen zu bilden,
spielen auch die Nährstoffe der Lebensmittel
eine wichtige Rolle.

Vollkornbrot enthält unangefochten mehr Nährstoffe als eine Tasse Kaffee oder als ein Stück Schokolade und auch als ein Stück Weißbrot. Denn: Vollwertiges Getreide hat noch seine Schale, und da sind die Vitamine und Mineralien drin. Getreide ist ein großer Vitamin-B-Lieferant. Getreide gehört – in gewissen Mengen auf den Speiseplan. Interessanterweise ist ein Stück Brot das Lebensmittel, das die meisten Basenfaster richtig vermissen.

Gute Säurebildner

Gute Säurebildner haben trotz ihrer Säurewirkung einen großen gesundheitlichen Wert, da sie viele Vitalstoffe besitzen. Sie gehören zu einer gesunden und basenreichen Ernährung dazu. Als gute Säurebildner bezeichne ich diejenigen Lebensmittel, die nur schwache Säurebildner sind, dem Körper nebenbei jede Menge wertvoller Vitalstoffe liefern und wenig Zusatzstoffe enthalten, die den Stoffwechsel belasten können. Kein Zweifel, Vollkornprodukte stehen auf der Liste der guten Säurebildner ganz oben. Wenn Sie daher nach der Basenfastenwoche einmal täglich ein Vollkornbrot mit Butter oder mit einem vegetarischen Aufstrich verzehren, ist das viel gesünder, als wenn Sie ein Weißmehlbrötchen mit Käse oder Wurst essen. Dennoch sollten Sie es nicht übertreiben mit den guten Säurebildnern: Wenn Sie von morgens bis abends nur Vollkornbrote essen, werden Sie trotzdem sauer.

Getreide gehört in gewissen Mengen nach dem Basenfasten wieder auf den Speiseplan.

Zu den guten Säurebildnern zählen:
- Vollkorngetreide
- Hülsenfrüchte: Linsen, Bohnen, Adzukibohnen, Sojabohnen, Kichererbsen
- Nüsse (nur Mandeln und frische Walnüsse sind basenbildend), Kokos
- Sojaprodukte
- Artischocken, Spargel, Rosenkohl
- grüner und weißer Tee

Schlechte Säurebildner

Schlechte Säurebildner belasten den Stoffwechsel wesentlich mehr als es die guten Säurebildner tun. Keine Sorge, Sie müssen Ihnen deshalb nicht generell die rote Karte zeigen, sollten aber stets zurückhalten damit sein. Gemeinerweise lauern die schlechten Säurebildner überall, egal, wo Sie gerade sind: Bäckereien locken an allen Ecken mit unendlich vielen langweiligen Zuckerstückchen, die zwar gut aussehen, aber nur nach Zucker schmecken und ungefähr so viele Nährstoffe enthalten wie ein Stück Pappe. In Restaurants, an Bahnhöfen, in Einkaufszentren, bei Einladungen, im Supermarkt – schlechte Säurebildner sind allgegenwärtig. Basenbildner dagegen und gute Säurebildner muss man oft lange suchen.

Das heißt nun nicht, dass Sie nie mehr schlechte Säurebildner verzehren sollen. Wenn Sie ein Power- oder ein Gefühlstyp sind, dann schaffen Sie das gar nicht. Es ist nicht dramatisch, wenn Sie etwa 2- bis 3-mal in der Woche Fleisch oder Fisch essen. Auch ein Espresso am Tag oder hin und wieder ein Stück Kuchen – selbst wenn es aus Pappe ist – sind nicht verboten. Versuchen Sie nur, solche Säureeinbrüche nicht in zu großen Mengen zuzulassen. Das ist schon die halbe Miete. Problematisch ist, wenn Sie täglich Berge von Nudeln verdrücken, dazu eine Cola trinken und hinterher ein Stück Kuchen oder Schokolade essen.

Achten Sie in Zukunft einfach darauf, den Anteil der tierischen Eiweiße und anderer schlechter Säurebildner zu reduzieren und dafür mehr Obst und Gemüse zu essen, dann war diese Basenfastenkur ein echter langfristiger Erfolg für Sie. Und Sie müssen dabei nicht auf die schönen Seiten des Lebens verzichten. Wichtig ist mir nur, dass Sie wissen, was Sie tun. Wenn Sie sich in Zukunft einen dicken Eisbecher genehmigen – solange das nicht zum täglichen Ritual wird – kann das Ihr Stoffwechsel auch noch tolerieren. Zu den schlechten Säurebildnern zählen:

- Getränke: Softdrinks, Cola, alkoholische Produkte, Kaffee, schwarzer Tee
- Zucker und alle zuckerhaltigen Lebensmittel
- Weißmehlprodukte, Teigwaren aus Weißmehl, Haferflocken als Schmelzflocken
- weißer Reis, polierter Reis, Cornflakes mit Zusätzen wie Zucker
- Milchprodukte
- Eier
- Fleisch und Wurst: Wurst, Schinken, Innereien, Fleisch von Rind, Kalb, Lamm, Ziege, Schwein, Geflügel (auch Strauß, Taube, Wachtel), Wild
- Meeresfrüchte, Süßwasser- und Meeresfische, auch aus Biozucht

Brauchen wir so viel Fleisch, Fisch und Milchprodukte?

Obwohl man Fleisch immer wieder als gesund preist, gehören Fleisch und alle Nahrungsmittel mit tierischem Eiweiß zu den schlechten Säurebildnern. Nahrungsmittel mit tierischem Eiweiß weisen eine stärkere Säurebildung auf als Nahrungsmittel auf pflanzlicher Basis wie Getreideprodukte oder Hülsenfrüchte. Die Auswirkungen auf den Stoffwechsel bei übermäßigem Fleisch- und Fischverzehr sind daher gravierender als bei übermäßigem Verzehr der guten Säurebildner wie Vollkorngetreide.

Ob nun Fleisch, Fisch und Milchprodukte zu einer ausgewogenen Ernährung gehören,

darüber kann man sich streiten. Ich meine, Milchprodukte sind in kleinen Mengen vertretbar. Zu hoher Verzehr von Milchprodukten belastet allerdings den Stoffwechsel und die Verdauung. Vor allem ältere Menschen können Milchprodukte nur noch in kleinen Mengen tolerieren, denn die Leistungsfähigkeit der Enzyme, die den Milchzucker aufspalten, lässt mit zunehmendem Alter nach. So leiden viele Menschen in den Industrienationen ab ihrer Lebensmitte an einer zunehmenden Milchzuckerunverträglichkeit, auch bekannt als Laktoseintoleranz.

Ältere Menschen können Laktose und Eiweiß nicht mehr gut verdauen und sollten daher den Konsum von Milchprodukten, Fleisch und Fisch reduzieren.

Auch ein Fischgericht, einmal die Woche, ist im Rahmen einer ausgewogenen Ernährung zu empfehlen. Immer wieder hat man in den letzten Jahren versucht, die Verbraucher davon zu überzeugen, wie lebenswichtig Fleisch und Milchprodukte für unsere Gesundheit seien. Seit Jahren häufen sich jedoch Studienergebnisse, die allesamt eindeutig belegen, dass Vegetarier länger leben und viel seltener an zivilisationsbedingten Schädigungen wie Arteriosklerose, Bluthochdruck, Herzinfarkt, Gicht und Rheuma leiden. Welche Konsequenz zieht man nun aus solchen Ergebnissen? Wenn Sie sich nicht viel aus Fleisch und Wurstwaren machen, dann essen Sie diese so selten wie möglich. Sie leben mit zu wenig Fleisch in jedem Fall gesünder als mit zu viel. Dasselbe gilt für Milchprodukte. Übrigens: Sie müssen kein Fleisch essen – es geht auch ohne.

Und noch etwas: Keine Panik vor Eiweißmangel! Wenn Sie sich wirklich abwechslungsreich vegetarisch ernähren, dann ist Ihre Ernährung ausgewogen. Wichtig ist die Abwechslung – gemäß dem Motto der Ernährungswissenschaftler: »Essen Sie bunt«

– gemeint sind nicht Smarties, sondern Obst, Gemüse, Kräuter und Sprossen.

Fertigprodukte nur in Ausnahmefällen

Wer in einer modernen Gesellschaft lebt, kommt heute um Fertigprodukte kaum herum. Es gibt immer mal Situationen, in denen einfach nichts Frisches aufzutreiben ist. Das Problem dieser Produkte sind die meist darin enthaltenen Zusatzstoffe. Als Zusatzstoffe gelten Farbstoffe, Aromastoffe, Antioxidanzien, Geschmacksverstärker und Emulgatoren. Sie werden allgemein sehr verharmlost, doch so genau weiß man nicht, ob nicht die Zunahme an Nahrungsmittelunverträglichkeiten mit ihnen zusammenhängt. Viele dieser Stoffe wirken nicht direkt säurebildend, belasten aber den Stoffwechsel zusätzlich. Wenn Sie überwiegend frische Lebensmittel selbst zubereiten, können Sie Zusatzstoffe weitgehend vermeiden. Tatsache ist, dass viele Menschen auf Geschmacksverstärker empfindlich bis allergisch reagieren – bekannt als »China-Restaurant-Syndrom«. Meiden Sie daher Produkte, die Geschmacksverstärker wie Guanylat und Glutamat enthalten.

Das folgende Kapitel zeigt Ihnen, wie Sie die säurebildenden Nahrungsmittel wieder in Ihren Speiseplan aufnehmen können. Wichtig ist, dass Sie nicht nach kurzer Zeit wieder zu viele Säurebildner auf Ihrem Teller haben und man die Basenbildner – wie so oft – mit der Lupe suchen muss.

Ein typgerechter Tag nach der 80:20-Regel

Legen Sie dieses Buch nach Ihrer Basenfastenwoche nicht gleich wieder ins Regal. Es begleitet Sie gerne weiter auf Ihrem Weg zu einem gesünderen und basischeren Leben. Die 100 % basischen Rezepte aus diesem Buch können Sie zwischendurch immer mal wieder in Ihren Alltag »einstreuen«. Sie können die Rezepte aus diesem Buch aber auch in basenreiche Rezepte umwandeln, indem Sie einen kleinen, etwa 20 %igen Anteil Säurebildner wie Käse, Reis, Nudeln, Mais, Hirse, Fisch oder Fleisch dazugeben. Hier finden Sie einige typgerechte Beispiele dafür. Wenn Sie sich nicht zutrauen, die Rezepte selbst umzuwandeln, dann kann finden Sie im Anhang Bücher mit vielen basenreichen Rezepte nach der 80:20-Regel.

Für Powertypen

Wenn Sie ein Powertyp sind oder ein Mischtyp mit einem mehr oder weniger großen Poweranteil, dann wird es Ihnen nach der Basenfastenzeit vor allem nach etwas Deftigem und gut Gewürztem gelüsten. Hier ein Vorschlag, wie Sie einen basenreichen Tag gestalten können.

Stehen Sie ein wenig früher als sonst auf und starten Sie mit einer Jogging- oder Walkingrunde durch den nahe gelegenen Park oder Wald. Je stärker Ihre Poweranteile ausgeprägt sind, umso leichter fällt Ihnen ein Powertraining am Morgen.

Frühstück: Ein frisch gepresster Saft oder etwas Obst der Saison – Rezepte dazu finden Sie ab Seite 216. Oder ein basisches Müsli.

Zwischenmahlzeit: Erst ein Glas trinken. Wenn Ihnen jetzt schon nach etwas Herzhaftem ist, dann versuchen Sie es mit einer Handvoll Oliven. Nur in Ausnahmefällen, besonders dann, wenn zwischen Frühstück und Mittagessen viele Stunden liegen, können Sie ein Brot mit einem vegetarischen Aufstrich Ihrer Wahl essen.

Mittagessen – Variante 1: Für die kurze Mittagspause – Blattsalat mit frischen Sprossen und Putenbruststreifen.

▶ **Für 2 Personen:**
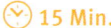 **15 Min.**

Blattsalat mit frischen Sprossen (Rezept Seite 226) · 200 g Putenbrust · 2 EL Rapsöl · etwas Kräutersalz · etwas frisch gemahlener schwarzer Pfeffer

▪ Den Salat wie im Rezept beschrieben zubereiten. Die Putenbrust waschen, abtupfen und in dünne Streifen schneiden. Das Öl in einer Pfanne erhitzen, die Putenstreifen darin in wenigen Minuten von allen Seiten vorsichtig anbraten. Mit Kräutersalz und Pfeffer würzen und unter den Salat mischen.

Mittagessen – Variante 2: Für die lange Mittagspause – wenn Sie mittags etwas mehr Zeit haben und Ihre Hauptmahlzeit zu sich nehmen können, dann kann Ihr Mittagessen so aussehen: Als Vorspeise essen Sie einen knackigen Salat der Saison aus diesem Buch und als Hauptspeise gibt es das Bohnengericht von Seite 249 mit einem Lammfilet. Das Abendessen sollte dann etwas sparsamer ausfallen: Keine Nudel-, Fleisch- oder Fischgerichte mehr und auch keine Wurst- oder Käsebrote.

▶ **Für 2 Personen:**
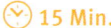 **35 Min.**

Ein Salat der Saison aus dem Rezeptteil · Junge Buschbohnen mit Eiertomaten (Rezept Seite 249) · 200 g Lammfilet · 2 EL Olivenöl · frisch gemahlener schwarzer Pfeffer · etwas Kräutersalz · etwas getrockneter Rosmarin

▪ Den Salat zubereiten.
▪ Das Bohnengemüse wie auf Seite 249 beschrieben zubereiten.
▪ Das Lammfilet waschen und abtupfen, danach mit Pfeffer, Rosmarin und Kräutersalz einreiben. Das Olivenöl erhitzen und das Lammfilet in der Pfanne von beiden Seiten kurz anbraten, bis es innen rosa ist. Das Filet in 2 Teile schneiden und mit dem Bohnengemüse auf einem Teller anrichten.

Zwischenmahlzeit: Nur, wenn Sie unbedingt etwas brauchen, können Sie etwas – möglichst Basisches zwischendurch knabbern. Trinken Sie lieber 1 oder 2 Gläser Wasser – denn auch nach Basenfasten ist es wichtig, viel zu trinken.

Abendessen – Variante 1: Wenn Sie heute Mittag nur eine kleine Mahlzeit, einen Salat, zu sich genommen haben, dann darf es jetzt am Abend auch ein Vollkornbrot sein. Für Ihre Säure-Basen-Bilanz ist es am besten, wenn Sie das Brot mit einem vegetarischen Aufstrich essen. Käse oder Wurst sind am Abend mit Brot zusammen eine Stoffwechselbremse. Vor allem, wenn Sie weiter abnehmen wollen oder Ihr Gewicht halten wollen, rate ich davon ab.

Abendessen – Variante 2: Heute Mittag gab es schon ein richtiges Menu – da muss das Abendessen etwas sparsamer ausfallen. Wie wäre es mit einer kleinen Gemüsebrühe mit Einlage oder mit einer Gemüsecremesuppe? Auch ein leichtes Gemüsegericht ist zu empfehlen. Beispielsweise die Zucchinispaghetti mit schwarzen Oliven nach dem Rezept auf Seite 240.

Wenn Sie heute früh keine Zeit für Ihr Bewegungsprogramm hatten, dann ist jetzt, nach dem Abendessen, eine gute Gelegenheit dazu.

Für Nerventypen

Als Nerventyp ist es wichtig, dass Sie auch nach der Basenfastenzeit sich so ernähren, dass Sie Ihr leicht zu strapazierendes Nervenkostüm stärken. Die Geschmacksrichtung süß ist es, nach der Nerventypen sich in der Regel am meisten sehnen während der Basenfastenwoche. Dazu muss man nicht Schokolade oder Torten essen, auch Brot, Nudeln, Reis und andere Getreide enthalten die süß schmeckende Stärke. Ein basenreicher Tag für Nerventypen oder Mischtypen mit einem großen »Nervenanteil« enthält daher immer ein Getreidegericht. Achten Sie auch darauf, öfters mal eine Tasse heißen Kräutertee oder wärmendes Ingwerwasser zu trinken, denn Warmes und Gekochtes sind für Nerventypen besonders wichtig.

Frühstück: Ein basisches Müsli oder ein frisches Müsli mit Getreideflocken sind ein guter Einstieg in den Tag.

▶ **Für 2 Personen:**
🕐 **10 Min.**
Basisches Müsli (Rezept Seite 222) · aber ohne die Erdmandelflocken · stattdessen 3 EL Gersten oder Haferflocken

---

PRAXIS

Bewegung am Morgen

Nerventypen neigen unter anderen zu muskulären Verspannungen. Nicht selten sind sie direkt nach dem Aufwachen noch nicht so gelenkig. Ideal ist es daher, wenn Sie den Tag mit einem kleinen Mobilisierungsprogramm beginnen: Einige Minuten Stretchübungen, Pilates oder Yoga. Auch Trampolinspringen ist eine gute Sache, um den Stoffwechsel in Schwung zu bringen.

■ Das Müsli wie im Rezept auf S. 222 beschrieben zubereiten und die Flocken daruntermischen. Wenn Ihnen das Müsli zu trocken ist, können Sie noch den Saft einer weiteren Zitrone oder Mandarine daruntermischen.

Zwischenmahlzeit: Ein Becher Kräutertee und, wenn das nicht reicht, noch ein wenig Obst oder einige Nüsse.

Mittagessen – Variante 1: Brokkolisalat mit Mandelsplittern und Quinoa – kann abends für den nächsten Tag (für die Arbeit) vorbereitet werden.

▶ **Für 2 Personen:**
🕐 **45 Min.**
Brokkolisalat (Rezept Seite 233) · 125 g Quinoa · 250 ml Wasser · etwas Kräutersalz

■ Das Wasser erhitzen, Quinoa und Kräutersalz dazugeben und etwa 10 Minuten kochen. Danach 10–15 Minuten quellen lassen. Den Brokkolisalat wie im Rezept beschrieben zubereiten, Quinoa daruntermischen und servieren.

Mittagessen – Variante 2: Wenn das Mittagessen die Hauptmahlzeit ist, wählen Sie einen Salat der Saison aus diesem Buch, der in die Jahreszeit passt und auf den Sie Lust haben. Auch wenn Sie als Nerventyp nicht allzu viel Rohkost vertragen, schadet ein frischer Blattsalat gar nicht – solange Sie ihn nicht abends essen. Danach können Sie ein Gemüsegericht mit etwas Reis oder Hirse essen, z. B. die Carli-Paprika aus der Pfanne.

▶ **Für 2 Personen:**
🕐 **40 Min.**
Salat der Saison aus diesem Buch · Carli-Paprika (Rezept Seite 248) · 125 g Hirse · 250 g Wasser · etwas Kräutersalz

- Das Wasser erhitzen, Hirse und Kräutersalz dazugeben und etwa 10 Minuten kochen, bis das Wasser ganz aufgesaugt ist. Danach 10–15 Minuten quellen lassen.
- Carli-Paprika wie im Rezept beschrieben zubereiten. Die ausgequollene Hirse in eine Tasse oder in ein kleines Puddingförmchen füllen und auf einen Teller stürzen. Das Frühlingsgemüse um die Hirse herum verteilen und servieren.

Zwischenmahlzeit: Nerventypen brauchen öfter mal was zu knabbern. Trinken Sie dennoch erst einmal 1–2 Tassen heißen Kräutertee, dazu können Sie einige Nüsse essen. Auch ungeschwefeltes Trockenobst stillt den Hunger auf Süßes auf gesunde Weise.

Abendessen – Variante 1: Wenn Sie mittags nur einen gekochten Gemüsesalat gegessen haben, darf es am Abend ein leckeres Vollkornbrot mit vegetarischem Aufstrich sein. Auch ein Brot mit etwas Butter und einer Avocado mögen Nerventypen oft ganz gerne. Da Nerventypen aber besonders viele warme Mahlzeiten brauchen, ist ein »angesäuertes« Gemüserezept aus dem Rezeptteil mit Basmatireis ein passendes Abendessen, z.B. Lauch brunoise mit getrockneten Herbsttrompeten.

▶ **Für 2 Personen:**
  🕐 **45 Min.**
  Lauch brunoise (Rezept Seite 260) · 125 g Vollkornbasmatireis · 250 g Wasser · etwas Kräutersalz

- Das Wasser erhitzen, Basmatireis und Kräutersalz dazugeben und etwa 40 Minuten kochen.
- Das Lauchgemüse wie beschrieben zubereiten. Den Reis in eine Tasse oder in ein kleines Puddingförmchen füllen und auf einen Teller stürzen. Das Lauchgemüse ringförmig darum verteilen.

Abendessen – Variante 2: Das Mittagessen ist heute sehr umfangreich gewesen – so ist abends Gemüse pur angesagt. Wenn es schnell gehen muss, machen Sie eine schnelle klare Brühe mit 2–3 Kartoffeln. Sie können auch eine der basischen Suppen aus dem Rezeptteil auf Vorrat zubereiten – so müssen Sie abends das Süppchen nur noch aufwärmen. Auch ein basisches Gemüsegericht aus dem Rezeptteil eignet sich.

Wenn dieser Tag sehr an Ihren Nerven gezerrt hat, dann ist nun ein Entspannungsprogramm angesagt. Wie wäre es mit einem Saunabesuch oder mit einem heißen Bad – einem Basenbad – zum Relaxen?

Für Gefühlstypen

Wenn Sie ein Gefühlstyp sind, dann ist es für Sie besonders schwer, nach dem Basenfasten dauerhaft auf der basischen Spur zu bleiben. Die Rückfallquote in ein saures Leben ist bei Gefühlsmenschen und bei Mischtypen mit einem großen Gefühlsanteil leider sehr hoch.

> # PRAXIS
>
> ## Start in den Tag
>
> Beginnen Sie Ihren Tag gemütlich. Stellen Sie den Wecker so, dass Sie noch einige Minuten im warmen Bett kuscheln können und lassen den Tag nur ganz langsam an sich herankommen. Lassen Sie das, was heute auf sie zukommen wird, vor Ihrem inneren Auge passieren und stellen Sie sich emotional auf die bevorstehenden Gespräche, Treffen und Aktionen ein. Yoga oder Pilates, aber auch Tai Chi oder Chi Gong helfen Ihnen, die eigene Mitte zu finden, damit Sie den Tag ausgeglichen beginnen können.

Ihnen muss das Essen schmecken, sie müssen sich dabei wohlfühlen, und sie lieben es in der Regel salzig – ein Käsebrot ist daher etwas, wonach sich viele Gefühlstypen in der Basenfastenwoche sehnen.

Frühstück: Ein basisches Müsli der Saison finden Sie im Rezeptteil.

Zwischenmahlzeit: Versuchen Sie, Zwischenmahlzeiten zu meiden. Vor allem bei Trockenobst oder Nüssen besteht die Gefahr, dass Sie mit dem Knabbern nicht mehr aufhören können. Trinken Sie erst einmal ein Glas Wasser und warten Sie einige Minuten ab. Falls der Hunger zu groß ist, können Sie einen Naturjoghurt essen.

Mittagessen-Variante 1: Schnell geht ein Rukolasalat mit Schafkäse. Wenn Sie nicht weiter abnehmen wollen, können Sie auch eine Scheibe Brot dazu essen.

▶ **Für 2 Personen:**
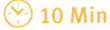 **10 Min.**
Rukolasalat (Rezept Seite 230) · 200 g reiner Schafkäse in Lake

■ Den Salat wie beschrieben zubereiten. Den Schafkäse abtropfen lassen, in kleine Würfel schneiden und über dem Salat verteilen.

Mittagessen-Variante 2: Für die lange Mittagspause können Sie sich je nach Saison und Lust einen der basischen Salate aus dem Rezeptteil zubereiten. Danach gibt es ein leckeres Fenchelgemüse mit Seelachsfilet.

▶ **Für 2 Personen:**
30 Min.
Salat der Saison aus diesem Buch · 2 Fenchelknollen · 200 g Seelachsfilet – 1 großes oder 2 kleine Stücke · 1 EL Sesamsalz · etwas Meersalz · ½ Zitrone

■ Die Fenchelknollen waschen, eventuell die äußere holzige Schale entfernen, das Fenchelgrün mit verwenden. Die Knollen halbieren, in dünne Streifen schneiden und mit dem Fenchelgrün zusammen im Dampfeinsatz des Vitalis ausbreiten. Das Sesamsalz darüber verteilen.

■ Die Seelachsfilets waschen, mit Küchenkrepp abtrocknen, salzen und auf den Fenchel legen. Die halbe Zitrone in Scheiben schneiden und auf die Seelachsfilets legen.

■ Den Boden des Vitalis Dampfgarers mit Wasser füllen, auf 80° C erhitzen, den Dampfeinsatz hineinstellen und den Fenchel mit dem Seelachs ca. 8 Minuten garen. Hinweis: Da der Fenchel hier in dünnen Streifen geschnitten wird, braucht er nur 8 Minuten – im rein basischen Rezept verwenden wir 2 dickere Fenchelhälften, weshalb die Garzeit länger ist.

PRAXIS

Für besondere Anlässe

Dieses Gericht wird noch aromatischer, wenn Sie anstelle des Wassers einen aromatischen Dampfsud herstellen: Lassen sie dazu eine kleingehackte Schalotte in etwas Olivenöl direkt im Vitalis glasig werden, geben Sie anstelle des Wassers einen Fischfond dazu und ⅛ l Weißwein. Geben Sie einige Stängel kleingehackten Dill zum Sud. Nun setzen Sie den vorbereiteten Dampfeinsatz in den Vitalis und lassen den Fenchel und den Seelachs in 8 Minuten garen. Nach Lust und Laune können Sie jede Gemüseart und jede andere Fischart, beispielsweise Saibling, so zubereiten. Überraschen Sie doch einmal Ihre Gäste mit einem basenreichen und vitalstoffhaltigen Leckerbissen.

Abendessen-Variante 1: Da Sie heute Mittag nur einen Salat mit etwas Schafkäse gegessen haben, darf es heute Abend ein überbackenes Gemüse sein. Sie können beispielsweise den Auberginenauflauf mit Mozzarella überbacken.

▶ **Für 2 Personen:**
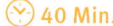 **40 Min.**
Auberginenauflauf mit Kräuterseitlingen (Rezept Seite 251) · 150 g Mozzarella · 1 EL Olivenöl

▪ Das Gemüse wie im Rezept beschrieben vorbereiten und in eine Auflaufform schichten. Den Käse darüber geben und im Backofen 10–15 Minuten schmelzen lassen.

Abendessen-Variante 2: Heute Mittag gab es ein üppiges Mahl mit Salat, Gemüse und Fisch. Heute Abend sollten Sie daher etwas zurückhaltend sein. Maximal ein Vollkornbrot mit Olivencreme oder mit Butter und etwas Sesamsalz darauf steht daher auf dem Speiseplan.

Für Gefühlsmenschen ist es wichtig, am Abend runterzukommen und ihre Sorgen und Nöte loszulassen, bevor Sie entspannt einschlafen können. Vielleicht machen Sie mit Ihrem Partner oder Ihrer Freundin noch einen kleinen Abendspaziergang, um über alles zu reden, was Sie gerade bewegt und vielleicht sogar belastet. Manchmal hilft auch ein Tagebuch. Es tut ungemein gut, seine Gedanken zu sortieren, indem man sie niederschreibt. Und: Es schläft sich danach viel besser.

Für alle Typen gilt: Denken Sie daran, dass Sie auch nach dem Basenfasten 2–2,5 l Wasser oder Kräutertee täglich trinken. Wenn Sie ein Kaffeetrinker sind, dann versuchen Sie, maximal 2 Tassen Kaffee pro Tag zu trinken. Besonders Nerventypen sollten sich mit Kaffee zurückhalten.

Anhand dieser Beispieltage können Sie nun die Rezepte aus diesem Buch ganz nach Ihren individuellen Bedürfnissen ansäuern. Achten Sie dabei darauf, den Säureanteil nicht zu übertreiben.

Tipps für alle Typen

Für alle Typen gilt: Lassen Sie sich Zeit bei der Umstellung Ihrer Ernährungsgewohnheiten. Denken Sie daran: Leben ist ein Prozess, der ein Leben lang dauert. Sie haben ein ganzes Leben lang Zeit, immer wieder Ihre Lebensgewohnheiten zu verbessern. Und es ist wirklich besser, Sie nehmen sich zunächst nur 1 oder 2 Veränderungen der Ernährungsgewohnheiten vor, die Sie dann auch wirklich praktizieren und auf Dauer beibehalten. Suchen Sie sich aus der Liste die raus, die Sie nach dieser Basenfastenwoche schon in Ihren Alltag einbauen können und wollen. Die vielen Argumente – »Keine Zeit«, »Ich habe eben einen zu stressigen Job«, »Meine Familie

macht da nicht mit«, »Ich bin eben süchtig«, »Ich vertrage das nicht« und was ich sonst noch immer zu hören bekomme – drücken aus, wie festgefahren wir oft sind. Gerade Gefühlstypen neigen dazu, sich hinter solchen Argumenten zu verstecken. Doch unsere Lebensumstände schaffen wir uns selbst! Es ist nun mal so, dass das Leben hektischer und stressiger geworden ist. Wie schnell geraten wir in diesen Strudel der Alltagshektik und vergessen dabei, für uns zu sorgen. Umso wichtiger ist es, dass wir uns bewusst mit unserer Lebens- und Ernährungsweise auseinandersetzen und anfangen, bewusster und gesünder zu leben.

PRAXIS

Gesunde Gewohnheiten

- Nehmen Sie sich zum Essen Zeit.
- Nehmen Sie Ihre Mahlzeiten zu festgelegten Zeiten ein.
- Kauen Sie gründlich.
- Konzentrieren Sie sich auf das Essen (Schweigen, kein Fernseher, kein Radio).
- Essen Sie nicht zu viel.
- Essen Sie möglichst nach 19 Uhr nichts mehr.

- Trinken Sie täglich 2,5–3 l Flüssigkeit in Form von stillem Wasser oder Kräutertee.
- Lassen Sie Genussmittel (Alkohol, Nikotin, Kaffee, Süßes) die Ausnahme sein.
- Nehmen Sie nach 14 Uhr möglichst keine Rohkost mehr zu sich.
- Essen Sie nur reifes Obst und Gemüse.
- Essen Sie möglichst nur saisonales Obst und Gemüse.

Hin und wieder ein ganz basischer Tag

Wenn alle Ihre guten Vorsätze nichts helfen: Legen Sie einfach hin und wieder einen rein basischen Tag ein. Das geht ganz ohne große Vorbereitung und entlastet Sie schnell und wirkungsvoll. Ein guter Tag für solche Vorhaben ist ein freier Tag, etwa ein Samstag. Ein basischer Tag zwischendurch verhindert auf einfache Weise, dass der Erfolg ihrer Basenfastenwoche zunichte gemacht wird.

Vorschlag für einen basischen Tag zwischendurch

Wenn Sie den Effekt eines basischen Tages zwischendurch noch verstärken wollen, können Sie am Abend vorher einen Einlauf machen oder den Darm mit Glaubersalz entleeren.

Morgens: Trinken Sie nach dem Aufstehen ein Glas heißes Wasser von Quellwasserqualität (kein Stadtleitungswasser!) oder eine Tasse Ingwertee. Das reinigt und kurbelt die Verdauung an. Essen Sie als Frühstück nur einen Apfel, eine Banane, trinken Sie einen frisch gepressten Saft oder essen Sie ein basisches

Müsli. Verwenden Sie 1 oder 2 Karotten in dem Saft – Karotten entgiften die Leber. Kochen Sie sich die erste Kanne Kräutertee (1 Beutel auf 1 l Quellwasser) und trinken Sie den Tee bis mittags leer. Sie können auch Wasser trinken. Kaufen Sie sich 2–3 Gemüsesorten der Saison, auf die Sie auch Lust haben, und 1–2 Salatsorten der Saison.

Mittags: Bereiten Sie sich einen schönen Rohkostsalatteller aus grünem Salat und Karotten, Navets oder Rettichsalat mit einem basischen Dressing und frischen Sprossen zu. Im Sommer ist ein Tomaten-

PRAXIS

Typgerecht zwischendurch

Gestalten Sie diese Tage so, wie es Ihrem Typ entspricht: Als Powertyp läuft das ganz easy neben der Arbeit, als Nerventyp ziehen Sie sich besser aus dem Alltag zurück, und als Gefühltyp bauen Sie sich ein gemütliches »Basenfastennest« mit Ihrer besten Freundin oder Ihrem besten Freund.

salat mit Basilikum und Oliven lecker. Kochen Sie die zweite Kanne Kräutertee, die bis abends geleert sein muss. Machen Sie am Nachmittag einen ausgedehnten Spaziergang, gehen Sie joggen oder walken oder schwimmen und anschließend in die Sauna.

Abends: Essen Sie noch vor 19 Uhr eine basische Gemüsesuppe oder ein kleines basisches Gemüsegericht aus dem Rezeptteil. Beschäftigen Sie sich nach dem Essen nur mit Dingen, die Ihnen Freude machen. Gehen Sie an diesem Abend früh zu Bett.

Ideal: ein- oder zweimal im Jahr Basenfasten

Auch wenn Sie Ihre basenreichen Vorhaben ganz gut in die Tat umsetzen konnten, empfehle ich, Basenfasten ein- bis zweimal im Jahr für 1–2 Wochen zu wiederholen. Wir Menschen in den Industrienationen sind einer Menge an ungesunden Einflüssen aus der Nahrung, der Umwelt und dem sozialen Umfeld ausgesetzt, die hohe Anforderungen an Körper, Geist und Seele stellen. Auch Ihre persönlichen Lebensumstände können eine Belastung darstellen, die unweigerlich säuert. Eine Basenfastenwoche, auch einige Basenfastentage, schaffen hier schnell vorübergehend Entlastungen.

Der basische Tag zwischendurch ist ein guter Rettungsanker, ersetzt aber nicht die Basenfastenwoche. Ein- bis zweimal im Jahr Basenfasten für 1 oder 2 Wochen sind ideal. Wie lange Zeit zwischen 2 Basenfastenwochen liegen sollte, dafür gibt es keine Regel. Zum einen hängt es von Ihrem Gesundheitszustand ab, wann Sie das nächste Mal eine Entsäuerungswoche einlegen. Wichtiger aber ist noch, wann Sie persönlich das Bedürfnis nach einer Basenfastenkur haben. Spätestens wenn Sie dieses Bedürfnis spüren, wird es Zeit, nur noch Gemüse und Obst einzukaufen.

Planen Sie jetzt schon Ihre nächste Basenfastenwoche

Wenn Sie zu den Menschen gehören, die so etwas grundsätzlich nicht bemerken, dann planen Sie einfach Ihre nächste Basenfastenwoche und tragen Sie sich den Termin in den Kalender ein – so geht das Vorhaben nicht im Alltagsgewimmel unter. Das ist besonders dann wichtig, wenn Sie ein Powertyp sind, denn dann planen Sie Ihre Termine gerne weit im Voraus. Als Gefühlstyp sollten Sie jetzt schon mit Ihrer besten Freundin oder Ihrem besten Freund ein kuscheliges Seminarhaus für ihre nächste Basenfastenwoche ins Auge fassen oder eine Basenfastenzeit zusammen zu Hause planen. Als Nerventyp sind Sie es gewohnt, flexibel bleiben zu müssen – denn nur, wenn kein unverhoffter Stress Ihre Pläne durchkreuzt, sind Sie in der Lage, so entspannt Basenfasten zu machen, dass Sie wirklich gut entsäuern.

Bestimmen Sie den Zeitpunkt für Ihr Basenfasten in jedem Fall so, wie es am besten für

PRAXIS

Erinnerungshilfe

Wenn Sie jetzt gerade basenfasten, notieren Sie sich gleich Ihren nächsten Fastentermin im Kalender: in 6 oder 12 Monaten. So werden Sie automatisch an Ihren guten Vorsatz erinnert und die Chance steigt, dass Ihre guten Vorsätze nicht im Chaos der täglichen Terminfluten untergehen.

Sie integrierbar ist. Der Powertyp mag dies vom Stand der Waage abhängig machen, der Gefühlstyp geht nach seiner Intuition und der Nerventyp wird es dann wollen, wenn seine Nerven blank liegen. Es kann durchaus sein, dass Sie schon nach wenigen Wochen oder Monaten das Gefühl haben, Sie sollten wieder Basenfasten.

Service

Kurse und Vorträge
Original-Ausbildung zum Basenfastenkursleiter durch die Begründer der Methode Basenfasten

Dr. med. Andreas Wacker und Sabine Wacker
www.basenfasten.de

Bücher
Berg R. **Die Nahrungs- und Genussmittel.** Dresden: Verlag von Holze und Pahl, 1913

Glaesel K. **Heilung ohne Wunder und Nebenwirkungen.** Konstanz: Labor Glaesel Verlag, 1998

Kingston K. **Feng Shui gegen das Gerümpel des Alltags.** Reinbeck: Rowohlt, 2000

Nöcker R-M. **Körner und Keime.** München: Heyne, 1983

Rummel C. **Ragnar Berg – Leben und Werk.** Frankfurt: Peter Lang, 2003

Sander FF. **Der Säure-Basen-Haushalt.** Stuttgart: Hippokrates in MVS, 1999

Senser F, Scherz H. **Der kleine Souci-Fachmann-Kraut.** Lebensmitteltabelle für die Praxis. Stuttgart: Wissenschaftliche Verlagsgesellschaft, 2003

van Limburg Stirum J. **Moderne Säure-Basen-Medizin.** Stuttgart: Hippokrates in MVS, 2007

Wacker S. **Basenfasten für Eilige.** Stuttgart: Trias in MVS, 3. Aufl. 2010

Wacker S. Basenfasten plus: **Mit Schüßler-Salzen kombiniert.** Stuttgart: Trias in MVS, 3. Aufl. 2010

Wacker S. **In Balance mit Schüßler-Salzen.** Stuttgart: Trias in MVS, 2005

Wacker S. **Einkaufsführer Basenfasten.** Stuttgart: Haug in MVS, 2006

Wacker S. **Natürlich entgiften mit Schüßler-Salzen, Basenfasten & Co.** Stuttgart: Trias in MVS, 2009

Wacker S. **Basisch essen – leicht gemacht.** Stuttgart: Trias in MVS, 2009

Wacker S. **Basenfasten – das große Kochbuch.** Stuttgart: Trias in MVS, 2. Aufl. 2010

Wacker S. **Basenfasten all'Italiano.** Stuttgart: Trias in MVS, 2010

Wacker S. **Basenfasten asiatisch.** Stuttgart: Trias in MVS, 2011

Bezugsquellen
Basisches Starterpaket und basische Lebensmittel versendet europaweit:
www.e-biomarkt.de

Entsafter Greenstar oder Champion, Material für Sprossen:
www.keimling.de

Info über Bezugsquellen von Hochgebirgsquellwasser:
www.lauretana.de,
info@lauretana.at

Gläser und Zubehör für die Sprossenproduktion:
Fa. Eschenfelder, Turnstraße 30, 76846 Hauenstein,
Tel. 06392/7119
www.eschenfelder.de

Chufas Nüssli oder Erdmandelflocken:
in Reformhäusern und Apotheken (Pharmazentralnummer 2762926)

Irrigatoren, Glaubersalz, Bittersalz:
in allen Apotheken

Colon-Hydro-Therapie
Therapeuten, die diese Therapie anbieten, unter www.bcht.de

Säure-Basen-Test
Material für den Test nach Sander: Labor Bayer, Bopserwaldstr. 26, 70184 Stuttgart,
www.Labor-bayer.de

Schüßler-Salze
In allen Apotheken, Infos unter www.dhu.de (Deutsche Homöopathische Union)

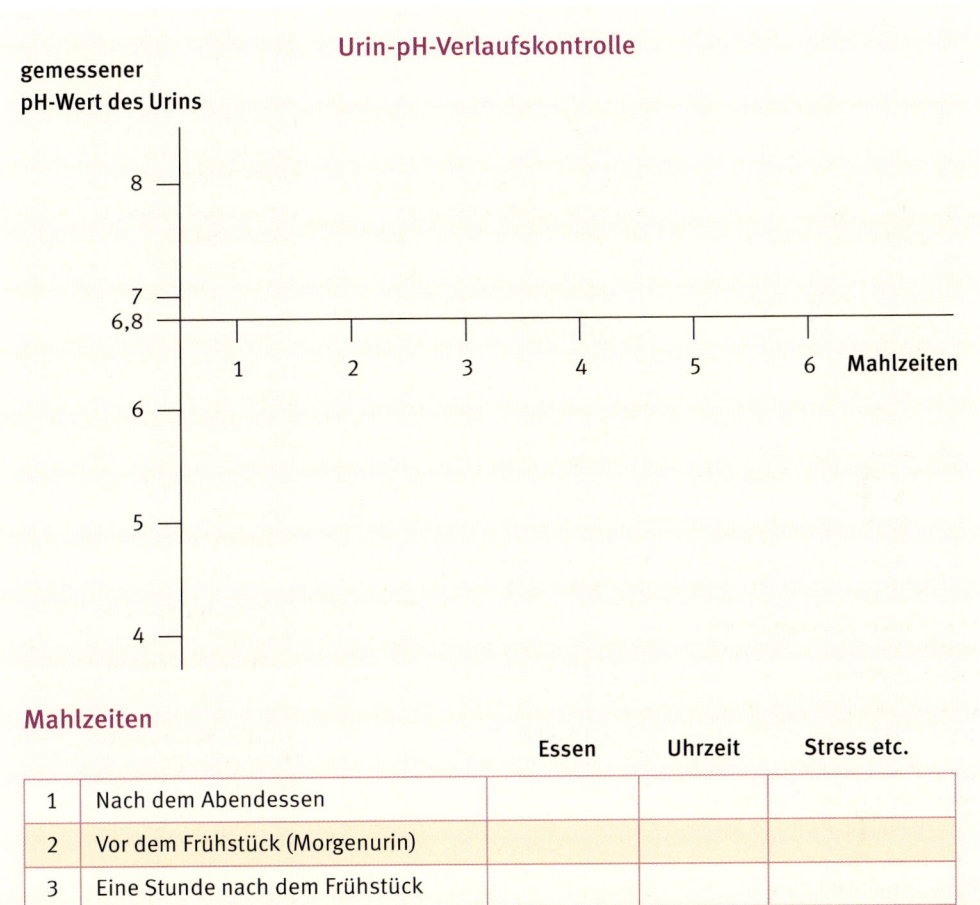

Urin-pH-Verlaufskontrolle

gemessener pH-Wert des Urins

Mahlzeiten

		Essen	Uhrzeit	Stress etc.
1	Nach dem Abendessen			
2	Vor dem Frühstück (Morgenurin)			
3	Eine Stunde nach dem Frühstück			
4	Vor dem Mittagessen			
5	Eine Stunde nach dem Mittagessen			
6	Vor dem Abendessen			

▲ Hier können Sie Ihre Messwerte für Ihr Urin-Tagesprofil eintragen. Näheres dazu finden Sie auf Seite 44 f.

Rezeptverzeichnis

A

Ananas
- Ananas-Himbeer-Frühstück 221
- Ananasshake 219

Äpfel
- Apfel-Karotten-Saft 217

Auberginen
- Marinierte Zucchini und Auberginen 238
- Sommerlicher Auberginenauflauf mit Kräuterseitlingen 251
- Zucchinipuffer an Auberginen-Kaviar 259

Austernpilzcremesüppchen mit Zucchini 242

Avocado
- Avocadosalat mit Steinchampignons und Strauchtomaten 229
- Feldsalat mit frischen Walnüssen und Avocado 231
- Rukolasalat mit Avocado 230

B

Bananen-Ananas-Shake 219
Blattsalat mit frischen Sprossen 226
Borschtsch 245
Bratquitte mit Mandelmus 222

Brokkoli
- Brokkoli-Fenchel-Gemüse 251
- Brokkolipüree mit Urkarotten 252
- Brokkolisalat mit Mandelsplittern 233
- Cremige Brokkolisuppe mit Sprossen 243
- Selleriegemüse mit Brokkoli 247

Brunnenkressesalat mit Eistropfen 228
Buschbohnen mit Eiertomaten 249
Butternutkürbis, Cremige Suppe 91

C

Champignons
- Carpaccio von frischen Champignons 235
- Gefüllte Riesenchampignons 255

D

Dressing
- Basis-Dressing 225
- Karotten-Dressing 225
- Kohlrabi-Dressing 225
- Würziges Dressing 225

E

Eiszapfensalat mit Schwarzkümmel 235
Endiviensalat mit Radieschen 213

F

Feldsalat mit frischen Walnüssen und Avocado 231
Fenchel
- Brokkoli-Fenchel-Gemüse 251
Flugmango mit Kiwi 221
Früchteplätzchen 261

H

Hokaido mit Erbsen und Igel-Stachelbart 253

I

Ingwertee 216

J

Johannisbeerensaft 218

K

Karotten
- Apfel-Karotten-Saft 217
- Frisch gepresster Karottensaft mit Mandeln 217
- Karotten-Birnen-Salat mit Avocado 90
- Karottensuppe mit frischen Pfifferlingen 244
- Petersilienwurzel-Karotten-Spaghetti 249

Kartoffeln
- Kartoffelgemüse tricolore 247
- Kartoffel-Steinpilz-Tarte 258
- Kartoffelsuppe nach Matteo's Art 101
- Mangoldrolle mit Kartoffel-Kräuter-Creme 256
- Matteos Kartoffelsalat 37
- Thymiankartoffeln an Olivenpüree 248
Kerbelsuppe mit Mandelblättern 243

Klare Brühe mit gemischten Gemüsespaghetti 239
Kohlrabi
- Frische Morcheln auf Kohlrabispaghetti 241
- Kohlrabisalat mit roter Kresse 232
- Rote-Bete-Kohlrabi-Salat mit Sesamsaat 231
- Salat von Kohlrabispaghetti 241

L

Lattichsalat mit Gänseblümchen 228
Lauch brunoise mit getrockneten Herbsttrompeten 260
Löwenzahnsalat mit Weizensprossen 229

M

Mango
- Mango-Bananen-Kiwi-Püree 219
- Mango-Orangen-Saft 218

Mangold
- Mangold-Kürbis-Pfanne 253
- Mangoldrolle mit Kartoffel-Kräuter-Creme 256
Morcheln auf Kohlrabispaghetti 241
Müsli 222

O

Orchideensalat mit Stiefmütterchen und Kräutern 257

P

Paprika
- Carli-Paprika aus der Pfanne 248
- Gefüllte Paprika Försterin-Art 258
Pastinaken-Möhren-Salat 234
Petersilienwurzel-Karotten-Spaghetti 249
Pfifferlinge
- Frische Pfifferlinge auf Zucchinispaghetti 239
- Karottensuppe mit frischen Pfifferlingen 244
Pilzragout an Petersilienkartoffeln 249
Posteleinsalat mit Radieschensprossen 226

R

Rettich
– Carpaccio von rotem rundem Rettich 236
– Salat von schwarzem Rettich 233
Romanasalat mit Kapuzinerkresseblüten 231
Rote Bete
– Rote-Bete-Gemüse 248
– Rote-Bete-Kohlrabi-Salat mit Sesamsaat 231
Rukolasalat mit Avocado 230

S

Salat, türkischer 232
Salat von jungen Spinatblättern 228
Schwarzwurzelsuppe, Getrüffelte 260
Selleriegemüse mit Brokkoli 247

Sesamgemüse mit Sojabohnenkeimlingen 254
Sprossensalat 227
Steinpilze
– Carpaccio von frischen Steinpilzen mit roter Melde 260
– Kartoffel-Steinpilz-Tarte 258
– Steinpilzsteaks mit Blumenkohl 257
Süßkartoffeln mit Stielmus 242
Suppe, schnelle basische 243

T

Tomaten
– Avocadosalat mit Steinchampignons und Strauchtomaten 229
Türkischer Salat 232

V

Verdure miste 101

Z

Zucchini
– Austernpilzcremesüppchen mit Zucchini 242
– Carpaccio von Zucchini mit Zitronenthymian 236
– Frische Pfifferlinge auf Zucchinispaghetti 239
– Marinierte Zucchini und Auberginen 238
– Zucchinicremesüppchen 245
– Zucchinipuffer an Auberginen-Kaviar 259
– Zucchini – schnell und einfach 91
– Zucchinispaghetti mit schwarzen Oliven 240
Zuckerschotensalat mit Tomaten 232

Register

A
80
- 20-Regel 267, 273
Abfallprodukte 13
Abnehmen 89
- Kinder 99
- Langzeitprogramm 92
AGE 18
Akne 109
Allergien 15, 136
- Auslöser 149
- Darmflora 138
- Ernährung 140
- Häufigkeit 149
- Heuschnupfen 137, 143
- Seele 165
- Soforttyp 154
- Symptome 150, 164
- Tests 166
Älterwerden 123
Amalgam 153
Antlitzdiagnostik 42
Arachidonsäure 112
Arthrose 112
Asthma 15, 146
Ayurvedische Massage 69

B
Ballaststoffe 131
Basenbad 194
Basenbildner 21, 27, 29, 178
Basenfastentypen 54
- Test 55
Basenfluten 46, 47
Basentheorie 22
Berg, Ragnar 18, 22
Bewegung 189
Bindegewebe 110
biologischer Anbau 24, 208
Biologische Terrainanalyse 50
Bittersalz 185
Blähungen 113
Bluthochdruck 129
Body Mass Index 86
Bronchitis 15
Buchinger, Otto 16

C
Cholesterin 129
Chufas Nüssli 221
Colon-Hydro-Therapie 187

D
Dampfgarer 198
Darm 138, 182
Darmflora 188
Darmreinigung 177
Darmsanierung 169
Dauerbrausen 61
Diabetes 116
Dreiertyp 59
Dunkelfeldmethode 51

E
Einkaufen 207, 214
Einlauf 185
Eiweiß 33
Eiweißbedarf 32, 103
- Sport 104
Entgiftung 12, 14
Entlastung 12
Entlastungstage 14, 206
Entsäuerung 12, 15
Entschlackung 15
Erdmandelflocken 221
Erholung 191
Ernährung
- Bestandsaufnahme 39
- Homöopathie 78
- Hormonhaushalt 118
- Immunsystem 139, 141
- Osteoporose 126
- Umstellung 278
Essmenge 200

F
5-am-Tag-Kampagne 134
Fasten, traditionelles 12, 16
Fehlernährung 88
Fertigprodukte 168, 273
Figurprobleme 84
Fisch 272
Fleisch 272
Fruchtshakes 219
Frühstück 220
Fruktoseintoleranz 162
F.X.-Passagesalz 185

G
Gefühlstypen 63
- Abnehmprogramm 93
- Basenfasten-Tipps 64
- Bewegung 64
- Schüßler-Salze 67
- Test 56
Gemüsedämpfens 246
Gemüsesäfte 218
Gemüsespaghetti 102, 239

Genuss
Genuss 176
Geschmacksverstärker 151
Gesundheitsvorsorge 20
Gewürze 201
Glaubersalz 185
Glutenunverträglichkeit 114, 158

H
Hahnemann, Samuel 77
Hamam 72
Haut 109
Heilkrisen 12, 14, 16
Heilreaktionen 14
Herzinfarkt 130
Herz-Kreislauf-Erkrankungen 24
Heuschnupfen 137, 143
- Vorsorge 170
Histaminhaltige Lebensmittel 160
Histaminintoleranz 114, 159
- Symptome 160
Homöopathie 77
- Ähnlichkeitsprinzip 77
- Potenzierung 77
Hormonersatztherapie 127
Hungergefühl 15

I
Immunsystem 139
Infektanfälligkeit 114
Intoleranzen 152

K
Kaffee 35, 47, 207
Kalium 27
- Tagsbedarf 28
Kalzium 34, 126
Kauen 205
Keimlinge 201
- selber ziehen 203
Kinderwunsch, unerfüllter 120
Kneipp-Anwendungen 62
Koffein 38
Kräutertee 177
Krebs 134
Kreuzreaktionen 154
Küchenausstattung 208
Kuhmilchallergie 156

L
Laktoseintoleranz 35, 114, 162
Lebensmittel, basische 178
Leber, Arbeitsrhythmus 196
Leberwickel 62
Loslassen 65, 94, 122

M

Manz, Friedrich 23, 29
Meditation 75
Menstruationsprobleme 119
Migräne 109, 111
mikrobiologische Therapie 169
Milch 33
– Allergie 35
Milchallergie 156
Milchprodukte 272
Milchunverträglichkeit. Siehe
  Laktoseintoleranz
Mineralstoffe 22, 27
Mischtypen 58, 75
– Abnehmprogramm 96
Mittagessen 224
Morgenurin 46
Motivation 175
Müdigkeit 147

N

Nahrungsmittelallergien 142,
  146, 155
Nahrungsmittelintoleranzen 15,
  159
– Tests 166
Nasennebenhöhlenentzündung
  15
Nerventypen 67
– Basenfasten-Tipps 69
– Bewegung 69
– Schüßler-Salze 75
– Test 57
Nesselsucht 151
Neurodermitis 144
Nierenerkrankungen 115
Norialgen 254
Normalgewicht 86

O

Obst 204, 220
Osteoporose 34, 125
– Bewegung 129
– Milch 126

P

Pflanzenöle 21
pH-Wert 43
PMS 119
Powertypen 59
– Abnehmprogramm 93
– Basenfasten-Tipps 60
– Sport 61
– Test 55
– Wasseranwendungen 61
PRAL-Wert 29
Pseudoallergien 152
Pubertät 119
Purine 38
Purinhaltige Lebensmittel 30

R

Rasul 65
Regelschmerzen 120
Reizdarm 113, 161
– Symptome 165
Remer, Thomas 23, 29
Rheuma 112
Rohkost 168, 195
Rohmilchprodukte 33

S

Säfte 216
Sauna 62
Säure-Basen-Bluttest nach
  Jörgensen 50
Säure-Basen-Gleichgewicht 14
Säure-Basen-Pyramide 270
Säure-Basen-Test nach Sander
  48
Säurebildner 15, 29, 31
– gute 270
– schlechte 271
Schlacken 18
Schlaf 191
Schmerzen 111
Schüßler-Salze 67, 75, 80
– Abnehmen 98

S

Selbstheilungskräfte 13
Softdrinks 23
Soja 203

T

Tahin 254
Tango 70
Thermalbäder 61
Trinkmenge 176

U

Übergewicht 84, 86
– Kinder 99
– Ursachen 88
Übersäuerung 39
– Anzeichen 42
– Messmethoden 44
Unfruchtbarkeit 121
Urin-pH-Wert 43, 46, 47
– Tagesprofil 44

V

Veganer 24
Vegetarier 24
Verdauung 113
Verdauungsprobleme 113
Vitalstoffe 198
Vitamin D3 126
Vormann, Jürgen 23

W

Wechseljahre 122
Weizenallergie 157

Y

Yoga 66, 72, 96

Z

Zahnersatzmaterialien 148
Zellulite 110
Zwischenmahlzeiten 224

Programmplanung: Uta Spieldiener

Redaktion: Kerstin Mendler, Frauke Bahle
Bildredaktion: Christoph Frick

Umschlaggestaltung und Layout: CYCLUS Visuelle Kommunikation, Stuttgart

Bildnachweis:
Umschlagfoto vorn: Jens van Zoest/i-stock/Dominique Loenicker
Umschlagfotos hinten: Meike Bergmann, Berlin
Abbildungen im Innenteil:
Meike Bergmann, Berlin: S. 4 rechts, 5, 6, 7, 10, 19, 25, 52, 73, 79, 82, 87, 95, 106, 117, 145, 172, 178, 183, 197, 210, 262; Chris Meier, Stuttgart: S. 199, 216, 217, 223, 227, 230, 234, 237, 240, 244, 250, 254, 256, 259, 261; Jens van Zoest/i-stock/Dominique Loenicker: S. 3; Jens van Zoest, Wuppertal: S. 4 links, 16, 36, 70, 90, 100, 132, 190, 192, 214, 268
Ausschnitte aus Bildern von Meike Bergmann: S. 12, 21, 27, 31, 42, 54, 77, 84, 89, 98, 99, 103, 108, 136, 167, 174, 195, 206, 212, 264

Zeichnungen:
Daniela Sonntag, Stuttgart: S. 267; Matteo Wacker, Mannheim: S. 139

Bibliografische Information
der Deutschen Nationalbibliothek
Die Deutsche Nationalbibliothek verzeichnet diese Publikation in der Deutschen Nationalbibliografie; detaillierte bibliografische Daten sind im Internet über http://dnb.d-nb.de abrufbar.

Wichtiger Hinweis: Wie jede Wissenschaft ist die Medizin ständigen Entwicklungen unterworfen. Forschung und klinische Erfahrung erweitern unsere Erkenntnisse, insbesondere was Behandlung und medikamentöse Therapie anbelangt. Soweit in diesem Werk eine Dosierung oder eine Applikation erwähnt wird oder Ratschläge und Empfehlungen gegeben werden, darf der Leser zwar darauf vertrauen, dass Autoren, Herausgeber und Verlag große Sorgfalt darauf verwandt haben, dass diese Angaben dem Wissensstand bei Fertigstellung des Werkes entsprechen, jedoch kann eine Garantie nicht übernommen werden. Eine Haftung des Autors, des Verlags oder seiner Beauftragten für Personen-, Sach- oder Vermögensschäden ist ausgeschlossen.

© 2011 TRIAS Verlag in MVS Medizinverlage Stuttgart GmbH & Co. KG
Oswald-Hesse-Straße 50, 70469 Stuttgart

Printed in Germany

Satz und Repro: Fotosatz Buck, Kumhausen
gesetzt in: Adobe Indesign CS5
Druck: Grafisches Centrum Cuno GmbH & Co. KG, Calbe

Gedruckt auf chlorfrei gebleichtem Papier

ISBN 978-3-8304-3953-0   1 2 3 4 5 6

Auch erhältlich als E-Book:
eISBN (PDF) 978-3-8304-3954-7
eISBN (ePub) 978-3-8304-6439-6

Besuchen Sie uns auf facebook!
www.facebook.com/
gesundeernaehrungtrias

SERVICE

Liebe Leserin, lieber Leser,

hat Ihnen dieses Buch weitergeholfen? Für Anregungen, Kritik, aber auch für Lob sind wir offen. So können wir in Zukunft noch besser auf Ihre Wünsche eingehen. Schreiben Sie uns, denn Ihre Meinung zählt!

Ihr TRIAS Verlag
E-Mail Leserservice: heike.schmid@medizinverlage.de
Lektorat TRIAS Verlag, Postfach 30 05 04, 70445 Stuttgart, Fax: 0711-8931-748